近现代名中医未刊著作精品集

伤寒论类方辨证

刘炳凡　编著

刘光宪　颜学桔　整理

协助整理

翟慕东　韩育明　姚　勤

谭　英　曾陈芳　易钊旭

彭文杰　王启明　刘英哲

人民卫生出版社
·北京·

图书在版编目（CIP）数据

伤寒论类方辨证 / 刘光宪，颜学桔整理. —北京：人民卫生
出版社，2021.9（2023.11重印）

ISBN 978-7-117-31946-1

Ⅰ.①伤… Ⅱ.①刘… ②颜… Ⅲ.①《伤寒论》- 研究
Ⅳ.①R222.29

中国版本图书馆 CIP 数据核字（2021）第 162601 号

人卫智网	www.ipmph.com	医学教育、学术、考试、健康，购书智慧智能综合服务平台
人卫官网	www.pmph.com	人卫官方资讯发布平台

伤寒论类方辨证

Shanghanlun Leifang Bianzheng

编　　著：刘炳凡
整　　理：刘光宪　　颜学桔
出版发行：人民卫生出版社（中继线 010-59780011）
地　　址：北京市朝阳区潘家园南里 19 号
邮　　编：100021
E - mail：pmph @ pmph.com
购书热线：010-59787592　010-59787584　010-65264830
印　　刷：三河市尚艺印装有限公司
经　　销：新华书店
开　　本：710×1000　1/16　　印张：25　　插页：4
字　　数：422 千字
版　　次：2021 年 9 月第 1 版
印　　次：2023 年 11 月第 3 次印刷
标准书号：ISBN 978-7-117-31946-1
定　　价：88.00 元
打击盗版举报电话：010-59787491　E-mail：WQ @ pmph.com
质量问题联系电话：010-59787234　E-mail：zhiliang @ pmph.com

出版者的话

在我国近现代中医界曾经活跃过一大批学验俱丰，在当时享有盛誉、产生过重要影响的中医大家，或蜚声全国或名重一方，为中医事业的发展贡献了毕生精力，他们在临证之余也多有著述，然而，其中许多著作(如手稿、内部交流稿等)因种种原因在作者生前直至现在都未能出版，以致先贤在长期临床实践和寝馈深思中积累的宝贵学验被埋没、被遗忘，甚至有的已经失传，这应视为中医事业的一种损失。如以"作者生前其作品未能刊行"初步确立未刊的定义，历史上许多名著在一段时间内都曾经是未刊作品，明代本草学家李时珍的《本草纲目》就是一例，因此，中医界的未刊著作应该引起我们的高度关注。

诚然，以实事求是和谨慎客观的态度来考察和分析我社编辑目前搜集到的未刊著作，不能说每一部都是精品，但其中不乏有重要学术价值和临床指导价值者，它们凝聚了先辈一生的学术精华，尊重它们、珍视它们，进而出版它们，是中医编辑工作者的光荣使命，为此，我们策划了"近现代名中医未刊著作精品集"丛书，拟将上述作品在精选的基础上分辑出版，以飨读者。精选的标准为：作品应有较高的理论价值和临床指导价值，其学术观点及临证经验等，系经过作者当时长期的临床检验才得以提炼，既来源于临床实践，又能很好地指导临床实践，以目前的中医发展水平来衡量，仍有其科学性、独特性、实用性，对中医工作者和学习者有重要参考意义，对中医事业的发展有重要促进作用。为确保以上目标的实现，我们对符合上述目标初步入选的作品又分别报送当前中医界知名专家评审，在专家的具体指导下确立最终书目。

鉴于许多中医名家的未刊作品多在其弟子或家人、友人处，另有部分保存在中医临床、科研机构或各地图书馆当中,故殷切希望社会各界人士能提供有关稿件及信息,让我们共同努力,使一批批的未刊著作得以问世,使先贤英名不朽,学验流传,徽音累属,慈惠无穷。

人民卫生出版社

2009 年 9 月

刘炳凡先生简介

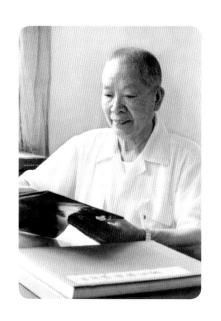

刘炳凡（1910—2000），男，汉族，湖南省汨罗人，研究员，硕士研究生导师，我国著名中医学家，首批全国老中医药专家学术经验继承工作指导老师。曾任中华全国中医学会一、二届理事，湖南省科学技术委员会专家委员会委员，湖南省科学技术高级职称评审委员会委员，湖南省药品审评专家，湖南省中医药研究院学术顾问。从事中医临床工作70余年，长期致力于中医教学、理论、临床研究，提出"治病必须治人，治人必须注重素质，整体调节，阴阳平衡"的学术思想，创"柔剂养阳"的治疗法则，形成了在脏腑辨证中首重脾胃的诊疗体系，立病、证、脾胃三位一体的遣方用药体系。其"柔剂养阳""培养后天以养先天""脾为女子之本论""风恋湿邪论""血瘀化风论"等学术创见，来自临床，基于实践，对内、妇、儿科疑难病症的研究有独到之处。著《〈脾胃论〉注释》（与李聪甫合著，1978年全国科学大会获奖）及《金元四大医家学术思想之研究》《脾胃学真诠》《黄帝内经临证指要》，主编《奇效验案》《湖湘名医典籍精华》《湖南省老中医医案选》（一、二）及高等中医函授教材《中医儿科学》。《刘炳凡医论医案》《刘炳凡临证秘诀》等亦其学术经验之结晶。发表医学论文六十余篇，其中《晚期血吸虫病腹水治疗方法》《复方防己黄芪丸治疗血吸虫病》获卫生部嘉奖。根据马王堆出土文物竹简《养生方》"还精补脑"秘旨，结合自己实践经验研制的"古汉养生精口服液",获 1992 年湖南省科学技术进步奖二等奖。享受政府特殊津贴,多次当选为国家和省、地(市)卫生系统优秀党员、劳动模范、先进工作者,获得湖南省首届"白求恩"奖章。2010 年刘炳凡诞辰一百周年之际,湖南中医药大学、湖南省中医药研究院分别立铜像以纪念这位医高德劭的中医工作者,以缅怀和表彰刘炳凡先生对中医药事业作出的贡献。

整理说明

本书是刘炳凡先生在上世纪 80 年代担任湖南省中医药研究院首届研究生班班主任时编写的。在当时全国尚无研究生教材的情况下，刘老不顾 70 多岁高龄，带着学生，日夜兼程，考察数省，了解各地研究生的教育情况，编著《伤寒论》《内经》讲稿。为了讲好每一堂课，搜集有关资料达 540 余种。他认为自己"要传道授业解惑，就必须精通它；要精通它，就必须把每条原文，乃至每一个字的真实含义都要弄清落实"，同时组织、动员、鼓励、支持各科授课老师编写教材，基本上完成了研究生班的教材编著工作，并使之系统配套。在当时既无电脑，又无网络的艰苦条件下，刘老在短时间内整理大量文献，充实到这套教材中，并将自己数十年临证、理论研究的体悟，穿插于行文中，帮助读者更好地理解这套古奥的经典医著。其编按之简约，总结之精当，使我们学习整理时颇有高山仰止、景行行止之感。

刘老《内经》讲稿经整理，编写成《黄帝内经临证指要》，并于 1998 年由湖南科学技术出版社出版，邓铁涛先生称其"填补了《内经》有论无方之空白"。刘老《伤寒论》讲稿于 1987 年编写完成，11 月由湖南省中医药研究院内部印刷作为研究生教材使用，得到广泛好评。2012 年，我们在整理刘老遗著时，决定对著作进行进一步整理后出版发行，以飨读者，遂申报湖南省科技厅课题并很快得以立项，工作随即展开。先后进行了校勘错漏，统一字词，核对引用文献原著，整理图表等工作，并对个别段落进行揣摩、推敲，增加目录、前言、方剂索引等。

本书以辨六经病脉证为纲，以类方为目，按原文、提要、校勘、选注（古今医家对原文的注释）、方药、选注（古今医家对方药的论述）、医案的顺序展开，间插刘炳凡按语（名为"凡按"）。此外，穿插相关知识之图表、释义（内容之前加"【注】"字样以引出），和近现代对方药药理研究的成果及临床应用的拓展等。每经论述之末，为作者小结。凡作者之见，除各经开篇之导论、篇中之图表、篇末之小结、方剂禁例外，余多标以"凡按"，以示区别；若作者见解夹叙于其他医家言论之中者，则以楷体字与其他医家言论加以区分。

全书共分 20 类方 112 汤方。徐灵胎《伤寒论类方》分 12 类方 113 汤方。本书除列徐氏前 11 类方外，从其第 12 类"杂法方类"再分出 3 类，即茵陈蒿汤类、黄连阿胶汤类、咽痛方类；从第 6 类"承气汤类"又分出 2 类，即陷胸汤类、桃核承气抵当汤类；将厥阴病方分为寒热错杂方类、寒证方类、厥阴热利、气郁方类等 4 项。此外，徐氏前 11 类方随之亦有一定的重新编排，如徐氏第 11 类方"理中汤类"有 9 方，本书理中汤类仅有理中汤（丸）1 方，余皆另行归类。本书中，少数汤方如太阴病方桂枝人参汤、桂枝加芍药汤、桂枝加大黄汤分别单列，未归入 20 类方中。烧裈散未列入本书。

导论部分为刘炳凡先生对《伤寒论》创作背景、学术渊源、涵义性质、内在规律、研究流派等的概要论述，体会部分是先生学习、应用《伤寒论》的一些心得体会及学术探讨。

本书整理，历时数年，虽几经修订，但恐仍有疏漏，敬请同道不吝指正。

刘光宪　　颜学桔

2020 年 7 月

前言[1]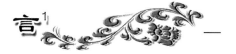

《伤寒论》不仅论述了外感病的辨证论治，而且能指导很多内科病的临床实践。

陈修园："是书虽论伤寒，而百病皆在其中。"

日医矢数道明："伤寒中有万病，万病中有伤寒。"

徐灵胎："医者之学问，全在明伤寒之理，则万病皆通。"

柯韵伯："仲景伤寒已兼六气，六经主病已赅杂证，非专指伤寒立言。"

李东垣："易水张先生云：'仲景药方为万世法，号群方之祖，治杂病若神。'"

近人裘沛然：《伤寒论》是许多病例的统一记录。""是千百个病例的总结。""它是具有科学条理的综合医案，这样的组织形式，是古来所仅有。"

《伤寒论》富于整体观和辩证法，《内经》是其渊源，《金匮要略》是其姊妹篇，温病学说是其发展。因此，类方以比观，辨证以明治，从而纵横联系，融会贯通。陈修园看病与读书结合起来的学习方法，是值得注意和提倡的。

学习《伤寒论》，不仅能使我们诊疗伤寒病时，有一个比较全面的认识，而且它所运用的辨证论治方法，对于诊疗其他各科疾病，也同样具有普遍的指导意义。从这里可以看出三个问题：

1. 《伤寒论》是论述多种外感疾病的专书，而不是多种外感热性病的专书。

2. 《伤寒论》是以论述外感风寒为主的伤寒病为重点，而不是对六淫疾病

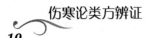
全论得完美无缺。

3.《伤寒论》并不是诊疗一切内科疾病的唯一书籍，而是其所运用的辨证论治典范，具有普遍的指导意义。

刘炳凡

1987 年 10 月于岳轩

目　录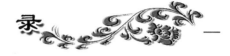

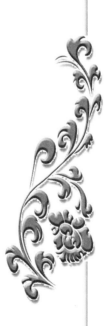

一、《伤寒论》写作的时代背景

张仲景(约公元 150—219),汉书无传,《名医录》云:"张仲景,名机,仲景乃其字也,南阳(郡)涅阳(今河南省南阳)人,举孝廉(贤良方正,从汉武开始,明、清称为举人),官至长沙太守(近人详考灵献时代,未将仲景为长沙太守的事迹记载,而仲景书书此官衔者,盖朝廷虽有是命,以世乱归隐,未曾赴任,书此示不忘汉也)。始受术于同郡张伯祖,与同郡何颙客游洛阳,颙深知其学,谓时人曰:'仲景之术,精于伯祖……真一世之神医也。'""所论著,其言精而奥,其法简而详,非浅闻寡见者所能及也。"(见宋·林亿序)

南阳在东汉时期是全国的政治文化中心,东有桐柏山,西有伏牛山,北有熊耳山,南有汉水,盛产药物。东汉时大部分药物虽未曾被利用,但仲景所用的二百一十四种药物,却大多数产于南阳,他当时还经常上山采药。如《南阳人物志·古琴记》所录:"张机……一日入桐柏山觅草药,遇一病人求诊。仲景曰:子之腕有兽脉,何也?其人以实具对曰:吾乃峰山穴中老猿也。仲景出囊中丸药界之,一服辄愈,明日,其人肩一巨木至,曰:此万年桐也,聊以相报。仲景斫为二琴,一曰古猿,一曰万年。"这虽是一段民间传说,却描绘了仲景不畏艰险,攀山采药的情景。南阳在药物方面的优势,为仲景创立辨证论治学术体系提供了有利的条件。

他是东汉末的杰出医学家,鉴于汉末战争频仍,社会动乱,死亡枕藉,汉代文学家曹植在《说疫气》中说:"建安二十二年,疠气流行,家家有僵尸之痛,室室有号泣之哀,或阖门而殪,或覆族而丧……夫罹此者,悉被褐茹藿之子,荆室蓬户之人耳。"当时广大劳动人民大批死亡(据范文澜《中国通史》载:"由汉桓帝时 5 000 万,降到西晋统一前的 760 万),仲景面对这一现实,乃悉心钻研《内经》《难经》等古代医籍,结合自己的临床经验,撰写了著名的《伤寒杂病论》。他在原序中说:"余宗族素多,向余二百,建安纪年以来(建安是汉献帝刘协的年号,起自公元 196 年,迄于公元 220 年),犹未十稔,其死亡者,三分有二,伤寒十居其七,感往昔之沦丧,伤横夭之莫救,乃勤求古训,博采众方,撰用《素问》、《九卷》(即灵枢)、《八十一难》、《阴阳大论》(林亿认为即王冰所补《素问·天元纪大论》等七篇)、《胎胪药录》[据山田正珍氏说:《太平御览》七百三十二。引张仲景方序曰:'卫汛好医术,少师仲景,有才识,撰《四逆三部厥经》及《妇人胎藏经》《小儿颅囟方》三卷。'由此考之,所谓胎胪(通"颅"),

乃妇人小儿之义也。"耿鉴庭说：胎，《尔雅》曰"始也"。可见汉以前此字为开始、最初的意思。胪，上传语告下称为胪，见《史记》注。胪当然也有陈列之意，但与胎配合，不如训为"传"合理。《胎胪药录》就是"最初流传的本草"，考仲景用药，大多符合《神农本草经》所列，据此《胎胪药录》可能就是《神农本草经》汉代的名称或别称。按《胎胪药录》四字的解释，似以"始传本草"为当〕并《平脉辨证》（柯韵伯说"仲景言平脉辨证为《伤寒杂病论》，是脉与证，亦未尝两分也，夫因病而平脉，则平脉即在辨证中"），为《伤寒杂病论》，合十六卷，虽未能尽愈诸病，庶可以见病知源。若能寻余所集，思过半矣。"他在这部书中精辟地论述了辨证施治的原则，奠定了中医辨证论治的理论基础。《襄阳府志》记载："华佗读此书而喜曰：此真活人书也。论者推为医中之亚圣。"对于医学的发展影响极大。由于战乱，全书十六卷已散佚不全，后虽晋代王叔和加以搜集编次，称为《伤寒论》十卷，但此是《伤寒杂病论》中的伤寒部分，其中杂病部分，当时没有发现。迨至宋仁宗时，翰林学士王洙，在馆阁残简蠹遗中，偶然发现仲景《金匮玉函要略方》三卷，上卷论伤寒，中卷论杂病，下卷载其方并疗妇人。说明在宋代也还发现了包括伤寒、杂病论在一块，近似《伤寒杂病论》的原书。林亿等校正此书时，因伤寒部分在当时已有较完整的王叔和次本十卷，于是将伤寒部分删去，而保留其杂病部分，这就是现在的《金匮要略》。仲景的《伤寒论》是治疗外感病的总诀，《金匮要略》为治疗杂病的专书。这二部的理法方药，成为后世治疗学上的准绳，与《素问》《灵枢》（包括《难经》），并列为经典著作。

从现代出土文物来看，如甘肃武威、内蒙古居延和长沙马王堆出土的汉代医学简牍、帛书，这些稍早于张仲景的文物，尚未达到这一高度，内容远不及《伤寒杂病论》理法方药的完备。明·方有执云："昔人论医，谓前乎仲景，有法无方，后乎仲景，有方无法，方法俱备，惟仲景此书。"

张仲景，尽管史书没有记载他的事迹，然而他对祖国医学理论发展的巨大贡献是永垂不朽的。归纳起来主要有如下几个方面：

一是系统地总结了汉代以前的医学成果，著成我国第一部理、法、方、药俱备的医学典籍——《伤寒杂病论》，为临床医学的发展打下了坚实的基础。

二是创立了"六经论治"，使外感热病的治疗有法度可循，为后世温病学说的发展奠定了基础。

三是确立了"辨证论治"的原则，从而形成了中医学所独有的体系。

四是诊断上强调脉证并重，具体分析，首次运用阴阳、表里、寒热、虚实来分析病证的部位和性质,作为治疗的依据。

五是制定了一些治则和治法,并保存了许多有效方剂,至今仍是中医处方用药的基础。

仲景之所以能作出如此巨大的贡献,绝不是偶然的。首先,他具有崇高的理想。他鄙视只知"竞逐荣势,企踵权豪"而不去"留神医药"的士人,敬慕能够察色知病的良医扁鹊,立志做一个能为民众解除疾苦的医生。其次,有勤奋学习、刻苦钻研的毅力。对当时的医药典籍真正做到了"勤求"。第三,有谦虚向别人求教的态度。所谓"博采众方"就是指广泛采集当时的有效方药,如果没有谦虚的态度是根本做不到的。第四,有古为今用、不断进取的精神。他非常厌恶那些"各承家技,始终顺旧"的"凡医",提倡"思求经旨,以演其所知"。如他的著作,虽说是撰自《素问》等,可是未见《内经》一句原话,并且通过临床实例,更对《内经》计日传经说作了有力的否定。第五,有认真负责、细致踏实的医疗作风。他反对"省疾问病,务在口给,相对斯须,便处汤药"的马虎作风,主张悉心审病以"视死别生"。第六,因"感往昔之沦丧,伤横夭之莫救",激发了他钻研医学的决心。总之,他对祖国医学确实起到了"承前启后"的作用,不愧为"继承发扬祖国医学"的典范。

自辛亥革命以来,《伤寒杂病论》又有四种新的发现:

1. 湖南浏阳刘昆湘氏于民国初年遇张老者传授古本《伤寒杂病论》十六卷,计四册,于一九三三年石印,其宗人刘仲迈与之同撰义疏发行。

2. 四川刘熔经得于涪陵张齐五。云:清咸同间得之,由垫江来涪之医士袁某,得之明代垫邑某洞石匮所藏,为王叔和所述,孙思邈所校,亦名《伤寒杂病论》十六卷,计二册,一九三四年刘熔经石印刊行。

3. 桂林左修之,当清·同治三年(一八六四年)在岭南从师张学正,字绍祖,自称为仲景四十六世孙者,张氏传授仲景第十二稿《伤寒杂病论》十六卷于左氏,左氏于清·光绪二十年(一八九四年)将该书授于门人桂林罗哲初。罗氏一九三四年将该书授于长安黄竹斋先生,于一九三九年始付梓,公诸于世。

4. 日本,昭和丁丑,大塚敬节所发现的康平本伤寒论(日本康平三年,适当我国宋仁宗嘉祐五年,公元一〇六〇年)刻版计一册,由湖州叶桔泉于一九六四年印行。

以上四种发现,皆为研究仲景学术的重要参考文献,宜进一步探索。

二、《伤寒论》的涵义

《伤寒论》以伤寒命名，"伤寒"二字的涵义有广义和狭义之分。如《素问·热论》说："今夫热病者，皆伤寒之类也。"则伤寒可以包括热病，热病可以说是伤寒之一类，但并不等于说伤寒者，皆热病之类，所以《素问·水热穴论》说："人伤于寒而传为热……夫寒盛则生热也。"又《难经·五十八难》说："伤寒有五，有中风，有伤寒，有湿温，有热病，有温病，其所苦各不同。"由此可见，广义伤寒是一切外感疾病的总称，即包括上述五种。狭义伤寒是指外感风寒，感而即发的疾病，即五种中的伤寒。历代医家为了说明伤寒一词的广泛涵义，还先后从多方面进行阐述。如唐代孙思邈所著的《备急千金要方》引《小品》之说："伤寒，雅士之辞，云天行、瘟疫，是田舍间号尔。"王焘《外台秘要》除引许仁则《论天行病》所说"此病（按指天行）方家呼为伤寒"之外，还提出"外邪伤人，尽称为伤寒"。这实际上是将"寒"字作"邪"字解的开始，这一主张受到了以后中外一些医家的赞许。如程应旄便明确提出"寒字，则只当得一邪字看"。（《伤寒论后条辨·伤寒有五论》）日本中西惟忠氏还进一步阐发说："伤寒也者，为邪所伤也，谓邪而为寒，盖古义也。"（《伤寒之研究》）任应秋教授亦主其说，并引《孟子·公孙丑》篇所云"有寒疾，不可以风"一语为证，借以作为"寒"字可作"邪"字解的古文献依据。

由上述可见，"伤寒"一词，在《内经》中已包涵了"即病之伤寒"和"不即病之伤寒"两个意义，《难经》则在《内经》的基础上又加以引申和扩大，并加以重新分类提出了"伤寒有五"之说，遂为后世将"伤寒"分为广狭二义之所本。仲景本《内》《难》经的理论而著《伤寒论》。从论中所述的内容来看，精神原是一致的。说明他论述的是广义的伤寒，换言之，是以多种外感疾病作为研究对象，而不只是论述狭义的风寒为病。至于论中何以要以风寒为病贯彻六经始终，只是兼及温、暑、燥、湿？这可能与仲景的立论方法和所处的特定历史环境有关。

另一部分学者认为，《伤寒论》的伤寒，是广义的，是包括温病在内的，能治伤寒就能治温病，"后人不能出其藩篱"。譬如从方剂来看，桂枝二越婢一汤就是辛凉解表方剂；温病学中的化斑汤，就是《伤寒论》中白虎汤的加味；加减复脉汤，一甲、二甲、三甲复脉汤，都是从炙甘草汤演化而来；增液承气汤就是调胃承气汤去甘草加生地、玄参、麦冬；坎离既济汤就是黄连阿胶汤加生地、

6

甘草；凉膈散源于栀子豉汤。至于治则方面，《温热经纬·叶香岩外感温热篇》
云："救阴不在血，而在津与汗，通阳不在温，而在利小便。"这实际来源于《伤
寒论》中的芍药甘草汤、桂枝加附子汤和五苓散等。因为芍药甘草汤是养津以
救阴，桂枝加附子汤是止汗以救阴，五苓散是利小便以退热，这都足以说明，
温病不但在方剂方面，就是理论方面，也都与《伤寒论》一脉相承。

王孟英说："五气感人，古人皆谓之伤寒，故仲圣著论，亦以伤寒统之，而
条分中风、伤寒、温病、湿、暍五者之证治。"由是观之，叶、薛诸家以温病隶属
伤寒，乃秉承仲师之意，欲尽其未尽之法也。

温病学说在《伤寒论》的基础上，不但有所发展，还有所改进。例如表证
兼有里实证，在《伤寒论》中先汗后下是必要的，而在温病学中则可以同时表
里两解。吴鞠通著《温病条辨》自称跳出伤寒圈子，因为在理论上面，从六经
辨证改用卫气营血与三焦辨证；在药物方面，从麻黄、桂枝发展到银翘、桑菊
等。但也可以说，他仍然没有跳出伤寒圈子，因为温病本身就包含在《伤寒论》
之中。不过由于时代的继续发展，药物的继续发展，理论的继续提高，到一定
的程度也和其他科学一样，分科只是其必然的结果罢了。（参李克绍说）

三、《伤寒论》的性质

《伤寒论》是一部什么性质的书？它的理法方药究竟是针对哪一类疾病
的？这个问题似乎还有再认识的必要。

大家知道，在《伤寒论》以远的《内经》《难经》等，虽形成了中医的理论，
但却没有构成辨证论治、理法方药的完整体系。只有《伤寒论》才达到了这个
境界，所以有人说："《内经》是演绎的，《伤寒论》是归纳的。"《伤寒论》建立了
中医辨证论治、理法方药的理论格局。后世许多学说和分科成就，都不过是
这个格局的充实和发展，所以人们称《伤寒论》为中医的经典著作。

当代《伤寒论》专家吴考槃氏指出："后世刘完素的主寒凉，即就其白虎、
栀豉之法而修饰的；张元素的《脏腑药式》，即因其六经辨治原则而演绎的；张
子和的攻下法，即以其承气、陷胸、十枣诸方而化裁的；李东垣的主温补，即从
理中、建中之旨而运用的；朱丹溪的主养阴，即由其复脉、竹叶石膏等方剂而
变通的"。再看明清的温病学派，吴鞠通著《温病条辨》就承认："是书虽为温
病而设，实可羽翼伤寒。"温病学源于《伤寒论》当无疑议。往后，王清任的瘀
血学说，也是从仲景抵当汤证、桃核承气汤证发展而来的。纵观历代医学流

派的发展轨迹,几无一不是《伤寒论》不同侧面的延伸与充实。

性质是由内容决定的。让我们再仔细研究一下《伤寒论》本身的内容。该书除系统地阐述了以发热恶寒为特点的外感热病证治外,还记载了大量诸如结胸、脏结、阳结、阴结、发黄、水逆、奔豚、蓄血、蓄水、热入血室等杂病证治,涉及内妇外科。柯韵伯指出:"凡条中不冠伤寒者,即与杂病同义。"《伤寒论》三百九十七条,冠伤寒、中风之名者九十七条,冠三阴三阳病名者一百六十六条,不冠名者一百三十四条,大多数汤证的条文交叉出现,三种情况都有,表明既有外感热病证治,也包含了内伤杂病证治,足见仲景对条文主语的使用是有分寸的,而柯韵伯之言也是有实践依据的。近代报道表明,《伤寒论》中的桂枝汤及其类方,除用于治疗发热性疾病外,大量的还是用于治疗其他疾病,如炙甘草汤治疗"脉结代,心动悸";桂枝甘草汤治疗"其人叉手自冒心";用十枣汤治疗水饮内停所引起的"心下痞鞕满,引胁下痛";用五苓散治疗"水入则吐"之"水逆";用桃核承气汤治疗"少腹急结"……虽用的是伤寒法、伤寒方,又何曾把这些病证看成是太阳病等外感疾病?!柯韵伯氏谓:"仲景约法,能合百病,兼赅于六经,而不能逃六经之外。"可称为柯氏的著名论点。任应秋氏对柯氏此说亦大加赞扬,就在于他把《伤寒论》看成无论外感、内伤,都可以用六经的辨证方法来认识,是对一切辨证论治的指导原则。并指出:"伤寒论就是疾病论。"这是对本书的性质所作出的简明而恰当的概括。(参郭子化说)

四、《伤寒论》的学术渊源

仲景在原序中,把著作《伤寒论》的目的及其理论渊源,讲得很清楚,无疑的,《伤寒杂病论》是运用了《内经》的理论成就的。

但是,在《伤寒论》中很少见到直接引用《内经》的明文。历代医家仅零星应用了片段经文进行注释,未能明显地突出《伤寒论》渊源于《内经》的理论;在近代文献中也很少系统地用《内经》文字来联系《伤寒论》的内容。因此,有必要具体地探讨《内经》与《伤寒论》的理论和实践关系。兹分述如下:

(一)六经命名的来源

《伤寒论》有太阳、阳明、少阳、太阴、少阴、厥阴的名称,下面无"经"字,只称某某病,即使提纲也只称某某之为病。后人因条文中有"过经不解""行其经尽"等语,故一般都以太阳病即太阳经病,阳明病即阳明经病,也就是说肯定它是六经。汪琥(字苓友)说:"仲景分六经,不出《灵枢·经脉》。"又说:"《内经·热论》一篇,乃伤寒之根本也。"柯韵伯以为仲景之六经不应看作经络之经,他说:"经络之经是六经道路,非六经地面。"他认为仲景六经部位是由《素问·皮部论》的启发而创立的。《素问·皮部论》说:"是故百病之始生也,必先于皮毛。邪中之则腠理开,开则入客于络脉。留而不去,传入于经;留而不去,传入于府。廪(聚)于肠胃。"然尚嫌不够全面,因仲景六经不仅证见经络,也联及脏腑,更联及寒热虚实,所以单纯说仲景六经是地面,是不全面的。近代学者顾古生也以为仲景六经来自《内经》多方面。他说:"盖六经部分有横行者十二经流注,自手太阴至足厥阴,十二时相传者是也;有分层者,伤寒由表入里,由三阳、二阳、一阳,三阴、二阴、一阴者是也;有分形者,背为太阳,面为阳明,胸胁为少阳,大腹为太阴,少腹为少阴,凡隐曲处为厥阴是也。言非一端,各有所当。"顾氏指出仲景六经"言非一端,各有所当",真能道出仲景六经的真髓。但顾氏也只能说明部位问题,对病情、病性活的动态仍付阙如。如果从《内经》的阴阳各方面来看《伤寒论》,可以说《伤寒论》确实继承了《内经》中阴阳学说的理论体系。仲景虽分三阴三阳,其总纲是一阴一阳,以阴阳为辨证论治的基础,也就是从《内经》所说的"治病必求于本"而来。如《内经》"言人之阴阳,则外为阳,内为阴";于《伤寒论》则表为阳,里为阴。《内经》以腑为阳,脏为阴;于《伤寒论》则胃实为阳明,脾虚为太阴。《内经》"言人身之阴阳,则背为阳,腹为阴";于《伤寒论》则项背强之为太阳,腹满痛之为太阴;《内经》之"寒为阴,热为阳";于《伤寒论》则三阴主寒,三阳主热,"发热恶寒者发于阳也,无热恶寒者发于阴也"。《内经》"阴胜则阳病,阳胜则阴病;阳胜则热,阴胜则寒";于《伤寒论》则少阴脉微细,但欲寐,下利清谷,四肢厥冷,背恶寒,阳明脉大,大热,大渴,大汗出,胃中干,便秘。《内经》"静者为阴,动者为阳,迟者为阴,数者为阳",于《伤寒论》则"脉数急者为阳,脉迟弱者为阴"。《内经》"阳胜则身热,腠理闭,喘粗为之俯仰,汗不出而热,齿干以烦冤……阴胜则身寒,汗出身常清,数栗而寒,寒则厥";此则《伤寒论》三阴三阳之总则也。《内经》"阴在内,阳之守也;阳在外,阴之使也";故伤寒重津竭于内,急阳亡于表。其取诸《内经》者,尚有虚为阴,实为阳等。故《伤寒论》之六经,赅表里寒热虚实、经络脏腑营卫气血精津,以及邪正消长诸方面,无一不是《内经》阴阳学说的衍化和发展,而归纳之于三阴三阳,自成理论体系,则仲景之创获也。

六经之名来自《内经》,当无疑问,其含义不同,已如上述。以往学者,以其具《灵枢·经脉》之名,又兼《素问·热论》"今夫热病者,皆伤寒之类"之实,言病位则取经脉之说,言传变则取热论之说,强求其合,龃龉遂多。顾古生说:"盖热论者,总言传经之邪,仲景兼论直中及犯府之证,其宗旨判然不同。"此说颇为有见。

后人之所以一定要用《热论》解释《伤寒论》之六经,主要由于《伤寒论》序例首冠以《热论》之故。陈修园说:"《伤寒论》六经与《内经·热论》六经,宜分别读;王叔和引《热病论》为序例,冠于《伤寒论》之首,而论中之旨反因以晦。"此言是有见地的。(参姜春华氏说)

《伤寒论》六经名称,虽源于《内经》,但其实际意义则完全不同。仲景是用《内经》的名称,而赋予新的涵义和新的内容,因此,在实质上和《素问·热论》有了原则性的区别,而区别点,可以从三个方面来比较:

1. 六经主要症状不同　兹列表于下(表1)。

表1　《伤寒论》与《素问》六经主要症状对比

经名	《伤寒论》	《素问·热论》
太阳	脉浮,头项强痛而恶寒,发热	头项痛,腰脊强
阳明	不恶寒,反发热,汗出烦渴,谵语,便秘	身热,目疼,鼻干,不得卧
少阳	往来寒热,胸胁苦满,心烦喜呕,嘿嘿不欲饮食,口苦咽干,目眩,脉弦细	胸胁痛而耳聋
太阴	腹满而吐,食不下,自利益甚,时腹自痛	腹满而嗌干
少阴	脉微细,但欲寐,恶寒身蜷,手足逆冷	口燥舌干而渴
厥阴	消渴,气上撞心,心中疼热,饥而不欲食,食则吐蛔,下之利不止,或厥热相间	烦满而囊缩

根据上表比较,《伤寒论》与《素问·热论》六经的主证,在三阳证有同有异,在三阴证是有异无同。清·柯韵伯说:"仲景六经总纲法与《内经·热论》不同。"如,"太阳只重在表证表脉,不重在经络主病,看诸总纲,各立门户,其意可知"。因此,究其六经有异的关键在于归纳论证的方法不同。《素问·热论》是以经脉论证为中心,从经脉循行路线和表里相关来归纳,其范围较狭,有实热证,而无虚寒证;《伤寒论》是以辨证论治为中心,从病情属性、邪正消长的情况来归纳,其范围较广,有实热证,也有虚寒证。后者可以概括前者的

证候,而前者不能包含后者的证候。如《素问·热论》中的三阳病,没有《伤寒论》太阳的恶寒证、阳明的腑实证、少阳的往来寒热等主证,仅有三阳经脉循行路线所反映的证候。《素问·热论》的三阴病,是属实热里证,可以归入《伤寒论》的阳明病中;《伤寒论》所述的三阴病,是属虚寒里证,为《素问·热论》所未涉及。所以,清·程应旄说:"《素问》之六经,是一病共具之六经,仲景之六经,是异病分布之六经……《素问》之六经,是因热病而原及六经,仲景之六经,是设六经而赅尽众病。"真正构成仲景三阴三阳辨证要素的,在于贯通表、里、寒、热、虚、实六变。三阳多热,三阴多寒;三阳多实,三阴多虚。这阴阳、寒热、虚实之中,又有在表在里、在半表半里的区分。太阳少阴俱有表证,太阳之表,属热属实;少阴之表,属寒属虚。阳明太阴俱有里证,阳明之里,属热属实;太阴之里,属寒属虚。少阳厥阴都有半表半里证,少阳之半表半里,属热属实;厥阴之半表半里,属寒属虚。太阳少阴均有表证,太阳表证为发热恶寒;少阴表证为无热恶寒。阳明太阴均有里证,阳明里证为胃家实;太阴里证为自下利。少阳厥阴均有半表半里证,少阳半表半里证为寒热往来;厥阴半表半里证为厥热进退。要之,太阳虚则少阴,少阴实则太阳;阳明虚则太阴,太阴实则阳明;少阳虚则厥阴,厥阴实则少阳。仲景三阳三阴辨证论治的规律大略如此。

2. 六经传变规律的理论不同　《素问·热论》说:"伤寒一日,巨阳受之……二日阳明受之……三日少阳受之……四日太阴受之……五日少阴受之……六日厥阴受之。"以此来说明热病六经传变规律。其中所谓一日、二日、三日……,不仅与《伤寒论》六经传变不同,亦为临床实践中所未见。由此,前贤对其作了种种解释,如清·张锡驹(字令韶)说:"传经之法,一日太阳……六日厥阴,六气以次相传,周而复始,一定不移,此气传而非病传也。"高士宗又提出"循次"的见解,他说:"一日受,二日受者,乃循次言之,非一定不移之日期也。"纵然如此,仍与《伤寒论》六经传变迥然不同。至于《伤寒论》虽有"一日太阳、二日阳明、三日少阳"云云,这确是仲景沿用《素问·热论》的说法,正是在这些地方,我们既可以看到他的理论根据来源,也可以看到他的理论发展所在,这是医学进步的痕迹,并无矛盾可言。试观《伤寒论》第四条"伤寒一日,太阳受之,脉若静者为不传,颇欲吐,若躁烦,脉数急者,为传也";第五条"伤寒二三日,阳明、少阳证不见者,为不传也";第二百六十九条"伤寒六七日,无大热,其人躁烦者,此为阳去入阴故也"。据以上三条,仲景对六经传变规律,提出了三个基本原则:①六经的传变,是以脉证为唯一的依据；②六经的传变不拘于日数，对日传一经之说提出了反对意见；③六经传变，不是机械地循次相传，有越经而传的可能。这些，均与《素问·热论》有所区别。

任应秋氏说：所谓传经，无非是病理变化的过程，究竟如何传如何变，完全决定于机体内在和外在的环境条件，并不决定于"一日太阳，二日阳明……"这样不合逻辑的说法，这个疑团不打破，学习《伤寒论》是有困难的。

李克绍认为，"传"，就是《素问·水热穴论》"人伤于寒，而传为热"之"传"，就是变化了的意思。具体说来，就是由三阳病或三阴病共有的前驱期，变成可以明确划分为某一经病的症状定型期，这就叫"传"。

还可看出，前驱期的长短，三阴病和三阳病也各不相同。太阳病很少有前驱期，一得病当天就会"脉浮，头项强痛而恶寒"，顶多只是暂短的"或未发热"而已。而阳明病则是"始虽恶寒，二日自止，即汗出而恶热也"，显现出阳明的特征，终于"三日阳明脉大"，成为典型的阳明病。至于少阳病的"口苦、咽干、目眩"，则多出现在第三日，这从"伤寒三日，少阳脉小者，欲已也"反面证明：伤寒三日脉不小，就要出现"口苦、咽干、目眩"的少阳病。由此可见，三阳发病，由前驱期到各经具体症状的出现，大概是太阳病在第一日，阳明病在第二日，少阳病在第三日。然而临床常有不少发热恶寒患者，未经治疗，也并不出现任何三阳病的症状，竟会逐渐寒热消失而自然痊愈。因此论中又说"伤寒一日太阳受之，脉若静者，为不传"，又说"伤寒二三日，阳明、少阳证不见者，为不传也"。结合"伤寒三日，少阳脉小者，欲已也"，说明在这前驱期中，阴阳气血有可能重新得到调整，就不发展为三阳病。

至于三阴病典型症状的出现，也有其临床大体规律。三阴病的前驱期是无热恶寒，既然发不起热来，说明是阳虚体质，病情就会向里虚里寒的三阴方向发展。这就可能"伤寒四五日，腹中痛，若转气下趋少腹者，此欲自利也"，此是传入太阴。或者"五六日，自利而渴者，属少阴也"。如果六七日不解，出现手足厥，无论是寒厥或是热厥，则为病入厥阴。这样看来，三阴病典型症状的出现，其先后次序，大概太阴病是四五日，少阴病是五六日，厥阴病是六七日。但无热恶寒的患者，是否都要出现三阴病？也不能肯定。因此，论中又说："伤寒三日，三阳为尽，三阴当受邪，其人反能食而不呕，此为三阴不受邪也。"可见，三阴病也可能在前驱期中因阳气恢复而停止发展。

从以上可以看出，三阳病的出现，有一个发热恶寒的前驱期；三阴病的出现，也有个无热恶寒的前驱期。由前驱期进入出现各经的症状期，这就叫

"传"。后世注家，不把一日太阳、二日阳明、三日少阳、四日太阴、五日少阴、六日厥阴看作前驱期的长短，却把一、二、三、四……理解为六经病相互传递的日期和先后次序，认为伤寒第一日，应当发为太阳病，第二日太阳病应当传给阳明经，变成阳明病，第三日再由阳明传至少阳经，变成少阳病……次至最后变成厥阴病。为什么产生这样的错误认识呢？这是由于：一是把三阴三阳六经，错误地认为经络之经；二是把同一经病的前驱期和定型期，看成是两个病；三是错误地把"传"理解为这一经病传给另一经发病，成了"传递""传授"之传。

《伤寒论》中的"传"，并不是说这一经病变成另一经病，已于上述。但是临床上由这一经病传递给另一经而变成另一经的情况，确实是有的。譬如"太阳病，若发汗，若下，若利小便，此亡津液，胃中干燥，因转属阳明""本太阳，初得病时，发其汗，汗先出不彻，因转属阳明也""太阴者，身当发黄，若小便自利者，不能发黄，至七八日大便鞕者，为阳明病也""本太阳病不解，转入少阳者，胁下鞕满，干呕不能食，往来寒热""本太阳病，医反下之，因尔腹满时痛者，属太阴也"等都是。总之，或因误治，或是自然演变，由这一经病变成另一经病，是常有的，但是这不叫作"传"，而叫"转属"或"转入"。

既然体内的阴阳气血在不断地演变，所以伤寒发病之后，其日期的深浅，有其大体的临床指导价值。论中不少条文都提到"一二日""二三日""三四日""四五日""五六日""六七日""七八日""八九日""十余日""十三日"等，都是启示体内的变化情况，是指导临床的参考资料。虽然不能过于拘泥，但也不是无的放矢。例如"伤寒二三日，心中悸而烦者，小建中汤主之"，是因为二三日就悸而烦，只能是里虚，而邪热入里之烦，不可能那样迅速。又如251条估计燥屎的形成，"二三日……烦躁，心下鞕"，只是宿食；"至四五日"才少与小承气汤"令小安"，"至六日"才"与承气汤一升"等，都说明日数的多少，在临床治疗时，也是不可忽视的参考。

三阴病以少阴病与厥阴病最为深重，而六七日、七八日是再经的初期，也是这两经病极为关键的时刻，不是好转，就是恶化，读《伤寒论》尤应注意。

3. 六经治疗法则不同　正由于《伤寒论》与《素问·热论》归纳论证的方法不同，治疗原则也有很大差异。在《素问·热论》中，只提出"其未满三日者，可汗而已；其满三日者，可泄而已"的两个治疗原则，按其作用，仅为热证、实证而设。在《伤寒论》中，则具备了汗、吐、下、和、清、温、消、补诸法，可运用于热证和实证、寒证和虚证。因此，日人丹波元简说："本经所论三阴病者，即仲景所谓阳明胃家实证,故下文云,其满三日者,可泄而已。仲景所论三阴病者,乃阴寒之证,此本经所未言及。"这不仅说明了治疗法则有差异,同时也证实了归纳论证的方法不同。

也有人认为:《伤寒论》中少阴病之急下存阴是热病、是下法;同时,少阴病之黄连阿胶汤证,旨在养阴泄热,也是热证。企图说明《素问·热论》六经与《伤寒论》六经的一致性。但《伤寒论》中,少阴病三急下证,既非本病的主流和主要方法,又非本病的支流和次要方法,而是类似少阴病,"大实有羸状"的阳明里实证,按理不能列入少阴篇,其所以冠以"少阴病"三字,是提醒后人,辨明疑似,不为假象所惑,若把少阴病的三急下,看为少阴病的本证,则是一个误会,因为这样就失去了仲景六经辨证纲领的重大意义;也就是应该与《素问·热论》中的"三阴可泄"加以区别的理由。

因此,可以这样说:《伤寒论》六经与《素问·热论》六经,在历史发展上是有一定联系的,在内容实质上,是有原则区别的。(参张云鹤说)

(二)《伤寒论》的治则与《内经》的渊源关系

《素问·阴阳应象大论》说:"其高者因而越之,其下者引而竭之,中满者泻之于内……其在皮者,汗而发之。"《伤寒论》主瓜蒂散以越在胸之邪,抵当汤以竭腹下之蓄,承气汤以泻中满之实,麻黄汤以发在皮之汗。《灵枢·经脉》说:"盛则泻之,虚则补之。"《伤寒论》主陷胸、十枣以泻实,炙甘草汤以补虚,都是继承《内经》理致而加以发扬的。(参吴考槃说)。

柯韵伯说:"当知仲景治法,悉本《内经》。按岐伯曰:'调治之方,必别阴阳,阳病治阴,阴病治阳。定其中外,各守其乡,外者外治,内者内治;从外之内者治其外,从内之外者调其内;从内之外而盛于外者,先调其内,后治其外;从外之内而盛于内者,先治其外,后调其内。中外不相及,则治主病。微者调之,其次平之,盛者夺之,寒热温凉,衰之以属,随其攸利,此大法也。'(《素问·至真要大论》)仲景祖述靡遗,宪章昭著。本论所称发热恶寒发于阳,无热恶寒发于阴者,是阴阳之别也。阳病治白虎、承气以存阴,阴病制附子、吴萸以扶阳,外者用麻桂以治表,内者用硝黄以治里。其余表虚里实,表热里寒,发表和表,攻里救里,病有浅深,治有次第,方有轻重,是以定其中外,各守其乡也。太阳阳明并病,小发汗。太阳阳明合病,用麻黄汤,是从外之内者治其外也。阳明病发热汗出,不恶寒,反恶热,用栀子豉汤,是从内之外者调其内也。发汗不解,蒸蒸发热者,从内之外而盛于外,调胃承气,先调其内也。

表未解而心下痞者,从外之内而盛于内,当先解表,乃可攻痞,是先治其外,后调其内也。中外不相及,是病在半表半里,大小柴胡汤治主病也。此即所谓微者调之。其次平之,用白虎、栀豉、小承气之类。盛者夺之,则用大承气、陷胸、抵当之类矣。所云'观其脉证,知犯何逆,以法治之',则寒热温凉,衰之以属,随其攸利之谓也。若分四时以拘法,限三法(汗、吐、下)以治病,遇病之变迁,则束手待毙矣。"(见《伤寒论翼》)

上节为《素问》论治病大法之准则,本节为仲景本《内经》准则的具体运用。一经柯氏剖析,其义愈明。末数句是针对时人"随四时用药,限三法治病"之谬,找足证据,直揭其底。说明《伤寒论》的学术思想渊源于《内经》,是以整体观和辨证论治为特点的。

(三)六经病皆有"欲解"时,与《内经》的渊源关系

《内经》指出,一日之中阴阳有消长,"平旦至日中,天之阳,阳中之阳也;日中至黄昏,天之阳,阳中之阴也;合夜至鸡鸣,天之阴,阴中之阴也,鸡鸣至平旦,天之阴,阴中之阳也。"而人体对此,有相应生理变化,《素问·生气通天论》说:"阳气者,一日而主外,平旦人气生,日中而阳气隆,日西而阳气已虚,气门乃闭。"病情变化亦应之,故《灵枢·顺气一日分为四时》曰:"夫百病者,多以旦慧,昼安,夕加,夜甚。"病之"欲解"时亦与此相应。有人指出,按张仲景的划分,三阳经病"欲解",是从早晨三点至二十一点,三阴经病的"欲解",是从二十一点至上午七点,这是对昼夜时间的区分和人的活动习惯所形成的生物节律的精彩描述。

关于人体昼夜节奏的反映,已引起国外学者的重视,有人观察到脉搏、体温、氧的消耗量、二氧化碳的释放量、通气量、排尿量及尿中氮含量等有昼夜起伏的不同,激素分泌也有二十四小时节奏等。有关十二经分属十二时辰的理论,近年有研究证明,在主时经的皮肤电生理特性,光子发射量和经络感传率,与非主时经有明显区别。一天中以午时心率最快,正当心经所主之时。还有人发现,在一天二十四小时的不同时间里,十二经凡属表里经者,均呈昼夜周期性的同步电位变化,绝大部分是以子时为分水岭,子时前电位高,子时最低,子时以后又转升高。以上表明,对六经"欲解"时的学术思想虽渊源于《内经》,但人类和动物生生化化于宇宙间,是与大自然浑然不可分离之一体,生息于大地之上,日星之下,因其旦暮昼夜之变化,春夏秋冬之不同,而种种之生物自然随之各有其生命之抑扬起落,或张或弛,即所

谓周期性、节律性。今日科学界所重视之生物钟现象实即此理，有待进一步研究。

五、对伤寒六经的几种认识

（一）朱肱认为三阴三阳即指经络，强调"治伤寒，先须识经络"（《类证活人书》）。成无己亦以经络为立足点，结合病因、病机、脏腑、气血等学说，为《伤寒论》作注。汪琥则在这一基础上提出"仲景书止分六经，不言手足，其实则合手经而皆病"（《伤寒论辩证广注》）。创"六经即十二经"说。

仲景对经络的认识像他自序中说的："经络府俞，阴阳会通，玄冥幽微，变化难极。"经络与脏腑有属有络，络属关系，即表里关系，十二经手走头而头走足，足走腹而胸走手，阳经由外向上，由上向下，阴经由下向内，由内向外。故阳病上行极而下，阴病下行极而上，阳病从上受，阴病从下受，阳病自外向内传，阴病自内而达于外。十二经的循行次序凡属表里之经，直接相通，成无己等之说不为无见。

（二）李时珍、高学山等侧重脏腑，认为太阳应包括肺在内。李时珍说："麻黄汤虽太阳发汗重剂，实为发散肺经火郁之药也。"（柯韵伯亦认为本方能治冷风哮喘）"桂枝汤虽太阳解肌轻剂，实为理脾救肺之药也。"（《本草纲目》）高氏则明确提出"足太阳与手太阴同治皮毛之合，则肺部所辖之胸中，原为太阳阳气之公府"（《伤寒尚论辨似》）。

近人何志雄说：①《伤寒论》的六经是脏腑经络功能的概括，营卫气血津精是它的物质基础。六经的划分，首先将脏腑的功能分为阴阳两大类，五脏及其络属的经脉为阴，六腑及其所络属的经脉为阳，然后根据脏腑不同的功能再分为三阴三阳。其中以肺气统属太阳，小肠隶属于阳明，是与《内经》的六经最明显的区别。②膀胱气化来源于肾；胃中津液由膀胱气化蒸腾，在肺气宣发协助下敷布于体表，称为太阳表气。太阳膀胱主卫气的运行，统属于太阳之肺气主营气之运行，故有太阳主表而统营卫之称。③六经之为病，是脏腑功能的病理变化，表气受邪，以致营卫功能失调者，称为太阳病；胃津受伤，阳热偏盛者称为阳明病；胆气郁结，三焦失枢者称为少阳病；脾失健运，寒湿停滞者称为太阴病；心肾受伤，阴阳俱虚者称为少阴病；肝气横逆，肝病及胃，寒热虚实错杂者称为厥阴病。六经的辨证提纲，是各经脏腑功能病理变化的具体反映。④伤寒六经将人体脏腑功能概括成六部分，每部分的功能并非是其所概括的脏腑功能的机械相加，而是为了认识外感疾病的需要，对人体功能作出另一层次的概括。

（三）张志聪等则侧重以气化解。他批评世医不明经气。"言太阳便曰膀胱，言阳明便曰胃……迹其有形，亡乎无形"，认为"太阳、阳明……乃人身经气，而各有分部"（《伤寒论集注》），并将肺气与心火一并纳入太阳范畴。注《伤寒论》标本中见的气化学说，来源于《内经》的运气学说，标本中见三个环节是一个整体，而皆有内在的联系。以太阳经为例，刘渡舟认为，太阳为寒水之经，本寒而标热，中见少阴之热化，由于太阳标本气异，故有从本和从标之说。然而，寒水虽为太阳之本，但它能发生标阳之热。因为太阳"中气"是少阴，少阴之气为热，这个热把太阳寒水温化为气时，则外出于太阳，达于体表，布护周身，而起到固表御邪的标阳作用，可以看出，"气"是从水生，"水"则由气化，两者缺一不可，亦见太阳藉赖"中气"的气化作用。此外，太阳病中亦出现较多的少阴寒证，这并非偶然之事，而和"中气"的气化不及有着密切的关系，故不可漠然置之，而不加研究。基于上述，对太阳的标、本、中应当俱从而为全，不得只限于从标本之一格。夫外邪初客于表时，出现的恶寒之证，可理解为从本气之寒；出现发热之证，可理解为从标气之热。若太阳经标之病及于本腑，经标有邪则脉浮发热；本腑有病则口渴小便不利，治用五苓散是发汗以利小便之法，若太阳本腑之病及于经标，本腑有病则小便不利，心下满微痛；经标有病则头项强痛，无汗而翕翕发热，治用桂枝去桂加茯苓白术汤，是利小便以解外之法。唐容川对这两条体会颇深，他说："五苓散重桂枝以发汗，发汗即所以利水也。此方重苓术以利水，利水即所以发汗也。实知水能化气，气能化水之故，所以左右咸宜。"唐氏所说的"气"，而有标阳的涵义，所说的"水"，而有本寒的涵义。他既揭示了太阳标本之间的发病关系，又道出了"中气"在发病中的作用，其见解实源于气化学说。

（四）柯韵伯综合脏腑、经络、气化、地域等各种观点来解释伤寒六经，认为"六经是分六区地面，所赅者广。虽以脉为经络……不为经络所拘"（《伤寒论翼》）。

（五）程应旄、周学海一派则径直把六经理解成部位、范围的代称。程氏认为"名曰六经，实是为表里脏腑四字各与之地方界限"（《百大名家合注伤寒论·辨太阳脉证并治法一》）。周氏说得更明确，"经也者，分野之谓也……三阴三阳分经，只是人身分野之空名，非如筋脉之有专物也"（《伤寒补例》）。

（六）日人喜多村认为"所谓三阴三阳，不过假以标表里寒热虚实之义，固非脏腑经络相配之谓也"(《新医药杂志》1978 年第 1 期),即认为三阴三阳只是一种分证的方法。

通过以上列述可以看出,清代以前尽管对伤寒六经实质有各种不同的理解,但绝大多数注家都未离开经络学说的原则,只是或多或少地弥补了这种立足点上的缺陷。近几十年来认识有了新的发展,出现了一些新观点,如"体力的亢奋与衰减"(《伤寒论证治类诠》);"多种概念的高度综合体"(《上海中医药杂志》1962 年第 9 期);"从控制论谈《伤寒论》"(《新医学》1978 年第 5 期);"病理层次"(《成都中医学院学报》1978 年第 1 期);以及"中医的辨证学";等等。这些思想都是在前人的基础上进了一大步。质言之,大都是关于六经实质问题的探讨。

六经辨证分类是从临床实践出发的,是根据证候的表里寒热虚实属性和各种证型间的自然联系状况划分的。外感热病的特点决定了证候的复杂多变,往往会累及许多经络、脏腑……因而不是经络所能囊括的。以太阳"经证""腑证"为例,就有寒热、喘咳、发狂、烦渴、小便不利等许多系统的证候表现。病变涉及了肺气、心神、胃、肾和膀胱等许多脏腑功能。其中以肺(皮毛)为主要病所。而太阴经却根本没有太阴肺的证候,也不单纯是脾经证,而是脾胃虚寒证为主。这只有从证型归类的角度才好理解,单纯从经络学说是难以理解的。

证候是致病因素和人体正气互相作用而表现于外的征象,它不单受病邪性质的影响,同时受气候、季节、地理、环境、年龄、体质等多种因素的影响。特别是人体正气起着主导作用。证候是多种因素互相作用的结果,是若干矛盾的综合集中表现。它应该反映,也必然反映着机体内部脏腑经络、组织器官在功能上、代谢上、结构上的病理变化,每一具体证型都有其特定的病理层次和病理状态。所以把六经理解为证候类型的抽象概括,并不是否认它与脏腑、经络、气血、营卫……有关系;恰恰相反,它能更正确、更客观地反映脏腑、经络、气血、营卫的病理而不囿于经络。临床诊病也正是从证候入手,得知证属何经。这是从证候到理论的逆推过程。实际上,中医学的理论体系就是在这种逆推过程中经过实践、认识、再实践、再认识多次反复发展起来的。

任何疾病的证候,都是机体内正邪斗争病理变化的外在表现。尽管正邪的强弱,病势的进退,要受到诸如气候、环境、体质、情志等多方面条件的影响,而决定其复杂多变的机制,但任其千变万化,无非是病位的变迁、阴阳的盛衰。而这一切在每个时间空间内,无不在机体生态上引起脏腑、经络、气血的生理改变。因之，疾病的整个过程，都是在一定的脏腑、经络、气血等生理范围内进行。《伤寒论》的所有内容均在辨析六经的病理变化，这就更不能离开六经所属的生理基础。此一理论实渊于《内经》，舍此而去论述六经，只能是舍本逐末，无法触及真谛。有些人基于六经每经病中的一般性、同一性，把六经简单地看作"六病"，忽略了其所以形成"六病"的生理基础，否定了六经的物质性，模糊了三阴三阳六经之名在中医学中首先是一个生理名词的概念。这不能不认为是一种只见树木不见森林的偏见。此点时贤刘渡舟氏有深刻的认识，如云"《伤寒论》之六经，是继承了《素问·热论》的六经学说，而有其脏腑、经络的客观存在，所有六经是物，而不是符号"，诚为确论。

　　然而，《伤寒论》中把阴阳划分为六经病证，本来是和六气、脏腑、经络都有着密切的关系的，三阳经病证，反映了六腑的病变，三阴经病证，反映了五脏的病变。所以也只有以三阴、三阳命名，才最为全面、最为恰当。试看《伤寒论》中的篇名，只是"辨太阳病脉证并治""辨阳明病脉证并治"等等，而不是"辨太阳经病""辨阳明经病"，其原因就在这里。《伤寒论》的注家和读者们，都习惯于把三阴三阳叫作"六经"，"六经"读起来比"三阴三阳"方便，但是容易使人错误地认为"经"即"经络"之经。正如章太炎在《猝病新论》（现改称《章太炎医论》）中所说："仲景本未直用'经'字，不烦改义。"因此可以说，六经的辨证思想，就是从阴阳、表里、寒热、虚实等各种矛盾运动中，去认识脏腑经络的病理变化的，这就是《伤寒论》认识病变的基本方法。

六、《伤寒论》的理论基础

　　《伤寒论》一书的基本内容是"六经辨证"。六经的本质是什么？即《伤寒论》的理论基础是什么？历来有不同看法。多数学者倾向于脏腑、经络，只有少数学者认为"《伤寒论》的六经辨证是通过大量临床实践，以阴阳的相互消长来说明急性热病的发展和变化过程的"（《新医药杂志》1979 年第 6 期）。并认为外感热病的病变部位虽然离不开脏腑、经络，且在某个阶段有可能主要表现为某一脏腑、经络的病理变化，但外感热病毕竟是一种热病，毕竟是一种全身性的疾病，仅仅用一两个脏腑或一两条经络，显然不能作出圆满的解释。众所周知，邪正斗争是外感热病的主要矛盾，而阴阳胜复是邪正斗争的具体表现，它反映了病邪的性质及其变化，人体正气的变化以及邪正双方力量的对比，用阴阳胜复来解释伤寒六经辨证，就抓住了邪正斗争这个主要矛盾。

用阴阳胜复解释伤寒六经辨证,是从整体出发,从动态变化看问题,比较符合外感热病是全身性疾病、外感热病发展有阶段性这两个特点。因此,我们认为阴阳胜复是《伤寒论》六经辨证的理论基础。现在,就六经病的基本性质及其传变,结合六经病中的主要证候分析于下:

（一）太阳病

太阳病是外感热病的早期,其病邪主要是寒邪,寒邪属阴。此时与病邪作斗争的主要是人体阳气的一部分——卫气(也波及了营气),营卫为寒邪所遏,运行受阻,以致头痛、身痛、项强;卫气被遏,使体表的温煦作用减退,所以恶寒。这种证情用阴阳胜复理论来解释,是阴邪胜,阳气被遏。接着,被遏之阳气郁而化热,病人才感到发热,这表示阳气与寒邪作斗争,是逐步战胜(复)寒邪的开始。由此可见,太阳病的基本性质是阴邪胜、阳气病,而其发展趋势则是阴邪渐消,阳气渐长,所以名为太阳。如果寒邪完全化热,阳气十分亢盛,那就进入阳明病了。

太阳病在发展过程中,会发生许多曲折变化,这些变化,用脏腑、经络学说是难以作出完整解释的。我们试用阴阳胜复理论解释于下:如二十九条,原来是一个形似桂枝证而实为阴阳两虚的病证,误用解表法,损伤中阳而出现厥逆,此时虽有阴虚,但还不是主要矛盾,所以先用甘草干姜汤复其中阳。待阳虚问题解决,然后用芍药甘草汤酸甘化阴。如果阳复太过,寒化为热,出现胃热上熏,向阳明转化,就宜用调胃承气汤。如果再次误用汗法,更加损伤阳气,阳衰阴盛,向少阴转化,就要用四逆汤。这是一个阴阳胜复的实例,尤在泾说:"此条前后用药,温凉补泻,绝不相谋,而适以相济,非深造自得,卓有成见者,乌能及此"。柯韵伯删之,未免可惜。

（二）阳明病

阳明病是病邪已经全部由寒化热(属阳),人体正气与病邪作斗争而十分亢盛(属阳)。这样的病情符合《素问·至真要大论》所说的"两阳合明"的涵义。阳明病从表里辨证来看,是表证已罢,转为里证。实际上阳明病中已经化热的病邪与亢盛的阳气,是充斥人体内外的。阳明病在发展过程中,热邪可以主要结聚于肠胃,但并非局限于肠胃,而是一个阳旺热盛的全身性疾病。从阳明的方药来看,三承气汤本为逐邪存阴之方,并非专为结粪而设。如阳明三急下,关键是全身热盛伤阴,未必都有燥屎(212条可证)。再从白虎加人参汤证的发展过程来看，阴阳消长胜复的变化十分明显，开始是太阳病桂枝证或太阳伤寒，属于阴邪阻遏阳气；以后寒邪化热，阳气亢盛，出现汗出热不退、发热不恶寒等证，而转变为阳明病；阳明病热盛阳亢必然消烁阴液，如 26条"大烦渴不解"，168 条"舌上干燥而烦"，这是阳盛阴伤，进一步出现"时时恶风"，或如 169 条"背微恶寒"，则又伤及正气，是阴损及阳了。阴消阳长胜复理论不但可以说明阳明病的本质，而且反映了外感热病的发展过程。

（三）少阳病

试从阴阳消长胜复的角度来看三阳病：太阳病是阳气逐步亢盛的过程；阳明病是阳气极盛的阶段；少阳病则是"邪正分争，往来寒热"而阳气略有衰退的表现，病势有从阳证向阴证转化的征兆。所以，三阳病的排列，首先是太阳，其次是阳明，第三是少阳。这个次序用经络、脏腑理论是难以理解的，却符合阴阳消长胜复的理论。在少阳病的许多证候中，往来寒热主要表示邪正斗争互有进退，有阳去入阴的可能，此为少阳病的主证。再看少阳病的发展，如果阳衰阴盛，热少寒多，正气不足，就会转入三阴。如 269 条"伤寒六七日，无大热，其人躁烦者，此为阳去入阴故也"（详解见后"七、六经辨证及其传变规律"）。如果正气抗邪有力，病邪热化，就会转向阳明，表示病情好转，容易治愈。如 230 条："阳明病，胁下鞕满，不大便而呕，舌上白苔者，可与小柴胡汤。上焦得通，津液得下，胃气因和，身濈然汗出而解。"总之，少阳病是由阳转阴的关键阶段。

（四）太阴病

太阴病，在正气方面表现为阳气虚弱，其病邪是寒邪。这种寒邪，可以是外邪直接侵袭而来，也可以是由三阳病转化而来，或者因阳气失于温运而寒自内生。如霍乱篇中的理中丸证（386 条），是外邪侵袭人体所致的；如 279 条，桂枝加芍药汤证，是由太阳病传变而来的；而 277 条"自利不渴者，属太阴，以其脏有寒故也"，其寒邪是由于阳虚内生的。以上三证，其虚寒的程度虽有差别，但很少热象可见。而"暴烦下利……以脾家实，腐秽当去"，实是脾阳来复而驱邪外出之兆。这一点，用经络、脏腑学说是难以解释的，而与邪正斗争、阴阳胜复相符合。太阴病是阴盛阳衰的早期，邪正斗争不如少阴病激烈，所以寒象不严重，一般也无热象。少阴病邪正斗争激烈，阳气势将来复，因而可见热象。

（五）少阴病

在《伤寒论》少阴篇中，处处注意阴邪和阳气的消长进退，作为辨证施治和估计预后的主要依据。但是在少阴病发展过程中，频繁的呕吐、汗出及下利清谷，也要耗伤阴液。耗伤到一定程度就会出现阳损及阴。如315条白通加猪胆汁汤及390条通脉四逆加猪胆汁汤证，就已经出现了阳亡阴竭的危重证候。二方在回阳救逆中加猪胆汁、人尿（均用大量），显然不是反佐而是温阳配益阴，以适应于阳损及阴的重证。

对于少阴病中的三急下，历来有不同的看法。从阴阳消长胜复来看，三急下证是少阴与阳明同病。这不但在临床上确有此等病证，在理论上也是可以论证的。阴阳两个方面不断消长胜复，首先伤阴，促使病机向少阴转化，形成少阴、阳明同病（少阴是现象，阳明是本质），故宜急下存阴。由此可见，阴阳消长胜复在某些疾病中是复杂多变的，对辨证论治起着重要的指导作用。

（六）厥阴病

对厥阴病的看法，历来无定见。甚至有人看作是"千古疑案"，否定其存在。究其原因有二：一是如厥阴篇原文所说的"厥热胜复"这种病，究竟有没有？是什么样的病？二是厥阴篇中证候和方药，寒热虚实，应有尽有，为什么如此复杂？如果囿于一经一脏，对此势难作出满意的解释。

用阴阳胜复的观点解释厥阴病，是过去就有的。《医宗金鉴》说："厥阴者，为阴尽阳生之藏，邪至其经，从阴化寒，从阳化热，故其为病，阴阳错杂，寒热混淆也。"日本学者丹波元坚说得更清楚："盖物穷则变，是以少阴之寒极而为此病矣……而所以有胜复者，在人身阴阳之消长与邪气之弛张耳。"厥阴两字的原意是"两阴交尽"（见《素问·至真要大论》）。《伤寒论》把厥阴病安排在六经病的最后，其含义是人体正气由衰弱转向恢复，病邪由寒化热，于是出现厥冷，待其气机通达或正气来复，则又可出现热证，即所谓复之太甚，在胜复转化过程中，颇多厥与热同时出现的情况。因此，厥阴篇中厥热胜复的一些条文和复杂繁多的方药，是可以理解的。那末，在临床上是否真有这些病证？只要仔细观察，并非十分少见。

综上所述，可清楚地看到，伤寒六经病证固然离不开脏腑、经络，而其传变是由邪正斗争、阴阳胜复所决定的，《伤寒论》中所叙述的主要证候是阴阳消长胜复的具体表现。伤寒六经辨证的理论基础是阴阳消长胜复。在外感热病发展过程中，邪与正两个方面都在不断地变化着：人体正气由正常而亢盛，由亢盛而衰竭，由衰竭而恢复；病邪由寒化热，由热变寒——这是阴阳胜复的临床基础。（参柯雪帆说）

七、六经辨证及其传变规律

《伤寒论》的辨证方法是以六经为基础的。六经辨证的概念，历代医家争论很多，有以经络来解释，有以气化来解释（即从三阴三阳六经六气来解释），有以证候群来解释，有以脏腑来解释，有以病的阶段来解释……都从不同的角度对《伤寒论》的六经做了探讨，虽然各有一定理由，但是都不全面。那么，应怎样来看？中医学的理论是在实践中发展起来的，《伤寒论》的六经辨证理论也不例外。它不仅继承了《内经》有关六经的理论，还通过大量的临床实践进一步发展了《内经》。

读《伤寒论》必先观其序，然后方知著者用意所在。"原序"明确指出"经络府俞，阴阳会通"，这就看出六经不可能不与经络脏腑相关。如果没有经络脏腑的病理变化，绝不可能孤立地出现六类证候群。

可以说，六经分证的方法，在当时是临床医学的一个突破，它解决了临床方面带有关键性的几个问题：①"病位"所在：如太阳经主表病，阳明经主里病，少阳经主半表半里病。三阳经反映六腑的病变，三阴经反映五脏的病变。②病的寒热属性：如三阳经多见热证，三阴经多见寒证。③邪正虚实关系：如三阳经病，邪虽盛而正气不虚；三阴经病，阴邪盛而阳气已衰。④病性的阴阳：如三阳病以发热为主，是病发于阳而为阳证；三阴病以恶寒为主（不发热），是病发于阴而为阴证。

以上六经分证，解决了表里、寒热、虚实、阴阳八类证候纲领，起到八纲辨证的先驱作用。所以《伤寒论》的六经既有脏腑经络的定位概念，又有六气寒热的属性；既看到了六经的物质基础，又看到六经反映的正邪消长情况；既有急性热病所占据的空间位置，又有病情发展、变化的时间概念。这就比较全面地反映了各种急性热病发生、发展、变化、恢复或死亡过程中的一些共性的东西，指导了临床的辨证和治疗，使临床上千变万化的复杂情况，能够得到有条不紊的分析和概括，这是《伤寒论》六经辨证的重要贡献。下面分三部分研究：

（一）六经辨证与正邪消长的关系

六经辨证的全过程是指太阳、阳明、少阳、太阴、少阴、厥阴。它反映了外邪和正气这一对矛盾双方力量对比和病情变化的关系，邪胜正却则病进，邪气由表入里，由阳入阴；正胜邪衰则病退，也可以不发生传变，或从阴转阳，如278条"虽暴烦下利……脾家实，腐秽当去"。三阴三阳之区分，是根据阴阳气的多少而定，《内经》以太阳为三阳，阳明为二阳，少阳为一阳；太阴为三阴，少阴为二阴，厥阴为一阴。因此，《伤寒论》的六经辨证是继承了这一观念的。急性热病三阳由太阳而阳明至少阳，说明了阳气由盛到衰，由多而少的过程；三阴由太阴至厥阴，说明了阴气由盛到衰，由多而少的过程。

急性热病开始阶段，外邪初入，邪气虽盛，人体的阳气也很旺盛，故称为太阳（三阳）；热病在发展过程中，由于邪热耗伤正气，阳气必然减少，可是仍然与邪气作剧烈斗争，此时称为阳明（二阳）；如果病情进一步发展，阳气衰减更多一些，但仍能奋力与邪抗争，此时称为少阳（一阳）。由于三阳二阳再到一阳，说明了邪胜正却，阳气减弱。在阳气旺盛时，治疗以祛邪为主，阳气减弱仅剩一阳时，则宜扶正祛邪。若邪气仍盛，阳气不能抗邪，则病势由阳入阴，故少阳为病邪由阳入阴之枢。邪气由阳入阴或直中阴经，有一个共同的特点是：邪在三阴，人体正气中的阳气都是衰微的，阴气在开始时尚不衰，故称为太阴（三阴），而太阴下利尚有自愈的可能，严重时转化为少阴、厥阴又当别论。病情进一步发展，阴气也虚，则为少阴（二阴），此时病人呈阴虚为主或阳虚为主的表现，阴虚可以热化，阳虚可以寒化，各自向两个不同方向发展，故称少阴为阴经之枢。两个不同的方向发展到最后，阴或阳都衰微到极点，热化而阳盛阴微是为热厥；寒化而阴盛阳微是为寒厥。阳盛阴微（邪热炽盛，灼伤阴津），宜急下以存阴；阴盛阳微（阴寒独盛，阳微欲亡），宜回阳而救脱。

由于《伤寒论》的六经辨证，是根据各种急性热病在各个阶段表现中的一些共性的归纳，带有规律性，因此，它必然要反映出正与邪的一对矛盾，及其相互作用的关系，只有根据阴阳气的多少，反映正邪消长的变化，再结合脏腑、经络与六气气化的作用，才能比较全面地理解《伤寒论》中的六经辨证。

（二）六经顺序与临床传变之间的关系

《内经》中六经排列的顺序是太阳、阳明、少阳、太阴、少阴、厥阴。这个顺序又与阴、阳气多少有关，不宜任意变更。《素问·至真要大论》云："阳明何谓也？岐伯曰：两阳合明也。厥阴何也？岐伯曰：两阴交尽也。"高士宗解释云："有少阳之阳，有太阳之阳，两阳相合而明，则中有阳明也""有太阴之阴，少阴之阴，两阴交尽，故曰厥阴"。指出阳明在太阳、少阳之间，厥阴在太阴、少阴之后，也说明了上列六经的顺序。

六经排列的顺序，本不应该有所争论，为何对少阳、少阴的位置有所争论？主要是概念不清所造成。如对少阳的位置，戴元礼《证治要诀》云："太阳主表，少阳在表里之间，阳明在里。自外渐入内，次第正当如此。如果《伤寒论》中所说，一日太阳，二日阳明，三日少阳，岂可第二日在里，而第三日方半表半里乎？"日人山田氏云："盖邪之中人，始于太阳，中于少阳，终于阳明，自表入里，由轻而重，势之必然也。"陆渊雷云："仲景次少阳篇于阳明篇后，沿热论之名也，然仲景之少阳来自太阳，传诸阳明……次少阳于阳明篇之后者，仲景之不得已也。"事实怎样？从全面来看，三阳经与三阴经均表里相通。在《伤寒论》的条文中，由阳入阴或由阴出阳，均有一定规律可循。如太阳病，阳气抗邪于表，则出现太阳经表之证；若太阳抗邪无力，而在里之少阴阳气又虚，则太阳之邪也可以飞渡少阴；当少阴阳气得到了恢复，有力量抗邪于外时，则病变又可以由阴转阳，而外传太阳。它们之间的转化出入，就是由它们相为表里的关系所决定的。这种联系和影响，也同样存在于其他经脉与脏腑之中，如《伤寒论》有关少阳病的条文。

首先从太阳来看，太阳可传阳明，亦可传少阳，例如："太阳病，若发汗，若下，若利小便，此亡津液，胃中干燥，因转属阳明。"（181）其他185、26、48、220、244、250等条均为太阳病转属阳明。太阳病传至少阳病的条文更多，而且少阳病小柴胡汤证也多从太阳传来，例如："本太阳病不解，转入少阳者，胁下鞕满……与小柴胡汤。"（266）其他如96、97、99、103、142、146、147、150、171诸条均说明了太阳病可传至少阳。虽然传少阳的条文较多，但仅此很难断定太阳之后究竟应为阳明或为少阳。

再从阳明和少阳二者之间传变的可能性来看，《伤寒论》有关少阳传阳明的条文不少，例如，"伤寒，脉弦细，头痛发热者，属少阳。少阳不可发汗，发汗则谵语，此属胃"（265），"……少阳阳明者，发汗利小便已，胃中燥、烦、实，大便难是也"（179）。此外，97、103、104、269、230等条，都说明少阳病可传入阳明。但必须指出，上述诸条所云，均为传入阳明之腑，即属少阳经证传阳明腑证。如程国彭说："《伤寒论》云：有太阳阳明，有正阳阳明，有少阳阳明，此阳明即胃腑，非阳明之经也。"陆九芝亦提到："论经则以太阳、阳明、少阳为次序,论病则太少之邪俱入阳明。"

至于由阳明传至少阳的情况,《伤寒论》中无明确记载。阳明篇中虽有两条小柴胡汤证的条文(229、230),但多数注家认为这是指少阳病转属阳明,出现潮热或不大便症状,胁下鞭满而呕,表示少阳之邪尚炽,阳明里热未盛,故仍用小柴胡汤和解之。阳明篇虽有"阳明居中,主土也,万物所归,无所复传"之语(184),但不能机械地看待,阳明病也可以传至少阳或转成虚证,陷入三阴,亦有死亡的可能。

可见这些认为阳明顺序应在少阳之后,是误认为"阳明居中,主土……无所复传",更误认为少阳真是半表半里,混淆了六经次序与临床传变所致。

《伤寒论》148条有"此为半在里半在外"一句,成无己《注解伤寒论》首先提出邪在少阳半表半里(注半夏泻心汤证),以致造成误解,表里是相对的,以六经来说,太阳为表,阳明为里。说少阳位于表里之间,是一个比较含糊的词,说明不了它的位置究竟在哪里,根据《伤寒论》148条所谓"半在里半在外",是指阳微结的证候有表证、复有里证而言,故谓半在里,半在外。并不是在人体真有一个半表半里的部位,半表半里指的是概念,而不是具体的部位。少阳病往来寒热,尤在泾解释为"进而就阴则寒,退而从阳则热""其气有乍进乍退之机",说明往来寒热的性质也是半在阳,半在阴,乍进乍退,指的是病机而不是部位。再从小柴胡汤的方剂来看,小柴胡汤既有柴、芩之清热,又有参、草之益气,其立意在于扶正祛邪,也反映出少阳病的正虚比较突出。又少阳病有汗、吐、下三禁,也说明少阳病的正虚,与以祛邪为主的阳明病不同。《伤寒论》269条:"伤寒六、七日,无大热,其人躁烦者,此为阳去(往)入阴故也"。"六七日,乃阴阳自和之际,反见烦躁,乃阳邪内陷之兆。阴者,指里而言,非指三阴也。或入太阳之本而热结膀胱,或入阳明之本而胃中干燥,或入少阳之本而胁下鞭满,或入太阴而暴烦下利,或入少阴而口燥舌干,或入厥阴而心中疼热,皆入阴之谓。"(《伤寒来苏集》)而少阳为枢,实为入阴的关键。270条:"伤寒三日,三阳为尽,三阴当受邪,其人反能食而不呕,此为三阴不受邪也。"该条列于少阳篇末,亦说明少阳是位于阳经阴经之间,为由阳入阴之枢,而不是位于太阳与阳明之间,不是太阳与阳明之枢。这说明六经顺序,少阳应当在阳经与阴经之间。但从临床传变来看,少阳可以按此顺序传入阴经,但亦可传入他经,如少阳阳明是也。古今医家之所以对少阳的位置争论不休者,一是将半表半里的概念误认为具体部位,一是将顺序与传变等同来看,如此争论,实无必要。(参何志雄说)

又如关于少阴之位置，成都中医学院主编的《伤寒论讲义》，认为三阴经的顺序是厥阴病在少阴之前，少阴病在厥阴之后。其根据是：《内经》有"太阳为开，阳明为阖，少阳为枢""太阴为开，厥阴为阖，少阴为枢"。又，少阴病的病情多较厥阴为重笃，故将少阴病列于厥阴病之后。即太阳、阳明、少阳、太阴、厥阴、少阴。根据这一说法，现在许多有关《伤寒论》六经的提法，都把少阴病放在最后，也造成一些混乱现象。从临床表现来看，少阴篇中主要是阳虚寒化、阴虚热化的两类不同表现，其中属于不治及死证者六条，占所有少阴病条文的 13.6%，而厥阴篇中死证九条，占所有厥阴篇条文的 16.3%，从条文所述病情来看，也无法说明"少阴病的病情多较厥阴病为重笃"的这一观点，因此，从临床角度来看，少阴放在厥阴之后也是欠妥的。

据上述关于《伤寒论》六经顺序，当不宜更改。仍是太阳、阳明、少阳、太阴、少阴、厥阴。

既然六经顺序如此，临床传变与六经顺序有没有关系？是不是按这个顺序传变？那倒不一定。六经顺序是按人体正气（阳气及阴气）与邪气作斗争，以正气的盛衰为中心所可能出现的实际情况归纳出来的共性的东西。结合到每一种急性热病的具体病程来说，那就不一定按照六经的顺序进行传变了。因为每一种急性热病的病程都有其特殊性，虽然共性包含了个性，但是共性不能代替个性，普遍性不能代替特殊性。且每种热病正邪斗争的情况也各不相同，如果认为所有急性热病的传变必定要按六经顺序进行，那就混淆了顺序与传变两种不同的概念，因而就无法理解《伤寒论》中的传变了。

（三）急性热病在临床中的传变

既然六经辨证所归纳的是共性的东西，为什么又不一定按六经顺序来传变？这是因为每一种急性热病不但有其特殊的病程经过，治疗中还有许多因素的影响，例如：

（1）病人的体质不同，即使是患同一种急性热病，其转归可以不完全一样。阳盛的人，发表药配以冷性沉降的石膏；阳虚的人发表药又宜配以热性发扬的附子。

（2）病人原有的夹杂症不同，虽然患同一种急性热病，其传变也可能不同。如 18 条："喘家作，桂枝汤加厚朴杏子佳。" 85 条："疮家，虽身疼痛，不可发汗，汗出则痉。"

（3）病人如果合并其他疾病，与没有同时合并其他疾病的传变，可能又有所不同。如麻黄汤证与大、小青龙汤证之别。

（4）由于误治后发生的变证，与没有误治者其转归显然有所差别，如25条"服桂枝汤，大汗出，脉洪大者，与桂枝汤如前法"，26条"服桂枝汤，大汗出后，大烦渴不解，脉洪大者，白虎加人参汤主之"之类。

（5）由于自然界气候的变异所影响，虽然患同一种急性热病，临床表现及其发展也可能并不完全一样，如在冬令"或已发热，或未发热，必恶寒……名曰伤寒"，在春令"发热而渴，不恶寒者为温病"。

由于影响因素较多，所以造成的传变情况极为复杂，古人亦有所谓"循经传""越经传""表里传"，还有所谓"直中""合病""并病"等，均可说明在临床实践中并不是机械地按六经顺序来传变，当然更不是如《素问·热论》日传一经了。《伤寒论》中37条"太阳病，十日以去……"、104条"伤寒十三日不解……"等条文，说明临床表现是千变万化的，不能按照固定的模式去传变。

根据《伤寒论》的条文，可以看出实际上的传变如图1：

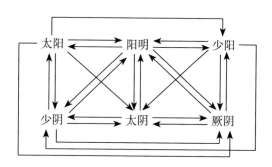

图1　伤寒六经传变示意图

以上《伤寒论》中所记载的传变举例20则，而六经之间传变关系约有24个，如上图。由此可见，在临床实践中，急性热病的传变是很复杂的。在太阳表证阶段多半是急性热病初起所共有的，表证阶段以后，即按照不同急性热病发展规律，各自向不同的方向转化。在古人看来，认为与机体正气强弱有关，根据在太阳阶段正气（包括阳气和阴气）受损害的情况（阳虚或阴虚的程度）而决定其转归，大致可以用六经辨证的方法予以概括，这是古人在临床实践中的经验积累。同样在阳明阶段或其他阶段，也是根据正邪斗争的情况决定其发展与转归。由于历代注家忽视了正与邪在六经中的重要意义以及概念上的模糊，所以对少阳与少阴的位置多有异议。如果重视了正与邪的关系，这种争论也就没有必要了。（参时振声说）

八、《伤寒论》的辨证规律

（一）《伤寒论》的辨证法思想

试观《伤寒论》398 条，112 方，无一不是与客观事实紧密联系在一起的。但仲景并不是一个单纯的事实材料的收集者，他提供的已经不是原始性医疗活动中的资料，纯粹是经验所得的成果。仲景总结了经许多代证实了的有效经验和事实，通过对机体疾病正反两方面的观察，同中求异，异中求同，把各种疾病在不同的人体、不同的时间、环境条件下，相类似的有联系的反映特点，概括起来称为证候。辨证论治这一概念，在整体的宏观水平上，正确地反映了机体疾病运动变化及其治疗的规律，它渗透着朴素的唯物辩证法思想。

1. 体现辩证法思想

（1）普遍联系的观点：六经系统就处处贯彻着这种思想。如六经与六气的关系，每经都有标、本、中见之气。这种把人体内外环境统一起来的"天人相应"思想，就是充分体现了普遍联系的观点。六经辨证，不仅要确定是某经的病证，还要注意是否兼有他经的病证，因而有合病、并病、兼证等；即使是一经的病证，也要进一步判别是经证或腑证，及经腑合证。从病位的辨别上，就处处考虑到局部与整体，或局部与局部的相互联系。

（2）运动发展的观点：《伤寒论》的传变规律，就是总结外感病发生、发展、演变过程的；认为疾病不是由阳而阴，病情进展的传变，就是由阴回阳，病情向愈的转归。总之反映出疾病是处于不断运动变化的过程中。"而运动着的物质只有在空间和时间之内才能运动"，六经欲解时的规律，正体现了辩证唯物主义的时空观。

（3）对立统一的规律：《伤寒论》用三阴三阳来概述一切外感病发生、发展、演变的全过程，阴阳也就是矛盾的两方面。这就是说，疾病发展的全过程，存在着自始至终的矛盾运动，体现了矛盾普遍性原则，大论又处处注意对矛盾特殊性的分析，如六气发病，各有不同的特殊性，同是太阳病，因病邪不同，则有伤寒、中风、风温、痉、湿、暍等不同的病证。如外感热病辨证论治中的"以寒立论"与"以热立论"的对立；伤阳与耗阴，阳亡与阴竭的对立；辨证上的六经分证与卫气营血辨证的对立；治法上"首用辛温"与"首用辛凉"的对立；"回阳救逆"与"救阴固脱"的对立，实际上都统一于外感热病辨证论治的规律之中。无论在中医理论、临床辨证、立法处方等方面，正确认识寒温之间的对立统一，才能较全面地认识外感热病的发生发展及其辨证论治的规律。

（4）质量互变规律：《伤寒论》从三阳到三阴的变化过程，就反映了量变和质变的两种状态互相转化。由三阳→二阳→一阳，是阳气的逐渐衰减的量变过程，疾病的性质也由阳向阴地逐渐转化。少阳为枢，阳气继续衰减就要由量变引起质变，疾病的性质就要由阳证变为阴证。转入三阴后，新的质变又表现为量变：由三阴→二阴→一阴，是阴气的逐渐衰减。厥阴为"朔晦"，处于阴阳转化的极期；一种是阴阳气继续衰竭，造成阴阳离决而死亡，即旧质的破灭；一种是阴阳气来复，疾病又从阴回阳，向好的方面转化。所以厥阴也是一个质变阶段。

2. 体现在疾病论治中　　上述普遍联系的观点、运动变化的观点、对立统一的规律、质量互变的规律，都是唯物辩证法中最基本的法则，都被自发地运用于六经辨证中，体现了丰富的辩证法思想。不仅如此，在辨证论治中，它还体现：

（1）疾病的个性与共性的关系：疾病的发生与发展，临床表现以及治疗方法，有其一定的共性；但由于人的体质、生活环境和外邪的强度等不同，又有其个性。在治疗方法上必须知常达变。常，就是共性；变，就是个性。知其常，才能掌握其规律，才有诊治理法可循；达其变，才不至于被常法所束缚。如寒邪伤人，由表入里，由阳转阴，由经入腑，这都是一般规律；但也有不从太阳，始而直中太阴、少阴的，也有从阴出阳的，这又是特殊情况。从临床现象上，也必须掌握它的常与变的规律，才能正确地认识疾病。比如白虎汤证应无恶寒，但有时也会出现"时时恶风"或"背微恶寒"（168、169条）。病在少阴，不应发热，今发热，故谓之"反"，而用麻黄细辛附子汤（301条）。又如：发汗、利小便，为治太阳病两大法门；清热、泻下为治阳明病两大法门；少阳病宜和解，太阴病宜温中，少阴病宜温补脾肾。掌握了它们之间的共性，治疗就有法可循。但是，太阳病也有不宜发汗或利小便的，阳明腑证也有不宜用下法的，少阴病也有用滋阴清热法的；而汗法、下法之中又有它们各自不同的轻重缓急峻等法。这些，都是同中有异，彼此之间有其个性。

《伤寒论》认识疾病是从疾病的个性概括出它们的共性，又从共性之中去区别它们的个性，循环往复不断提高的。由于致病因素、人体素质、环境条件不同，患病时其反应性的表现也必然不同；而这些"不同"，总不外部位、性质和程度的差异。仲景引用三阴三阳（六经）、阴阳表里和寒热虚实（八纲）、脏腑、经络来表达这些差异性，贯穿于《伤寒论》的始终。可见由六经、八纲和脏腑经络等概括出来的证候，反映着同一疾病对不同患者的个性。因此，一部《伤寒论》对病无常法，对证无常方，归根结蒂更重视机体的个性。

（2）整体和局部的关系：仔细研究《伤寒论》就会发现，仲景所确定的汤证不外三类：整体反应性证候、局部反应性证候、整体和局部反应共同构成的证候。例如：主要表现为发热、恶风、自汗出、头痛、脉浮缓的桂枝汤证，是典型的整体反应性证候。主要表现为脉结代、心动悸的炙甘草汤证，这是心脏失调所致的局部反应性证候。具有桂枝汤的脉证，又兼肺失调引起的气喘，便是整体和局部反应共同构成的桂枝加厚朴杏子汤证。由此可知，仲景既重视整体，又不忽视局部，并提出许多把整体和局部结合起来辨证治疗的范例。但进一步分析则会察知，仲景更加重视整体治疗。仲景反复强调"外证未解"，"当先解外"，这是普遍原则。这样的治疗步骤，有时可以收到"表解里自和"的效果。仲景观察到，表证不解而去攻里，往往可因邪气内陷而造成"变证""坏证"，如桂枝人参汤证、甘草泻心汤证等。

仲景有时也很注意局部症状的处理，但处理局部症状必须在整体观念的前提下进行：①不影响整体治疗，如小青龙、小柴胡等汤的加减法；②局部症状足以影响整个病理变化，如桂枝加葛根汤用于桂枝汤证见项背强几几症，考虑太阳之邪将传入阳明，经脉失濡，加葛根不但濡润经脉，而且可以截断邪入阳明之路。（参俞长荣说）

（3）内因与外因的相互关系：《伤寒论》继承了《内经》的理论体系，承认内因为发病根据，外因发病必须通过内因才能起作用。如太阳病为寒邪侵袭人体发病初期，外因一样，何以有太阳中风、太阳伤寒之不同？邪入少阴，何以有寒化热化之别？显然，与人体的内在因素有关。

《伤寒论》不仅承认发病取决于内因，而且承认病的传变亦取决于内因。太阳病发汗太过何以有恶风、胸满、心下悸、腹胀满、头眩、身瞤动、小便难、烦躁、便秘等的不同变证？若非内在因素不同，误治决不会产生许多不同的变局。

既然承认伤寒致病起决定作用的是内因，在治疗上就强调维护正气。正气，即人体抵抗病邪的基本物质和功能，《伤寒论》中分别称为扶阳气、保津液、护胃气、调和营卫等等。

《伤寒论》既重视内因，也不忽视外因。在外邪强烈的情况下，是着重祛邪以解除外在因素。但在祛邪之时仍有它的前提，那就是：①祛邪的目的在于扶正。如太阳病邪未深入，正气尚盛，这时候用药物发汗，实际上是祛邪扶正；阳明腑实，热邪内盛，势必伤津，此时用下法祛邪，也是为"急下存阴"。②邪虽盛，若正气大虚，此时应顾正气。如太阳病脉微弱（无阳）或尺中脉微或迟（里虚、血少），就不宜发汗；阳明病腑实，先用小承气试探，若不转矢气者不可攻下；用下法后又不大便，而脉微（里虚）者，不可更与承气汤（214条）。

总之，正虚则易招邪，邪盛可致正虚，祛邪旨在扶正，而扶正可以祛邪。这是《伤寒论》对内外因相互关系的认识。（参俞长荣氏说）

（4）把疾病视为一个发展变化过程：在仲景看来，疾病是一个过程。这一过程，是由正邪相争而形成相对静止性和不断变化发展连贯起来的。如太阳病、阳明病，桂枝汤证、麻黄汤证等。疾病的不断发展变化，则表现出由此证候向彼证候的转化，而这种转化究其形式为——渐变和突变。当疾病趋于渐变时，由此证候向彼证候转化，常常形成一些中间证候。例如桂枝麻黄各半汤证就是桂枝汤证和麻黄汤证的中间证候；葛根汤证是太阳阳明的中间证候；柴胡桂枝汤证是太阳少阳的中间证候；桂枝加附子汤证是太阳少阴的中间证候；桂枝加芍药汤证是太阳太阴的中间证候等。突变可因正气虚、邪气盛或疾病的自然转变引起，更可因误治、失治、邪气内陷、亡阴亡阳所致。如白虎汤、四逆汤等证便是。但是，疾病静止性是相对的，其变化发展则是绝对的。由此可见，仲景既看到了疾病的相对静止性，更认识到疾病变化发展的绝对性，从而把疾病的阶段性和全过程比较正确地结合起来，提示出常中知变、变中求常的思想方法。

（二）六经证候的确定原则

《伤寒论》是根据什么原则把临床中错综复杂的症状、体征联系起来，形成一个个不同的具体证候？古来注家对这点认识不一，有经络说，脏象说，八纲说，气化说……都从不同的角度反映了问题的侧面，但都不够全面。姜春华氏总结这一情况："仲景融会《内经》全部阴阳概念，包括表里、寒热、虚实、经络、脏腑、营卫气血、邪正消长等，以此高度概括的阴阳，审察疾病的属性，分析疾病进退，推测病理过程而形成的证候，实际上是一个多种概念的高度综合体。"这种说法，颇有见地。

证候是多种疾病过程中一个横的共同表现，但这种表现必然从特定的部位表现出来。而其部位则有深有浅，有表有里，有经有腑，有在胸中、在心下、在气、在血之不同，形成一个不同的病理层次。由于这些层次本身也有阴阳之分，如在表为阳，在里为阴，在腑为阳，在脏为阴，在气为阳，在血为阴等，故称之为阴阳层次。一个证候就是一个病理层次的阴阳失调的反映。三阴三阳实际上就是六个大的病理层次的反映。所谓太阳病，属于人体肤表阴阳失调；阳明病是病在里，多涉及胸中胃肠；少阳在半表半里，多涉及胆和三焦。太阴病的病位较深，涉及脾胃，少阴病病位更深，多涉及心肾，厥阴病则多涉及肝经。这个大的病理层次里面，又可分为若干较小的病理层次。一个小的病理层次的反映和针对其治疗的方药就是一个汤证，如太阳病有桂枝汤证、麻黄汤证、葛根汤证等。

可见仲景把疾病视为一个阴阳失调的矛盾运动过程，立足于分析阴阳之间的关系，而确定出各种证候及其转化规律，总结出辨证体系。

（三）阴阳平衡的调节规律

有些医生颇感兴趣地问：辨证论治不辨细菌病毒，不问病理损伤，不管化验检查，都能获得临床治疗效果，是怎么回事？这个问题让中医来回答原本很简单："谨察阴阳所在而调之，以平为期。"中医学也有病因，如六淫、七情等，但仅仅是治疗上分清界限的概念，从许多临床研究的事实中，人们逐渐形成了目前带倾向性的认识：辨证论治是调节作用，是通过调节人体的反应状态而取得疗效的非特异性的治疗方法。

但是，《伤寒论》112个特定证候是怎样进行调节的？有什么共同规律？

1. **调节的双向性**　如桂枝汤，"外证得之解肌和营卫，内证得之化气调阴阳。"又如五苓散对水液代谢障碍者有利尿作用，对健康人又无这种作用，体现出双向性的调节。为什么仲景方会有这样的作用？这是基于仲景把疾病视为阴阳失调的过程，平调阴阳就必然成为治疗疾病的总原则。这一总原则导致汤方的配伍必然要求是：发而不过散，收而不过敛，升而不过亢，降而不过沉，清而不过寒，温而不过燥，补而不过腻，攻而不过破……补阳当于阴中求阳，补阴当于阳中求阴。"过了"就被认为有可能导致已经失调的阴阳向其反面转化，达不到相对平衡的目的。这样一来就构成汤方组合上的双向性。《伤寒论》112方中大多数是寒温并用，攻补兼施，升降两行。桂枝汤既用桂枝、生姜辛温通阳，增强卫阳的升散性，又用芍药、甘草、大枣酸甘敛阴，助长营阴的凝聚性，以节制其升散太过。诸泻心汤既用芩连之寒，又用姜夏之温。炙甘草汤既用姜、桂、酒温阳，又用麦、地、胶益阴。如此等等，无不体现汤方组合的双向性配伍规律。汤方是这么配伍的，自然呈现调节作用的双向性。中药多半是自然状态的植物药,单味中药的成分其复杂性已堪称一个"复方"了,所以,有的单味中药就具有调节的双相性,升糖降糖的人参就是一例,黄芪能止汗、发汗也是同样的道理。所以中药汤方才有针对性大、不良反应小,相对说来疗效比较稳定的特点。

2. **调节的固本性**　纵观《伤寒论》112 方,用药 93 味,用得最多者首推炙甘草(共 70 方),次为大枣(40 方),附子(23 方),人参(22 方),这些益气助阳的药物,与其他药物相比出现率之高的事实说明,仲景制方很重视固本。不仅在用药上体现了调节的固本性,在治疗方法上也处处以固正气为本。如太阳病用桂枝汤只取微汗,并以米粥保胃气助药力;阳明病用承气汤急下以存津液、调胃气,得大便则止后服,免伤津液;少阳病禁用汗吐下法,立小柴胡汤调节胃气使津液下行,并以人参扶助正气,使之濈然汗出而解;太阴病告诫不可下,免伤胃气损津液,当温中回阳;少阴病急温回阳;厥阴病告诫下之利不止,都是护胃气存津液之法。陈修园对《伤寒论》"保胃气,存津液"六个字的总结,正说明阴阳平衡的固本性。

3. **调节的整体性**　仲景强调在一般情况下"外证未解","当先解外","表解里自和";在特殊情况下,又"急当救里"和"急当救表",着眼于整体调节。对表证里证是这样,对上病下病也是这样。例如 74 条:"中风发热,六七日不解而烦,有表里证,渴欲饮水,水入则吐者,名曰水逆,五苓散主之。"中风发热是表证,不解而烦病已入里,水入则吐是中焦停饮,称为"水逆",不用麻桂解表,不用芩连清里,不用姜夏和胃,而用五苓散化气利水,上病下治,而"水逆"自平,里和表解,就是整体调节性的手段。再如 32 条:"太阳与阳明合病者,必自下利,葛根汤主之。"不从下利治,而从上取,属于下病上治的整体性调节手段。后世治痢所用"逆流挽舟"法,就是从此悟出来的。(参郭子光说)

九、《伤寒论》研究的流派

(一) 汉唐以来的研究

《伤寒论》是祖国医学四大经典著作之一,它是临床医学的基础。"仲景氏搜罗论述,以立规矩准绳,学者变而通之,活而运之,则可制万病于掌握矣。"汉唐之际研究者颇不乏人,虽然文献佚失已甚,多不足征,而王焘仍说:"诸论伤寒,凡有八家。"即《阴阳大论》、华佗、王叔和、陈廪丘、《范汪》、《小品方》、

《千金方》《经心录》。其实书中还列有《肘后》《深师》《集验》、崔氏、张文仲、《古今录验》诸家的方治。其中除王叔和"搜采仲景旧论"而外，其他各家不仅没有搜集仲景之法，而且许多医家都不曾见过仲景《伤寒论》一书，如孙思邈说"江南诸师，秘仲景要方不传"。所以，各家方治均不同于仲景。例如:《阴阳大论》认为"伤寒"与"时行气"不同，伤寒是伤于冬时严寒的正气，时气是感于非时之气。伤于严寒而即病，是为伤寒病，虽伤于寒，而寒毒藏于肌肤，没有及时发作，至春可以病温，至夏可以病暑，这不仅分辨了伤寒、时行、温病、暑病之不同，而伏气为病之说，比《内经》所言更具体了。所以王叔和、《巢氏病源》《小品》《千金方》等都采用了这一学说。

华佗对仲景的《伤寒论》评价很高，他"读而善之曰，此真活人书也"。并认为伤寒病治得愈早愈好，愈迟愈不好。病在皮肤，治以摩膏针灸，或解肌发汗;在肌仍当发汗;如在胸，宜用吐法;在腹或入胃，便当用攻下。这是治伤寒的一般大法。而治法的施用，又与季节气候的变化大有关系，他主张春夏无大吐下(春夏养阳)，秋冬无大发汗(秋冬养阴)。发汗的方法又有两个方面，在冬及初春，气候大寒，可用摩膏火灸，以及温热药来发汗;从春末至夏末秋初，气候大热，可用清凉方剂，不宜火灸(所谓"因火为邪，内攻甚力")，吐下的处理，尤当以脉证为凭，若热已入胃而脉快者，为实证，便当急下;若脉朝平夕快，便当少下，另有一种虚烦热证，似伤寒而实非，汗吐下均所当禁，不可妄投。

皇甫谧在《甲乙经》序文里说:"仲景论广《伊尹汤液》为十数卷，用之多验。近代太医令王叔和，撰次仲景，选论甚精，指事施用。"正是指王叔和所撰的《脉经》卷七中选《伤寒论》诸文编成二十四篇而言，后人竟因此指责王叔和曾编撰《伤寒论》，并搞乱了《伤寒论》，这种说法，不一定符合事实(当然，辨脉法、平脉法、伤寒例三篇，可能是出自王叔和)。但王叔和从辨证、立法、施治的角度，把仲景《伤寒论》提高到为辨治一切疾病的准绳，而不是局限于伤寒病，对中医临床辨证论治的运用，是起了一定促进作用。

孙思邈著《备急千金要方》时，深以未得亲见仲景的《伤寒论》为憾，到了晚年撰《千金翼方》的时候，见着仲景《伤寒论》，叹为神功。并收集论中要妙，以"方证同条，比类相附"的方法，单独构成两卷，载于《翼方》卷九里，以广流传。这可以说，是全面研究《伤寒论》现存文献中最早的一部书。孙思邈重视麻、桂、青龙三方的方解，是否受王叔和"风则伤卫，寒则伤营，营卫俱病，骨节烦痛"(见《注解伤寒论》卷一，辨脉法第一)之说而来? 尚待研究，而后世成无己、方中行、喻嘉言等的"桂枝治中风，麻黄治伤寒，青龙治中风见寒脉，伤寒见风脉"三纲鼎立之说，实由孙思邈之影响，可无疑义。

唐以前研究《伤寒论》的情况大略如此，虽然宋·林亿等在《伤寒论》序文中曾说："自仲景于今八百余年，惟王叔和能学之，其间如葛洪、陶弘景、胡洽、徐之才、孙思邈辈，非不才也，但各自名家，而不能修明之。"可惜葛洪、陶弘景、胡洽、徐之才等研究《伤寒论》的文献已不足征，当然便无从讨论了。

（二）宋代以来的研究

宋人研究《伤寒论》的，就越来越多了。初步估计至少在八十家以上，但其中已多半散佚，不可复见，如高若讷的《伤寒类要》，钱乙的《伤寒指微》等，都是一代名医的名著，尚且不传，其他就可以想见了，惟就现在文献中可得而述的，有如下几家。

成无己，宋聊摄人，后地入于金，故称金人。著《注解伤寒论》十卷和《伤寒明理论》四卷，前者是通注《伤寒论》的第一部书，汪琥说："成无己注释《伤寒论》，犹王太仆之注《内经》，所难者惟始创耳。"这话是有道理的。成氏注《伤寒论》，基本是以《内经》为依据的。张仲景自己曾撰用《素问》和《九卷》，一般都说仲景《伤寒论》是在《内经》的基础上发展起来的，读了成氏注，完全可以证明这点。例如："若发汗已，身灼热者，名曰风温……若被下者，则伤脏气太阳膀胱经也。《内经》曰：'膀胱不利为癃，不约为遗尿。'癃者，小便不利也。太阳之脉起于目内眦；《内经》曰：'瞳子高者，太阳不足，戴眼者，太阳已绝。'小便不利，直视失溲，为下后竭津液，损脏气。"两说俱出《素问》，一见《宣明五气论》，一见《三部九候论》。严器之序称："无己撰述伤寒，义皆前人未经道者，旨在定体分形析证，若同而异者明之，似是而非者辨之，释战栗有内外之诊，论烦躁有阴阳之别，谵语郑声，令虚实之灼知，四逆与厥，使浅深之类明云云，其推挹甚至。"

朱肱，字翼中。宋吴兴人，著《南阳活人书》二十卷，仲景南阳人，而活人者本华佗语，其书命名的含义是尊仲景也。他用综合分析的方法治《伤寒论》，颇为世所推崇，其特点是：首先明确《伤寒论》六经，就是足三阴三阳六条经络，他说"治伤寒先须识经络，不识经络，触途冥行，不知邪气之所在，往往病在太阳，反攻少阴；证是厥阴，乃和少阳。寒邪未除，真气受毙"。凡经络受病，各有主证，如"发热恶寒，头项痛，腰脊强，则知病在太阳经也；身热目疼，鼻干不得卧，则知病在阳明经也；胸胁痛、耳聋、口苦、舌干、往来寒热而呕，则知病在少阳经也"之类。徐灵胎说："宋人之书能发明《伤寒论》，使人有所执持而易晓,大有功于仲景者,《活人书》为第一……又谓'诊脉须兼手足,尤今医所未讲也'"。"其书独出机杼,又能全本经文,无一字混入己意。"的确,朱氏持论还是比较客观的。

庞安时,字安常。宋蕲水人,著《伤寒总病论》,专从病因、病机立论。他首先认为伤寒虽有中风、风温、温病、暑病、湿病等的区分,但由于受到冬令寒毒的伤寒是最根本的,他说:"《素问》云:'冬三月,此谓闭藏,水冰地坼,无扰乎阳。'又云:'彼春之暖,为夏之暑,彼秋之忿,为冬之怒。'是以严寒冬令,为肃杀之气也,故君子善知摄生者,当严寒之时,周密居室而不犯寒毒。其有奔驰荷重,劳力之人,皆辛苦之徒也,当阳气闭藏,反扰动之,令郁发腠理,津液强渍,为寒所搏,肤腠反密,寒毒与营卫相浑,当是之时,勇者气行则已,怯者则着而成病矣。其即时成病者,头痛身疼,肌肤热而恶寒,名曰伤寒,其不即时成病,则寒毒藏于肌肤之间,至春夏阳气发生……因春温气而变,名曰温病也。因夏暑气而变,名曰热病也。因八节虚风而变,名曰中风也。因暑湿而变,名曰湿病也,因气运风热相搏而变,名风温也。其病本因冬时中寒,随时有变病之形态耳。故大医通谓之伤寒焉。"安时这一论点,是根据《伤寒例》来发挥的。

其次是着意发明温热病,安时在《上苏子瞻端明辨伤寒论书》中说:"四种温病败坏之候,自王叔和后,鲜有明然详辨者,故医家一例作伤寒,行汗下……天下枉死者过半,信不虚矣。"因为他著的《伤寒总病论》第五卷,基本上是讨论温热病的,其处方多以大量石膏为主,实为后来余师愚治温疫开辟了门径。张耒《伤寒总病论》跋云:"古之良医,皆不预为方,何也? 病之来无穷,而方不能尽,使不工者惑其疑似而用之,则害大矣。惟张仲景《伤寒论》,论病处方,纤悉必具,又为之增损进退之法,以预告人。嗟夫,仁人之用心! 且非通神造妙者不能为也。庞安常又窃忧其有病证而无方者,续著为论数卷……淮南人谓安常能与伤寒说话,岂不信然哉!"

许叔微,字知可。宋真州(江苏仪征)人。著《伤寒百证歌》五卷、《伤寒发微论》二卷、《伤寒九十论》一卷,他对于《伤寒论》的研究,着重于八纲辨证的发挥,阴阳表里寒热虚实八者之中,认为应以阴阳为纲,阴阳不辨,便无法进一步分析表里寒热虚实。例如:三阳为阳,而阳热之证莫盛于阳明;三阴为阴,而阴寒之证莫盛于少阴。故《伤寒百证歌》云:"发热恶寒发于阳,无热恶寒自阴出,阳盛热多内外热,白虎相当并竹叶;阴盛寒湿脉沉弦,四逆理中最为捷;热邪入胃结成毒,大小承气宜疏泄。"这就指出了阳、热、实的典型病例,是白虎、承气证；阴、寒、虚的典型病例，是四逆、理中证。至于表里的分辨，表证一般都指太阳，所谓"身热恶寒脉又浮，偏宜发汗更何求"。但里证却又有阴阳之别，在阳，专指阳明腑证；在阴，则总赅太、少、厥三阴脏证，许叔微强调八纲辨证的重要性，略如上述，但并不等于他忽视六经分证的意义，与此相反，在他辨证论治体系中，认为六经分证与八纲辨证是不可偏废的，是互相联系的两个方面，在临床之际，必须结合起来，才能辨证正确，施治不误。

汪琥曰，许叔微在《伤寒百证歌》中自序云："其中间或有仲景无方者，辄取千金等方以编入，其第三十证，则以食积、虚烦、寒痰、脚气似伤寒者，采取朱肱、孙尚之说补入"；又第五十一证发斑歌云："温毒热病，两者皆至发斑，其注中复采《巢氏病源》论以补入，此皆有裨于仲景者也。"他的《伤寒发微论》，"其首论伤寒七十二证候，次论桂枝汤用赤、白芍药，三论伤寒慎用丸子药，六论伤寒以真气为主，十论桂枝、肉桂，十五论动脉阴阳不同，此皆发明仲景微奥之旨，书名发微，称其实矣。"

许叔微既推崇《伤寒论》的辨证，因而对仲景的施治法则，也有较深的研究，如用黄芪建中汤加当归治伤寒尺中脉迟，小柴胡加生地汤治妇人热入血室，都是通过实践，把《伤寒论》的理论做了进一步的发展。

郭雍，字子和。宋人，其先祖洛阳人，号白云先生，著《伤寒补亡论》。他研究《伤寒论》，其间有论无方者，既补以庞安时、常器之两家之说，复采《素》《难》《千金》《外台》《活人》等方论，以补仲景之阙略，常器之论著不传，仅散见于郭雍书中，甚足珍惜。雍于《伤寒论》的研究，多于平凡处见其精细。他对厥病的发挥亦为突出。他说："世之论厥者，皆不达其源，厥者，逆也，凡逆皆为厥。《伤寒论》所论，盖手足厥逆之一证也，凡阴阳正气偏胜而厥者，一寒不复可热，一热不复可寒。伤寒之厥，非本阴阳偏胜，暂为毒气所苦而然""为毒气并于阴经或阳经所致，于阴阳（正）气偏盛之厥不同"。他还提出，寒厥者固为手足厥冷，"热厥者其手足逆冷或有温时，手足虽逆冷，而手足掌心必暖……手足如炭火炮烙。"并从《素问》中提出理论根据来。"阳气衰于下，则为寒厥；阴气衰于下，则为热厥，故阳气胜则足下热，阴气胜则从五指至膝上寒也"。历代医家多以伤寒之厥，无论为寒为热，其证都见手足厥冷，故不以《素问》热厥之理释之，郭雍独倡此说，确有创见。

以上为宋代研究《伤寒论》的名家，虽各有独创，究未衍成学派。惟自此以后，由于师承各别，百家争鸣的局面日益兴盛起来。如：

金·刘河间深究其旨，著为《伤寒直格》（葛雍编），附以镏洪《伤寒心要》

为后集，马宗素《伤寒医鉴》为续集，于是河间之书粲然可观矣。《直格》书凡三卷，其上卷则以十干十二支分脏腑，又四类，九气，五邪，运气有余不足为病，及论七表八里等脉，此医书之统论，与伤寒不相涉也；其中卷则论伤寒六经，表里主疗之法；下卷则自仲景麻黄桂枝汤外，复载益元散、凉膈散、桂苓甘露饮共三十四方，推其意，以仲景论寒热二证不分，其方又过于辛热，是书之作，实为大变仲景之法者也。

元王履，字安道，昆山人，著《医经溯洄集》，他尝以《伤寒论》中阳明篇无目痛，少阴篇言胸背满不言痛，太阴篇无嗌干，厥阴篇无囊缩，必有脱简，乃取三百九十七法，去其重复者得二百三十八条，复增益之，仍为三百九十七法，因极论内外伤经旨异同，并中风、中暑之辨，撰为此书，凡二十一篇。其间阐发明切者，如'亢则害，承乃制'及四气所伤皆前人所未及。他若温病热病之分，三阴寒热之辨，以及泻南补北诸论，尤确有所见。又以《素问》云，伤寒为病热，言常不言变，至仲景始分寒热。然义犹未尽，乃备列常与变，作伤寒立法考一篇……然其会通研究，洞见本原，于医道中实能贯彻源流。"（《四库全书总目提要·医家类》）

（三）明以后各流派

从明代方有执侈言《伤寒论》的错简开始，便启后来各个流派之端。而流派中以错简重订、维护旧论、辨证论治诸家为最著，现选其富有代表性者分述如下：

1. **错简重订** 方有执，字中行，明歙县人。力持错简的观点，的确，在有执以前注《伤寒论》已颇不乏人，却少有提出错简这个问题，正如他所指责的"注家弗置理会"。他认为卷一的《辨脉法》《平脉法》《伤寒例》，卷七至卷十的汗吐下可不可诸篇，都是王叔和述仲景之言，附己意以为赞经之辞，譬如易之翼传类也，但篇名已非叔和之旧，而为后人所纷更。《脉法》两篇，虽可羽翼于仲景，但不能列于卷首，应置于篇末，《伤寒例》于义难通，竟削去之。六经诸篇，于太阳篇大加改订，分为"卫中风""营伤寒""营卫俱中伤风寒"。有执以为这样安排便基本上恢复了王叔和所撰次仲景《伤寒论》的原貌。其实，风伤卫、寒伤营、风寒中伤营卫之说，既有王叔和倡之于前，即桂枝汤、麻黄汤、青龙汤之证；又有孙思邈辨之于后。以此作为研究《伤寒论》的一种方法，未尝不可，若谓王叔和撰次的旧观点必然如此，则未免有闵芝庆之讥："其编次悉更旧本，前者后之，后者前之，诸篇皆有更移，太阳三篇为甚……设使人各一见以自高，何时复出仲景而始定。"有执竭二十余年之力，寻求端绪，排比成编，一一推崇仲景之意为之考订，著成《条辨》，是有一定见解和成就的，但独崇仲景为圣人，攻击王叔和、成无己不遗余力，又未免失之偏激耳。

喻昌，字嘉言，明末清初之江西南昌人。研究《伤寒论》自王叔和以下都有微词，独于方有执大加赞赏。他说："万历间，方有执著《伤寒条辨》，始先即削去叔和'序例'，大得尊经之旨，然未免失之过激，不若'爱礼存羊'，取而驳正之，是非既定，功罪自明也，其于太阳三篇，改叔和之旧，以风寒之伤营卫者分属，卓识超越前人。"且方有执认为《伤寒论》以六经辨证，"有纲有目，经为纲，变为目，六经皆然。"喻嘉言从而和之，亦大倡纲目之说，略谓四时外感，"以冬月伤寒为大纲；伤寒六经中，又以太阳一经为大纲；而太阳经中，又以风伤卫，寒伤营，风寒两伤营卫为大纲"，谓为三纲鼎立，他认为：《伤寒论条辨》不达立言之旨者尚多，于是重订此书——《尚论篇》。然而，持错简之说者自方有执倡于前，喻嘉言继之于后，于是此风大倡，和者竞起，如张璐、黄元御、吴仪洛、周扬俊、程应旄、章楠等，都是以错简言《伤寒论》的代表人物。

张璐，字路玉，清长州人。研究《伤寒论》三十多年，著有《伤寒缵论》《伤寒绪论》。以喻嘉言说为主要依据。他说："至于释义，则嘉言独开生面，裁取倍于诸家，读者毋以拾唾前人为诮。"但他对于喻嘉言的伤寒温热不分，又大持异议。他不仅以"太阳病，发热而渴，不恶寒者为温病；若发汗已，身灼热者，名风温；风温为病，脉阴阳俱浮，自汗出，身重，多眠睡，鼻息必鼾，语言难出"，这是温病，而非伤寒，即如黄芩汤、白虎汤、白虎加人参汤、黄连阿胶汤诸条的证治，亦应该是属于温病的范畴。从而启发了王孟英、柳宝诒伏气温病之说。至于三纲鼎立，他认为是大关钥，而于《太阳篇》中"辨风寒营卫甚严，不敢谩次一条"，故谓"缵者，祖仲景之文，绪者，理诸家之纷纭而清出之，以翼仲景之法"。

程应旄，字郊倩，清新安人。著《伤寒论后条辨》，以明·方有执撰有《伤寒论条辨》，故以后字别之。"是编揭仲景之本旨，辟叔和之伪例，即从《伤寒论》'论'字上辨起，其要归括于四言，曰：仲景非是教人依吾论去医伤寒，是教人依吾论去辨伤寒；非单单教人从伤寒上去辨，乃教人合杂病上去辨也。"本此发挥，可谓切中肯綮。昔人有言，"仲景之书一字不同，则治隔霄壤，岂可草草看过。"

周扬俊，字禹载，清吴门人。著有《伤寒论三注》，扬俊在凡例中说："是书论伤寒则以风寒为重，其间春温、夏热、火劫、并病、合病、脏结、结胸、痞证、痉湿暍、痰病、宿食、动气、霍乱、差后、诸复及阴阳易等，别出别篇于后，令读之者不但伤寒易明，且使杂证无混。"并谓："方中行之注，析理自精，喻嘉言之文，引悟靡竟，于是晦明风雨，寱歌千百而不置，始能疑而后悟，遂出所见，以补两注所未逮。"

2. **维护旧论**　治《伤寒论》持错简一派的医家，几无不驳斥王叔和，讥议成无己。但是，与此相反，尊奉王叔和，赞成成无己的，亦大有人在。这就是所谓"维护旧论"的一派。"尊王赞成"的中心思想，认为王叔和不仅没有乱于仲景，而且把仲景学说较完整地流传下来了，实为仲景的大功臣。成无己不仅没有曲解仲景之说，而且引经析义，实为诸注家所不及。因此，所流传的旧本《伤寒论》，不能随便去取，任意改订，才能保持它较完整的思想体系。持此最力的首推张卿子、张志聪、张锡驹、陈修园诸家。

张锡驹，字令韶，清钱塘人。与张志聪同时师事明张遂辰（卿子），曾有钱塘二张之称，首先由于师门的影响，仍然认为《伤寒论》是"章节井井，前后照应，脉络贯通，无有遗漏，是医中诸书之《论（语）》《孟（子）》也"。因此，他著《伤寒论直解》，除削去《伤寒例》，移《痉湿暍》于《易复》篇后外，余则悉依旧论次第，并基本"依隐庵（张志聪）《集注》之分章节"，而为章节段落，起止照应，不过他更突出地谓《伤寒论》是治百病的全书，不仅仅为论治伤寒。他说："夫此书之旨，非特论伤寒也，风寒暑湿燥火六淫之邪，无不悉具。岂特六淫之邪而已，内而脏腑，外而形身，以及气血之生始，经俞之会通，神机之出入，阴阳之变易，六气之循环，五运之生制，上下之交合，水火之相济，实者泻之，虚者补之，寒者温之，热者清之，详悉明备，至矣尽矣。"

以六气论伤寒，张志聪倡之于前，他认为《伤寒论》为外感之专书，其经旨在于阐发六气之为病，因而他说，人体三阴三阳之气，与在天之风、寒、暑、湿、燥、火之气是相应的，"天有此六气，人亦有此六气，与天同体者也。"黄元御亦认为"立六经以治伤寒，从六气也"，如言六经而不及六气，则无从辨识经脉为病的性质，亦无法因其病变以祛邪。他们这一主张，对六气、六经和脏腑关系的病机理论有很大的发展。陈修园也说："惟张隐庵、张令韶二家，俱从原文注释，虽有矫枉过正处，而阐发五运六气、阴阳交会之理，恰与仲景自序撰用《素问》《九卷》《阴阳大论》之旨吻合，余最佩服。"

这就是说：书虽以伤寒名，而脏腑经络，营卫气血，阴阳水火，寒热虚实之理，无不具备，只要神而明之，便千般疢难，如指诸掌，这一点，是读《伤寒论》需要融会贯通的。

陈念祖,字修园,清长乐县人。他是继钱塘二张,反对坚持错简之论的,著有《伤寒论浅注》,但是他用于《伤寒论》的功夫,不在于《浅注》,而在于他晚年所著的《伤寒医诀串解》六卷,颇能融会贯通,得其要旨,念祖固为维护旧论之健将,而其对于伤寒论理论之运用,采用分经审证一法,亦最具有现实意义。

以太阳病为例,他分别经、腑、变三证。经证以头痛、项强、发热、恶寒为典型症状,但又有虚实之分,脉缓、自汗、恶风为虚邪,宜桂枝汤,脉浮紧、无汗为实邪,宜麻黄汤。腑证,由表邪不解,循经而入膀胱者,有蓄水和蓄血的不同,蓄水证宜五苓散,蓄血证宜桃核承气汤。变证多由汗下失宜而来,有从阴从阳之异,凡汗下太过伤正,而虚其阳,阳虚则从少阴阴化,下利厥冷之四逆汤证,汗漏不止之桂枝加附子汤证属之;若汗下失宜,热炽而伤其阴,阴伤则从阳明阳化,热结在里之白虎加人参汤证,下之里和而表自解之承气汤证多属之……。如此分经审证,非深得仲景六经六气之旨,不能道其中只字。念祖说:“修园老矣,敢谓于此道三折肱。”此实经验之谈,因此说,陈修园的维护旧论,并非食古不化者。

3. 辨证论治　仲景《伤寒论》,是辨证论治的大经大法,因而有些治《伤寒论》的学者,且不论哪些为仲景原著,哪些为叔和纂集,只要有利于辨证论治的运用,其真其伪就不是主要的问题了。主张这一派的学者,世称他们为“辨证学派”。这一派又有三种不同的主张,有从方证立论的,以慈溪柯韵伯、吴江徐大椿为代表。有从治法立论的,以虞山钱虚白、长州尤在泾为代表。有从分经审证立论的,以长乐陈修园、泾县包兴言为代表。分述如次:

(1)以方类证:柯琴,字韵伯。清浙江慈溪人。著《伤寒来苏集》,他认为《伤寒论》一书,自经王叔和编次后,仲景原著不复可见,虽于章次有所混淆,离仲景面目还不甚远。但经方中行(有执)、喻嘉言各为更定,便距仲景原旨更加遥远了。因此,他对“三百九十七法”“伤营伤卫”“三纲鼎立”诸说,均持反对意见。他说:“三百九十七法之言,既不见于仲景之序文,又不见于叔和之序例,林氏倡于前,成氏程氏和于后,其不足取信,王安道已辨之矣……独怪大青龙汤,仲景为伤寒中风,无汗而兼烦躁者设,即加味麻黄汤耳。而谓其伤寒见风,又谓之伤风见寒,因以麻黄汤主寒伤营,治营病而卫不病。桂枝汤主风伤卫,治卫病而营不病。大青龙汤主风寒两伤营卫,治营卫俱病,三方割据,瓜分太阳之主寒多风少、风多寒少……曲成三纲鼎立之说……此郑声所谓乱雅乐也。”

他认定论中广泛存在着太阳证、桂枝证、柴胡证等，必然它是以辨证为主的，要想把《伤寒论》的理论运用于临床，最实际的就在于弄清楚仲景辨证的思想方法。因此，他主张不必孜孜于考订仲景旧论的编次，最重要的是把仲景辨证的心法阐发出来。例如：太阳篇他汇列了桂枝汤、麻黄汤、葛根汤、大青龙、五苓散、十枣汤、陷胸汤、泻心汤、抵当汤、火逆、痉湿暍等十一证类。如栀子豉汤、瓜蒂散、白虎汤、茵陈汤、承气汤等证，便列入阳明篇。柴胡汤、建中汤、黄连汤、黄芩汤四证，列入少阳篇。三物白散证列入太阴篇。麻黄附子汤、附子汤、真武汤、桃花汤、四逆汤、吴茱萸汤、白通汤、黄连阿胶汤、猪苓汤、猪肤汤、四逆散等列入少阴篇。乌梅丸、白头翁汤、厥热利、复脉汤、诸寒热等证，列入厥阴篇。这就是他以证为主，汇集六经诸论，各以类从的方法，他这样证以方名，方随证附，对于临床来说，是具有较大的现实意义的，惟其对于条文作了过多的删削和修改，不免渗入许多主观意见，颇为人病，故任应秋氏说："我们选读《伤寒来苏集》，应取他的《论翼》——疏发大义，可以解决在学习中所遇到的困难。"

徐大椿，字灵胎，晚号洄溪，江苏吴县人。他据王叔和《伤寒例》"今搜采仲景旧论，录其证候、诊脉、声色、对病真方有神验者，拟防世急也"之说，认为《伤寒论》在晋代时已无成书，王叔和所搜集到的，并非完书，所以六经诸篇，往往语无伦次，阳经中多阴经治法，阴经中多阳经治法，极其参错不一。可怪的是："后人各生议论，每成一书，必前后更易数条，互相訾议，各是其说，愈更愈乱，终无定论。不知此书非仲景依经立方之书，乃救误之书也。其自序云'伤横夭之莫救'，所以'勤求古训，博采众方'。盖因误治之后，变证错杂，必无循经现证之理，当时著书，亦不过随证立方，本无一定之次序也。"

所以，他不类经而类方。认为：方之治病有定，而病之变迁无定，只要掌握了一定的方法，任随病的千变万化，亦能应用不爽。于是他把一百一十三方分作桂枝汤、麻黄汤、葛根汤、柴胡汤、栀子汤、承气汤、泻心汤、白虎汤、五苓散、四逆汤、理中汤、杂方等十二类，每一类先定主方，主方之后，随即列入同类诸方，如桂枝加附子、桂枝加桂等十八方，统列入桂枝汤类。麻杏石甘汤、大小青龙等五方，列入麻黄汤类，每一方后都列入该方主治证候的经文。其他汤类，亦莫不如此，徐氏认为：难不在于各个主方的类分，而在于对同类加减诸方随证变化的深刻理解。正如他所说："其方之精思妙用，又复一一注明，条分而缕析之，随以论中用此方之证，列于方后，而更发明其所以然之故，使读者于病情药性，一目显然。不论从何经来，从何经去，而见证施治，与仲景之意,无不吻合。"

必须指出:徐灵胎与柯韵伯都是以方类证的,他们的不同点是:韵伯证从经分,以方名证;灵胎据方分证,方不分经,这两种方法,对于临床来说,都有实际意义。

（2）按法类经:钱虚白（从略）。尤怡,字在泾。清长州人。踵钱虚白之后而从治法立论者。尤氏著《伤寒贯珠集》八卷。诚如唐笠三所说:"喻氏之书,脍炙人口者,以其繁简得宜,通乎众耳。然以尤在泾先生《贯珠集》较之,则又径庭矣。即如首篇云:'寒之浅者,仅伤于卫;风之甚者,并及于营;卫之实者,风亦难泄;卫之虚者,寒亦不固。但当分病症之有汗无汗,以严麻黄、桂枝之辨,不必执营卫之孰虚孰实,以证伤寒中风之殊。'立为正治法、权变法、斡旋法、救逆法、类病法、明辨法、杂治法等。仲景著书之旨,如雪亮月明,令人一目了然,古来未有。"

尤怡与钱潢（虚白）均强调仲景的立法,但钱潢未脱方、喻的窠臼,论法亦细而无准;尤在泾则超脱方、喻之外,不以风伤卫、寒伤营印定眼目,而提纲挈领,辨明大法,千头万绪,总归一贯,任应秋氏亦盛赞此书义精文洁,较喻、柯、张、陈诸注,实过之无不及。虽不尽如理想,却是一种较好的参考读物。

（3）分经审证:以陈修园为代表,已见前,不赘。包诚,字兴言,清泾县人。诚少游山左,从张宛邻学医,宛邻令校雠黄氏诸书,因读黄元御《伤寒悬解》一书,见其"于原文一百一十三方,分别六经,剖析贯串,一一厘正,注明本病、经病、腑病、脏病、坏病及传腑传脏,入阳入阴,纲举目张,各归各门……惟其文奥义精,最难记诵,因作《伤寒审证表》一卷"。将太阳经分作本病中风、本病伤寒、兼病、阳盛入腑、阴盛于脏、坏病、不治病七类;阳明经分作腑病连经、腑病、虚证、不治病四类;少阳经分作经病、本病、入阳明病、入三阴病、坏病五类;太阴病分作脏病连经、脏病两类;少阴、厥阴均分作脏病连经、脏病、不治病三类。钩玄提要,证候提要,只从经、腑、脏的传变分辨,不复蹈黄元御三纲鼎立窠臼。

当代伤寒学派,大别之有两派:一是受国内重订错简、维护旧论两派的影响,二是受日本伤寒学家的影响。目前兼采国内外伤寒家之长的趋势正在发展。长安黄竹斋先生是当代有代表性的五位伤寒家之一。其他四家是:四川邛州郑钦安、江苏江阴曹颖甫、江苏武进恽铁樵、江苏川沙陆渊雷。黄老早在1914年就"尝取《伤寒论》《金匮要略》合为一帙……撰陈《伤寒杂病论新释》十六卷。嗣后又纂辑百余注家之精华,撰成《伤寒杂病论集注》"。谢利恒先生称赞说:"此书据生理之新说,释六经之病源,贯穿中西,精纯渊博,可谓集伤寒学说之大成,诚医林之鸿宝也。"(《中国医学大辞典》)

近人研究《伤寒论》对六经提纲的商榷:

《伤寒论》的"太阳"原寓有《素问》所称的"巨阳"之意。《素问·热论》说:"巨阳者,诸阳之属也,其脉连于风府,故为诸阳主气也。"《素问·评热病论》又说:"巨阳主气,故先受邪。"可见,外感之邪常先犯太阳。故仲景《伤寒论》中所称的太阳病可出现于伤寒、中风、温病、风温、中热(喝)、湿病、痉病等。根据《素问·热论》所载"伤寒一日,巨阳受之",其主证是"头项痛,腰脊强",虽然这里未提发热,但其前提《内经》早已说明"人之伤于寒也,则为病热"。则知发热是太阳病的重要主症,这对于上述各种病证都是必具的。而太阳病"提纲"不言发热,其纲领性与概括性似嫌不足,但在宋本第三条已补出,仍然可以类推。

阳明之为病"胃家实"一词,历代注家各有不同解释,成无己以为是邪传入胃,热毒留结的病证;喻嘉言则以为胃家实仅为阳明归腑的总称,并提出"阳明病其胃不实者多矣,于义安取乎"的疑问。古代部分医家虽有"实则阳明,虚则太阴"之说,但事实上阳明岂无虚证,如阳明中寒不能食是由于"胃中虚冷"所致。可见"胃家实"三字难以概括整个阳明病。

"往来寒热""胸胁苦满"无疑是少阳的主证。而"提纲"所载"口苦、咽干、目眩"等,乃是少阳邪热循经上扰而表现于苗窍的症状。《素问·热论》说"少阳主胆,其脉循胁络于耳";《甲乙经》说"胆者,中精之府……咽为之使",又少阳之脉起于目锐眦,因此,少阳受邪而见"口苦、咽干、目眩"及耳聋等苗窍之症,这些只能说是少阳病的纲中之"目"。正如《伤寒论今释》所说"本条少阳指提纲,则举其近似之细者,遗其正证之大者"。

清·吴谦说:"太阴湿土,纯阴之藏也,故病一入太阴,则邪从阴化者多,从阳化者少。"但若从太阳篇条文分析,脾家湿热实证显然是存在的。如"伤寒脉浮而缓,手足自温者,系在太阴,太阴身当发黄,若小便自利者不能发黄",这不正是太阴湿土之邪无从下泄,郁蒸而成湿热发黄?故喻嘉言释为"太阴脉见浮缓,其湿热交盛,势必蒸身为黄,若小便自利者,湿热从水道暗泄,不能发黄也",这是"提纲"中没有的。

《伤寒论》少阴病原文载有如下几种重要证据,即:一为寒盛阳微证;二为热灼阴伤证;三为土燥水干证。却都不见于"提纲"。而提纲中的"但欲寐",不尽与少阴虚热证"心中烦,不得卧"的见证相同,即使在少阴虚寒证中也并非都是必具之证。至于脉象，少阴篇有脉沉数、脉紧、脉不至、脉浮、脉微欲绝、无脉、脉微等等，也绝非微细二字可以概括。据此分析"脉微细，但欲寐"，只能是少阴虚寒证的部分脉证而已。

至于"厥阴之为病，消渴，气上撞心，心中疼热，饥而不能食，食则吐蛔，下之利不止"这一条，若视之为厥阴病的"提纲"，也是有问题的。仲景指出："凡厥者，阴阳气不相顺接，便为厥。"他在厥阴篇中所及的厥证，包括有血虚受寒所致的"手足厥寒，脉细欲绝"的当归四逆汤证；"前热者后必厥，厥深者热亦深，厥微者热亦微"的热厥；还有脏厥、蛔厥，乃至其他各种厥证。而这些证候，在厥阴提纲条文中没有纲领性揭示。诸如上热下寒的寒热错杂证，厥热胜复的阴阳消长证等，内容极为复杂，远远超出该条"提纲"所列的证候。因而，以此条作为厥阴病的"提纲"，历代许多医家早已置疑。可见"六经提纲"毕竟有一定的局限性。所以尤在泾在《伤寒贯珠集·太阳正治法》中说："阳明条下无口干恶热之文；少阳条中无往来寒热之目；少阴欲寐仅举一端；太阴、厥阴多言脏病。"因为主张"当参合他条，毋徒执一"，尤氏之论，充分说明了《伤寒论》六经中的某些重要证候没有列入"提纲"之实，如果因其言而害其意的话，则毋宁摒其名而求其实。惟有这样，才能更好地探索仲景伤寒学说的真谛。（参严世芸说）

总之，伤寒学派从各个不同的角度探讨《伤寒论》辨证论治的原则，竟由外感伤寒之辨证，渐次发展到对内伤杂病的辨证，于辨证论治学说有很大的提高。今天我们研究《伤寒论》，也要深入到具体的科学领域，不能只停留在前人的认识水平上。

总

论

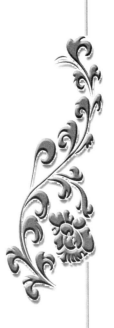

在伤寒初起时，可因不同的个体，不同的体质因素，致使同一发病方式呈现不同的证候类型，同一证候类型又可呈现不同的兼证。所以必须辨证论治。

[原文]（病有）发热恶寒者，发于阳也；无热恶寒者，发于阴也。（7）（条码据宋刻《伤寒论》本，下同。）

[提要] 此外感病，阴阳两大证型。

[凡按] 以阴阳区分疾病的两种类型是执简驭繁的科学方法。阴阳、寒热、虚实、表里八纲概念，首见于《伤寒论》在人体所反映的错综变化的病理过程。阴阳为其总纲。这是因为人的脏腑形体，素有寒热虚实之异，所受之邪每从其寒热虚实而变化。故病初起发热而恶寒者，邪气从实而化为热证；其无热而恶寒者，邪从虚而化为寒证。阴阳二字指其人之寒热虚实言之。柯韵伯说："阴阳指寒热，勿凿分营卫经络。"

伤寒六经辨证，就是根据上述原则划分三阴三阳的。太阳病有发热恶寒，少阳病有往来寒热，阳明病但热不寒。三阳经病均有发热，说明正气尚旺，抗邪有力，属正盛邪实的阳证，即"发于阳"也。三阴经病通常无热恶寒，甚至肢厥蜷卧，则是阳虚阴盛，正气虚衰的表现，正是"发于阴"之谓也。《素问·阴阳应象大论》："善诊者，察色按脉，先别阴阳。"六经辨证，颇为繁杂，但以寒热二证来辨别阴阳，便能指导治疗。如三阳证正盛邪实，当以祛邪为主；三阴证阳虚阴盛，当以扶正为先。如此，便能起到提纲挈领、执简驭繁的作用。

[选注] 万友生：同一伤寒发病，为什么有的病"发于阳"而现"发热恶寒"，有的病"发于阴"而现"无热恶寒"？这显然是由于相同的外因作用于不同的内因所致。即：病人内因阳盛（如阳脏之人），伤寒外邪入侵，体内正阳奋起抗邪的，则必"发热恶寒"（寒邪外束故恶寒，正阳亢进故发热）；病人内因阴盛（如阴脏之人），伤寒外邪入侵，体内正阳无力奋起抗邪的，则必"无热恶寒"（寒邪外束故恶寒，正阳衰退故无热）。

沈金鳌：三阳病，俱有不发热者，便是发于阴；三阴病，俱有反发热者，便是发于阳。然常中有变。如太阳初期，也可以有一个暂短的未发热过程，此时虽未发热，但有恶寒，头项强痛，体痛，呕逆，脉阴阳俱紧等证，其病仍属阳证，不得以无热恶寒作病发于阴看待。

黄炫：若阴证，则无头痛，无项强，但恶寒而蜷，脉沉细。此在阴，可温里也。

[凡按]《玉函经》以此节为太阳病开卷第一章，柯韵伯《伤寒来苏集》将本条作为"总论"列于卷首，可谓体现了仲景的心法。这是把疾病区分为阴阳

两种类型,乃提纲挈领,执简驭繁的科学方法。

但阴阳是病情属性的概括,必须结合症状来理解,假使离开了症状,来推论其所以然,那么,任何结论,都不免是片面的、机械的、靠不住的。

[原文] 病人身大热,反欲得近衣者,热在皮肤,寒在骨髓也;身大寒,反不欲近衣者,寒在皮肤,热在骨髓也。(11)

[提要] 辨真寒假热、真热假寒证。

[凡按] 仅从前后的"反"字着眼,便定出真寒假热与真热假寒的属性。身热恶衣,身寒喜衣本属正常,否则为反常,以衣与病人的喜恶供作客观标准,凭一"反"字作出正确裁判。

这里所说的身大热,为外在的假热,而实质上是内有真寒;身大寒为外在之假寒,而实质上是内有真热。如表热里寒,亦即真寒假热。原文317条通脉四逆汤主治证"下利清谷,里寒外热,身反不恶寒,其人面色赤"可以为例;表寒里热,亦即真热假寒。原文350条白虎汤主治证"伤寒脉滑而厥者"可以为例。由此看出,在体表之寒热可以发生假象。而从病人喜恶之情去判断,却是疾病的本质反映,如太阳曰恶寒,阳明曰恶热,少阳曰喜呕,太阴曰食不下,少阴曰但欲寐,厥阴曰不欲食,凡此皆病情也。程应旄所谓"情则无假也"。抓住这点才能去伪存真,不为假象所惑。故《内经》说"临病人问所便"。这条是示人在临床诊断上要以鉴别的方法从阳证似阴、阴证似阳的现象中,抓住病的本质。如喻嘉言治徐国祯伤寒"阴证似阳",欲卧泥水之中,但索饮到前,复不能饮。此假阳证之真情毕露,喻即从此入手而治愈。参见表2。

表2　真寒假热、真热假寒证比较

$$\text{病人身}\begin{cases}\text{大热,反欲得}\\\text{大寒,反不欲}\end{cases}\text{近衣}\begin{cases}\text{热在}\\\text{寒在}\end{cases}\text{皮肤}\begin{cases}\text{寒在}\\\text{热在}\end{cases}\text{骨髓}\begin{cases}\text{阴证似阳}\\\text{阳证似阴}\end{cases}$$

上条论发阴发阳,此条论阴证似阳、阳证似阴,均体现《内经》"治病必求于本"之旨。"本"的含义——阴阳是也。"人之脏腑、气血、表里、上下,皆本乎阴阳。而外淫之风寒暑湿,四时五行,亦总属阴阳二气"(引《黄帝内经素问集注》)。《伤寒论》中的六经,即三阴三阳,就是一阴一阳的演绎或具体化。(参张景岳说)

[原文] 问曰：凡病欲知何时得，何时愈。答曰：假令夜半得病者，明日日中愈；日中得病者，夜半愈。何以言之？日中得病夜半愈者，以阳得阴则解也；夜半得病，明日日中愈者，以阴得阳则解也。(《辨脉法》17)

[提要] 据病解的时间以着重阐述阴阳自和的机理。

[凡按]《素问·金匮真言论》指出，一日之中阴阳有消长，"平旦至日中，天之阳，阳中之阳也；日中至黄昏，天之阳，阳中之阴也；合夜至鸡鸣，天之阴，阴中之阴也；鸡鸣至平旦，天之阴，阴中之阳也。"而人体对此，有相应的生理变化，《素问·生气通天论》说："阳气者，一日而主外，平旦人气生，日中而阳气隆，日西而阳气已虚，气门乃闭。"病情变化亦应之。一日之间，人体的阳气，有升有降，有盛有衰，有出有入；邪气也有在气在血，在表在里，在腑在脏，或进或退，甚且有表里兼病，虚实错杂者，因而临床症状，作止时间，也必然错综复杂，种种不同。所以除伤寒六经病有不同的欲解时外，《灵枢·顺气一日分为四时》载有"夫百病者，多以旦慧、昼安、夕加、夜甚"之说，与欲解时相互发明。有人指出，仲景的划分，三阳病解虽有早、午、晚之分，但都在昼间（从早晨三点到二十一点）。"阳气者，一日而主外"，人身之阳气应天时之升降或壮大，有助于正气之祛邪。三阴病解都在夜半至天明的稍前或稍后（从晚上二十一点到早晨七点），这是阳生或阳气渐长之时，阳生阳长，有助于扶正。任何一经的病解，都与阳气的活动有关。盖人体之阳，若天与日，天阳由于日之升降而有盛衰，人亦应之。这是对昼夜时间的区分和人的活动习惯所形成的生物节律的精彩描述。

关于人体昼夜节奏的反映，已引起国外学者的重视，有人观察到脉搏、体温、氧的消耗量、二氧化碳的释放量、通气量、排尿量及尿中氮含量等有昼夜起伏的不同，激素分泌也有二十四小时节奏等。有关十二经分属十二时辰的理论，近年有研究证明，在主时经的皮肤电生理特性，光子发射量和经络感传率，与非主时经有明显区别。一天中以午时心率最快，正当心经所主之时。还有人发现，在一天二十四小时的时间里，十二经凡属表里经者，均呈昼夜周期性的同步电位变化，绝大部分是以子时为分水岭，子时前电位高，子时最低，子时以后又转升高。以上表明，对六经"欲解时"的学术思想渊源于《内经》，但人类和动物生生化化于宇宙间，是与大自然浑然不可分离之一体，生息于大地之上，日星之下，因其旦暮昼夜之变化，春夏秋冬之不同，而种种之生物自然随之各有其生命之扬抑起落，或张或弛，即所谓周期性、节律性。

[原文] 问曰：脉有阴阳，何谓也？答曰：凡脉大、浮、数、动、滑，此名阳也。脉沉、涩、弱、弦、微，此名阴也。凡阴病见阳脉者生，阳病见阴脉者死。(《辨脉法》1)

[提要] 阴阳是辨脉的总纲，并从脉诊中决定其预后。

[选注] 柯韵伯：脉有十种，阴阳两分，即具五法。浮沉是脉体，大弱是脉势，滑涩是脉气，动弦是脉形，迟数是脉息，总是病脉而非平脉也。

[凡按] 了解阴阳的消长，可以判断邪正的盛衰，从而决定病机的发展趋势以及疾病的预后。夫诊脉而别阴阳，非为脉也，为病也。如"阴病见阳脉者生"，是正气旺盛，病邪转衰，病机向好的方面转化，故谓之曰生。如"阳病见阴脉者死"，是正气虚而邪气盛，病机有恶化的征象，故谓之曰死。《伤寒论》所载，如"厥阴中风，脉微浮为欲愈"，略同于阴病见阳脉者生之例；又阳明腑实重证，脉"涩者死"，与阳病见阴脉者死，正相类似。

[原文] 问曰：脉病欲知愈未愈者，何以别之？答曰：寸口、关上、尺中三处，大小浮沉迟数同等，虽有寒热不解者，此脉阴阳为和平，虽剧当愈。(《辨脉法》15)

[提要] 脉症合参，从脉诊而判断其预后。

[选注] 周澂之：三处同等者，病在气分，经络无所阻滞，上下无所隔塞，寒热虚实无所夹杂，是正气未伤而邪有去路也，故外证虽剧而易治。《内经》谓脉之浮沉及人迎与寸口气小大等者，病难已。又曰：阴阳如一者，病难治。则又邪气之混一也。盖彼见弦强，此主缓弱也。又按同等云者，非俱大俱小俱浮俱沉俱迟俱数也，正谓不甚大，不甚小，不甚浮，不甚沉，不甚迟，不甚数也，故曰阴阳和平，谓三处与平人同等，即人病脉不病之义也。

[原文] 伤寒一日，太阳受之。脉若静者，为不传；颇欲吐，若躁烦，脉数急者，为传也。(4)

[提要] 依据脉证，判断太阳病传与不传。

[选注] 柯韵伯：太阳主表，故寒邪伤人，即太阳先受。太阳脉浮，若见太阳之浮，不兼伤寒之紧，即所谓静也。脉静，证亦静，无呕逆、烦躁可知，今又有发热、恶寒、头项强痛，不须七日衰，一日自止者，正此不传之谓也。若受寒之日，颇有吐意，呕逆之机见矣。若见烦躁，阳气重可知矣。脉急数，阴阳俱

紧之互文。传者，即《内经》人伤于寒，而传为热之传……欲字、若字，是审其将然，脉之数急，是诊其已然，此因脉定证之法也。

[原文] 伤寒二三日，阳明、少阳证不见者，为不传也。(5)

[提要] 承接上条，再论太阳病不传。

[凡按]《素问·热论》说："伤寒一日，巨阳(太阳)受之"，"二日阳明受之"，"三日少阳受之"……这是计日传经说的依据。验之临床，并不如此机械刻板。既不是一日传一经，也不是太阳、阳明、少阳依次相传。因此仲师设此两条，反复强调，诊断传经与否，以证候为主。上条指出伤寒一日有传者，此条又说伤寒二三日亦有不传者，可见不能拘泥于发病日数的多寡，而应以脉证为依据。方有执云："证见如经为诊""非计日以限病"，可谓精辟之言。

[原文] 伤寒六七日，无大热，其人躁烦者，此为阳去入阴故也。(269)

[提要] 辨伤寒表病入里之证。

[选注] 柯韵伯：此条是论阳邪自表入里证也。凡伤寒发热，至六七日，热退身凉为愈。此无大热，则微热尚存，若内无烦躁，亦可云表解而不了了矣。伤寒一日，即见烦躁，是阳气外发之机；六七日，乃阴阳自和之际，反见烦躁，是阳邪内陷之兆。阴者，指里而言，非指三阴也。或入太阳之本而热结膀胱，或入阳明之本而胃中干燥，或入少阳之本而胁下鞕满，或入太阴而暴烦下利，或入少阴而口燥舌干，或入厥阴而心中疼热，皆入阴之谓。

[原文] 伤寒三日，三阳为尽，三阴当受邪，其人反能食而不呕，此为三阴不受邪也。(270)

[提要] 辨伤寒不传三阴之证。

[选注] 汪苓友：此承上条之病而言，乃少阳之邪自解，不传入于阴经也。伤寒三日者，即《素问》相传日数。上条言六七日，此只言三日，可见日数不可拘也。邪在少阳，原呕而不能食，今反能食而不呕，可征里气之和，而少阳之邪自解也。既里和而少阳邪解，则其不传三阴，断断可必，故云三阴不受邪也。

柯韵伯：若胃阳有余，则能食不呕，可预知三阴之不受邪矣。盖三阳皆看阳明之转旋，三阴之不受邪者，藉胃为之蔽其外也，则胃不特为六经出路，而实为三阴外蔽矣。胃阳盛则寒邪自解，胃阳虚，则寒邪深入阴经而为患，胃阳亡，则水浆不入而死。要知三阴受邪，关系不在太阳，而全在阳明。

［原文］太阳病，头痛至七日以上自愈者，以行其经尽故也。若欲作再经者，针足阳明，使经不传则愈。（8）

［提要］太阳病自愈之机与截断传经之法。

［选注］陈修园：何以谓发于阳者七日愈，请言其所以愈之故？如太阳病头痛等证，至七日以上，应奇数而自愈者，以太阳之病，自行其本经已尽七日之数故也。若未愈，欲作再经者，阳明受之，宜针足阳明足三里穴，以泄其邪，使经不传则愈。推之发于阴者六日愈之故，亦可以此例而得其旨矣。

［凡按］此条，实受《内经》"七日巨阳病衰，头痛少愈"的影响。临床当与发热、恶寒、项强、脉浮等合参，方不致机械失误。

［原文］风家①，表解而不了了②者，十二日愈。（10）

［提要］表解后，尚觉身体不爽，可待其自愈。

【注】①风家：泛指太阳病患者，包括患中风或患伤寒的人。②不了了：了，清楚。不了了，就是不清楚之意。

［选注］喻嘉言：风家表解，已用桂枝汤之互词也。用桂枝汤表解，已胜其任矣。而不了了者，风为阳邪，卫为阳气，风邪虽去，而阳气之扰攘未得遽宁，即欲治之，无可治也。七日不愈，俟十二日，则余邪尽出，正气复理，必自愈矣。见当静养以需，不可喜功生事也。

各 论

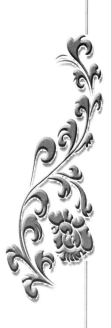

第一章　辨太阳病脉证并治

机体开始抵抗疾病的初期，便叫作"太阳"，太与大同义，作初字解。《释名》云："阳，扬也，气在外发扬也。"吴昆："太阳有敷扬阳气的作用，其气向外，故主表而又主开。"阳字的本义，便有亢奋的意思。所以机体亢奋，反映出初期抵抗疾病的证候，便是"太阳病"。

表，指人体的表层，包括了皮毛腠理的部位。太阳之脉上达风府，下达腰肾，藉赖肾督的阳气资助，故为诸阳主气，而能总六经、统荣卫，为一身之外藩。

太阳分经、府、变三证，经证以头痛、项强、发热、恶寒为典型症状，但又有虚实之分，脉缓、自汗、恶风为虚邪，宜桂枝汤；脉浮紧、无汗为实邪，宜麻黄汤。府证由表邪不解，循经而入膀胱者，有蓄水和蓄血之不同，蓄水证宜五苓散，蓄血证宜桃核承气汤。变证多由汗下失宜而来，有从阴从阳之异，凡汗下太过伤正，而虚其阳，阳虚则从少阴阴化，下利厥冷之四逆汤证，汗漏不止之桂枝加附子汤证属之。若汗下失宜，热炽而伤其阴，阴伤则从阳明阳化，热结在里之白虎加人参汤证，下之里和而表自解之承气汤证多属之。（引陈修园《伤寒医诀串解》）

此外，尚有风湿、水饮、水气、痰实等，虽属杂病范畴，但它们有时出现某些类似太阳病的证候（如头痛、发热、恶寒——即外感病的前驱症状）。尤在泾云："太阳一经，千头万绪，总归一贯，比如百八轮珠，个个在手矣。"故称为太阳病类似证。

一、太阳病提纲

[原文] 太阳之为病，脉浮，头项强①痛而恶寒。(1)

【注】①强，音匠，强硬之意。

[提要] 提出太阳病脉证总纲。

[选注] 柯韵伯：观五经提纲，皆指内证，惟太阳提纲，为寒邪伤表立。

俞根初：有一分恶寒，则有一分表证。（太阳提纲反映共性，五经提纲反映个性）

刘渡舟：恶寒，是卫阳被伤，不能温煦肌表的病理反映。根据伤寒学者们的研究，凡文中"而"字下的证候，都带有关键的意义。如"无汗而喘"的"喘"，"不汗出而烦躁"的"烦躁"等证皆是。所以"而恶寒"的"恶寒"，就成为表证的关键。

徐灵胎：脉浮、头项强痛、恶寒八字，为太阳一经受病之纲领，无论风寒湿热，疫疠杂病，皆当仿此，以分经定证也。

[凡按] 头痛恶寒是由外邪所引起的，为各种疾病表证共有的症状。凡感受风寒外邪的表证，头痛恶寒为必见之证，病发于阳，其脉必浮。脉浮是正气抗邪的反应，也是表证共有的脉象。项强为邪气郁于太阳经脉所致。头痛而兼项强，是太阳所特有的症状，故用"脉浮头项强痛而恶寒"作为太阳病的辨证纲领。

但应该看到，脉证之间，是有其相互联系的，如其人脉浮，则应是头痛，或是恶寒，故不可把脉证孤立起来看。这样，方有利于辨证论治。

本条是讲太阳病的提纲，包括中风、伤寒、温病及太阳病的类似证。凡言太阳病的皆以此条为准。

二、太阳病分类辨证

（一）中风脉证

[原文] 太阳病，发热，汗出，恶风，脉缓者，名为中①风。（2）

【注】①"中"读仲，与"伤"字异文同义。《淮南子·原道》高注，"中，伤也"。《素问·调经论》"无中其经，无伤其络"。

[提要] 此太阳中风证的脉证提纲。

[选注] 徐灵胎：风为阳邪，最易发热，内鼓于营则邪汗自出。风性散漫，故令脉缓。此太阳中风之脉证，非杂病经络脏腑伤残之中风耳。（与高血压脑出血之中风不同）

[凡按] 寒邪凝敛，热不遽发；风性疏泄，易于发热。发热迟速可以测体气的强弱和邪气的浅深，这就是信息的传递。

（二）伤寒脉证

[原文] 太阳病，或已发热，或未发热，必恶寒，体痛，呕逆，脉阴阳俱紧者，名为伤寒。(3)

[提要] 此太阳伤寒证的脉证提纲。

[选注] 柯韵伯：太阳受病，当一二日发，故有即发热者，或有至二日发者。盖寒邪凝敛，热不遽发，非若风邪易于发热耳。然即发热之迟速，则其人所禀阳气之多寡，所伤寒邪之浅深，因可知矣。热虽有已发、未发之不齐，而恶寒、体痛、呕逆之证，阴阳俱紧之脉先见，即可断为太阳之伤寒。

[凡按] 所谓"或未发热"，不是不发热，只是迟早问题。外邪初袭，卫阳被束，故恶寒而未发热；及至卫阳达表抗邪，就发热了，所谓"阳浮者，热自发"，此与无热恶寒者不同，可以从脉象上区别（发于阳，脉浮紧；发于阴，脉沉细）。

（三）温病脉证

[原文] 太阳病，发热而渴，不恶寒者，为温病。(6)

[提要] 论述温病的主要特点及误治后的变证。

[选注] 曹颖甫：太阳中风，太阳伤寒，是皆太阳病之津液未伤者也。若其人先自伤津，续得太阳病，是即太阳温病。是故"伤津"二字，实为太阳温病之内蕴……惟其内津已伤，不能上承口舌，故作渴……且将"渴"字特置于"而"字之下，以彰其首要。参见表3。

表3 太阳中风、太阳伤寒、太阳温病、阳明热病鉴别

鉴别 {
　太阳中风——发热、汗出、恶风
　太阳伤寒——或已发热，或未发热，无汗，必恶寒
　太阳温病——发热而渴，不恶寒
　阳明热病——发热谵语，不恶寒，反恶热
}

[凡按] 仲景指出："太阳病，发热而渴，不恶寒者，为温病。"特提出以与伤寒鉴别。盖温为阳邪，忌用热药，若以伤寒之方辛温取汗，则犯"热热"之戒。

[原文] 若发汗已，身灼热者，名风温。风温为病，脉阴阳俱浮，自汗出，身重，多眠睡，鼻息必鼾，语言难出。若被下者，小便不利，直视失溲。若被火者，微发黄色，剧则如惊痫，时瘈疭，若火熏之。一逆尚引日，再逆促命期。（6）

[提要] 论述温病的主要特点及误治后的变证。

[选注] 丹波元简：诸家以温病、风温为二证，特程（郊倩）注以风温为温病之坏证。今考宋版及《玉函》，温病、风温，连接为一条，且据"若发汗已"之"若"字，则程注为得矣。

[凡按] 本段与上段是连贯的，为了便于理解，将误汗、误下、误火的变证，分列比观。参见表4。

表4　温病误治后的变证

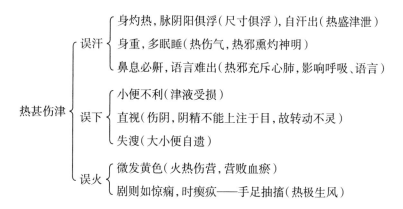

　　　　　　　　　　　　　　　　身灼热，脉阴阳俱浮（尺寸俱浮），自汗出（热盛津泄）

　　　　　　　　误汗　　身重，多眠睡（热伤气，热邪熏灼神明）

　　　　　　　　　　　　鼻息必鼾，语言难出（热邪充斥心肺，影响呼吸、语言）

热甚伤津　　　　　　　　小便不利（津液受损）

　　　　　　　　误下　　直视（伤阴，阴精不能上注于目，故转动不灵）

　　　　　　　　　　　　失溲（大小便自遗）

　　　　　　　　误火　　微发黄色（火热伤营，营败血瘀）

　　　　　　　　　　　　剧则如惊痫，时瘈疭——手足抽搐（热极生风）

汪琥："小便不利"四字，当在"若被下者"四字之上，否则既云不利，又曰失溲，悖矣。

[凡按] 太阳病发热而渴，不恶寒为温病，发汗已身灼热的为风温，可知温病较风温为轻，风温较温病为重，其命名的意义不过是作为诊断上的分界线。

此条论述因温病重证或误用火攻后，火毒熏灼肝胆，轻则全身发黄，重则肝风内动。验之临床，信而有征。这些急性全身感染如大叶肺炎、回归热、伤寒等，均可发生黄疸。其原因在于肝细胞损害或溶血，或两者兼而有之。急性传染病并发黄疸，常提示病情较重。这种黄疸黄染的程度一般较轻。条文中用"微"字描述黄染的程度，是非常确切的。

《医宗金鉴》："温病、热病不恶寒者，表热也；口渴引饮者，里热也。表热无寒，故不宜汗；里热无实，故不宜下，表里俱热，尤不宜火。曰一逆者，若汗、若下、若火也；再逆者，汗而复下，下而复火也。一逆已令阴竭，尚可延引时日，再逆则阴立亡，故曰促命期也。"像如此重要的条文，仲景却没有从正面提出治法、方剂，而是从反面作为与伤寒的比较。如113条说："形作伤寒，其脉不弦紧而弱。弱者必渴，被火者必谵语。弱者发热、脉浮，解之当汗出，愈。"此条为温病表证。仲景据《内经》"其在皮者，汗而发之"之旨，只指出温热表证当从汗解，未阐明辛凉之法，更未出辛凉之方，其大论重寒轻温，于此可见一斑。而后世温病学说、卫气营血之辨证，正补《伤寒论》之不足也。

此证仲景未立方，后人补方亦见仁见智。叶天士《临证指南医案·温热》有医案说："仲景云：阴气先伤，阳气独发，不寒瘅热（徐评：是症古书不可不读不可不熟也），令人消烁肌肉。条例下不注方，但曰以饮食消息之。后贤谓甘寒生津，解烦热是矣。今脉数，舌紫，渴饮，气分热邪未去，渐次转入血分，斯甘寒清气热中，必佐存阴，为法中之法。生地、石膏、甘草、知母、粳米、白芍、竹叶心。"其治法处方也可以为本条参考。

此三条同是太阳病的脉证，但有中风、伤寒、温病之别。阐述一经不主一病，一病不主一经之义。不仅如此，柯韵伯说："凡条中不冠'伤寒'者，即与杂病同义。如太阳之头项强痛，阳明之胃实，少阳之口苦、咽干、目眩，太阴之腹满吐利，少阴之欲寐，厥阴之消渴、气上撞心等症，是六经之为病，不是六经之伤寒，乃是六经分司诸病之提纲，非专为伤寒一证立法也。"

三、太阳病类方辨证

（一）桂枝汤类

桂 枝 汤

[原文] 太阳中风，阳浮而阴弱，阳浮者，热自发，阴弱者，汗自出。啬啬恶寒，淅淅恶风，翕翕发热，鼻鸣干呕者，桂枝汤主之。（12）

[提要] 论述太阳中风证的正治法。

本条是在第二条"发热汗出，恶风脉缓"的基础上补充了中风的病理机制和治疗方法。

[选注] 刘渡舟：太阳中风的病理，可概括为"营弱卫强"四个字。"营弱"是说营阴失去卫阳的固护而外泄，反映了正气虚的一面，"卫强"指风邪犯于卫分，反映了邪气盛的一面。总体来看，风邪外袭以致营卫不和，就是太阳中

风证最基本的病理特点。参见表5。

表5　太阳中风证症状与病机

太阳中风 {

阳浮而阴弱——既是言脉象，也是言病机（卫强营弱）

阳浮者（不待郁闭）而热自发，阴弱者，不待覆盖而汗自出。

啬啬恶寒——内气馁，淅淅恶风——外体疏，翕翕发热——表热

里不热（啬啬、淅淅、翕翕字，都是从皮毛上形容）

鼻鸣干呕——邪壅而气逆

解肌调营卫，桂枝汤主之

[方药] 桂枝汤

桂枝三两,去皮　芍药三两　甘草二两,炙　生姜三两,切　大枣十二枚,擘

上五味，㕮咀三味，以水七升，微火煮取三升，去滓，适寒温，服一升。服已须臾，啜热稀粥一升余，以助药力。温覆令一时许，遍身漐漐，微似有汗者益佳，不可令如水流漓，病必不除。若一服汗出病差，停后服，不必尽剂。若不汗，更服依前法。又不汗，后服小促其间，半日许，令三服尽。若病重者，一日一夜服，周时观之。服一剂尽，病证犹在者，更作服。若汗不出，乃服至二三剂。禁生冷、黏滑、肉面、五辛、酒酪、臭恶等物。

[方解] 桂枝辛温能恢复表气以祛除肌表之邪，合甘草并有强心作用。芍药益阴，合炙甘草能缓其汗出之势。生姜振奋卫阳，大枣滋养胃阴，两味合用，能恢复胃中气液，再合炙甘草和中以扶正。生姜并能助桂枝取汗，大枣则能增强白芍益阴，此方侧重于和营卫，尚须喝热稀粥养胃以增汗源，并加温覆以取微汗也。

参见表6。

表6　桂枝汤方解

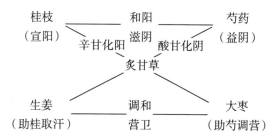

[凡按] 用此方之精义又在啜热稀粥，以助药力。盖谷气内充，则外邪不复入，而热粥以继药之后，则余邪勿复留（热粥助汗以增强药效，补充因发汗损失的体液，其用意颇为深刻）。复方之妙用又如此，故用之发汗，自不至于亡阳；用之止汗，必不至于贻患。白虎汤之粳米，三物白散之用冷热粥，机制相同。

关于用药后食物禁忌问题，桂枝汤条曾提到"禁生冷、黏滑、肉面、五辛、酒酪、臭恶"，否则会妨碍药物吸收或降低药效。

本方是甘草汤、桂枝甘草汤、芍药甘草汤等所组成，但桂枝汤的功能，并不等于各汤效能的总和，或各药单味的主治总和。这是中医药的特点之一，也是研究工作最深奥而切实的问题。柯韵伯：此为仲景群方之冠，乃滋阴和阳，调和营卫，解肌发汗之总方也。徐灵胎："桂枝汤，外证得之，解肌和营卫；内证得之，化气调阴阳。"亦即"调营卫，建中气"六个字的概括。

桂枝汤有双相调节作用。如表虚出汗者，用桂枝汤解肌退热而病愈，平时自汗者服之，其汗可止；下利用之，利可止；便秘用之，便可通。但是，随着方中药物的用量或加减的不同，本方的某种调节作用亦有差别。如热多寒少者加麻黄、石膏以清透郁热，热不高而恶寒者加附子以温经散寒。它解肌发汗以止汗，发汗而不伤正，止汗而不留邪。在外则有调和营卫之功，在内则有调和气血之用。它的特点是以调和中焦脾胃阴阳为主，故可以调节气血、营卫等的不和，所以有双相作用。如黄芪能发汗又能止汗，人参能升糖降糖，茯苓能利尿止尿，皆属此类。

在《伤寒论》112方中，有桂枝的计41方，以桂枝汤进行加减的不下29方。所以在临床中，桂枝汤的应用机会较多。"加桂即治逆气冲心，加附子即治遂漏不止，加龙骨、牡蛎即治盗汗失精，加白芍、饴糖即治腹中痛，加人参、生姜、芍药即治发汗后身疼痛，更加黄芪、当归即泛治虚劳，去白芍加生地、麦冬、阿胶、人参、麻仁，即治脉结代、心动悸……谁谓伤寒方徒以攻劫为能事乎？"（参《经方实验录》）

[原文] 太阳病，头痛，发热，汗出，恶风，桂枝汤主之。（13）

[提要] 太阳中风证的主要表现及治疗。

[选注] 徐灵胎：此桂枝之总证。

柯韵伯：此条是桂枝本证，辨证为主。合此证即用此汤，不必问其为伤寒、中风、杂病也。今人凿分风寒，不知辨证，故仲景佳方置之疑窟。四证中头痛是太阳本证,头痛发热恶风与麻黄证同,本方重在汗出,汗不出者,便非桂枝证。

尤在泾:太阳受邪,无论中风伤寒,俱有头痛,俱有发热。但伤于寒,则表实无汗,伤于风,则表疏自汗,是头痛发热者,伤寒所同,而汗出恶风者,中风所独也。(离开症状,风与寒是无从测知的)

[医案]许叔微治乡人吴德甫得伤寒(感冒),身热,自汗,恶风,鼻出涕,关以上浮,关以下弱,许曰:此桂枝证也,仲景法中第一方,而世人不究耳。使病者服之,一啜而微汗解,翌日诸苦顿除。

又里间张太医家一妇,病伤寒(感冒),发热,恶风,自汗,脉浮而弱,许曰当服桂枝,彼云家有自合者,已令三啜之,而病不除,许询其药中用肉桂耳,乃曰,肉桂与桂枝不同。因自治以桂枝汤,一啜而解。(参《许叔微伤寒论著三种》)

[原文]**太阳病,下之后,其气上冲者,可与桂枝汤。方用前法。若不上冲者,不得与之。**(15)

[提要]太阳病误下后,表证仍在,治当解表。

[选注]喜多村:此释太阳误下之证治。太阳病,外证未解,而误下之,则胃气虚损,邪来乘之,当内陷而为痞,为结胸,下陷而成协热下利矣。以下后而其气上冲,则里气尚持与邪冲争,知外邪未陷,胸未痞结,当仍从外解,可与桂枝汤。

冉雪峰:太阳病不当下,下之则贼伤里气,自坏其天然体工疗法,开表邪内陷之路,引邪深入,必成坏证。若其人体工尚健,抵抗力强,外之邪气渐入,里之正气即起而捍御,于是有其气上冲现象,是正气伸张,不是邪气凌逼,是其气上冲,不是冲气上逆,两冲字一虚一实,当分别看。在冲气上逆,当用降;在其气上冲,当用扶。扶正即以托邪,迎其机而导之。俾邪之由外陷入者,仍驱之由内外出,所以仍主桂枝汤。这个冲是体工兴奋,不是病理演变;是正气伸张,不是邪气扰激,苟非得此上冲捍御,则形成胸痞、结胸,必将加速。

[凡按]本条主要有两点:①指出"气上冲"一证是诊断太阳病误下后表邪未陷的辨证关键,是桂枝汤的应用标的;②指出用桂枝汤"方用前法"是必须遵照啜粥温服的方法(成、柯、陈氏的理解)。方、喻二氏将"方用前法"句解释为用桂枝汤加入前方下药之内,于理不合,故钱氏批评云:"今以下之,而但其气上冲,未生他变,已属幸免,宁可再用从前下药,使一误再误耶。"这一批评是对的。

[原文] 太阳病，初服①桂枝汤，反烦不解者，先刺风池、风府，却与桂枝汤则愈。(24)

【注】①初服，《伤寒论》中桂枝汤一剂药分三次服，第一服为初服。

[提要] 太阳中风证邪气较重时，当针药并用的治法。

[选注] 方有执：烦字从火从页。《说文》：页，头也。然则烦者，热闷而头痛之谓也。先烦，邪欲出而与正分争，作汗之兆也。

徐灵胎：此非误治，因风邪凝结于太阳之要路，则药力不能流通，故刺以解其结。盖风邪太甚，不仅在卫，而在经，刺之以泄经气。因以助其出汗。

《甲乙经》：风池二穴在颞颥后发际陷者中，按之引耳，足少阳、阳维之会，刺入三分，留三呼，灸三壮。风府穴在项上入发际一寸，大筋内宛宛中……督脉、阳维之会，禁灸，刺入四分，留三呼。

[原文] 太阳病，外证未解，脉浮弱者，当以汗解，宜桂枝汤。(42)

[提要] 太阳病脉象浮弱者，宜用桂枝汤。

[选注] 方有执：外证未解，谓头痛、项强、恶寒等犹在也。浮弱，即阳浮而阴弱，此言太阳中风，凡在未传变者，仍当从于解肌。盖严不得下早之意。

柯韵伯：此条是桂枝本脉，明脉为主，今人辨脉不明，故于证不合。伤寒中风杂病，皆有外证，太阳主表，表证咸统于太阳，然必脉浮弱者，可用此解外，如但浮不弱，或浮而紧者，便是麻黄证，要知本方只主外证之虚者。

[原文] 太阳病，外证未解，不可下也，下之为逆，欲解外者，宜桂枝汤。(44)

[提要] 太阳病宜汗忌下的治疗原则。

[选注] 柯韵伯：外证初起，有麻黄桂枝之分，如当解未解时，惟桂枝汤可用，故桂枝汤为伤寒中风杂病解外之总方。凡脉浮弱汗自出而表不解者，咸得而主之也，即阳明病脉迟汗出多者宜之，太阴病脉浮者亦宜之，则知诸经外证之虚者，咸得同太阳未解之治法，又可见桂枝汤不专为太阳用矣。

[凡按] 柯氏论桂枝汤之运用，至为广泛，打破了后人麻黄汤仅能治伤寒，桂枝汤仅能治中风的狭小圈子，阐发了仲景方药的精义奥蕴。

[原文] 太阳病，先发汗不解，而复下之，脉浮者不愈。浮为在外，而反下之，故令不愈。今脉浮，故在外，当须解外则愈，宜桂枝汤。(45)

[提要] 太阳病汗下后，病仍在表，未成变证，仍当解表的治法。

[选注] 陆渊雷：太阳用汗，本不误，汗后病不解，脉仍浮者（这是邪在表的主要依据），当再汗之。桂枝汤有服至二三剂者，正为表证仍在故也。若不知审证，惟以药试病，一汗不愈，以为不当汗也，乃改变方针，从而下之，不知脉浮者（是邪不因误下而陷入），病势欲外达之象。今乃下之，则与自然疗能相左，故令不愈，然幸而下后脉仍浮，则桂枝证仍在，不为坏病，故仍宜桂枝汤解外。

[凡按] 本论"少阳篇"云柴胡汤证具，而以他药下之，柴胡证仍在者，复与柴胡汤，必蒸蒸而振，却发热汗出而解。与此同义，所当互参。

[原文] 病常自汗出者，此为荣气和，荣气和者，外不谐，以卫气不共荣气谐和故尔。以荣行脉中，卫行脉外。复发其汗，荣卫和则愈。宜桂枝汤。(53)

[提要] 论述桂枝汤的另一个适应证。

[凡按] 和者平也，谐者合也。不和见卫强，不谐见营弱，弱则不能合，强则不能密，皆令自汗。盖营卫之气，俱生于水谷，而胃气实为水谷之源流，所以桂枝汤者，既能治中风之自汗出，又能治表虚之自汗出，机要全在资养胃气，调护营卫。本条之治以桂枝汤者，正是固护其表阳，充养卫气，使卫外固密，营阴内守，营卫谐和而汗亦自止。所以桂枝汤一方，有行阳行阴，开阖咸宜，为论中群方之冠，是确有其道理的。

[医案] 一商人患自汗证，达半年之久，延医服止涩收敛药如龙牡之类，约十帖之多，毫无寸进，请中医王子政治疗，询知病者无发热恶风证状，汗出不温，精神觉得疲倦，脉象弱而不振，温剂收敛药已遍服无效，乃予桂枝汤，服五帖而愈。（《伤寒论译释》）

[凡按] 桂枝汤调营卫，具发汗止汗之功，观此案可证。

[原文] 病人脏无他病，时发热，自汗出，而不愈者，此卫气不和也。先其时发汗则愈，宜桂枝汤。(54)

[提要] 论述时发热自汗出的桂枝汤另一适应证。

[选注] 汪琥：脏无他病者，谓里和能食，二便如常也。

程应旄：如病人脏无他病，属之里分者，只发热自汗出，时作时止，缠绵日久不休，此较之太阳中风证之发无止时不同矣。既无风邪，则卫不必强，营不必弱，只是卫气不和，致闭固之令有乖。病既在卫，自当治卫，虽药同于中风，服法稍同，先其时发汗，使功专于固卫，则汗自敛热自退而病愈。此不必为太阳中风,而桂枝汤可主者一也。

《外台》云:"里和表病,汗之则愈。"

[凡按] 本条有两点值得注意的地方:①用桂枝汤治疗此证,必须是"脏无他病"——里和;②给药时间应当是发热汗出的休止时——即"先其时"。

因此,冉雪峰说,先时是矫正习惯,变更生理,与病机更适应的疗法,这就是所说识在机先。

汗,是人体津血在阳气的蒸发下外出于皮肤的液体。在正常情况下,汗液的排泄有助于疏通腠理,抗御外邪,调整气血,保持机体阴阳的相对平衡。若非其时而有其汗,或适其时而无其汗,均为病态。由于汗液的正常分泌,是依靠人体的营卫,特别是卫气的调节,所以,有汗、无汗、汗多、汗少以及可用汗法治疗与否,均与人体气血津液的盈亏、营卫的和谐与否、疾病的性质等有着密切的关系。因此,对汗的辨析,在辨证论治中具有重要的意义。

用桂枝汤经验:①卫外阳虚,汗出易感冒。本方加黄芪和营卫固表。②经常发荨麻疹久治不愈,疹色淡白,脉沉细,舌润口和。先服本方加黄芪、当归、川芎、蒺藜,疹块发出更多,无妨,此气血不足,行迟而郁滞。原方加重黄芪,再加蝉蜕、生地,以鼓舞血行,兼疏风凉血而愈。③本方加龙骨、牡蛎,治疗夜游、舞蹈病有效。④本方加茯苓、白术、附片,可以治疗"冷房病",即长期持续在有冷气设备的房子里工作,所发生的腰部冷痛的慢性病。

[原文] 伤寒,不大便六七日,头痛有热者,与承气汤。其小便清者,知不在里,仍在表也,当须发汗。若头痛者,必衄。宜桂枝汤。(56)

[校勘]《玉函》作"未可与承气汤"。"宜桂枝汤"应接在"当须发汗"后,为倒装句法。至于头痛者必衄,魏氏认为意料之词,桂枝汤之用,尤氏、陈氏认为应当是用于未衄之前,无疑是正确的。徐灵胎:"头痛有热者未可与承气汤。""未可"二字从《金匮》增入。

[提要] 根据小便清否,辨表里证治,其属表者,宜用桂枝汤。

[选注] 程应旄:伤寒不大便六七日,宜属里矣。而其人却头痛,欲攻里则有头痛之表证可疑,欲解表则有不大便之里证可疑。表里之间,何从辨之?以热辨之而已。热之有无,何从辨之?以小便辨之而已。有热者小便必短赤,热已入里头痛只属热壅,可以攻里……其小便清者,无热可知,热未入里,不大便只属风秘,仍须发汗。

柯韵伯:此辨太阳阳明之法也。太阳主表,头痛为主;阳明主里,不大便为主。然阳明亦有头痛者，浊气上冲也；太阳亦有不大便者，阳气太重也。

[凡按] 伤寒不大便六七日，见头痛有热，如因久不大便里热上犯所致者，可以承气汤下之。但又当验之于小便，小便赤浊，知为里热，下之无误。若小便清长，便非里热。头痛有热是表不解，虽六七日不大便，病犹在表，治宜解表，可用桂枝汤。"宜桂枝汤"，遥接"当须发汗"句下。"若头痛者必衄"，是进一步解释表热致久不大便，其热较一般表证头痛之热为重，必伤阳络而衄血矣。

[医案] 李中梓：治一人伤寒六日，谵语狂笑，头痛有汗，大便不通，小便自利。众议承气下之，士材诊其脉浮而大。因思仲景曰："伤寒不大便六七日，头痛有热，小便清者，知不在里，仍在表也。"方今仲冬，宜与桂枝汤。众皆咋舌，以谵狂为阳盛，桂枝入口必毙矣。李曰汗多神昏，故发谵妄，虽不大便，腹无所苦，和其营卫，必自愈耳。遂违众用之。及夜而笑语皆止，明日大便自通。（《古今医案按》）。

[凡按] 谵语而用桂枝，下利而用承气，非极深研几、精于辨证者，是办不到的，读者可参。

[原文] **伤寒发汗已解，半日许复烦，脉浮数者，可更发汗，宜桂枝汤。**（57）

[提要] 太阳伤寒发汗后，余邪不尽，仍宜汗解的治法。

[选注] 成无己：烦者热也，发汗身凉为已解，至半日许，身复热，脉浮数者，邪不尽也，可更发汗，与桂枝汤。

陈平伯：此必解半日后，伤寒之表证已罢，浮数之表脉尚存，此时烦扰不安，由于病邪初解，营卫新虚，正气欲复而不得遽伸，故不取麻黄发散，而用桂枝和解。

柯韵伯：浮弱是桂枝脉，浮数是麻黄脉。仲景见麻黄脉证，即用麻黄汤，见桂枝脉证，便用桂枝汤。此不更进麻黄，而却与桂枝者，盖发汗而解，则麻黄证已罢。脉浮数者，因内烦而然，不得仍认为麻黄汤脉矣。麻黄汤纯阳之剂，不可以治烦。桂枝汤内配芍药，奠安营气，正以治烦也。

[凡按] 由此可见，太阳伤寒固须麻黄汤发汗，而汗后不解，则宜桂枝汤，此机动灵活之法，尤须注意。

[原文] **伤寒，医下之，续得下利清谷不止，身疼痛者，急当救里；后身疼痛，清便自调者，急当救表。救里宜四逆汤，救表宜桂枝汤。**（91）

[提要] 辨表证误下后，表里先后缓急治法。

[凡按] 本条是误下,续得下利清谷之里虚寒证,仍存在表证的身体疼痛,在治法应改变先表后里的原则,必须先温其里,使利止阳回,以创造解表的条件。这与里寒协表热而下利之桂枝人参汤是有区别的。第92条发热头痛是阳证,脉应浮而反沉,证则太阳,脉则少阴,是阳证阴脉,如沉而有力为实,沉而无力为虚(或兼见下利呕逆)。虽有身疼痛,不用麻黄汤而用四逆汤温里以达表。此从脉不从证,这就是体现了治病必须治人,抓住病的本质,不为现象所惑的例证。把这些相关条文前后对照,加深认识,是很有意义的。

[原文] 太阳病,发热汗出者,此为荣弱卫强,故使汗出,欲救邪风者,宜桂枝汤。(95)

[提要] 再论太阳证的病因、病理和治疗。

[选注] 冉雪峰:营弱卫强句是仲景自诠自释发热汗出的所以然。与前第十二条阳浮者热自发,阴弱者汗自出,首尾相应,可互参。此对桂枝证的病理机转,就可有更加全面的理解。

[凡按]《医宗金鉴》引《内经》曰:"邪气盛则实,精气夺则虚。"卫为风入则发热,邪气因之而实,故为卫强,是卫中之邪气强也;营受邪蒸,则汗出,精气因之而虚,故为营弱,是营中之阴气弱也。程应旄曰:"邪风者,四时不正之风也,邪风则不必脉尽浮缓,然太阳病之发热汗出证自存也。"所以宜桂枝汤。

[原文] 阳明病,脉迟,汗出多,微恶寒者,表未解也,可发汗,宜桂枝汤。(234)

[提要] 阳明兼太阳表虚的证治。

[选注] 见第二章"四、阳明病辨证"之"阳明兼证"。

[凡按] 仲景将这些条文列于阳明而不列于太阳篇者,亦是教人同中求异而辨证论治。

[原文] 太阴病,脉浮者,可发汗,宜桂枝汤。(276)

[提要] 此太阴中之太阳,虽有里病,仍从太阳表治。

[选注] 见第四章"三、太阴病辨证"。

〔原文〕病人烦热，汗出则解，又如疟状，日晡所发热者，属阳明也。脉实者，宜下之；脉浮虚者，宜发汗。下之与大承气汤，发汗宜桂枝汤。（240）

〔提要〕据脉证之虚实，而辨汗下之治法。

〔选注〕陆渊雷：此条亦是二阳并病，先表后里之法，设以脉浮虚，用桂枝汤解表后，表去而里实存，仍当承气下之矣。

李克绍：烦热，不限定在什么时间，汗出之后即解，这是邪在表，属于太阳。而潮热，发在日晡，发汗并不解决问题，是属于阳明。再从脉象上鉴别：烦热属表，脉浮而虚（不实），潮热属里，脉沉而实。因此治则和方剂也都不同，烦热宜桂枝汤发汗，潮热宜大承气汤下之。

〔凡按〕此皆据脉之虚实，而辨表里证治，然必脉证合参，方能无误。

〔原文〕下利腹胀满，身体疼痛者，先温其里，乃攻其表。温里宜四逆汤，攻表宜桂枝汤。（372）

〔提要〕里虚寒证兼表的治则。

〔凡按〕此条已经具有下利腹胀满的里虚寒证，虽身疼痛，应放在次要地位，即《内经》"先寒而后生病者治其本"，宜先温里后攻表，温中可以散寒，次序不容紊乱。

〔原文〕吐利止，而身痛不休者，当消息和解其外，宜桂枝汤小和之。（387）

〔提要〕里已和而表未解的治法。

〔选注〕成无己：吐利止，里和也，身痛不休，表未解也。与桂枝汤小和之。《外台》云：里和表病，汗之则愈。

方有执：消息，犹言斟酌也……小和，言少少与服，不令过度之意也。

张令韶：本经凡言小和、微和者，谓微邪毋庸大攻也。

陈修园："消息"二字最妙，不然四逆汤、桂枝新加汤证，与此证只差一黍。

〔凡按〕太阳主表，以治表为正治。但太阳与少阴为标本，与阳明为比邻，人身机体系整体联系，生理、病理、疗法都是如此。麻黄治表，桂枝亦是治表；承气治里，四逆亦是治里。无汗有汗，为实为虚不同，其适应治表治里则同，故择桂枝可以赅麻黄，举承气可赅四逆，一部《伤寒论》，均宜反复推勘，以明奥义。

[原文] 太阳病三日，已发汗，若吐，若下，若温针，仍不解者，此为坏病，桂枝不中与之也。观其脉证，知犯何逆，随证治之。(16)

[提要] 太阳病误治发生变证的处理原则。

[凡按]《辞源》：逆，"不顺也，乱也"。——亦指治疗上的错误（医源性疾病）。

坏病在《伤寒论》中大约占三分之一的篇幅。张仲景借误治败坏的机转，在写《伤寒论》的同时又写杂病。借汗、吐、下的变化，过渡到杂病方面，它是把外感与杂病交织在一起而融会贯通，试看论中 63 条麻杏甘石汤证，64 条桂枝甘草汤证，65 条苓桂甘枣汤证，66 条厚朴生姜半夏甘草人参汤证，67 条苓桂术甘汤证，68 条芍药甘草附子汤证，69 条茯苓四逆汤证，70 条调胃承气汤证的内容，显然是辨证五脏杂病及治法的。

论中有好几处提到"知犯何逆""随证治之"。这随证治之，并不是见症治症，其着眼点在于何逆的"逆"字。"逆"，即是误治后的病理变化。这一句话也就是说，继续的治疗当随着病理的变化而变化，示人无限救逆方法，随其所至，以平为期。第 29 条连续提出四种治法，正是为着"知犯何逆"而设。

随证治之，这里面包含着一个"治病必求于本"的精神。所谓求"本"，就是求其病机上的主要关键，如恶寒为发热之本，头痛为恶寒发热之标。我们也可以这样理解，在伤寒一类的疾病，其过程中一系列的证候出现，反映着机体抗病能力与病原体之间的矛盾（邪正之间的矛盾），同时也反映着机体本身生理功能同病理之矛盾（营卫不和，阴阳失调），治本就是解决各种矛盾中的主要矛盾。因为矛盾又是运动发展的，所以治疗方法，必须随时随地掌握病情，灵活变化，这就叫"随证治之"，与所谓"对症疗法"相比，实有毫厘千里之别。

仲景这一辨证论治思想，虽见于坏病条中，但在临床上具有广泛的指导意义。

桂枝汤禁例

第 16 条"桂枝本为解肌，若其人脉浮紧，发热汗不出者，不可与之"。否则必致汗不出而烦躁，甚则斑、黄、狂、乱，无所不至。"当须识此，勿令误也"，尤在泾云"八字叮嘱，语重心长"。第 17 条"若酒客病，不可与桂枝汤，得之则呕"（酒客内热，喜辛恶甘）。第 19 条"凡服桂枝汤吐者，其后必吐脓血也"，脓血非一朝一夕所酿成，故曰其后，必者必之于理。素质热壅，再投甘温，甘增壅，温助热，热壅太盛，必致痈脓，乃推阐预料之词。说明表实者，湿热内蕴者,内热盛者,均不可服桂枝汤。陈修园:"桂枝本为解肌,以汗自出为据,然亦有不可固执者。"

[原文] 凡病,若发汗,若吐,若下,若亡血,亡津液,阴阳自和者,必自愈。(58)

[提要] 阴阳自和,发挥了自然疗能的作用。

[选注] 尤在泾:阴阳自和者,不偏于阴,不偏于阳,汗液自出,便溺自调之谓。

柯韵伯:其人亡血、亡津液,阴阳安能自和? 欲其阴阳自和,必先调其阴阳之所自。阴自亡血,阳自亡津,益血生津,阴阳自和矣。

程知:脉以左右三部匀停为无病,故汗、吐、下后,阴阳和者,必自愈,不须过治也。

[凡按] 正常人的机能,全在阴阳平衡,即《内经》所谓"阴平阳秘,精神乃治"的意义。

上述诸家所说便尿、津血、脉搏等,只有内在的阴阳平衡协调,外在的机能才能有正常的表现。这就是说,虽经误治后亡津液,但内在阴阳尚能调和,自然疗能在起作用,疾病是可以自愈的。

[原文] 大下之后,复发汗,小便不利者,亡津液故也。勿治之,得小便利,必自愈。(59)

[提要] 津液两伤,津复自愈。

[选注] 柯韵伯:勿治之,是禁其勿得利小便,非待其自愈之谓也。然以亡津液之人,勿生其津液,焉得小便利? 欲小便利,治在益其津液。则阴阳和而自愈。但如仅是小便暂时不通,没有其他症状的,体内津液每可自然恢复,不久小便就会自行通利。

刘渡舟:《伤寒论》在治则上确立了两个前提,一是"阴阳自和";一是"保胃气,存津液"。"阴阳自和"是说治病的最终目的,所以古人有"治病必求于本""本于阴阳"之说,在治疗时应从阴阳的大前提入手。或问:《伤寒论》的阴阳自和,系泛指误治以后的待其自愈机转,如今又说它是治疗前提,恐非《伤寒论》的原意。我们认为,自愈的"阴阳自和"与治疗达到的"阴阳自和"理无二致,但古人认为阴阳本身可以自和,其实是阴阳在斗争中始能得和,"斗"是绝对的,"和"是相对的,没有"斗"的前提,就没有"和"的结果。从临床治疗,用法纠阴阳之偏，或促进自和条件，才能变消极为积极，变被动为主动。论中"急下存阴""急温存阳"等法，无非是补不足，损有余，达到阴阳自和的目的。

[凡按] 故58、59条列于误治辨证之前，是第7条明辨阴阳之后，又示人"阴阳自和"方得愈病的条件。因此对以后的60~70条，有其指导意义，为救治坏证指出了原则。

桂枝加附子汤

[原文] 太阳病，发汗，遂漏不止，其人恶风，小便难，四肢微急，难以屈伸者，桂枝加附子汤主之。(20)

[提要] 发汗太过，表阳已虚的斡旋法。

[选注] 陈修园：太阳病，固当汗之，若不取微似有汗，为发汗太过，遂漏不止，前云如水流漓，病必不除，故其人恶风犹然不去。汗涣于表，津竭于里，故小便难。四肢为诸阳之本，不得阳气以养之，故微急且至难以屈伸者，此因大汗以亡阳，因亡阳以脱液，必以桂枝加附子汤主之。方中取附子以固少阴之阳，固阳即所以止汗，止汗即所以救液，其理微矣。

[方药] 桂枝加附子汤

即桂枝汤原方加附子一枚(炮，去皮，破八片)。

上六味，以水七升，煮取三升，去滓，温服一升，将息如前法。

[选注] 黄竹斋：是方以附子加入桂枝汤中，大补表阳也。表阳密，则漏汗自止，恶风自罢矣。汗止津回，则小便自利，四肢自柔矣。柯曰附子固肾阳。

丹波元简：《千金方》治产后风虚，汗出不止，小便难，四肢微急，难以屈伸者，桂枝附子汤，即是此方，正见孙公运用之妙矣。

万友生：本方不去芍药，则保持了原方芍药、甘草的酸甘化阴作用，以适应"四肢微急，难以屈伸"的需要。因此，这里有必要联系到29条芍药甘草汤所主治的"脚挛急"来对照研讨以求其异同。即：彼属阴液不足以养阴柔筋所致，故宜用芍药甘草汤以养阴柔筋；此属阳气与阴液两伤而偏于阳气虚所致，故宜用本方以扶阳气为主，兼养阴液。且本证汗漏不止，芍药酸收敛汗，更不宜减去。

[凡按] 本条的变证与26条用白虎加人参汤证恰恰相反，宜对照参看(见阳明篇)。一般认为，26条是因服桂枝汤汗出太多，阳陷于里，本条则为服麻黄汤汗出太多，阳亡于外，这是根据两方的特点与具体症状而得的结论。

[医案]《本事方》载：一人太阳证，因发汗不止，恶风，小便数，足挛急，屈

而不伸,脉浮而大。许曰:此证在仲景方中有两条,大同小异。一则"太阳病,发汗,遂漏不止,恶风,小便难,四肢微急,难以屈伸",一则"伤寒脉浮,自汗出,小便数,心烦,微恶寒,脚挛急"。一属漏风小便难,一属有汗小便数,不可混治。此当用桂枝加附子汤,三啜而汗止,佐以芍药甘草汤,足便得伸。(《古今医案按》)

[原文]服桂枝汤,大汗出后,大烦渴不解,脉洪大者,白虎加人参汤主之。(26)

[提要]服桂枝汤后阳明热盛,气阴两伤的斡旋法。

[选注]钱天来:此因大汗出后,遂至胃中津液耗竭,阳邪乘虚入里……今大烦渴,而脉见洪大,则邪不在太阳,而已传入阳明矣。即阳明篇所谓"阳明脉大者"是也,故以白虎汤解胃中之烦热,加人参以补其大汗之虚,救其津液之枯竭也。

[方药]白虎加人参汤(见阳明篇)

桂枝加桂汤

[原文]烧针①令其汗,针处被寒,核起而赤者,必发奔豚。气从少腹上冲心者,灸其核上各一壮,与桂枝加桂汤,更加桂枝二两也。(117)

【注】①"烧针"即《素问·调经论》中的"燔针劫刺"。

[提要]论心阳虚致发奔豚的救逆法。

[凡按]烧针发汗,则损阴血而惊动心气。针处被寒,气聚而成核。心气因惊而虚,肾气乘寒气而动,发为奔豚。《金匮》曰"病有奔豚……从惊发得之",肾气欲上乘心,故其气从少腹上冲心也,先灸核上,以散其寒,与桂枝加桂汤,以泻奔豚之气。

[方药]桂枝加桂汤

即桂枝汤原方加桂满五两。所以加桂者,以能泻奔豚气也。

[选注]冉雪峰:加桂枝或云加肉桂,矜矜于桂枝肉桂之辨,不知神农本草,原系一个桂字,桂性温和,氤氲鼓荡,可内可外,可上可下。张锡纯衷中参西录,疗肝胆气逆,兼大气下陷阴证,用一味桂枝救愈。升陷降逆,一物两擅其功,一方两收其效,得此而本方加桂之义,益以证明。

章虚谷:若平肾邪,宜加肉桂,如解太阳之邪,宜加桂枝也。

万友生:"气从少腹上冲心"的"奔豚"症,一般认为太阳病过汗耗伤少阴阳气,肾阳不足以温化膀胱之水寒,水气由下向上冲逆以凌心火所致。由于病机重点仍在太阳,少阴阳虚未甚,故可用桂枝加桂汤取效。其实水气病机虽多关乎太阳(膀胱为水府)和少阴(肾为水脏),但其病位多在胃肠,并多因中阳不振,脾虚生湿,土不制水而成。故太阳、少阴治水诸方(如五苓、真武等),莫不注重扶脾助运以培土制水。即就桂枝加桂汤来说,桂枝汤虽属太阳病表寒虚证的主方,亦能健运脾胃中气,所加之桂,无论是桂枝或肉桂,都有不同程度的补火燠土作用。由此,也就不难领会,舒驰远对里阳虚甚的奔豚重证所谓"证乃中寒,宜主四逆、吴茱萸汤,驱阴降逆"的深意所在。

[凡按] 张仲景在《金匮要略》里,也提出了奔豚的病名、症状和治法,可见古代医家对此证的观察是极其细致的。《金匮》的奔豚汤[归、芎、芍、草、半、芩、生葛、生姜、李根白皮(重用)],治奔豚气上冲胸,腹痛,往来寒热。但《金匮》奔豚汤以李根白皮为主药,《伤寒论》治奔豚以苓桂为主。《邂园医案》:治气从脐下起,冲痛到心,已而复发,夜间尤甚,审其舌淡苔白滑,脉沉迟,与桂枝加桂汤一剂知,二剂已。

本条运用灸法治疗奔豚,是寓有治标之意,因本条仍有桂枝证(此先病为本),但已引发奔豚(此后病为标),此时若不施灸,唯恐邪陷少阴,故宜标本兼顾。

奔豚,是全身性气机失调疾病,历来就有一套辨证论治原则,如认真继承古人的经验,是有法可循,取得疗效的。

[医案] 湖北张某,为书店帮伙,一日延诊,云近日得异疾,时有气痛,自脐下少腹起,渐冲痛到心,顷之止,已而复作,夜间尤甚,请医不能治,已一月有奇。审视舌苔白滑,脉沉迟。即与桂枝加桂汤,一剂知,二剂愈。

周右,住浦东,初诊,气从少腹上冲心,一日四五度发,发则白津出,此作奔豚论。肉桂心3克,川桂枝、大白芍各9克,炙甘草6克,生姜3片,大红枣8枚。二诊:投桂枝加桂汤后,气上冲减为日二三度发,白津之出亦渐稀。下得矢气,此为邪之去路,佳。

[凡按] 以上两条之奔豚症状,均较典型,投以桂枝加桂汤后,都能迅速收到效果,足见运用经方,只要方证相对,疗效是确实可靠的。《金匮》亦有奔豚桂枝加桂汤证,症状大体相同,不过彼之病因为从惊恐而来,此之病因为针后受寒,但是其机转总不外心阳不足,下焦寒气上逆,与《金匮》奔豚汤证之气从少腹上冲心应有鉴别。一案中之舌苔白滑,脉沉迟;二案中之发则白津出(即发作时口中有清水流出),均为应用本方之重要眼目。(录自《邂园医案》

《经方实验录》《伤寒论译释》)

近人用本方的治例：①肢端硬皮病，双手前臂疼痛，指端发凉呈青紫色。双手皮肤紧张发硬如鸡爪，活动困难，舌质淡白，苔薄润，脉沉细，宜温经通络，补气养血，活血化瘀。用桂枝加桂汤再加黄芪、当归、丹参、川芎，服20剂后，病情好转。②结肠功能障碍(结肠过敏)，患者左下腹顽固性疼痛已一年余，近忽加重，每次发作注射哌替啶才能止痛。局部喜热恶冷，时有肠鸣、腹泻、头痛和精神紧张。腹软无明显压痛，大便常有少量黏液，未见其他异常，舌质淡红，苔薄白，脉弦紧，宜温肝散寒，用桂枝加桂汤加乌药、小茴、柴胡、木香，煎服两剂疼痛即止，继服二剂，痛止未发。

桂枝去芍药汤、桂枝去芍药加附子汤

[原文] **太阳病，下之后，脉促**①**胸满者，桂枝去芍药汤主之。**(21)

【注】①促：脉象急促有力，非脉来数，时一止，复来之促也。

[提要] 太阳病误下，致表不解而胸阳不振的救逆法。

[选注] 柯韵伯：促为阳脉，胸满为阳证，然阳盛则促，阳虚亦促，阳盛则胸满，阳虚亦胸满。此下后脉促而不汗出，胸满而不喘，非阳盛也。

[凡按] 本条的主要脉证是脉促、胸满。对脉促，虽有指阳脉(即有力之脉)和指脉来急促的不同意见，但反映表邪内陷、郁而不伸、正邪相争的病机，则明白无疑。

[方药] 桂枝去芍药汤

桂枝汤原方去芍药。

以水七升，煮取三升，去滓，温服一升，将息如前法。

[凡按] 桂枝汤去芍药则解表之力不逊，其通阳之力更专，正当本证治法所求。

[原文] **若微寒者，桂枝去芍药加附子汤主之。**(22)

[提要] 误下表邪内陷，阳气已虚的救逆法。

[选注] 陈修园：微恶寒应是脉微恶寒，才合去芍药加附子法。

[凡按] 本条与34条葛根芩连汤证，同为脉促，但病却完全两样，一为阳盛的表现，一为阳虚的表现，其主要关键就是不能孤立地看待脉象或症状，而必须各方面结合起来看。如34条脉促与下利并见，说明表邪并未全陷，尚有外出之势；本条脉促与胸满并见，是正气虽伤，犹能奋起，与15条其气上冲同

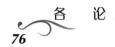

一机制。即说明胸阳被遏而欲外伸,微恶寒证明阳虚是履霜坚冰至的预兆,故加辛热之附子。

[方药] **桂枝去芍药加附子汤**

桂枝汤去芍药加附子一枚,炮,去皮,破八片,煎法同上,将息如前法。

[选注] 柯韵伯:桂枝汤阳中有阴,去芍药之酸寒,则阴气流行,而邪自不结,即扶阳之剂矣。若微见恶寒,则阴气凝聚,恐姜、桂之力薄,不能散邪,必加附子之辛热,为纯阳之剂矣。仲景于桂枝汤,一减一加,皆为温剂,而更有浅深之殊也。

冉雪峰:仲景书中论脉,则不仅浅言脉法,而是深言脉理。

[凡按]《伤寒论》言促脉有四处。如21条、34条、140条、349条,可见《伤寒论》言促脉是承《内经》寸口脉"中手促上击"之旨(《素问·平人气象论》),体现了人体正气尚旺,向上向外,自身祛邪的生理自然趋势。然而历代注家,对促脉的理解大都不能越出"脉来数,时一止复来"的禁锢。不但与临床实际不合,且终失去仲景原意。

桂枝附子汤、桂枝附子去桂加白术汤

[原文] **伤寒八九日,风湿相搏,身体疼烦,不能自转侧,不呕,不渴**①**,脉浮虚而涩者,桂枝附子汤主之。若其人大便鞕,小便自利者,去桂加白术汤主之。**(174)

【注】①"不呕不渴"四字,即排除了少阳、阳明之证。

[提要] 风寒湿邪痹着于肌表的类病证治。

[选注] 冉雪峰:湿痹之候多大便溏,小便不利,今反硬,反自利,溏为湿侵袭,硬为湿凝泣。不利为湿潴渍,自利为湿流行。病机均进一层,疗法大气一转,其结乃散,去桂所以转不外之外,加术所以转不内之内,而脉之所以浮,所以虚,所以涩,大便之所以硬,小便之所以自利,附子之所以三枚,桂之所以去,术之所以加,精义跃跃纸上,一切支离,可以一扫而空。

[方药] **1. 桂枝附子汤**

桂枝四两,去皮　附子三枚,炮,去皮,破　生姜三两,切　甘草二两,炙　大枣十二枚,擘

上五味,以水六升,煮取二升,去滓,分温三服。

2. 桂枝附子去桂加白术汤

桂枝附子汤去桂枝加白术四两。

上五味,以水六升,煮取二升,去滓,分温三服。初一服,其人身如痹,半日许复服之,三服都尽,其人如冒状,勿怪。此以附子、术并走皮内,逐水气未得除,故使之耳,法当加桂四两。此本一方二法,以大便鞕,小便自利,去桂也;以大便不鞕,小便不利,当加桂。附子三枚恐多也,虚弱家及产妇,宜减服之。

[选注] 李克绍:方后注说:"此本一方二法,以大便鞕,小便自利,去桂也;以大便不鞕,小便不利,当加桂。"原来文中所略去的"大便不鞕,小便不利",已经补在方后注中。这清楚地指出:"去桂加术和去术加桂的根据,是小便利与不利,大便硬与不硬。"由此可知,加桂是为了通阳化气,加术是为了走表去湿,这是问题的实质。

[凡按] 桂枝附子汤中,桂枝辛温,祛在表之风邪,附子辛热,逐在经之湿邪,甘草、生姜、大枣,辛甘化阳,配合以和营卫。五味成方,具有祛风、温经、助阳、散湿作用,为风湿盛于肌表的主方。本方与桂枝去芍药加附子汤,药味完全相同,仅桂枝附子的分量略有差异,桂枝去芍药加附子汤的分量是桂枝三两,附子一枚,其他都与本方一样,但两方的主治却完全不同,一治阳虚的脉促、胸满、恶寒,一治风湿相搏的身体疼烦。这完全是由于桂枝附子的用量关系,特别是附子的用量,因为附子量小则温经回阳,量大则力能镇痛,所以桂枝附子汤,用至三枚,桂枝去芍药加附子汤只用一枚,可见方剂的组合,药物分量是不能忽视的。

[医案] 张幼文,男,32 岁。素因多湿,偶感风寒,发热恶寒,一身手足尽痛,不能自转侧,脉浮大而紧。风为阳邪,故脉浮大主病进,紧主寒凝,脉症合参,风寒湿三气合而成痹,桂枝附子汤主之。方中桂枝附子辛热散寒,草、枣奠安中土,生姜利诸气,宣通十二经络,使风寒湿着于肌表而作痛者,一并廓清矣。

何廉臣按:伤寒变痹,挟风湿。《伤寒论》曰:"伤寒八九日,风湿相搏,身体疼烦,不能自转侧,不呕不渴,脉浮虚而涩者,桂枝附子汤主之。"今有是证则用是药,确得仲景心法。(《全国名医验案类编·曾月根医案》)

[凡按] 本条后半部分,大便坚硬而反加白术,且其用量为四两,是全书内服汤剂中白术的最大用量。对此,各种注本见解不一。后读魏龙骧老中医"医话四则",用大剂量白术治疗便秘有效(《新医药杂志》1978 年第 4 期)。该刊 1979 年第 6 期又发表了浙江医大范、林二氏的一篇报道,其运用魏老之方,治疗妇科手术后便秘 50 例,获得成功。考虑到魏老之方是复方(白术 60 克,生地 30 克,升麻 3 克),该方是否完全属白术起通便作用,尚难判定。而刘

氏单用白术（60克，仅服1剂，水煎服）治疗21例便秘患者，有效率达76.2%〔《福建中医药》1981年第1期〕，说明白术通便的效果是肯定的。

上述实践，初步证实大剂量白术具有通便作用，据现代药理研究，白术有促进肠胃分泌的作用。"使胃肠分泌旺盛，蠕动增速"，这可能就是白术通便的机制所在。参见表7。

表7　桂枝去桂加白术机制

白术健脾助化 ⎰ 外湿得行——术附并走皮中逐水湿
　　　　　　 ⎱ 内湿得运 ⎰ 便溏能止 ⎱ 双向调节
　　　　　　　　　　　 ⎱ 便硬能通 ⎰

甘草附子汤

[原文] 风湿相搏，骨节疼烦，掣痛不得屈伸，近之则痛剧，汗出短气。小便不利，恶风不欲去衣，或身微肿者，甘草附子汤主之。（175）

[提要] 风寒湿邪痹着于关节的类病证治。

[选注] 喻嘉言：此条复互上条之意，而辨其证之较重者。风则上先受之，湿则下先受之，殆至两相搏结，注经络，流关节，入肌骨，无处不到，则无处不痛也。

尤在泾：此亦湿胜阳微之证，其治亦不出助阳驱湿，如上条之法也。盖风湿在表，本当从汗而解，而汗出表虚者，不宜重发其汗。恶风不欲去衣，卫阳虚弱之征，故以桂枝、附子助阳气，白术、甘草崇土气。云得微汗则解者，非正发汗也，阳胜而阴自解耳。

[方药] 甘草附子汤

甘草二两，炙　附子二枚，炮，去皮，破　白术二两　桂枝四两，去皮

上四味，以水六升，煮取三升，去滓，温服一升，日三服。初服得微汗则解。能食，汗止复烦者，将服五合，恐一升多者，宜服六七合为始。

[凡按] 二方均以附子温阳散寒，桂枝祛风通经络。前者病偏于表，故重用附子以温阳宣痹，姜枣和营卫使病从外解；后者则病偏于里，不用姜枣发散和营而加白术之健脾祛湿。两证的病机虽同，但甘草附子汤证较桂枝附子汤证更深一层。若阳虚寒湿身痛者，如附子汤证（见少阴篇305条），是因少阴阳虚，水寒不化，浸渍于筋脉骨节之间所致，证见"口中和，身体痛，骨节疼，脉沉"等症，附子汤重用熟附配人参，以温补元阳而祛寒邪，与此同中有异。

观仲景治风湿痹痛，均以大辛大热之剂，验之临床，确能收到满意效果。辨证、选方、治法之比较参见表 8。

表 8　风寒湿痹偏胜与桂枝汤类选方

$$\left.\text{风寒湿痹}\atop\text{经隧壅滞}\right\{\begin{array}{l}\text{风胜者，以桂枝附子汤，祛风定痛}\\[4pt]\text{湿重者，上方去桂加白术以培土胜湿}\\[4pt]\text{寒胜者，甘草附子汤，温阳散寒，祛湿止痛}\end{array}\right.$$

桂枝加厚朴杏子汤

[原文] 喘家，作桂枝汤，加厚朴杏子佳。(18)

[提要] 外感风寒引发宿疾喘息的治疗。

[凡按] 新感引动旧病在临床上并不少见，在不妨碍治疗外感的前提下，适当照顾旧病是完全必要的。本条的方法为我们提供了一个很好的范例。

[原文] 太阳病，下之微喘者，表未解故也，桂枝加厚朴杏子汤主之。(43)

[提要] 误下表不解，兼肺气上逆作喘的证治。

[凡按] 本条就是误下致病的一个轻证，表未解而微喘，与前 15 条下之后其气上冲的病理略同，因其表证未解，所以仍须用桂枝辛温解表，但已有气逆微喘的变证。所以还须再加朴杏以利气降逆，与 18 条新邪引动宿疾作喘，病因虽殊，而症状相同，故用同一方剂治疗。

下后微喘，为邪未传里犹在表也。下后利不止，而加上气喘急者，乃虚脱危候也。

[方药] 桂枝加厚朴杏子汤

即桂枝汤原方加厚朴二两,炙,去皮　杏仁五十枚,去皮尖

上七味，以水七升，微火煮取三升，去滓，温服一升，覆取微似汗。

[选注] 柯韵伯：夫喘为麻黄证，方中治喘者，功在杏仁。桂枝本不治喘，此因妄下后，表虽不解，腠理已疏，则不当用麻黄，而宜桂枝矣。

[医案] 许叔微治一武官为寇执，置舟中艌板，数日得脱，乘饥恣食，良久解衣扪虱，次日遂伤寒，自汗而胸膈不利。一医作伤食而下之，一医作解衣中邪而汗之，杂治数日，渐觉昏困，上喘息高。许诊之曰"太阳下之，表未解，微喘者，桂枝加厚朴杏子汤"，此仲景法也。一啜喘定，再啜热缓微汗，至晚身凉而脉已和矣。(《伤寒九十论》)

[凡按] 另外本条微喘的"微"字，为辨证着眼处，设下后表证骤然入里，而大喘顿作，就不是本方所能主治了。叶天士治喘咳用桂枝加厚朴杏子汤，去芍药之酸敛，加干姜之辛温，或加茯苓薏仁之淡渗，宜参考。同时与太阳篇中有关喘证都有所不同。如麻黄汤之喘，属风寒束表，肺气郁闭；小青龙汤之喘，属水寒射肺；麻杏甘石汤之喘，属余热迫肺；葛根芩连汤之喘，属热甚于里，影响肺脏；本条之喘，属表邪欲陷，里气上逆。

小 建 中 汤

[原文] 伤寒二三日，心中悸而烦者，小建中汤主之。(102)

[提要] 伤寒夹里虚心悸而烦的证治。

[原文] 伤寒，阳脉涩，阴脉弦，法当腹中急痛，先与小建中汤，不差者，小柴胡汤主之。(100)

[提要] 少阳里虚，先补后和。

[凡按] 论中前后两条叙证虽不同，一为心悸而烦，病在心脾两虚；一为阳脉涩，阴脉弦，病在肝脾不和。两者均以小建中汤获益。此乃甘药能资养脾胃，生长营血，肝得之木气疏畅，心得之火用复明，心中悸烦，腹中急痛，均可收效，一方两用，异曲同工。先伤于寒，而后心中烦悸，故宜治本；腹中急痛与涩脉并见，乃营血不足，宜先建中气，再用和解。次条从"先与"二字来看，则知此证是少阳病而兼夹虚寒里急之证，先服小建中汤补虚安中、缓急，再服小柴胡汤疏木散邪，正符合里虚者先救里、后治表的治疗法则。

《金匮》对本方论之甚详："虚劳里急悸衄，腹中痛，梦失精，四肢酸疼，手足烦热，咽干口燥，小建中汤主之。"此乃阴阳俱不足证。心悸腹痛，为阳病不调于阴，非阴之有余，乃阳之不足；咽干口燥，手足烦热，为阴病不调于阳，非阳之有余，乃阴之不足；总由阴阳两虚，以阳虚为本，故宜甘温建中，以振奋脾胃之气，取"劳者温之""损者益之"之义。

[选注] 冉雪峰：虚劳用建中，是阴阳俱竭。此条用建中，是阴阳两虚。名曰建中，方意是从里着力，不是从表着力，是从扶正着力，不是从祛邪着力，已昭然若揭。

[方药] 小建中汤

即桂枝汤倍芍药为六两，加胶饴一升。

上六味，以水七升，煮取三升，去滓，内饴，更上微火消解，温服一升，日三服。呕家不可用建中汤,以甜故也。

[凡按] 本方即桂枝汤倍芍药加饴糖而成。用酸苦(芍药)以平肝脏之火,用辛甘(桂甘枣)以调脾气之急,又资其谷气(饴糖)以和中。本方加黄芪,名黄芪建中汤,"治虚劳里急诸不足",亦用于胃及十二指肠溃疡病、再生障碍性贫血及神经衰弱等有上述见症者;用于阴阳失调之虚热,有甘温除热之效。

此条诸版本皆在方后自注:"呕家不可用建中汤,以甜故也。"不另起章节。康平本则作正文另列,盖与17条"若酒客病,不与桂枝汤,得之则呕,以酒客不喜甘故也"遥相呼应,互为补充,可作建中汤之禁例,宜从康平本另列为是。诸建中汤证比较参见表9。

表9　建中汤证的区别

建中汤
- 1. 腹痛时痛时止,喜暖喜按,按之痛减而腹软,面色无华,宜小建中汤
- 2. 若伴短气自汗者,宜黄芪建中汤
- 3. 若产后体虚,少腹拘急而痛者,宜当归建中汤
- 4. 心胸中大寒痛,呕不能食,上下痛不可触近(阴凝成象),腹中有虫,宜大建中汤(椒、姜、参、饴)

桂枝加芍药生姜人参新加汤

[原文] 发汗后,身疼痛,脉沉迟者,桂枝加芍药生姜各一两人参三两新加汤主之。(62)

[提要] 汗后气营两伤,身痛证的斡旋法。

[凡按] 本条是太阳病发汗后之变局,"发汗后"三字为本条辨证眼目。观仲景不从少阴论治,而仍治之以桂枝新加汤者,足见本条身疼痛脉沉迟,为发汗后营血之少,而太阳经气不能营行脉中,所以脉证如此,故本条既不属于麻黄汤证风寒外束,营阴郁滞之表寒,亦不属于附子汤证阳虚寒盛,水邪浸渍之里寒,而为气血两伤,营血虚少是可以肯定的。本论50条:"脉浮紧者,法当身疼痛,宜以汗解之。假令尺中迟者,不可发汗。何以知然?以荣气不足,血少故也。"可与本条类比而观。

方用桂枝汤,取其专行营分,加人参以滋补血脉资生之源,加生姜以通血脉循行之滞,加芍药之苦平,欲敛姜桂之辛,不走肌腠而作汗,潜行于经脉而定痛。凡患太阳中风证,虽未经发汗,但素质气血不足的患者,可用本方扶正以祛邪。

[选注] 冉雪峰:一部《伤寒论》,腹痛均加芍药。知芍药可以疗腹痛,则

知芍药可以疗身痛。生姜较于姜运化力强，观四逆加干姜即可通脉，则本方加生姜，自可行气。人参在中药补健第一，中含人参皂苷，能增强氧化，促进循环，兴奋心脏，醒豁神经，《本经》明谓其除邪开心，《别录》明谓其通血脉，破坚积。以桂枝的温暖和煦，加此三味，用疗汗后正虚气血不运的身疼痛，适应恰当。本条胃不大寒，故不用干姜，肾不大寒，故不用附子，肝不大寒，故不用吴萸。温热回阳外，别出此扶正运化的妙方，另是一番境界。

麻黄汤证、附子汤证、桂枝新加汤证鉴别参见表10。

表10　麻黄汤证、附子汤证、桂枝新加汤证鉴别

名称	症状	病理
麻黄汤证	身疼痛，脉浮紧，表实无汗	风寒外束，营阴郁滞
附子汤证	身疼痛，脉沉，手足寒	阳虚寒盛，水邪浸渍
桂枝新加汤证	身疼痛，发汗后，脉沉迟	气阴两伤，营血不足

[**医案**]　朱君，中学教员。体羸弱，素有遗精病，又不自爱惜，喜酒多嗜好，复多斫丧。平日恶寒特甚，少劳即喘促气上，其阳气虚微肾元亏损也明显。因冬天赴席邻村，醉酒饱食，深夜始归，不免风寒侵袭。次日感觉不适，不恶寒，微热汗出，身胀，头隐痛。自服葱豉生姜汤，病未除，精神呈不振，口淡不思食，切脉微细乏力。参之前证，则属阳虚感冒，极似伤寒太阳少阴两感证。但治两感之麻附细辛，麻附甘草汤两方，殊不宜阳虚有汗之本证。当改用桂枝新加汤增附子为治。处方：党参15克，桂枝、芍药、炙草各9克，生姜4.5克，大枣5枚，附子9克。嘱服三帖。复诊：诸症悉已，食亦略思，但神疲脉微，阳气未复，犹宜温补，处以附子汤加巴戟、枸杞、鹿胶、芦巴补肾诸品，调理善后。（录自赵守真《治验回忆录》）

桂枝甘草汤

[**原文**]　发汗过多，其人叉手自冒心，心下悸，欲得按者，桂枝甘草汤主之。(64)

[**提要**]　发汗过多，损伤心阳的斡旋法。

[**方药**]　桂枝甘草汤

桂枝四两,去皮　甘草二两,炙

上二味，以水三升，煮取一升，去滓，顿服。

本方桂枝配甘草,则桂枝温而不热,所以能益阳不致发汗。

[选注] 柯韵伯:此方用桂枝为君,独任甘草为佐,以补心之阳,则汗多者不致于亡阳矣。姜之辛散,枣之泥滞,固非所宜,并不用芍药者,不欲其苦泻也,甘温相得,气和而悸自平。与心中烦(小建中汤证)(102)、心下有水气而悸者(茯苓甘草汤)(73),迥别。

徐灵胎:发汗不误,误在过多。汗为心之液,多则心气虚。二味扶阳补中,此乃阳虚之轻者,甚而振振欲擗地,则用真武汤矣。一症而轻重不同,用方迥异,其义精矣。

[凡按] 心主血,血液在心脏的推动下,周流全身,营养温煦。必分心阴心阳,心阳是推动血行的动力,心阴是这种动力的物质基础。那么,心阳的虚损,是否也会导致心衰症状的出现?如本条发汗太过(指用麻黄汤),心阳随汗液外泄,心中阳气暴虚,以致悸动不安,又手自冒心(冒,覆盖),心悸欲得按,起则头眩,这些症状反映了心阳虚损,治宜补助心阳。如陈奉篯云:一老药工,心悸,含一点桂枝于口中,感觉舒适,后加配甘草,煎服二剂,悸止。是方为辛甘化阳,功在强心补中。《精神病广义》:一人患心悸重证,日夜叉手按心,恐怖震栗失其常度,医家以为神经错乱,陈莲夫以桂枝甘草汤一剂而安,可知此方确为补心气、养心液的妙方。

[医案] 马元仪治沈康生夫人,病经一月,两脉浮虚,自汗恶风,此卫虚而阳弱也。与黄芪建中汤,一剂汗遂止。越一日,病者叉手自冒心间,脉之虚濡特甚,此汗出过多,而心阳受伤也。仲景云:“发汗过多,其人叉手自冒心,心下悸欲得按者,桂枝甘草汤主之。”与一剂良已。(《伤寒论译释》)

[凡按] 从本条的效果上来看,桂枝甘草汤治汗后阳虚心悸的疗效是非常确实可靠的。脉虚濡与病经一月之自汗恶风,都是本案的辨证眼目。

茯苓桂枝甘草大枣汤

[原文] 发汗后,其人脐下悸者,欲作奔豚,茯苓桂枝甘草大枣汤主之。(65)

[提要] 心阳虚欲作奔豚的斡旋法。

[选注] 冉雪峰:64条为心下悸,此条为脐下悸。心下悸是心阳耗散。故治疗重心在宣心阳,桂枝甘草汤为中医的强心剂。脐下悸是肾水凌逼,故治疗重心在抑肾水。悸是心的感觉证,含有空洞惊惕的意义。悸者固然动,动者未必悸,心肾相交,坎离既济,是为正常无病。汗多液伤,气随汗泄。心火虚怯,固悸。心不交肾,肾反凌心,几有水来灭火趋势,更悸。

[凡按] 奔豚是中医中独特的诊断病名,也是指一组特有的症状而言,患者在发作时自觉有一股气,多从脐下、少腹开始,向上冲逆直达胃脘,不时上下,最后上冲至咽喉而止。在发作时常伴有腹痛、目眩、气急、心悸、烦躁等症状,严重时伴有肢厥、汗出,反复发作,甚至死亡(所谓"肾气冲心")。

[方药] 茯苓桂枝甘草大枣汤

茯苓半斤　桂枝四两,去皮　甘草二两,炙　大枣十五枚,擘

上四味,以甘澜水一斗,先煮茯苓,减二升,内诸药,煮取三升,去滓,温服一升,日三服。

作甘澜水法:取水二斗,置大盆内,以杓扬之,水上有珠子五六千颗相逐,取用之(取水扬之千遍咸浊下沉为甘澜水,净化的水)。

[选注]《医宗金鉴》:发汗后心下悸者,乃虚其心中之阳,本经自病也。今发汗后,脐下悸欲作奔豚者,乃心阳虚而肾水之阴邪,乘虚欲上干于心也,主之以苓桂甘枣汤者,一以助阳,一以补土,使水邪不致上干,则脐下之悸可安矣。

尤在泾指出:肾伤于恐,而奔豚为肾病也。豚,水畜也;肾,水脏也。肾气内动,上冲咽喉,如豚之突,故名奔豚。

[凡按] 本条因寒水相结,致太阳经气化壅滞而欲作奔豚者,苓桂甘枣汤主之。气上冲,是奔豚的主要症状,欲作奔豚,实质上是气还未上冲,用桂枝、茯苓含有预防之意。

炙 甘 草 汤

[原文] 伤寒,脉结代,心动悸,炙甘草汤主之。(177)

[提要] 论心阴心阳两虚证的权变法。

[凡按] 此条既言"伤寒"而无伤寒脉证,只言心阴心阳虚损的脉证,当知是伤寒病后,因气血虚损引起的脉结代。证之临床,多是热病后(并发心肌炎等)及在杂病中见此,故康平本于"伤寒"下有"解之后"三个字为是。因本文是辨太阳篇中条文,为伤寒病后而言,所以"解之后"三字必不可省,至若杂病,自不相同。

太阳篇中议论误治变证占绝大部分,其中以误汗(过汗或失汗)致变的最为多见。这说明掌握汗法的重要性。汗为胃津所化,而由心所主,故有汗为心液之称。误汗致变,不论伤阴伤阳,寒化热化,均能损伤心的气液。如桂枝甘草汤、茯苓甘草汤、小建中汤、真武汤等证之心下悸,白虎加人参汤的背恶寒,都是心气受伤的证例。心阳能宣通卫外之阳,故《内经》有"心部于表"之

说。本篇以心血虚而心阳衰的炙甘草汤证结束全篇，是用来说明在外的太阳卫气和在里的心阳息息相关，且汗为心液，对汗法的应用，要加以特别的慎重。

[选注] 刘渡舟：伤寒脉结代，心动悸……以示病虽始于太阳，而终累及少阴，以见阴阳表里相配之义。

[原文] **脉按之来缓，时一止复来者，名曰结。又脉来动而中止，更来小数，中有还者反动，名曰结，阴也。脉来动而中止，不能自还，因而复动者，名曰代，阴也。得此脉者，必难治。**（178）

[提要] 论结、代脉的特征及预后。

[凡按] 代脉、结脉、促脉三者均属脉律的改变，皆有止象，颇相类似，但三者主要区别是：促脉数而一止，结脉迟缓而一止，二者歇止时间较短，止后皆能随即自还。而代脉歇止时间较长，故良久复来，如李中梓说："结、促之止，止无常数；代脉之止，止有常数。结、促之止，一止即来；代脉之止，良久方至。"陆渊雷说："所谓结代者，皆是歇止之脉。惟结之歇止，一止后有若干搏动特别加速，以补偿歇止之至数。此即本条所谓'更来小数'不失至数也。代之歇止，则一止后无加速之补偿，即本条所谓'不能自还也'。这是区别结代脉之要点。"参见表11、图2。

表11　结、促、代脉脉象比较

结、促、
代脉
{ 结脉缓而一止 } 二者歇止时间较短，止后皆能随即自还（"更来小数"呈颤动状），不失至数
{ 促脉数而一止 }
代脉歇止，时间较长，故良久复来（呈二、三、四联律）
促结之止，止无常数；代脉之止，止有常数

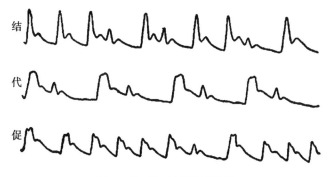

结

代

促

图2　结、代、促脉脉图比较

[凡按] 由此可见,结脉是指脉象缓慢,搏动中有时停搏一次,但随即又恢复正常搏动。代脉则指脉搏常有较长时间的间歇期,并呈现规律性的停搏。《濒湖脉诀》:"数而时止名为促,缓止须将结脉呼。止不能回方是代,结生代死自殊途。"在临床上因结脉与代脉常交错出现,故古人常把二脉相互并提。多见于代偿功能已有障碍的心脏病,尤为气血大虚,精气不续的确据,所以预断为难治。

[选注] 曹颖甫:阳气结涩不舒,故谓之结,阴气缺乏不续,故谓之代,代之为言,贷也,恒产告罄,而称贷以为生,其能久乎?固知伤寒太阳篇所谓难治者,乃专指代脉言,非并指结脉言也。

李中梓:《内经》以代脉之见,为脏气衰微,脾气脱绝之诊也。惟伤寒心悸,怀胎三月,或七情太过,或跌仆重伤,及风家痛家,俱不忌代脉,未可断其必死。

[凡按] 结代脉之产生,古人多认为由气血虚所致。如《素问·脉要精微论》说:"代则气衰。"成无己说:"结代之脉……由血气虚衰,不能相续也,心中悸动,知真气内虚也。"

[方药] 炙甘草汤

甘草四两,炙　生姜三两,切　人参二两　生地黄一斤　桂枝三两,去皮　阿胶二两　麦门冬半升,去心　麻仁半斤　大枣三十枚,擘

以上九味,以清酒七升,水八升,先煮八味,取三升,去滓,内胶烊尽,温服一升,日三服。一名复脉汤。

[凡按] 观小建中汤,而后知伤寒有补阳之方,观炙甘草汤,而后知伤寒有补阴之法。

此方所用多属益阴之品,分量亦较重,而生姜、桂枝皆系阳药,分量都较轻,是重在滋阴,以阳药推动阴药,而发陈蕃秀,以达到温养之目的。本方又名复脉汤。叶天士以此方治疗多种疾病,承先启后,既不违反运用经方的原则,又不受经方应用的限制,扩大了治疗范围,使它成为救阴增液之妙方。叶天士引申本方的治疗规律,多从症状着眼,凡属舌绛裂纹,舌红若赭,口渴喜冷,上腭干涸,心中热焚,烦躁不安,欲寐昏沉等,均用之。但叶氏在多数病例中,很少搬用原方,每于原方中减去姜桂之辛热,以防其燥血劫阴;或加白芍以敛养肝阴;或加鸡子黄以补养心血;或加牡蛎以敛汗固脱;或加乌梅、五味酸甘化阴以生津。着重于益阳滋阴,生津复脉。这是他运用本方的宗旨。温病后期,阴亡液脱者,多用复脉法。《温病条辨·下焦篇》列出12条,可见吴

鞠通氏恪守叶法而运用之广。

[选注] 岳美中：显然是以甘草为君，乃后世注家都不深究仲景制方之旨，意退甘草于附庸地位，即明如柯韵伯，精如尤在泾，也只认甘草留中不使速下，或囫囵言之，漫不经意。不知甘草具"通经脉，利血气"之功能，载在陶弘景《名医别录》……顾甘草命方，冠诸篇首，日人丹波元坚还知注意。若方中大枣，无论中外医家，多忽而不谈。不知此方用大枣至30枚之多，绝非偶然。在《伤寒》《金匮》诸方中，大枣用量居多者，惟此方为最。

万友生：本方生地用量特大，不可疏忽。此药不仅能养新血，而且能破瘀血，它在本方中的作用，主要是取其化瘀生新。又本方主药炙甘草的作用，有人认为它能"通经脉，利血气"，但临床实践证明，炙甘草的作用主要在于"补"，而不在于"通"。至于炙甘草汤方之所以能够"通经脉，利血气"，则是因为方中有桂、姜、清酒之故。因此，说炙甘草汤方能"通经脉，利血气"则可，说炙甘草能"通经脉，利血气"则不可。炙甘草在本方中的作用，应从补心虚安心神来理解，才符合实际。

曹颖甫：余用本方，无虑百数十次，未有不效者。其证以心动悸为主。若见脉结代，则其证为重，宜加重药量（生地至少18克，桂枝5克）。但觉头眩者为轻，投之更效。推其所以心动悸之理，血液不足故也，故其脉必细小异常。

[医案] 曹颖甫治律师姚建，尝来请诊，眠食无恙，按其脉结代，约十余至一停，或二三十至一停不等，又以事繁，心常跳跃不宁，此仲师所谓"心动悸，脉结代，炙甘草汤主之"之证也，因书经方与之，服十余剂而瘥。

[凡按] 近人治验，本方对于许多心血管系统疾病，如风湿性心脏病，冠状动脉硬化性心脏病，以及其他心脏病所致的某些心律失常，和偶发性期前收缩、窦性停搏、房颤、二度房室传导阻滞、多发性期前收缩所致之二联律、三联律等，均获得比较满意的疗效。（参《伤寒论方古今临床》）

甘草干姜汤、芍药甘草汤

[原文] 伤寒脉浮，自汗出，小便数，心烦，微恶寒，脚挛急，反与桂枝，欲攻其表，此误也，得之便厥。咽中干，烦躁，吐逆者，作甘草干姜汤与之，以复其阳。若厥愈足温者，更作芍药甘草汤与之，其脚即伸。若胃气不和谵语者，少与调胃承气汤。若重发汗，复加烧针者，四逆汤主之。（29）

[提要] 伤寒夹虚误汗的变证及随证救治的斡旋法。

[凡按] 本条从表面上看，是论桂枝的禁忌证，但包含了对第16条"观其

脉证,知犯何逆,随证治之"的补笔,具体地为随证治之作出了示范,第 30 条则是作为 29 条的注文。其中"证象阳旦",阳旦即桂枝汤的别名。《金匮要略·妇人产后病脉证治》阳旦汤原注云即桂枝汤。《千金方》《外台秘要》别有阳旦汤乃桂枝汤加黄芩,名同而实异也。张令韶:"阳旦者春阳平旦之气。"

关于证象阳旦的分析,参见表 12。

表 12　类桂枝证与非桂枝证比较

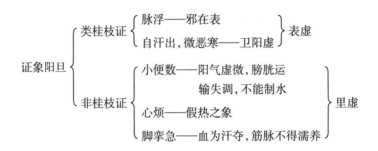

[**凡按**] 从以上分析,本条的原有症状,是表里俱虚,在治疗上应该用桂枝加附子汤温阳解表,才是恰当的。今单用桂枝汤是错误的,因此,不但病不愈,反而会发生一系列变证。误用桂枝汤所致阳虚阴损症状与病机参见表 13。

表 13　阳虚阴损症状与病机

1. 厥——阳气虚,不能通达于四肢
2. 咽中干——津液耗伤,虚火上浮 } 阳虚阴损之象
3. 烦躁吐逆——阴盛阳虚,邪气上扰

[**凡按**] 随证施治的方法:

1. 先复其阳——甘草干姜汤,辛甘化阳,阳复则厥愈足温。必须辨明,确系寒证,脉迟、舌淡、苔白、不渴、无热、恶寒,此其大较。

[**方药**] 甘草干姜汤

甘草四两,炙　干姜二两(成本为炮姜)

上二味,以水三升,煮取一升五合,去滓,分温再服。

2. 次复其阴——用芍药甘草汤,酸甘化阴,阳回阴复,其脚即伸。

[**方药**] 芍药甘草汤

芍药　甘草炙,各四两

上二味,以水三升,煮取一升五合,去滓,分温再服。

芍药和甘草都有舒筋解挛的功效,适用于大筋软短和挛缩,或腹肌拘急。本方可用于肠胃、胆囊、输卵管、子宫、膀胱、尿道、血管痉挛疼痛及腓肠肌痉挛,三叉神经痛等。本方对横纹肌、平滑肌的挛急,不管是中枢性的或末梢性的,均有镇静作用。

3. 若胃气不和,谵语者,这是服用辛温剂之后,阴证回阳,津少胃燥导致便结谵语,宜少与调胃承气汤(见阳明篇)和胃通便,则谵语自除。

4. 如误用桂枝汤之后,重发其汗(更用麻黄汤),复加烧针(劫去其汗),必致阳亡于外,如出现汗出、肢冷、脉微,宜四逆汤(见少阴篇)急救回阳。

[选注] 顾观光:桂枝加附子汤证,误在不加附子(指遇桂枝加附子汤证而单用桂枝汤),阳气以辛散而上越,出现厥逆足冷,故用甘草干姜汤以复之(温中回阳),厥愈足温,中病即止,阴气以辛温而内耗,出现血不营筋而脚挛急,故用芍药甘草汤以和之。阴耗而邪入阳明,胃热壅盛而谵语,热炽津枯而便结,则宜调胃;少与调胃承气汤,微溏以止其谵语。

庞安时《伤寒总病论》本条原文:"太阳病,自汗,四肢难以屈伸,若小便难者,可于阳旦证(汤)内加附子壹枚,炮,去皮尖八破,同煎服之(即20条治法)。若小便数者,慎不可行此汤,宜芍药甘草汤,若误行桂枝附子汤攻表,则咽干烦躁,厥逆,呕吐者(上虚热,下虚寒),甘草干姜汤(应是暖下之炮姜)与之(温下)以复阳气;若厥愈足温(暖下之效),更与芍药甘草汤(濡养筋脉),其脚即伸;若(因津伤胃干)胃气不和,谵语者,少与调胃承气汤,微溏(大便一动,以平其亢奋之热)则谵语止。"本条是庞安时在《伤寒论》原文基础上加以阐发而成,尤其是"小便数者,不可与桂枝加附子汤"一句,是他的独到见解,可备参考。

尤在泾:此条前后用药,温凉补泻,绝不相谋,而适以相济,非深造自得、卓有成见者,乌能及此。

[原文] 问曰:证象阳旦,按法治之而增剧,厥逆,咽中干,两胫拘急而谵语。师曰:言夜半手足当温,两脚当伸,后如师言,何以知此? 答曰:寸口脉浮而大,浮为风,大为虚,风则生微热,虚则两胫挛,病形象桂枝,因加附子参其间,增桂令汗出,附子温经,亡阳故也。厥逆,咽中干,烦躁,阳明内结,谵语烦乱,更饮甘草干姜汤,夜半阳气还,两足当热,胫尚微拘急,重与芍药甘草汤,尔乃胫伸,以承气汤微溏,则止其谵语,故知病可愈。(30)

[提要] 以问答式解释上条脉证。

[选注]尤在泾：此即前条之意，而设为问答，以明所以增剧，及所以病愈之故。然中间语意，殊无伦次，此岂后人之文耶。昔人读《考工记》，谓不类于周官，余于此条亦云。

芍药甘草附子汤

[原文]发汗，病不解，反恶寒者，虚故也，芍药甘草附子汤主之。(68)

[提要]汗后阴阳两虚的斡旋法。

[凡按]发汗，病不解，仲景另出五证，各有主方，即①身疼痛，脉沉迟者，桂枝新加汤证(62)；②汗出而喘，无大热者，麻杏甘石汤证(63)；③叉手自冒心，心下悸欲得按者，桂枝甘草汤证(64)；④脐下悸，欲作奔豚，苓桂甘枣汤证(65)；⑤腹胀满者，厚朴生姜半夏甘草人参汤证(66)。此五证同属发汗后，同属不恶寒，与"发汗，病不解，反恶寒者，虚故也"，有何不同？因此，本条值得注意之处，是一个"反"字与一个"虚"字，反恶寒表示与表证之寒不同，此种恶寒即钱氏所谓"阳气虚损故生外寒"。虚字是全条眼目。

[选注]冉雪峰：表虚恶寒，里虚亦恶寒，表里俱虚更恶寒。恶寒二字，亦当活看。前二十三条曰："脉微而恶寒者，此阴阳俱虚。不可更发汗，更下、更吐也。"前六十条云："下之后，复发汗，必振寒，脉微细，所以然者，内外俱虚故也。"这就是内外两虚的示范，本条是内虚，而不是外虚，是治内而不是治外，盖未汗，病机在外，已汗，病机在内。直领会斯旨，豁然贯通。

[原文]发汗后，恶寒者，虚故也。不恶寒，但热者，实也。当和胃气，与调胃承气汤。(70)

[提要]辨汗后虚实变证的权变法。

[凡按]本条已将恶寒与否作为确定虚实的辨证关键。如何严格辨治，成为决定性大问题，论中紧抓恶寒这一重点，并在上一条加一"反"字作为画龙点睛，遂使问题迎刃而解。

[选注]黄元御：汗后恶寒者，气泄而阳虚故也，故防入少阴。不恶寒，反恶热者，津伤而阳实故也，是已入阳明（大便必实），将成大承气证。宜早以调胃承气和其胃气。

[方药]芍药甘草附子汤

芍药　甘草炙,各三两　附子一枚,炮,去皮,破八片

上三味，以水五升，煮取一升五合，去滓，分温三服。

调胃承气汤（见阳明篇）

[选注] 柯韵伯：虚、实，俱指胃言。汗后，正气夺则胃虚，故用附子、芍药；邪气盛则胃实，故用大黄、芒硝。此自用甘草，是和胃之义。此见调胃承气，是和剂而非下剂也。

冉雪峰说过，病的关系在表则治表，病的关系在里则治里，治表可以和里，治里亦可以和表，太阳篇之所以有承气，阳明篇之所以有麻黄桂枝。明此，则本条精义，活跃显出。

[凡按] 同一汗后，而虚实不同者，则视其人胃气素寒素热，而气机随之转化也。可见治病必须注意素质。

桂枝麻黄各半汤

[原文] 太阳病，得之八九日，如疟状，发热恶寒，热多寒少，其人不呕，圊便欲自可，一日二三度发。脉微缓者，为欲愈也；脉微而恶寒者，此阴阳俱虚，不可更发汗、更下、更吐也；面色反有热色者，未欲解也，以其不得小汗出，身必痒，宜桂枝麻黄各半汤。（23）

[提要] 太阳病失治，表郁轻证的权变法。

[凡按] 病在太阳，至八九日之久，而不传他经，其表邪本微可知。"其人不呕，清便欲自可"（不传阳明少阳），里未受邪可知。病如疟状，乃正气内胜，数与邪争故也。若得微缓之脉（微为邪退，缓为正复），则为欲愈之象。

若"脉微而恶寒"（属邪退正衰的表现），"此阴阳俱虚也"，当与温养，宜芍药甘草附子汤之类，而发汗、吐、下均在所禁矣。

若恶寒"面色反有热色者"（阳气怫郁在表），邪气欲从表出，而不得小汗，则邪无从出，邪盛则身痛，邪微则身痒。无汗不得用桂枝，邪微不得用麻黄，一治表虚，一治表实，今合而用之，约小其制，以解其表之不虚不实。

为什么要用麻黄？谓其面热身痒，邪在轻虚浮浅之处，惟麻黄能达（扩张表层血管，以改善血行），今人多用荆芥、蝉蜕代之，故合两方为一方，变大制为小制，桂枝所以为汗液之地，麻黄所以为发散之用，且方成知约，使不伤正。（参吴人驹、尤在泾说）

[选注] 王肯堂：首节颇似小柴胡证，故以不呕、清便自调证之；次节虽脉微恶寒，只宜小建中汤加黄芪以温分肉，司开合，原非温经之谓；后节面色反有热色，言表邪未尽，故宜各半，不可与面合赤色比类而观也。表郁不解详析参见表14。

表 14　表郁不解的症状、病机与治疗

```
          如疟状——发热恶寒,热多寒少,一日二三度发
          不呕、清便(欲)自可——排除了少阳、阳明证
          脉微缓者为欲愈——微为邪退,缓为正复
  表  ⎰  脉微而恶寒者,此阴阳俱  ⎰ 尤在泾主芍药甘草附子汤
  郁     虚,不可更发汗更吐下也  ⎱ 王肯堂主小建中汤加黄芪
  不
  解     面色反有热色者,未欲解也  ⎰
          以其不得小汗出,身必痒    ⎱ 宜桂枝麻黄各半汤

          桂枝所以为汗液之地,麻黄所以为发散之用,故合两方为一方,变大制为小制,方成
          知约,使不伤正
```

[方药] 桂枝麻黄各半汤

桂枝一两十六铢,去皮　芍药　生姜切　甘草炙　麻黄去节,各一两　杏仁二十四枚,汤浸,去皮尖及两仁者　大枣四枚,擘

上七味,以水五升,先煮麻黄一二沸,去上沫,内诸药,煮取二升,温服一升,日再服。

(注:此处与通行本不同)

[凡按] 此方分量甚轻,共计六两,合之今秤仅一两二钱(陆渊雷),分三服(注:此按通行本服法),每服四钱,乃治邪退后,至轻之剂,犹勿药也。本方以桂枝冠首,含有护正祛邪之义。

[医案] 许叔微治一人,病伤寒身热头痛无汗,大便不通,已四五日,许访之,见医者治大黄芒硝等,欲下之。许曰:子姑少待,予为视之。脉浮缓,卧密室中,自称甚恶风。许曰:表证如此,虽大便不通数日,腹又不胀,别无所苦,何遽便下?大抵仲景法,须表证罢方可下,不尔,邪乘虚入,不为结胸,必为热利也。作桂麻各半汤与之,继以小柴胡,漐漐汗出,大便亦通而解。(《伤寒九十论》)

[凡按] 本方可用于疟病(如麻桂达原饮)、风疹(消风散)、郁血腰痛(五积散之类)等证。

在《伤寒论》中桂麻合用,所谓"复方",凡正气不足,邪气亦微,而仍须得汗而解者,可以于此类方法取则。如后人的参苏饮、再造散、麻黄人参芍药汤等,立意虽同,而用药殊矣。

桂枝二麻黄一汤

[原文] 服桂枝汤,大汗出,脉洪大者,与桂枝汤,如前法。若形似疟,一日再发者,汗出必解,宜桂枝二麻黄一汤。(25)

[提要] 服桂枝后两种不同的变证的权变法。

[选注] 陆渊雷:大汗而脉洪大,疑似阳明白虎证。脉但洪大,则无白虎证,而桂枝证未解也。盖汗出是桂枝、白虎共有之证,洪大是白虎独有之脉,惟白虎尚有以烦渴为主要证,今汗出脉洪大而不烦渴,与桂枝对证不对脉,与白虎则对脉不对证。是二汤者,皆非的对之剂也。仲景竟与桂枝,不以其脉之洪大,而从其证之不烦渴,可知诊治之法,证重于脉矣。而烦渴与否可问而知,不可切脉而得也。近时名医治病,有不许病人自诉症状,自示脉法之神者,亦异于仲景矣。

[凡按] 同样服桂枝汤后,大汗出,脉洪大,而25条无大烦渴,属风邪在表,仍宜桂枝汤微汗以祛邪,如前法者,宜接24条"反烦不解"例,顾尚之云加刺风池、风府,以疏通经络;26条大烦渴,为热炽伤津,宜白虎加人参汤益气清热以生津。

服桂枝汤后,脉洪大,大汗出,必须与白虎汤证鉴别清楚,否则就有"桂枝下咽,阳盛则毙"的危险。

另一种情况是汗出不彻,玄府复闭,邪仍留连皮肤肌肉之间,与正气相争,所以寒热如疟状,治法则仍当解表。在已经大汗之后,麻黄嫌其太峻,但玄府闭塞,桂枝又不能胜任,故取桂枝二麻黄一以和其营卫,略行疏表,较前各半汤又轻一等。

[方药] 桂枝二麻黄一汤

桂枝一两十七铢,去皮　芍药一两六铢　麻黄十六铢,去节　生姜一两六铢,切　杏仁十六个,去皮尖　甘草一两二铢,炙　大枣五枚,擘

上七味,以水五升,先煮麻黄一二沸,去上沫,内诸药,煮取二升,去滓,温服一升,日再服。

[选注]《方极》:桂枝二麻黄一汤,治桂枝证多,麻黄证少者。

尤在泾:(本方)则助正之力多,而散邪之力少,于法为较和矣。

总结仲景解表诸法见表15。

表 15　仲景解表诸法

$$
仲景解表诸法\begin{cases}麻黄汤峻汗\\桂枝汤解肌取汗\\桂麻各半汤小汗\\桂二麻一汤微汗\end{cases}
$$

［凡按］可见立法精当，处方严谨。

桂枝二越婢一汤

［原文］太阳病，发热恶寒，热多寒少。脉微弱者，此无阳也，不可发汗，宜桂枝二越婢①一汤。（27）

【注】①"婢"与"脾"古字通用，成无己注：发越脾气，通行津液。

［提要］表未解，里自热的权变法。

［选注］章虚谷：此条经文，宜作两截看，"宜桂枝二越婢一汤"句，是接"热多寒少"句，今为煞句，是汉文兜转法也。若脉微弱者，此无阳也，何得再行发汗？仲景所以禁示人曰，不可发汗，宜作煞句读。经文了了，毫无纷论矣。

李克绍：章氏主张把煞句这样掉换过去，也就成了"热多寒少，宜桂枝二越婢一汤，脉微弱者，此无阳也，不可发汗。"诚然，这样一掉换，就"经文了了，毫无纷论矣"，但是在脉微弱，以至于无阳的情况下，哪里还有主张发汗的道理？那末"不可发汗"三句，岂不成了废话？其实，"脉微弱者，此无阳也"三句，并非废话。吴人驹说："微乃微甚之微，而非微细之微，但不过强耳。既曰热多，脉安得无阳？微者，表之阳邪微，故不可大发汗。"这就是说，本条的脉微弱，是对比太阳伤寒之脉浮紧，微微较弱，肤表之阳，被郁不重，故曰"此无阳也"。吴氏这一见解，是很正确的。而桂枝二越婢一汤，是辛凉解表之剂，服后不需要温复取汗，不属于发表剂的范围。

［凡按］按桂林古本《伤寒杂病论》，本条在不可发汗下，有"脉浮大者"四字。因此，对本条可作如下（见表16）理解：

表 16　《伤寒论》第27条（桂枝二越婢一汤证）分析

$$
\begin{matrix}太阳病发热恶\\寒，热多寒少\end{matrix}\begin{cases}若脉微弱者，此无阳也，不可发汗\\脉浮大者，宜桂枝二越婢一汤\end{cases}
$$

[方药] 桂枝二越婢一汤

桂枝_{去皮}　芍药　麻黄　甘草_{炙,各十八铢}　大枣_{四枚,擘}　生姜_{一两二铢,切}

石膏_{二十四铢,碎,绵裹}

上七味,以水五升,煮麻黄一二沸,去上沫,内诸药,煮取二升,去滓,温服一升。

[凡按] 本方为桂枝汤与越婢汤二比一用量的合方。药物组成系桂枝汤方加麻黄石膏,桂枝汤外散表邪;越婢汤载《金匮要略》,由麻黄、炙草、石膏、生姜、大枣等组成为辛凉之剂,清泄里热,并发越郁阳。二者合为解表清热之轻剂。

[选注] 冉雪峰:查康平古本,"此无阳也"四字,系小字旁注,后人插入正文,疑义丛生。今将四字除去,云脉微弱者,不可发汗,与他处脉沉弱者,不可发汗,有少阴证者,不可发汗,词意亦复相同,得此则一切支离,可以扫除。上条脉洪大用桂枝,此条脉微弱用石膏,咸寓意深层义蕴。所以然者,发热恶寒,热多寒少,本为阳证。脉微弱,则非阳脉,阳陷阴中,热不得越。麻黄能增加血中氧化,促进血液循环,麻黄伍桂枝则作用于外,麻黄伍石膏则作用于内。其振起郁陷功能,较葛得升麻,不啻倍蓰。上条麻桂各半,桂二麻一条,是寒滞于外。此条是阳陷于内。上条白虎加人参,是外邪已解,此条是内渐郁热,故一用麻黄同,而有用石膏不用石膏之殊,一用石膏同,而有用麻黄不用麻黄之异。

桂枝去桂加茯苓白术汤

[原文] 服桂枝汤,或下之,仍头项强痛,翕翕发热,无汗,心下满微痛,小便不利者,桂枝去桂加茯苓白术汤主之。(28)

[提要] 论汗下后水气内停而太阳经气不利的斡旋法。

[凡按] 各家争论之点集中在有无表证,和去桂还是去芍的问题。归纳有以下几说:①成无己等认为本证外有表邪,内有停饮,主张既不去桂,也不去芍。"与桂枝汤以解外,加茯苓白术利小便行留饮。"②柯韵伯认为表证已罢,是"水结中焦,只可利而不可散"。主张遵原文,方中应去桂枝。③以《医宗金鉴》为代表的各家,认为本证是"汗下后表不解,而心下有水气",方中去桂是去芍之误,主张去芍药之酸收,使表里两解。但原方并无错误。本条的原证是邪郁经络的桂枝加葛根汤证,观"仍头项强痛"一句可知。先误用桂枝汤致热郁胸中,继又误用下法损伤脾胃导致水停心下,邪陷与停水相结,于是出现

"心下满微痛"。中阳失运，又兼停水，津气不行，故"小便不利"，由原来汗出变为"无汗"。"仍头项强痛，翕翕发热"句说明郁于太阳经络之邪气未解。不过此时病机的重点在中阳失运，使病邪内陷与停水相结，故改发汗为利水法。

[方药] 桂枝去桂加茯苓白术汤

芍药三两　甘草二两，炙　生姜切　白术　茯苓各三两　大枣十二枚，擘

上六味，以水八升，煮取三升，去滓，温服一升，小便利则愈。

[凡按] 本汤证的茯苓、白术健脾利水，以恢复中阳的运势；白芍苦泻，佐苓术利水而开结。邪已内陷，又因停水遏制变为无汗，故不用桂枝通阳解肌，而用生姜宣散水气而解表。陈修园所著的《长沙方歌括》就载有本方（去桂留芍）的验案："嘉庆戊辰，吏部谢芝田先生令亲，患头项强痛，身疼，心下满，小便不利。服表药，无汗反烦，六脉洪数……用桂枝去桂加茯苓白术汤，一服遂瘥。"

[选注] 徐灵胎：头痛发热，桂枝证仍在也，以其无汗，则不宜更用桂枝，心下满则用白术，小便不利则用茯苓，此证乃亡津液而有停饮者也。

陈修园：《内经》曰："三焦膀胱者，腠理毫毛其应。"是言通体之太阳也。此时须知利水法中，大有转旋之妙用，而发汗亦在其中，以桂枝去桂加茯苓白术汤主之。所以去桂者，不犯无汗之禁也。所以加茯苓白术者，助脾之转输，令小便一利，而诸病霍然矣。因本方的方后注云"小便利则愈"，这可见本方的目的，是化水饮，利小便，而不是发汗。

何志雄："心下满微痛""小便不利"是本证的主症。本证的病根在心下（表邪与停水互结），病机为中阳失运，主证是心下微痛和小便不利，头项强痛、无汗、翕翕发热等，都是邪郁太阳经络的症候，表证不解，是指郁于太阳经络之邪不解，乃由停水阻遏津气所致，故治法宜利水而不可发汗。只要中阳复运，小便通利，停水消除，津气流通，自然汗出，诸证随之而解。

冉雪峰：盖太阳本寒标热，故太阳病变，不化热则化水。白虎加人参证，即化热的见端。本条去桂加苓术证，即化水的见端。汗之与尿，异流同源，汗多则尿少，汗少则尿多。今无汗而小便不利，又心下满痛，一身内外上下，生理俱起变化。小便利则愈，下气化则上气化，内气化则外气化。现证满而未鞕，痛而尚微，不用葶苈甘遂，只用白术茯苓，虽是治内，仍可治外，较量极精。去桂枝而方名仍标桂枝，含蕴极深，乃开桂枝系之特殊变局也，与小青龙汤去麻黄加荛花两相辉映，可见麻黄系、桂枝系，均有如此疗法。

[凡按]《伤寒论》对于桂枝汤的运用，至详且尽，如第13条"发热汗出、

恶风"，看来很像重复，实际上本条不提中风而只提太阳病，所以就扩大了桂枝汤的治疗范围，它比 12 条的内容有更深一层的意思。第 14 条"项背强几几"，第 19 条"喘家作"，第 43 条"下之微喘者"，第 62 条"汗后，身疼痛，脉沉迟"，第 21 条"发汗，遂漏不止"，第 22 条"下之后，脉促胸满"，第 28 条"下之后，仍头项强痛，翕翕发热"等，是桂枝汤的加减证，它的前后排列法，很能启人深思。

先从 14 条的"项背强几几"，经输不利的桂枝加葛根汤开始，后以"头项强痛……"的桂枝去桂加茯苓白术汤收尾。其用意是太阳经病属表，故在前，太阳腑证属里，故在后。把发汗和利小便的两种治法分开，则使 14 条与 28 条的病机自然而然的加以划分，使人不产生去桂去芍之疑。

桂枝甘草龙骨牡蛎汤

[原文] 火逆下之，因烧针烦躁者，桂枝甘草龙骨牡蛎汤主之。(118)

[提要] 论心阳虚烦躁证的救逆法。

[选注] 魏荔彤：误治之故有三，而烦躁之变证既一。则惟立一法以救三误，不必更问其致误何由矣。

[凡按] 总的精神，只要属于胸中阳虚、心神浮越的烦躁，就可以使用桂甘龙牡汤，以温通心阳、潜镇安神。

[方药] 桂枝甘草龙骨牡蛎汤

桂枝一两,去皮　甘草二两,炙　牡蛎二两,熬　龙骨二两

上四味，以水五升，煮取二升半，去滓，温服八合，日三服。

[选注] 陈修园：火逆则阳亢于上，若遽下之，则阴陷于下。阳亢于上，不能遇阴而烦，阴陷于下，不得遇阳而躁，故取龙牡水族之物，抑亢阳以下交于阴，取桂枝辛温之品，启阴气以上交于阳，最妙在甘草之多，资助中焦，使上下阴阳之气交通于中土，而烦躁自平也。

章虚谷：或问，火逆下之，津液皆伤，何以不用养阴之法？余曰：其表里阴阳之气，俱已乖逆，若用阴柔之药，反其郁滞不和，而变他证。故以味薄气清者(以龙牡之涩)，先收散乱之阳(收浮越之正气)，调和而镇摄之。气和则津液自生，此仲景之用法精妙，非常见所能及也。

邹润安：龙骨引火入土，牡蛎召阳入阴。

本方方解见表17。

表 17　桂甘龙牡汤证方解

$$
\begin{array}{l}
桂甘龙 \\
牡汤证
\end{array}
\left\{
\begin{array}{l}
阳亢于上——龙牡抑之以下交于阴 \\
阴陷于下——桂枝启阴气以上交于阳
\end{array}
\right\}
\begin{array}{l}
甘草资助中焦交通 \\
上下而烦躁自平
\end{array}
$$

桂枝去芍药加蜀漆牡蛎龙骨救逆汤

[原文] 伤寒脉浮,医以火迫劫之,亡阳,必惊狂,卧起不安者,桂枝去芍药加蜀漆牡蛎龙骨救逆汤主之。(112)

[提要] 论误火亡心阳而生惊狂证的救逆法。

[凡按] 亡阳证的区别:

1. **亡卫阳**　汗多恶寒,宜用桂枝加附子汤或芍药甘草附子汤(68)。

2. **亡肾阳**　汗多肢厥,下利恶寒,脉微而沉细,宜治以四逆汤(387)。

3. **亡心阳**　上条桂甘龙牡汤证,属火邪内迫,心神受扰而烦躁,病势尚轻,本条火邪迫劫,心神不守而惊狂,病势严重,所以用救逆汤。

[方药] 桂枝去芍药加蜀漆牡蛎龙骨救逆汤

桂枝三两,去皮　甘草二两,炙　生姜三两,切　大枣十二枚,擘　牡蛎五两,熬　蜀漆三两,洗去腥　龙骨四两

上七味,以水一斗二升,先煮蜀漆,减二升,内诸药,煮取三升,去滓,温服一升。本云桂枝汤,今去芍药,加蜀漆牡蛎龙骨。

[选注] 陆渊雷:此证惊狂卧起不安,由于冲气上逆,胸腹脐下动剧,故用桂枝以降冲逆,用龙、牡、蜀漆以镇动气。

《本草纲目》:蜀漆主胸中痰结吐逆,亦因冲气而痰饮上逆也。(《伤寒论今释》)

蜀漆乃常山之苗,其气升散,其性飞腾,能开阴伏之气,能劫蓄结之痰,破血行水。(《得配本草》)

《药征续编》:凡仲景之治动也,其活法有三,有胸腹之动,则以牡蛎治之,脐下之动,则以龙骨治之;有胸腹脐下之动剧,则以蜀漆治之。动剧多由痰血阻滞而然,可见惊狂的症结所在,也是用蜀漆的关键所在。

柯韵伯:近世治伤寒者,无火熨之法,而病伤寒者,多烦躁惊狂之变,大抵用白虎、承气辈,作有余治之。然此症属实热者固多,而属虚寒者间有,则温补安神之法,不可废也。更有阳盛阴虚而见此症者,当用炙甘草加减(含三甲复脉汤),用枣仁、远志、茯苓、当归等味,又不可不知。

本条临床症状之病机、治疗见表18。

表18　惊狂卧起不安病机与治疗

惊狂卧起不安
- 亡心阳：轻则桂甘龙牡，重则救逆汤（必有痰血瘀阻）
- 胃实热：烦躁惊狂之变，白虎承气（必热炽，苔黄，脉实）
- 阴虚阳亢：三甲复脉汤（必夜热口干舌绛）
- 惊狂痉厥神昏谵语：安宫牛黄丸（热邪内闭心包，舌謇肢厥，舌质纯绛）
- 血虚心神失养：归脾汤（多见于经产之后，舌淡，无神，少气懒言）

茯苓四逆汤

[原文] 发汗，若下之，病仍不解，烦躁者，茯苓四逆汤主之。(69)

[提要] 论汗下之后，阴阳两虚的烦躁证的救逆法。

《脉经》《千金翼》作发汗吐以后不解烦躁。

[选注] 见第五章"二、少阴病类方辨证"中"(一)四逆汤类"。

桂枝加葛根汤

[原文] 太阳病，项背强几几，反汗出恶风者，桂枝加葛根汤主之。(14)

[提要] 太阳经气不舒，亦桂枝证的类病法。

[凡按] 几几伸颈之象，乃俯仰不自如貌，为邪气渐深，故加葛根。经脉直行，与肌络横行者异，太阳直行在背，外邪入经输（太阳经脉）故项背强。

[方药] 桂枝加葛根汤

桂枝汤原方加葛根四两，桂枝、芍药各减一两。

[凡按] 桂枝汤解肌，加葛根以宣通经脉，鼓舞胃中的津气上升，以解其挛急。盖葛根入土最深。吸引土下黄泉之水气，以上达于藤，如太阳经引膀胱水中之阳气，以上于经脉，其理无异，故仲景用葛根入走经脉，非走肌络也。

本方与葛根汤同一项背强几几，特以彼证无汗，本证反汗出，故无麻黄，此其证同而药异也。陆九芝云"汗出用麻黄，断无此理"，原方有麻黄，恐非本意。本方加黄芪、片姜黄治冻结肩，效果良好。

[医案] 建康徐南强，得伤寒，背强，汗出，恶风，予（许叔微）曰：桂枝加葛根汤证。病家曰：他医用此方，尽两剂如旧，汗出愈加。予曰……误矣，是方有麻黄，服则愈见汗多……止于桂枝汤加葛根也。令生而服之，微汗而解。（《伤寒九十论》）

桂枝加芍药汤、桂枝加大黄汤

见第四章"二、太阴病类方辨证"。

（二）麻黄汤类

麻 黄 汤

[原文] 太阳病，头痛发热，身疼腰痛，骨节疼痛，恶风无汗而喘者，麻黄汤主之。（35）

[提要] 太阳伤寒证的正治法。

[凡按] 这是在第3条（或已发热，或未发热……）的基础上补充了伤寒无汗而喘和麻黄汤的治法。此条也应同12条桂枝汤证作比较，以见有汗为虚，无汗为实的辨证。

[选注] 柯韵伯：太阳受病，当一二日发，故有即发热者，或有至二日发者。盖寒邪凝敛，热不遽发，非若风邪易于发热耳。然即发热之迟速，则其人所禀阳气之多寡，所伤寒邪之浅深，因可知矣。然虽有已发、未发之不齐，而恶寒、体痛、呕逆之症，阴阳俱紧之脉先见，即可断为太阳之伤寒。

[凡按] 所谓"或未发热"，不是不发热，只是迟早问题，也可以说是发热的前期。外邪初袭，卫阳被束，故恶寒而未发热；及至卫阳达表抗邪，就发热了，所谓"阳浮者，热自发"。此与无热恶寒者不同，可以从脉象上区别（发于阳脉浮紧；发于阴脉沉细）。

此因太阳病在卫气职能方面的改变，不但能表现为发热恶寒，还必然影响其司开阖的功能而表现为有汗或无汗。在正常情况下，卫气总是能开能合，以适应人体体温的调节和汗腺排泄的需要。但在受邪后就不同了，有的人是卫气但开不合，有的人是卫气但合不开。但开不合的就有汗，有汗就使营弱而脉浮缓。但合不开的就无汗，无汗营就不弱而脉浮紧。脉浮紧的必身疼，脉浮缓的身不痛。这就形成了太阳病的两大类型。无汗是凝敛的象征，有汗是疏泄的象征。这就是伤寒、中风命名的由来。柯韵伯：麻黄汤八证，重在发热身疼，无汗而喘。冉雪峰：本条重心在"无汗而喘"四字，若仅头痛发热等证，则麻黄汤尚在可用可不用之例。而"无汗"这一阴性体征，实为使用麻黄汤的关键。

《伤寒论》有关麻黄汤证共15条，条辨虽多，但不太复杂，归纳起来，有以下几点：①全身症状：发热或未发热，恶寒无汗。②局部症状：头痛、身疼、腰痛、骨节疼痛、喘。③脉：浮紧或浮或浮数。④其他：伤寒失治引起的衄血。

"治病必求于本"，如太阳伤寒，见头痛、腰痛、骨节疼痛、发热恶寒、呕逆诸症，脉浮紧而无汗，此太阳表实之候，用麻黄汤开皮毛之闭，得汗而诸症自解。此见病知源的治疗方法，绝不同于头痛医头、脚痛医脚的套方。

但得汗也谈何容易。冉雪峰说："发汗之道甚多，以辛温挥发之品，鼓荡外出，此是显而易见的。然内因气结，则散其结而汗出；内因血闭，则开其闭而汗出；内因水停，则化其水而汗出；如因热壅，则清其热而汗出。以及虚者补之，实者泻之，郁者宣之，陷者举之，吸摄者开之行之，燥熯者润之沃之，等等，凡所以深层求其汗出。不表之表，不汗之汗，神而明之，存乎其人，作汗方解。"

[方药] 麻黄汤

麻黄三两,去节　桂枝二两,去皮　甘草一两,炙　杏仁七十个,去皮尖

上四味，以水九升，先煮麻黄，减二升，去上沫，内诸药，煮取二升半，去滓，温服八合。覆取微似汗，不须啜粥，余如桂枝法将息。

方解：麻黄宣发肺气，开发腠理，有发汗定喘的作用。桂枝合甘草益心气，助麻黄发汗；杏仁宣肺，既能增强麻黄开发腠理之功，又能协助定喘。这里用本方的目的是发汗，汗出之后，肺气得宣，其喘自解。

[选注] 冉雪峰：麻黄主要成分为麻黄碱，难溶于水，杏仁含氰酸，又含酵素，有溶解麻黄碱之功能。古人麻黄多与杏仁同用（麻杏甘石、麻杏薏甘、麻黄连翘赤小豆汤等），不知何以体会到此。这是古人实践经验，却与近代科学实验暗合。桂枝强心暖营，兴奋体工，不啻增加麻黄原动力，甘草和中安中预防汗后液伤，其组织法度精密若此。

柯韵伯：予治冷风哮与风寒湿三气成痹等证，用此辄效，非伤寒一证所拘也。

《和剂局方》三拗汤：本方去桂枝（麻黄不去节，杏仁不去皮尖，甘草生用）加生姜，治感冒风邪，鼻塞声重，语声不出……。

明代张景岳《新方八阵》的麻归饮中，麻黄当归合用，治血虚不能作汗；王洪绪《外科全生集》的阳和汤，麻黄与熟地同用，治阴疽有效。但辨证立法，必须相体制方，因人而异。

曹颖甫：余曾治一妊妇肿病，面目手足悉肿。一时意想所至，径与麻黄汤加味，次日复诊，肿退其半。问曾汗出否？曰，否。问小便较多否？又曰，否。然余未之信也，予原方加减。三日，肿将退尽，仍问其汗与小便各如何？则又绝口否认。倘其言果属真切，则若不曰：水化为气，无形外泄，而承认生理上之所谓"潜汗"，直无理由足以释之。嘻，病情万变，固有不可以常理格之者。

[凡按] 麻黄汤在内科疾病,主要用于咳嗽、哮喘,外感病所致之血证、痹证、急性肾炎、水肿等。历代医家治疗咳喘多以此方为主。以秋冬季外感风寒所致之咳喘伴有恶寒,吐稀白痰,胸闷者为宜。对于受风寒呛咳,效果尤著。麻黄汤还可以用于痹证属湿邪偏盛者,证见肢体重着麻木、疼痛,于阴雨天加重者,此为湿邪留于肌肤,服麻黄加术汤发汗解表,使水湿之邪从汗而解。急性肾炎水肿和慢性肾炎急性发作水肿较甚者,亦可用麻黄汤治疗。此病多系风寒外袭,肺气不宣,肺的通调功能失司,不能下输膀胱,水湿溢于肌肤所致。近代眼科医生陈达夫用麻黄汤治"目暴病太阳,白珠血丝作淡红色,涕清如水,泪涌如泉,畏光甚,无眵,两眉头痛者"。诸证是由于寒邪伤肺,邪阻太阳所致,故用麻黄汤散寒发汗,解太阳、肺经之邪。

[原文] 太阳与阳明合病,喘而胸满者,不可下,宜麻黄汤。(36)

[提要] 二阳合病"喘而胸满",宜先解表。

[凡按] 汪苓友说:喘而胸满,则肺气必实而胀。所以李东璧《本草》云:"麻黄汤虽太阳发汗重剂,实为发散肺经火郁之药。彼盖以喘而胸满,为肺有火邪郁热之证,汤中有麻黄、杏仁,专于泄肺利气,肺气泄利,则喘逆自平,又何有于阳明之胸满耶。"腹满而喘,便秘者宜承气,胸满而喘,表郁者宜麻黄,必须因势利导。

[原文] 太阳病,十日以去,脉浮细而嗜卧者,外已解也。设胸满胁痛者,与小柴胡汤。脉但浮者,与麻黄汤。(37)

[提要] 辨太阳病已过十日之变证及治法。

[凡按] 本条谓太阳病经过十日以上,可表现三种不同的转归,一为表已解,一为传入少阳,一为邪仍在表。

关于嗜卧与欲寐的鉴别,参见表19。

表19 嗜卧与欲寐的鉴别

条文号码	脉证	病机
37	脉浮细、嗜卧	脉浮细为外邪已解而正气亦馁,嗜卧为神恬熟睡安静状态
281	脉微细、但欲寐	脉微细为阳气衰微,但欲寐为精神疲顿似睡非睡的状态

[选注]尤在泾：太阳病，至十余日之久，脉浮不紧而细，人不躁烦而嗜卧，所谓紧去人安，其病为已解也。下二段，是就未解时说，谓脉浮细，不嗜卧而胸满胁痛者，邪已入少阳，为未解也，则当与小柴胡汤；若脉但浮而不细，不嗜卧者，邪犹在太阳而未解也，仍当与麻黄汤，非外已解而犹和之、发之之谓也。

[凡按]原文第36、37条继论麻黄汤证，但辨证的重点各自不同，前者从证以辨"太阳与阳明合病，喘而胸满"。两邪相合，上攻其肺，麻黄杏仁治肺气喘逆之专药。后者从脉以辨"太阳病十日以去……脉但浮者，与麻黄汤"。可以看出两层意义：一是太阳表证在，虽有里证，不可下；一是太阳表证在，虽十日以去，仍可汗，凭证凭脉，定法中有活法。

[原文]**脉浮者，病在表，可发汗，宜麻黄汤。（51）**

[原文]**脉浮而数者，可发汗，宜麻黄汤。（52）**

[提要]以脉代证，提示病在太阳，治当发汗解表。

[选注]尤在泾：二条凭脉以言治，而不及证，且但举浮与数，而不言紧，而云可与麻黄汤发汗，殊为未备。然仲景自有太阳伤寒条与麻黄汤证，在学者当汇通全书而求之，不可拘于一文一字间也。

冉雪峰：此两条不冠太阳病，不言中风伤寒，又不言各自症象，仅就脉象一项言，且不言浮缓浮紧，盖初叙从详，后叙从简。故太阳提纲，中风伤寒定名，中风伤寒出方，均详细胪列，此处两条从简，已言的无须再言。然此两条是在太阳篇，不言太阳，而即是太阳。在辨麻黄栏，不言麻黄证，必有麻黄证。……此条上条只言浮，不言缓。后条不仅浮，兼言数。浮虽可兼他脉，既浮，总未离表。浮而数，热将遏成，未甚犹可以表治，平平叙述中，含有深邃治疗意义在内。可发汗"可"字，与当发汗"当"字有辨。宜麻黄汤"宜"字，与麻黄汤主之"主"字有辨，学者玩索自得。

[原文]**太阳病，脉浮紧，无汗发热，身疼痛，八九日不解，表证仍在，此当发其汗。服药已微除，其人发烦目瞑，剧者必衄，衄乃解。所以然者，阳气重故也。麻黄汤主之。（46）**

[提要]太阳伤寒，日久不解，仍宜根据脉证当发其汗。

[凡按]本条有倒装句法，"麻黄汤主之"应接在"此当发其汗"后为一段，此言当先发汗以麻黄汤，非衄解之后仍用麻黄汤也。至于"衄乃解"，柯韵伯

把这种衄称为"红汗",与邪热炽盛迫血妄行者不同,乃阳为阴郁,邪势上冲,损伤阳络所致,故谓之"阳气重故也"。

"阳气重"即"热气重"的意思(庞安常)。

[选注]冉雪峰:此条康平古本,"表证仍在"下,"此当发其汗,服药已微除也"十一字,系小字衬注。"剧者必衄"下"衄乃解"三字,系小字旁注。去此衬旁注,条文词意,反觉顺适通畅。后人将此一系列窜入正文,不啻为本条另外生出一个赘瘤。注家拟将"麻黄汤主之"句,移置此间,其识见诚出衬注下。至于衄乃解旁注,犹为透辟警策,吾人可以从此"衄乃解"三字,悟出无限合理的能解法门。

仲景用麻桂发汗,不是用麻桂止衄,是用在未衄时,非用在已衄后,且夺血者无汗,此理甚明。麻黄乃上升之品,夫既云衄乃解,又云自衄者愈,若复用升提之药,衄流不止可必矣,且衄家不可发汗,此禁甚明矣。又如"小青龙主之"句,语意在服汤已上,岂有寒去欲解,反用燥热之剂,重亡津液,令渴不解乎?且云"服药已",服药已者,是何药何汤耶?观仲景于所服药不合法者,必明斥之。如所云"服泻心汤,复以他药下之,利不止",又云"知医以他药下之,非其治也",粗工不知倒序等法,又溺于风寒二字,而曰是虽热甚,邪由在经,以麻黄治衄,是发散经中邪气耳。请问邪气寒乎?热乎?若寒邪则血凝不流,焉得有衄?若热邪则清降不遑,而敢升发耶?且云点滴不成流者,必用服药。若成流不止,将何法以善其后乎?

[原文]**伤寒脉浮紧,不发汗,因致衄者,麻黄汤主之。**(55)

[提要]太阳伤寒失汗致衄,仍须汗解。

[凡按]此条与47条(太阳病,脉浮紧,发热,身无汗,自衄者愈)自衄的病理是相同的,但上条自衄后,热邪即得从外泄而愈,说明其衄后,必脉静身凉。因为"自衄者愈","愈"字表示不须要治疗。本条衄后,必头痛、恶寒,脉紧等症状依然存在,故虽见衄而病不为衰。此时决不能见衄治衄,而用止血之法,应该根据"治病必求于本"的法则,进行治疗。联系46条就知本条是在阳气怫郁、热不得越的情况之下,才用麻黄汤的,是特殊性,致衄是副证不是主证。陶节庵治例:吐血,脉浮紧而数,进麻黄汤一服,汗出而愈。盖发其汗,则热越而出,血自止也(参《古今医案按》卷一)。

[原文]**阳明病,脉浮,无汗而喘者,发汗则愈,宜麻黄汤。**(235)

[提要]阳明病兼太阳表实的证治。

[选注] 冉雪峰：此条与 234 条系阳明胃外病变。太阳为开，阳明为阖，麻桂是顺其开，诸承气是顺其阖。此两条为阳明病，冠首均大书阳明字样，但两条方治，一为桂枝汤，一为麻黄汤，阳明病而用太阳疗法。前条重心在寒字，微恶寒，则阳明热未造极，寒字与迟字相映，故放胆用桂枝。次条重心在喘字，其人喘，则阳明正气尚充实，喘字同上浮字相映，故放胆用麻黄。阳明不仅有下法，且有汗法，不仅有清法，且有温法。出寻常思议之外，启人神志不少。

麻黄汤禁例

[原文] 脉浮数者，法当汗出而愈。若下之，身重心悸者，不可发汗，当自汗出乃解。所以然者，尺中脉微，此里虚，须表里实，津液自和，便自汗出愈。（49）

[提要] 误下致虚，当补虚扶正，禁用汗法。

[选注] 冉雪峰：本条两个"当"字须着眼，三个"自"字更须着眼，当自汗出，明示无庸急躁，便自汗，明示已达机转。便自汗，是当自汗的归结。津液自和，又是当自汗便自汗的关键所在。汇通两当字，三自字，本条精蕴跃然纸上。这种发挥自然疗能作用的经验是值得注意的。

[原文] 脉浮紧者，法当身疼痛，宜以汗解之。假令尺中迟者，不可发汗。何以知然？以荣气不足，血少故也。（50）

[提要] 营血不足，虽有表证，禁用汗法。

[选注] 冉雪峰：经论以上多条，均言当发汗，可发汗，更发汗，或汗出则解，汗出则愈。惟本条与上条，是言不可发汗。上条脉浮数，此条脉浮紧，上条曾误下，此条未经下，上条言可汗的脉，而以不可发汗的证区别。此条言可发汗的证，而以不可发汗的脉区别。且同是诊尺，上条是尺中微，此条为尺中迟，尺主里，微是里气薄而不敦厚，迟是里气弱而不行，微迟均主阴分，均主血分，又均显于气分，此可看出营卫同出异名，气血原是一家……此两条是专言尺脉，会而通之，必有更进一步的领悟。

[医案] 许学士（叔微）治乡人邱生者，病伤寒发热，头痛烦渴，脉虽浮数而无力，尺以下迟而弱。许曰：虽麻黄证，而尺迟弱，仲景曰尺中迟者，营气不足，未可发汗，用建中汤加当归、黄芪。翌日脉尚尔，其家索发汗药，言几不逊，许忍之，只用建中（汤）调营而已。至五日，尺部方应，遂投麻黄汤二服，发狂须臾，稍定略睡，已得汗矣。信乎，医者当察其表里虚实，待其时日，若不循次第，取效暂时，亏损五脏，以促寿限，何足贵也。（《本事方》）

[凡按] 其人虽病伤寒，然夹有阴阳、气血、营卫、津液等正气不足之证，

所以告诫人们不能发汗,如第 83 条"咽喉干燥"、84 条"淋家"、85 条"疮家"、86 条"衄家"、87 条"亡血家"、88 条"汗家"(血汗同源,夺汗者无血,夺血者无汗)、89 条"病人有寒"。如果强发虚人之汗,亡其阴,则发痉,不能眴。亡其阳,则寒栗而振逆。如"咽干口燥者"属阴虚,发其汗则内热更炽;"病人有寒者"属阳虚,发其汗则胃冷吐蛔。

诚如冉雪峰言:此可看出,一部《伤寒论》,生理病理是整个联系的,或谓五条平列。后四条举出病变,第一条未举出病变,必有漏落,此实不然。第一条咽喉干燥是言证,后四条淋家、疮家、衄家、亡血家等,是言病。病能赅证,故后四条均可见咽喉干燥,而咽喉干燥,又可见后四条各病变,贯连互通。读书不可以文害词,以词害志。然而,上工治未病,与其救治于已汗病变之后,何若预防未汗病未变之先。禁例各条意旨,即是示人知在机先。机先如何治,或谓不可辛温发汗,意在清凉,或谓渴者润之,意在滋沃,各得治疗一体,庶可以济变。

东垣的麻黄人参芍药汤:人参、麦冬各三分,桂枝、当归各五分,麻黄、炙草、白芍、黄芪各一钱,五味子二分。

本方治虚人感冒吐血,为后人树立了典范。但吐血时麻桂不可轻用,学者宜通其意,不拘其方,我们常以苏叶易麻黄,荆芥易桂枝为妥。

麻黄杏仁甘草石膏汤

[原文] 发汗后,不可更行桂枝汤,汗出而喘,无大热者,可与麻黄杏仁甘草石膏汤。(63)

[提要] 汗后肺热而喘的斡旋法。

[原文] 下后不可更行桂枝汤,若汗出而喘,无大热者,可与麻黄杏仁甘草石膏汤。(162)

[提要] 下后热邪迫肺。

[凡按] 两条发病原因不同,但热邪迫肺的病理机转则一,所以治疗也采用同一方法。

文中"无大热者"四字,值得着眼。《伤寒论》中的无大热,有两种虚实不同的涵义。其一,无大热,指有小热,相当于现代的低热。如 61 条"下之后,复发汗,昼日烦躁不得眠,夜而安静,不呕,不渴,无表证,脉沉微,身无大热者,干姜附子汤主之。"此明言外无大热,却暗示有低热,是肾阳虚惫,阴寒内盛，阳虚外越的外在假象，属虚。其二，无大热，是指表虽无大热，而热盛于里，正是有热。如 169 条"伤寒无大热，口燥渴，心烦，背微恶寒者，白虎加人参汤主之"。这里的无大热，是阳明胃热充斥于里，表里俱热，属实，正如柯韵伯所指出："所谓无大热者，正是热郁于里，外无大热而里热炽也。"麻杏甘石汤所主治的无大热，正是属于后者，强调里有郁热，属实，外见汗出而喘。此热邪郁遏于肺，方是汗、喘之源，用药之根本所在。若真无大热，麻杏甘石汤绝不可应用。

从《伤寒论》原文分析，可知本方适应范围，似可以"肺热壅盛"四字为病机概括。临床所见，以发热、汗出、咳喘为主证，而心烦、口渴、咳吐黄痰也不时出现。同时，辨其舌质红，苔黄白，脉浮数、滑数亦甚重要。但见有上证，即可与麻杏甘石汤，正不必穷究其原文所谓"发汗后"或"下后"，是伤寒或者温病而纠缠不休。本方沿用极广，柯韵伯云："麻杏甘石汤治疗温病，无出其右者。"此辛凉解表重剂，"乃大青龙汤之变局，白虎汤之先着"，周凤歧云："咽喉肿痛，因于风火者，宜麻杏甘石汤。"喻嘉言治疗麻疹不透及麻疹内闭等证均用本方。可谓深得仲景辨证论治之要旨。

[方药] 麻黄杏仁甘草石膏汤

麻黄四两，去节　　杏仁五十个，去皮尖　　甘草二两，炙　　石膏半斤，碎，绵裹

上四味，以水七升，煮麻黄，减二升，去上沫，内诸药，煮取二升，去滓，温服一升。

麻黄汤与麻杏甘石汤，从两方药物组成看，仅是一味之差，但主治就大不相同。前者因麻黄与桂枝相伍，能开表发汗，所以治太阳表证之无汗而喘，后者因麻黄与石膏相伍，能清肺泻热，所以治热壅于肺的汗出喘证。

[选注] 邹润安：说者谓麻黄得石膏则发汗不猛，此言虽不经见，然以麻杏甘石汤之"汗出而喘"、越婢汤之"续自汗出"证之，则不可谓无据矣。（越婢汤见《金匮要略·水气病脉证》）

许勉斋：麻黄与石膏用量，应以一比二（如本方麻黄四两、石膏半斤）或一比五之间为宜。不可不知。

[医案] 程杏轩麻闭急证案：一幼儿出麻，冒风隐闭，喘促烦躁，鼻煽目合，肌肤枯涩，不啼不食，与麻杏甘石汤，一服肤润，麻渐发出，再服，周身麻出如痱。神爽躁安，目开喘定。（《程杏轩医案》）

[凡按] 我治麻闭危候，每用此方获验。此方麻黄发肺邪，杏仁下肺气，甘草缓肺急，石膏清肺热，药简功专，所以速效。

现代多用于治疗急性支气管炎、喘息性支气管炎、支气管哮喘、大叶性肺炎、小儿肺炎、麻疹合并肺炎、白喉合并肺炎（初起时恶寒发热，烦渴而喘等），疗效甚佳。但实验证明，本方对链球菌、肺炎双球菌、金黄色葡萄球菌等多种常见致病菌，均无抗菌作用。这说明辨证论治是调节作用，是通过调节人体的反应状态而取得疗效的非特异性的治疗方法。

大 青 龙 汤

［原文］太阳中风，脉浮紧，发热恶寒，身疼痛，不汗出而烦躁者，大青龙汤主之。若脉微弱，汗出恶风者，不可服之。服之则厥逆，筋惕肉𥆧，此为逆也。（38）

［提要］太阳伤寒兼里热证治，及其禁例的权变法。

［选注］尤在泾：伤寒分立三纲，桂枝主风伤卫，麻黄主寒伤营，大青龙主风寒两伤营卫，其说始于成氏（无己）、许氏（叔微），而成于方氏（有执）、喻氏（嘉言）。

柯韵伯：三纲如鼎立……而大青龙之证治，自此不明于世矣。大青龙汤，为风寒在表而兼热中者设，不是为有表无里而设。故中风无汗烦躁者可用，伤寒而无汗烦躁者亦可用。盖风寒本是一气，故汤剂可以互投。论中有中风伤寒互称者，如大青龙是也；有中风伤寒兼提者，如小柴胡是也。

尤在泾：大青龙证，其辨不在营卫两病，而在烦躁一证，其立方之旨，亦不在并用麻、桂，而在独加石膏，王文禄谓风寒并重，闭热于经，故加石膏于发散药中是也（注：王文禄，浙江人，疏略《阴符经》者）。

［凡按］由上诸注，可以看出欲正确理解大青龙汤证，不外以下几点：

1. 它的病理是风寒外壅、闭热于经。

2. 审证要点是不汗出而烦躁。

3. 治疗禁例是脉微弱汗出恶风。

4. 误治变证是筋惕肉𥆧。

5. 以风寒两伤营卫作为大青龙汤证的病理机转，不符合事实，难以凭信。

大青龙汤是治无汗烦躁之表实里热证，如汗出恶风脉微弱，乃表里俱虚之证，即有烦躁乃少阴之烦躁，非太阳之烦躁也，禁不可服，服之则厥逆、筋惕、肉𥆧之证生，而速其亡阳之变，故曰此为逆也。（参《医宗金鉴》）

救逆法：方有执、程应旄、张路玉、山田氏等俱主真武汤。惟吉益南涯主茯苓四逆汤，一服即止，则南涯之说亦可取也。

［方药］大青龙汤

麻黄六两,去节　桂枝二两,去皮　甘草二两,炙　杏仁四十枚,去皮尖　生姜三两,切
大枣十枚,擘　石膏鸡子大,碎

上七味,以水九升,先煮麻黄,减二升,去上沫,内诸药,煮取三升,去滓,温服一升,取微似汗。汗出多者,温粉粉之。一服汗者,停后服。若复服,汗多亡阳遂虚,恶风烦躁,不得眠也。

[凡按]或问:病人同是服此汤,一则厥逆筋惕肉瞤,一则"恶风烦躁不得眠",二者寒热迥然不同,何也?答曰:一是病人脉微弱,汗出恶风,是阳气本虚也,故服之则厥逆,而虚冷之证生焉;一是病人脉浮紧,发热汗不出而烦躁,是邪热本甚也。故服之则正气虽虚,而邪热未除,且也,厥逆之逆为重,以其人本不当服而误服之也。烦躁不得眠为轻,以其人本当服而过服之也。历来注家很少论及,汪苓友氏独能注意及此。

大青龙汤的形式及其内容,是由麻黄汤和越婢汤两个方剂组合而成的。石膏之用,在于权衡寒和热在疾病中的主次之分,多少之异,或寒轻而热重,或热轻而寒重。如大青龙汤证一派表寒之象,仅"烦躁"是里热,故仲景重用麻黄达六两,在大队表药中仅伍以鸡子大的石膏;而白虎加桂枝汤证以里热为主,表寒为次,故重用石膏达一斤,在大队清里药中仅伍三两桂枝,两两对照,可以得到用石膏的准则。(白虎加桂枝汤方见《金匮要略·疟病脉证并治》)

[选注]冉雪峰:麻黄汤,麻黄仅用三两,而大青龙汤,麻黄加倍用六两。这是方制的关系,不是病机轻重的关系。麻黄汤纯于发表,故麻黄三两已够。大青龙汤中有石膏,石膏性寒沉降,能缓解麻黄辛散外发性能,若仍用三两,恐未能达到汗出热解以适应病机的目的。观下条小青龙汤不用石膏,即不加麻黄,执柯伐柯,其则不远。

程门雪:我对大青龙汤的重视,远远超过了麻黄汤之上,烦躁乃用石膏的唯一主症,但不汗出而烦躁者,仍当以取汗为第一义。

其合辛甘发散、辛凉清解于一方,比较复杂而细致,实开后学无数法门。如助阳作汗、育阴发汗、养营作汗之类,这就不是纯表所能解决的了。

[医案]一壮年在抗旱打井时,于遍身汗出如洗的情况下,缒绳下井。井底则寒气逼人,顿时汗消,出井随之即病。证见发热恶寒,一身疼痛,烦躁难耐。予大青龙汤,仅服一煎,病人遍身汗出,热退身凉而神安。(《伤寒论十四讲》)

何保义从王太尉军中,得伤寒,脉浮涩而紧。许叔微曰:"若头疼,发热,

恶风无汗,则麻黄证也,烦躁,则青龙汤证也。"何曰:今烦躁甚。投以大青龙汤,三投汗解。可见不汗出而烦躁,为大青龙汤的证。于此益信仲景之书为临床实践的总结。(《名医类案》)

[原文] **伤寒脉浮缓,身不疼,但重,乍有轻时,无少阴证者,大青龙汤发之。**(39)

[提要] 再辨大青龙汤脉证及禁忌。

[凡按] 大青龙汤证,前条脉浮紧,发热恶寒,身疼痛,不汗出而烦躁是正局;后条脉浮缓,身不疼,但重,乍有轻时是变局。

[选注] 尤在泾:伤寒脉浮缓者,脉紧去而成缓,为寒欲变热之证,经曰'脉缓者多热'是也。伤寒邪在表则身疼,邪入里则身重,寒已变热而脉缓,经脉不为拘急,故身不疼而但重,而其脉犹浮,则邪气在或进或退之时,故身体有乍重乍轻之候也。是以欲发其表,则经已有热,欲清其热,则表犹不解,而大青龙汤,兼擅发表解热之长,苟无少阴汗出厥逆等证者,则必以此法为良矣。不云主之而言发之者,谓邪欲入里,而以药发之,使邪从表出也。

李克绍:从"脉紧变缓""身痛变重"可以体会出营卫已极滞涩,表邪也有顽固难拔之势,这就不是麻黄汤所能解决的问题,因此必须改用大青龙汤。论中"发之"一词,不用在上条,而用在本条,就是表示表邪已很顽固的意思。

[凡按] 根据周岐隐考证,本条之"伤寒脉浮缓"与上条之"中风脉浮紧",均有歧误,长沙本与桂林本:前条是"伤寒脉浮紧",后条是"中风脉浮缓",可作参考。不过会有人怀疑,脉缓常与有汗并见,脉紧常与无汗并见,与本条是否有矛盾?脉缓无汗而身重,属水湿内蓄的表现,与病溢饮相同。风主疏泄,故身重乍有轻时,与少阴证阳虚湿阻之身重是有区别的。此病相当于溢饮(见《金匮要略·痰饮咳嗽病脉证并治》),故用大青龙汤发之,以开鬼门、洁净腑,发汗利水以消肿,则身重自愈。张锡纯说"麻黄得石膏,则不发汗而利尿",与此相发。

本方亦适用于其他暴发性疾病,如眼睛红肿、暴发剧痛,本方加车前子;暴发性水肿,本方为发汗利尿、排除水气之峻剂。

小 青 龙 汤

[原文] **伤寒表不解,心下有水气,干呕发热而咳,或渴,或利,或噎,或小便不利,少腹满,或喘者,小青龙汤主之。**(40)

[原文] 伤寒心下有水气，咳而微喘，发热不渴。服汤已渴者，此寒去欲解也，小青龙汤主之。（41）

[提要] 伤寒合并心下有水气的证治，服汤而渴者，为向愈之机的权变法。

[选注] 钱潢：喘咳，水寒伤肺而气逆也。经云："形寒饮冷则伤肺，以肺主皮毛。"寒邪在表，水气停蓄，故伤肺气也，或利者，水寒伤胃而下流也，或噎者，水气寒邪，窒碍胃中，气不通行也。或渴或小便不利者，水寒固闭于中焦，则下焦之阳气，不得上腾而为津液，故渴。上焦之清气不得下降而为渗利，其升降之气化不行，故小便不利而少腹满也。

[凡按] 小青龙汤证的重心，就在"伤寒表不解，心下有水气"这十个字上。掌握了第一条，也就掌握了小青龙汤证，本方发表之力缓于麻黄，驶于桂枝，而镇咳逐水之力则至优。陆渊雷说："临床上不少哮喘病患者，素来有饮，一感外邪，肺气受蔽，气机不利，于是咳喘立见，用此方可收解表蠲饮之效，服汤已渴者，里气温，水气散，为欲解也。"服汤前之渴乃水停不化，服汤已而渴，乃汗出伤津。

[方药] 小青龙汤

麻黄去节 芍药 细辛 干姜 甘草炙 桂枝去皮，各三两 五味子半升 半夏半升，洗

上八味，以水一斗，先煮麻黄，减二升，去上沫，内诸药，煮取三升，去滓，温服一升。若渴，去半夏，加栝楼根三两；若微利，去麻黄，加荛花，如一鸡子，熬令赤色；若噎者，去麻黄，加附子一枚，炮；若小便不利，少腹满者，去麻黄，加茯苓四两；若喘，去麻黄，加杏仁半升，去皮尖。且荛花不治利，麻黄主喘。今此语反之，疑非仲景意。

[选注] 宋·林亿按：小青龙汤大要治水。又按《本草》荛花下十二水，若水去利则止也。又按《千金》，"形肿者应内麻黄，乃内杏仁者，以麻黄发其阳故也。"以此证之，岂非仲景意也。（并见《金匮要略·痰饮咳嗽病脉证并治十二》）

冉雪峰：发汗利小便，均可去水，发汗是行水化气，利小便是化气行水，麻桂姜辛并用。温气较浓，亦是诸有水者，当以温药化之之义。即重辛温复佐酸苦，一阖一辟，一屈一伸，表气化则里气化，里气化则表气化，泛应曲当，用处甚多。凡外证而里兼水气，或水气而外兼寒邪，用之均有殊效。至水气内溃，病变多端，泛滥三焦，去表已远，有非拘于发汗一途者，故本方方注有加减各法，计五项中有去麻黄四，麻黄为主方主药，何以竟去？桂枝去桂，学者犹

或疑之。此处连缀四个去麻黄，何以称龙，何以为翻波鼓浪之具？方制全变，此必注重在里不注重在表，注重在利小便，而不注重发汗，是为整个病机推阐，是为后半治疗策划。

[**医案**] 刘骋贤孙六岁，住刘行乡南潘泾宅。十一月下旬，夜间随祖父库水捕鱼，感冒风寒，咳嗽痰黏，前医投方旋覆代赭汤，咳嗽陡止，声音嘶哑，涎壅痰鸣，气急鼻掀，肩息胸高，烦躁不安，大小便不利，脉右伏，左弦细，乃予仲圣小青龙汤原方：桂枝2克，白芍15克，半夏15克，细辛1.5克，炙麻黄1克，炙甘草2克，干姜1.5克，五味子1.5克。一剂而喘平，再剂咳爽而咳痰便利矣。(《伤寒论译释》引《国医杂志·朱阜山医案》)

[**凡按**] 太阳停水有二，一是中风表虚有汗，五苓散证也；二是伤寒表实无汗，乃小青龙汤证。利加荛花(《千金》作芫花，《伤寒总病论》同)，采用"通因通用"，水去利自止，然荛花(芫花)为峻下水饮之药，小青龙汤证之水饮停滞，乃偏重于上中二焦，仅是水渍肠间而为微利，如以肉桂易桂枝，加白术、泽泻代之，增强其化气利水之力，药方多能应手。

近年来用本方加白术、茯苓制成散剂，疗效胜过汤剂，每服1.5~3g，日夜3~4次。如痰饮兼阳虚，加制附子；兼阴虚去桂枝加麦冬、天冬、百部、地黄；久咳肺肾两亏，加太子参、蛤蚧，研细，炼蜜为丸梧桐子大，临睡服4粒，盐汤送服。(参《伤寒论方古今临床》)

大青龙汤证，关键在于"不汗出而烦躁"，小青龙汤证，关键在于"表不解，心下有水气"。大青龙汤兼内热，小青龙汤兼内寒，故两条排列无间，以资互相对比发明。

不过使用本方，还须掌握以下两点：①本方之适应证，多兼表寒，脉多弦紧兼浮；②表邪与水饮均偏于寒，一般无口渴，舌苔多白滑。

麻黄细辛附子汤

[**原文**] 少阴病，始得之，反发热，脉沉者，麻黄细辛附子汤主之。(301)

[**提要**] 少阴感寒兼表的证治。

[**选注**] 赵嗣真：仲景太阳篇云，病发热头痛，脉反沉，身体疼痛，当救其里，宜四逆汤(92)。少阴篇云，少阴病，始得之，反发热，脉沉者，麻黄细辛附子汤主之(301)。均是发热脉沉，以其头痛故属太阳，阳证脉当浮，而反不能浮者，以里久虚寒，正气衰微，又身体疼痛，故宜救里，使正气内强，托邪外出，而干姜附子亦能出汗而散寒邪。假令里不虚寒而脉浮，则正属太阳麻黄

证矣。均是脉沉发热，以无头痛故名少阴病，阴病当无热，今反热则寒邪在表，未全传里，但皮肤郁闭为热，而在里无热，故用麻黄细辛以发表间之热，附子以温少阴之经。假使寒邪入里，则外必无热，当见吐利厥逆等证，而正属少阴四逆汤证矣。由此观之，表邪浮浅，发热之反犹轻，正气衰微，脉沉之反为重，此四逆汤不为不重于麻黄细辛附子汤也。又可见熟附配麻黄，发中有补，生附配干姜，补中有发，仲景之旨征矣。

[凡按] 值得注意的是：301 条麻黄细辛附子汤证的"反发热、脉沉"实际上是太阳与少阴同病，与太阳篇 92 条的"病发热头痛，脉反沉"遥遥相对，301 条是在少阴病的角度上谈的，以脉沉为主，故云"反发热"；92 条是在太阳病的角度上谈的，以发热头痛为主，故云"脉反沉"。实际上这两条都是发热脉沉，都是太少同病，只因所站的角度不同，提法才不一样。

[方药] 麻黄细辛附子汤

麻黄二两，去节　细辛二两　附子一枚，炮，去皮，破八片

上三味，以水一斗，先煮麻黄，减二升，去上沫，内诸药，煮取三升，去滓，温服一升，日三服。

[选注] 钱天来：麻黄发太阳之汗，以解在表之寒邪；附子温少阴之里，以补命门之真阳；又以细辛之气温味辛专走少阴者，以助其辛温发散。三者合用，温散兼施，虽发微汗，无损于阳气矣，故为温经散寒之神剂。

《张氏医通》治暴哑声不出，咽痛异常，卒然而起，或欲咳而不能咳；或无痰；或清痰上溢，脉多弦紧；或数疾无伦，此大寒犯肾也，麻黄细辛附子汤温之，并以蜜炙附子噙之，慎不可轻用寒凉之剂。又云，脚气冷痹恶风者，非术附麻黄并用，必不能开。麻黄附子细辛汤加桂枝白术。

[凡按] 本方用附子，一以温少阴之虚，一以防亡阳之变。

[医案]《重订全国名医验案类编·王经邦医案》：蒋尚宾妻，年62岁。严冬之时，肾阳衰弱，不能御寒，致寒深入骨髓，头痛腰痛，身发热，恶寒甚剧，虽厚衣重被，其寒不减，舌苔黑润，脉沉细而紧，用麻附细辛汤以温下散寒，一剂汗出至足，诸证即愈。

何廉臣按：少阴伤寒，始得病即脉沉发热，略一蹉跎，必至吐利厥逆，故乘其外有发热，一用麻黄治其外，一用附子治其内，然必佐细辛，自阴精中提出寒邪，使寒在骨髓者，直从外解。

麻黄附子甘草汤

[原文] 少阴病,得之二三日,麻黄附子甘草汤,微发汗,以二三日无里证,故微发汗也。(302)

[提要] 少阴感寒,温经微汗。

[选注] 周禹载:此条当与前条合看。补出无里证三字,知前条原无吐利燥渴里证也。前条已有反发热三字,而此条专言无里证,知此条亦有发热表证也。少阴证见,当用附子,太阳热见,可用麻黄,已为定法。但易细辛以甘草,其义安在?只因得之二三日,津液渐耗(当是病势较缓),比始得者不同,故去细辛之辛散,益以甘草之甘缓,相机施治,分毫不爽耳。

《医宗金鉴》:此二证,皆未曰无汗,非仲景略之也,以阴不得有汗,不须言也。

[方药] 麻黄附子甘草汤方

麻黄二两,去节　甘草二两,炙　附子一枚,炮,去皮,破八片

上三味,以水七升,先煮麻黄一两沸,去上沫,内诸药,煮取三升,去滓,温服一升,日三服。

[选注] 冉雪峰:查少阴病本不当发汗,而仍从麻黄汤之例,用麻黄附子甘草汤者,系着眼在"得之二三日""无里证"数字。盖二三日尚浅,少阴寒化热化之证,均未构成,病未离表,尚在太阳,少阴不可发汗,而太阳不能不发汗,故加附子以鼓荡足少阴之真阳,俾由太阳陷入少阴者,仍由少阴出之太阳,此与麻黄汤之桂枝同义。但彼则宣中焦之营气,此则启下焦之生气,于麻黄汤之常例外,开一变例;于少阴病不可发汗外,开一微发汗特例。本方由麻黄汤化出,桂枝原可助附子温暖水脏,而必去之者,盖桂枝温散易走,附子温摄能固,虽是太阳微发汗之方,仍是太阴不发汗之旨欤?上条方制略同,亦用细辛,不用桂枝。细辛温通,桂枝温宣,温通则承接于内,温宣则鼓荡于外,颇有分寸。学者须潜心玩索,深领其旨趣。

少阴病兼表的治法参见表20。

表20　少阴病兼表的治法

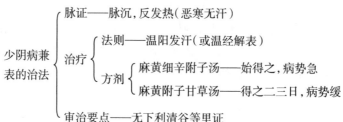

[**医案**] 吴鞠通治一水肿病人，前医曾用麻黄附子甘草汤无效，吴仍用之奏效，关键在于前医恐麻黄发阳，仅用八分，附子用一钱以监制麻黄，又恐麻黄、附子药性皆慓悍，用一钱二分甘草以监制麻、附。吴则反是，重用麻黄，附子用量则少于麻黄，甘草用量又少于附子，使麻黄、附子充分发挥作用。(《吴鞠通医案》)

[**凡按**] 这些例子可以说明，以祛邪为主的方法，只要与具体的病情合拍，即使在三阴病，也是可以恰如其分来使用的。

（三）葛根汤类

葛根汤、葛根加半夏汤

[**原文**] 太阳病，项背强几几，无汗恶风，葛根汤主之。(31)

[**提要**] 邪从肤表涉及经气不舒的正治法。

[**选注**] 柯韵伯：几几更甚于项强，而无汗不失为表实……故以桂枝汤为主，而加麻、葛以攻其表实也。

方有执：无汗者，以起自伤寒，故汗不出，乃上篇有汗之反对，风寒之辨别也。恶风，乃恶寒之互文，风寒皆通恶，而不偏有无也。

[**凡按**] 本条与14条桂枝加葛根汤证比较：桂枝加葛根汤证，是有汗而经输不利；本条——葛根汤证，是无汗而经输不利。葛根汤证与麻黄汤证比较，麻黄汤证无项背强几几而有喘；葛根汤证有项背强几几而无喘。

[**方药**] 葛根汤

葛根四两　麻黄三两,去节　桂枝二两,去皮　芍药二两　甘草二两,炙　生姜三两,切　大枣十二枚,擘

上八味，以水一斗，先煮麻黄、葛根，减二升，去白沫，内诸药，煮取三升，去滓，温服一升，覆取微似汗。

[**凡按**] 近人研究发现，本方重用葛根，先煮麻黄葛根的原因，是因为葛根含有淀粉。先煮可使淀粉先溶于水而成胶状，不仅可以帮助麻黄素溶解，还能使麻黄素稳定，不易受热破坏，读者宜参。邹润安：葛根之用，妙在非徒如栝蒌(根)但洇阴津，亦非徒如升麻但升阳气，而能兼擅二者之长，故太阳阳明合病、自下利者(葛根汤证)，太阳被下、利遂不止、脉促喘汗者(葛根芩连汤证)，咸用之。

[原文] 太阳与阳明合病者,必自下利,葛根汤主之。(32)

[原文] 太阳与阳明合病,不下利但呕者,葛根加半夏汤主之。(33)

[方药] 葛根加半夏汤

葛根四两　麻黄三两,去节　甘草二两,炙　芍药二两　桂枝二两,去皮　生姜二两,切　半夏半升,洗　大枣十二枚,擘

上七味,㕮咀,以水一斗,先煮麻黄、葛根,减二升,去白沫,内诸药,煮取三升,去滓,温服一升,覆取微似汗,余如桂枝法将息及禁忌。诸汤皆仿此。

[提要] 太阳阳明合病下利及呕的治法。

[选注] 成无己:伤寒有合病,有并病,本太阳病不解,并于阳明者,谓之并病,二经俱受邪,相合病者,谓之合病,合病者,邪气盛也。

《医宗金鉴》:太阳与阳明合病者……表里之气,升降失常,故不下利,则上呕也。治法只须先解太阳之表,表解而阳明之里自和矣。

陆渊雷:下利者,得麻桂之启表,葛根之升津,(不治利)而利自止。次条不下利但呕者,加半夏。半夏虽镇呕,是治标,葛根汤解表散发,才是治本。

徐灵胎:前条(32 条)因下利而知太阳、阳明合病,今既不下利,则合病何从而知? 必须从两经本证,一一对勘,即不下利,而亦可定为合病矣。

《伤寒论识》:此与后世用仓廪散以治疫痢,正同一个道理。不从下利治而从上取,属于'下病上取'的整体性调节手段。喻嘉言之"逆流挽舟"法,即是从此悟出来的。

[医案] 一老妪,患两足糜烂,特别是足底皮肤剥脱,渗出黄水,散发脓臭。恶寒、头痛、口渴,用葛根汤下病上取而愈。(《伤寒论方古今临床》)

葛根黄芩黄连汤

[原文] 太阳病,桂枝证,医反下之,利遂不止,脉促者,表未解也,喘而汗出者,葛根黄芩黄连汤主之。(34)

[提要] 此里热夹表邪下利之证的救逆法。

[凡按] 太阳病,桂枝证,应用桂枝汤调营卫,医反下之是误治。"利遂不止"是误治后邪热下迫。《内经》说:"暴注下迫,皆属于热。"表邪未解,正气尚有抗邪外达之势,与"脉促胸满"同义,与脉弱而协热下利者(桂枝人参汤证)不同。"喘而汗出者"是邪束于表,阳扰于内,里热偏盛,邪热上逆。本条脉促,可理解为脉势急促,即其气上冲的反应。是阳气被抑而求伸的现象,不能

理解为心脏病的促结代脉。

[选注] 尤在泾：无汗而喘，为寒在表；喘而汗出，为热在里也。是其邪陷于里者十之七，而留于表者十之三。其病为表里并受之病，故其法亦宜表里两解之法。

陆懋修：阳明之有葛根芩连汤也，犹太阳之有大青龙，少阳之有小柴胡也。太阳以桂、麻解表，石膏清里；少阳以柴胡解表，黄芩清里；阳明以葛根解表、芩连清里。表里各不同，而解表、清里之法则一。

姜佐景：桂枝汤证化热，则为白虎汤证，麻黄汤证化热，则为麻杏甘石汤证，今当续之曰葛根汤证化热，则为葛根芩连汤证。征之于临床，考之于经文，历历不爽。

[方药] 葛根黄芩黄连汤

葛根半斤　甘草二两,炙　黄芩三两　黄连三两

上四味，以水八升，先煮葛根，减二升，内诸药，煮取二升，去滓，分温再服。

[凡按] 尤在泾曰："风邪初中，病为在表，一入于里，则变为热矣。故治表者，必以葛根之辛凉；治里者，必以芩、连之苦寒也。而古法汗者不以偶，下者不以奇，故葛根之表，则数（量）多而独行，芩、连之里，则数（量）少而并须（本方葛根半斤，芩、连各三两），仲景矩蠖，秩然不紊如此。"其实都是里热，与太阳表证绝对不同。

[选注] 陆渊雷氏引申日人山田氏之说，认为下利若见脉促，是表证未解，当于葛根汤、桂枝加葛根汤、桂枝汤诸方中择其证候相对者用之；若下利而脉不促，喘而汗出者，则为热陷于里，表证已解，故主用葛根芩连汤清其里热。近代许多注家多同其说。

《药证》曰：葛根芩连汤其用葛根最多，而无项背强急之证，盖阙文也。

许宏《金镜内台方议》：此方能治阳明大热下利者，又能治嗜酒之人热喘者。

[医案] 吴启明之子，甫及周岁。发热呕吐，泄泻并迫，烦躁不能少睡，大渴饮水不休。医者误为脾胃不足之呕，虚阳发外之热，津液下陷之渴，与七味白术散一服，遂至两目上吊，角弓反张，肢体痉强，牙紧气促，唇口齿舌干燥而不可解。余知此症乃疫邪传胃，未经清解，以致协热下利，直以葛根黄芩黄连汤。一服，病气大退。再以小柴胡汤去半夏加花粉，二剂而安。（《谢映庐医案　附一得集》）

[凡按] 日医丹波元坚："此方，移治滞下（热性痢疾）有表证，而未要攻下者，甚效。"（喻嘉言逆流挽舟法源于此。经方的运用，可以触类旁通）

（四）五苓散类

五　苓　散

[原文] 太阳病，发汗后，大汗出，胃中干，烦躁不得眠，欲得饮水者，少少与饮之，令胃气和则愈。若脉浮，小便不利，微热消渴者，五苓散主之。(71)

[提要] 蓄水证的权变法及汗后胃津亏乏的鉴别。

[凡按] 本条第一节的口渴，是因发汗时汗出过多，使胃气受伤，造成津耗过量，一时未能恢复所致。津缺则阳气偏盛，故见烦躁口渴；胃气不和，故影响睡眠。渴因失水，故能纳饮，惟胃气已虚，只宜少少与饮之。此证与膀胱蓄水证的辨证要点，除口渴情况不同外，第一是小便通利，第二是表证已解，其中小便通利，说明口渴非因停水，尤属关键。

例：一女孩 2 岁，患感冒用解表药，热退后，晚上又发热，烦躁不安，啼哭不已，以为复感，欲再表，察其神色饥疲，知非复感，乃饥疲热。令晚间备糖开水，俟其烦躁而饲之，即恬然入睡，热亦不作。此即"汗出胃中干，烦躁不得眠，欲得饮水者，少少与饮之，令胃气和则愈"之理。

第二节论太阳病表里不解的膀胱蓄水证。它以口渴能饮而小便不利为主。仲景用借宾定主的笔法，先论胃中干燥，烦躁不得眠，欲得饮水的缺津证，然后引出若脉浮，小便不利，微热消渴，下焦蓄水的五苓散证。一为津伤，一为水聚，二者病理不同，证候易混，故加详辨以恐治疗之失。

[方药] 五苓散

猪苓十八铢，去皮　　泽泻一两六铢　　白术十八铢　　茯苓十八铢　　桂枝半两，去皮

上五味，捣为散。以白饮和服方寸匕，日三服。多饮暖水，汗出愈。如法将息。

（汉制：六铢为一分，四分为一两）

[凡按] 本方按仲景原定剂量，利水效果好，若各药等量使用，则效果明显减弱（《浙江中医杂志》1980 年第 6 期），五苓散对水液代谢发生障碍时，有利尿作用，并促进局部水肿的吸收，而对健康人、正常小鼠、家兔则均无利尿作用（《成都中医学院学报》1979 年第 1 期）。

[选注] 冉雪峰：方注多饮暖水，汗出愈，不曰小便利愈，而曰汗出愈，义可深思。《内经》："饮入于胃，游溢精气，上输于脾，脾气散精，上归于肺，通调水道，下输膀胱，水精四布，五经并行。"将人身水化气，气化水，整个灵妙体工，完全绘出。先辈造诣，煞是可钦。

五苓散方中当着眼的：①用白术，本品为补脾正药，汗伤中气，不能健运，此时即用苓桂化气于下，而脾不散精，将何以上输为水津四布之枢纽。②用桂枝独少，桂枝汤桂枝是三两，此方只半两，这不啻说明义取化气通里，而不是化气通表。③用泽泻独多，泽泻既能气化水，使水下行，又能水化气，使气上达。曰泽曰泻，应顾名思义。方内猪苓茯苓只用十八铢，而泽泻用一两六铢。由药识方，由方认证，经论奥义可以寻。

[医案] 小儿多尿症，张某，男，9岁，半年来患渴饮无度，每日夜四热水瓶，服清热润燥药无效，察其舌质淡红，苔白滑，热象不著，辨为水湿内停，气化不利，水津不能上承所致，以五苓散化气利水，连服五剂而愈。(《中医杂志》1983年第4期)

[凡按] 《本草备要》载五苓散治小儿发痫，亦由湿停饮泛，用此方而愈，同一机理。

[原文] 发汗已，脉浮数烦渴者，五苓散主之。(72)

[原文] 中风发热，六七日不解而烦，有表里证，渴欲饮水，水入则吐者，名曰水逆，五苓散主之。(74)

[提要] 蓄水重证的水逆证治。

本条辨证与病机参见表21。

表21 《伤寒论》第74条辨证与病机

辨证	表证——中风发热，六七日不解而烦	有表里证	
	里证——渴欲饮水，水入则吐		
病机	水停下焦，津不上承——渴欲饮水	膀胱气化失	
	水停于胃，拒而不纳——水入则吐	职小便不利	

[凡按] 本证烦渴而用白术桂枝，要审知是水停不化之渴，而不是水竭津枯之渴，辨别之法：前者水入则吐，后者水入则消。

[原文] 本以下之，故心下痞，与泻心汤。痞不解，其人渴而口燥烦，小便不利者，五苓散主之。(156)

[提要] 水停下焦，气化不行的证治。

[凡按] 泻心汤治痞而痞不解，则非气聚之痞可知，渴而口燥烦，小便不

利者,为水饮内蓄津液不行,非热痞也,与五苓散发汗行水则愈。盖太阳膀胱气化一行,则汗出表邪得散,溲利而蓄水得化,故五苓散用桂枝,有一矢双得之妙。此方有升有降,最能交通上下,宣通气化,兼行表里之邪。"一方云:忍之一日乃愈",盖不饮者,外水不入,所停之水得行,而痞亦愈。此证,切忌饮冷,须服姜汤妙,因为原属水气不化,如再饮冷,必然助长水邪而使病变增重。对本条的理解,一方面要和热邪内陷的痞证相鉴别,一方面也要和真正水停心下证鉴别。如下条。

[原文] 太阳病,小便利者,以饮水多,必心下悸;小便少者,必苦里急也。
(127)

[提要] 以小便利不利辨水停的部位。

[选注]《医宗金鉴》:太阳初病,不欲饮水,将传阳明,则欲饮水,此其常也。今太阳初病,即饮水多,必其人平素胃燥可知,设胃阳不衰,则所饮之水,亦可以敷布于外,作汗而解,今饮水多而胃阳不充,即使小便利,亦必停中焦而为心下悸,若更小便少,则水停下焦,必苦里急矣。

[凡按] 本条文意很明显,小便利,以饮水多必心下悸,此茯苓甘草汤证;小便少,以饮水多必苦里急,此五苓散证。本条应与73条"伤寒汗出而渴者(长沙古本"汗出而渴"之下,有"小便不利"四字),五苓散主之,不渴者,茯苓甘草汤主之"联系比观,其义方备。因五苓散之口渴,是水停下焦,津不上承所致,应有小便少可据(参127条)。茯苓甘草汤证为水停中焦,不影响津液的升腾,故口不渴,应有心下悸可据。小便不利,前者因膀胱气化失职,后者因三焦功能失常。

五苓散重用苓泽以治下焦为主;茯苓甘草汤重用姜苓以治中焦为主。程应旄曰"二者俱有小便不利证"。

蓄水证,就是水的代谢异常,主要是水的排泄有问题。《素问·经脉别论》云:"饮入于胃,游溢精气,上输于脾,脾气散精,上归于肺,通调水道,下输膀胱,水精四布,五经并行。"这是正常人体内水代谢过程的简述。"脾气散精,上归于肺",是代的过程;"通调水道,下输膀胱",是谢的过程。蓄水的主要矛盾在"谢"的方面,重点属"水道"和膀胱的作用,以及两者的相互关系。

《素问·灵兰秘典》云:"三焦者,决渎之官,水道出焉……膀胱者,州都之官,津液藏焉,气化则能出矣。"这说明三焦是行水之道,膀胱是贮水之器,水的排泄,是通过上、中、下三焦,最后进入膀胱贮存起来,到一定的程度,再排出体外。这就可以推知：如果三焦不利，水道不畅，水不但会郁在三焦，还会郁滞在人体上、中、下各部组织内，使上焦不能如雾，中焦不能如沤，下焦也不能如渎。如果不是三焦不利，而仅仅是膀胱不能排泄的话，那就会形成尿潴留，出现小便难、小腹满等症状。尤其是小腹满这一症状，膀胱蓄水时必然存在，而在三焦水道不畅的情况下，其水下输膀胱的功能迟滞，是不能或者很少可能形成小腹满的。

明白了上述道理，再观太阳病蓄水证的症状：71 条"脉浮，小便不利，微热消渴"，74 条"渴欲饮水，水入则吐"，这两条都是典型的蓄水证，但这些症状中并没有"小腹满"，而"消渴"这一症状恰好就是水饮停蓄，致使正津不布，也就是上焦不能如雾的表现。由此可见，把蓄水的病理看作是三焦不利，比看作是蓄在膀胱，更有说服力。

再看蓄水证是怎样形成的？71 条是"太阳病，发汗后，大汗出"，72 条是"发汗已"，73 条"伤寒汗出而渴"，74 条是"中风发热六七日"。太阳中风本来就"汗自出"，所以把这几条合起来，可以看出，蓄水证是出现在太阳病发汗之后，为什么这样？《灵枢·本脏》云："三焦、膀胱者，腠理毫毛其应。"膀胱藏津液，"气化则能出"者，包括化尿、排溲、蒸津、蒸汗几个方面，而非单指小便，亦非单指汗出。原来人体内的水液，由三焦外出皮肤腠理就是汗，由三焦下输膀胱就是尿，汗和尿虽然出路不同，名称各异，但在体内不能分家，而且都与三焦膀胱有关，因此，汗多者尿必少，汗少者尿必多。有的注家认为蓄水证是太阳之邪循经入腑，这是根据经络与脏腑关系，认为太阳经中之热，可以循经入腑，与膀胱中之水相结合。传统观念，总是不容改变。但翻阅旧注，各家意见并不一致，譬如张令韶说："小便不利者，乃脾不转输。"张隐庵说："大汗出而渴者，乃津液之不能上输，用五苓散主之以助脾。"都没有说水蓄在膀胱。尤其是柯韵伯解释水逆证云："邪水凝结于内，水饮拒绝于外，既不能外输于玄府，又不能上输于口舌，亦不能下输于膀胱，此水逆所由名也。"更清楚地指出"不能下输膀胱"，是三焦不利，不是膀胱蓄水，这些说法是可取的。

临床上有没有膀胱蓄水证候？有，这种证，中医称为癃闭，即现代医学的尿潴留，它是许多疾病过程中伴见的一种证候，蓄水的部位也正是在膀胱，由于小便不利，尿液充盈于膀胱，望之可见少腹膨隆，触之可见圆形包块（即胀大之膀胱），自觉少腹急结。可是，这种真正的膀胱蓄水并非五苓散证。

赵锡武说：五苓散之渴与小便不利，是因水津不能四布，则渴欲饮水，不

能下输膀胱,膀胱无水则小便何由而利? 渴与小便不利皆非膀胱蓄水所致。(《浙江中医杂志》1983 年第 4 期）

[原文] 太阳病,寸缓关浮尺弱,其人发热汗出,复恶寒,不呕,但心下痞者,此以医下之也。如其不下者,病人不恶寒而渴者,此转属阳明也。小便数者,大便必鞕,不更衣十日,无所苦也。渴欲饮水,少少与之,但以法救之。渴者,宜五苓散。(244)

[提要] 太阳中风误下致痞及病传阳明的辨证。

[选注] 喻嘉言:五苓,利水者也。其能止渴而救津液者何也? 盖胃中之邪热,既随小水而渗下,则利其小水,而邪热自消矣。邪热消,则津回而渴止,大便且自行矣。正《内经》通因通用之法也。前段汗出多而渴者,不宜用猪苓汤重驱津液;此段仍有汗、仍渴,但汗出不至于多,而渴亦因热炽,其津液方在欲耗未耗之界,故与水而用五苓为合法也。今世之用五苓者,但知水谷偏注于大肠,用之利水而止泄;至于津液偏渗于小便,用之消热而回津者则罕,故详及之。

[原文] 霍乱,头痛,发热,身疼痛,热多欲饮水者,五苓散主之;寒多不用水者,理中丸主之。(386)

[提要] 辨霍乱病有表里寒热不同证治的类病法。

[选注] 见第四章"二、太阴病类方辨证"之"理中汤(丸)"。

文　蛤　散

[原文] 病在阳,应以汗解之,反以冷水潠之,若灌之,其热被劫不得去,弥更益烦,肉上粟起,意欲饮水,反不渴者,服文蛤散。若不差者,与五苓散。(141)

[提要] 辨太阳病以冷水潠,灌之变证的救逆法。

[选注] 方有执:在阳,谓表未罢热未除也。潠,喷之也。灌,溉之也。被,蒙也。言邪蒙冒于潠灌之水,郁闭而不散,热悗烦恼益甚也。粟起,言肤上粒起如粟。水寒郁留于表而然也。意欲得水而不渴者,邪热虽甚,反为水寒所制也。

[凡按] 曰欲饮水,曰弥更益烦,并将郁热的情景绘出。可知这种冷水潠灌法,对于邪尚在表须从汗解的太阳表热阶段,是不适用的。以此推之,现代

的物理降温法如冷敷头身等，也只宜暂用于阳明里热的高热阶段，如在太阳表热阶段，是不适用的。

[方药] 文蛤散

文蛤五两

上一味为散，以沸汤和一方寸匕服，汤用五合。

[选注] 王肯堂：文蛤即海蛤粉。《本经》云：咸平无毒。

李时珍：能止烦渴，利小便，化痰软坚。

柯韵伯：本论以文蛤一味为散，以沸汤和方寸匕，服满五合，此等轻剂，恐难散湿热之重邪。《金匮要略》："渴欲饮水不止者，文蛤汤主之。"（即大青龙汤去桂枝加文蛤）审症用方，则此汤而彼散，故移彼方而补入于此。（此散而易彼汤为宜）

张志聪：若不差者，与五苓散，助脾土而达三焦，水道行而经脉通矣。

茯苓桂枝白术甘草汤

[原文] **伤寒，若吐、若下后，心下逆满，气上冲胸，起则头眩，脉沉紧，发汗则动经，身为振振摇者，茯苓桂枝白术甘草汤主之。（67）**

[提要] 论误吐、误下，胃虚饮动，水气上逆的斡旋法。

[凡按] 邪在太阳当汗，若误施吐下，损伤中阳，导致水气上逆而现"心下逆满，气上冲胸，起则头眩，脉沉紧"，此乃误发其汗，非但水饮不去，而阳气又虚，经脉失养，身体振振不能自制。宜苓桂术甘汤温化水饮。苓桂术甘汤主之，应接在脉沉紧句后，此倒装句法。

[选注] 尤在泾：此伤寒邪解而饮发之证。饮停于中则满，逆于上则气冲而头眩，入于经则身振振而动摇。

陆渊雷：胃肠本以下降为职，不下降而停蓄若上泛，皆为逆，故曰"逆满，气上冲胸"，即蓄水上泛所致。胃病易发脑症（王肯堂说，凡伤寒头眩者，莫不因汗吐下虚其上焦元气之所致也，所谓上虚则眩），起动则蓄水震荡，故头眩。沉紧与弦，则水饮之常脉也。四句为苓桂术甘本证。"发汗则动经，身为振振摇者"下二句为误治之变，属真武汤证，乃插入之笔。水饮属寒，当以温药和之（语出《金匮》），若更发汗，则益虚其阳，而头眩者变为振摇，头重脚轻，欲仆地也。"动经"二字，论中他无所见，疑后人拈注。

徐灵胎：此亦阳虚而动肾水之症，即真武证之轻者，故其法亦仿真武之意。

日医浅田宗伯：此方与桂苓甘枣汤仅异一味，而证不相同。彼云"脐下悸欲作奔豚"，乃饮停下焦之证；此云"心下逆满，起则头眩"，乃饮停中焦之证。

[方药] 茯苓桂枝白术甘草汤

茯苓四两　桂枝三两，去皮　白术　甘草炙，各二两

上四味，以水六升，煮取三升，去滓，分温三服。

[凡按]《伤寒论》中茯苓甘草汤、苓桂甘枣汤、苓桂术甘汤三方均有茯苓、桂枝、甘草三药，所异者仅在苓桂术甘汤用白术，其余二方无白术而用生姜、大枣。而苓桂术甘汤的"起则头眩"一症，正是另二方所无，说明白术是为头眩而设。丹溪云"无痰不作眩""脾为生痰之源"，白术健脾助化，所以治其本。近人用本方治咳而遗尿，则对本方利水蠲饮的作用又如何解释？然本方能使膀胱健运则水湿化，清升浊降，调节有权，咳嗽遗尿自除。如《本草》载："茯苓利小便，结者能通，多者能止。"实起自然调节作用。

据国内某些文献记载，本方的应用指征是：头痛头重，上逆眩晕，直立性虚脱，动悸不眠，精神不安，伴有尿量减少倾向者。以眩晕及精神不安为症状的重点。运用本方治高血压眩晕及脑震荡、心脏病、胃下垂、风湿性舞蹈症等有效。

此外，慢性肾衰血液透析患者中少数持久性低血压，应用苓桂术甘汤，证明其在临床上有一定的疗效。

《金匮要略》："夫病痰饮者，当以温药和之。"本方是"温药和之"的代表方剂。又说："夫心下有留饮，其人背寒冷如掌大。"亦宜此方。

《医宗金鉴》：身为振振摇者，即战振身摇也；身振振欲擗地者，即战振欲堕于地也。二者皆为阳虚失其所恃，一用此汤，一用真武汤者，盖真武救青龙之误汗，其邪已入少阴，故主以附子，佐以生姜、苓、术，是壮里阳以制水也；此汤救麻黄之误汗，其邪尚在太阳，故主以桂枝，佐以甘草、苓、术，是扶表阳以涤饮也。至于真武汤用芍药者，里寒阴盛，阳衰无依，于大温大散之中，若不佐以酸敛之品，恐阴极格阳，必速其飞越也；此汤不用芍药者，里寒饮盛，若佐以酸敛之品，恐饮得酸，反凝滞不散也。

茯苓甘草汤

[原文] **伤寒，汗出而渴者，五苓散主之；不渴者，茯苓甘草汤主之。**（73）

[提要] 辨膀胱蓄水与胃虚停饮证的斡旋法。

[凡按] 本条伤寒汗出而渴，乃水气作渴，当与热蒸作渴之白虎汤证鉴别，此种渴是水停不化，当有小便不利，故主五苓散。不渴者为水停于胃，可见心下悸，否则为病愈矣，主茯苓甘草汤。（参柯韵伯）

[原文] 伤寒厥而心下悸,宜先治水,当服茯苓甘草汤,却治其厥,不尔,水渍入胃,必作利也。(356)

[提要] 肾虚水停致厥的论治。

[凡按] 据此,知茯苓甘草汤本是治水饮之方,其证有心下悸,与苓桂术甘汤、苓桂甘枣汤,只有一味出入。从方测证,应具有"心下悸"、上冲而呕。所以《方极》云:"茯苓甘草汤治心下悸而上冲作呕者。"

[方药] 茯苓甘草汤

茯苓二两　甘草一两,炙　生姜三两,切　桂枝二两,去皮

上四味,以水四升,煮取二升,去滓。分温三服。

[选注] 费伯雄:茯苓宜于独重(《玉函》作三两),以其能渗湿安神也,姜桂性温,开解腠理,能逐水气从毛窍而出,用甘草以补土和中。

[凡按] 苓桂术甘及本条证,均系中阳不足,饮停中焦之证。但有病在脾在胃之别。上条以脾虚为主,脾恶湿,故以白术健脾燥湿,则脾能散精上归于肺;此条以胃虚为主,则以生姜温胃散饮,使胃能游溢精气,上输于脾,而水不为患。二方均为后世治痰饮所常用。

(五) 桃核承气抵当汤类

桃核承气汤

[原文] 太阳病不解,热结膀胱,其人如狂,血自下,下者愈。其外不解者,尚未可攻,当先解其外;外解已,但少腹急结者,乃可攻之,宜桃核承气汤。(106)

[提要] 下焦蓄血轻证的斡旋法。

[凡按]《伤寒论》蓄血的条文共有五条,其中太阳篇四条,阳明篇一条。一般把前四条称为"太阳蓄血证"。至于血蓄何处,历来争议较多,大致有以下五种见解:

①血蓄膀胱(以沈金鳌为代表);②血蓄下焦或少腹(以柯韵伯为代表);③血蓄小肠(以钱天来为代表);④血蓄胞宫(以张锡纯为代表);⑤多数学者认为病在何所,总以辨证为主。

近人研究,太阳蓄血的部位不在膀胱,那么又在哪里呢?这个问题前人已有不同的看法,已如上述。此外,如陈修园认为太阳蓄血在冲任,他说:"以热在下焦,小腹当硬满。然小便与血,皆居小腹,蓄而不行,皆作硬满。若小便自利者,知不关膀胱之气分,而在于冲任之血分。"(见《伤寒论浅注》)唐容

川认为太阳蓄血在血室。他说："其人发狂者,《内经》云'血在上善忘,血在下如狂',以热在下焦血室,是以狂也(如狂不是真狂,而是形容一种烦躁不安,类似发狂的状态)。血室后连大肠,亦连膀胱,正当小腹之间,故小腹当硬满。设热结膀胱,则小便不通,今小便自利者,知不在膀胱乃在血室中,当攻下其结血,使从大便浊道出乃愈。"唐氏所谓之血室,乃指胞宫。然胞宫亦冲任所主。因此,太阳蓄血之部位有二,一是在血室,一是在大肠。特提出作研讨。冉雪峰说:太阳的膀胱,少阴的胞中,阳明的直肠,同属下焦,同属薦(通薦 jiàn,水至也)系。脑薦系是一体,感应最捷。故谵语,是脑神经受其熏灼,昏瞀错乱。从前以为蓄血是膀胱,今乃知其是胞中,从前以为谵语是心脏,今乃知其为脑部。病理既变中生变,治疗即法外寓法。仲景说:太阳病不解,热结膀胱,其人如狂,血自下,下者愈……。《血证论》也说:瘀血在内,亦谵语见鬼……桃仁承气汤治之。近亦屡见报道用桃仁承气汤治精神病,有一定疗效。

《青州治谈》:妇人久患头痛,诸药不效者,与桃核承气汤,兼用桃花散(桃花、葵子、滑石、槟榔等分为散,葱白汤下),有效。

《柯氏方论》:桃核承气汤,治女子月事不调,先期作痛,与经闭不行者,最佳。

《识病要法》:桃核承气汤治噎膈有积血者。

《心法附余》:"吐血胸中觉气塞,上吐紫血者,桃仁承气汤下之。"张锡纯"秘红丹"从此悟出。

[方药] 桃核承气汤

桃仁五十个,去皮尖　大黄四两　桂枝二两,去皮　甘草二两,炙　芒消二两

上五味,以水七升,煮取二升半,去滓,内芒消,更上火,微沸下火,先令温服五合,日三服。当微利。

[凡按] 本方是以调胃承气汤为基础的,方中桂枝一药,乍看似与泻热相违,此实仲景用药之妙处。桂枝既入血分,又入气分,具有温经活血、通阳化气的功效,可治蓄血蓄水。现代药理证实,桂枝有明显的利尿作用,可以认为桂枝是五苓散中主要利尿药之一。而桃核承气汤证病在膀胱,不仅有"蓄血",还有"蓄水"存在。临床症状应有小便不利,故方中需用桂枝,在于通阳而不在于解外,从条文中"当先解外"句更可得到证明。且服后"当微利"(包括大小便),不一定下血,有时仅取通泄作用而已。

桃核承气汤主要功用破血逐瘀,为治疗热结膀胱、血热互结下焦之轻剂,古人多用于闭经、产后瘀血、死胎及胞衣不下等症。近代医家根据古人用于

瘀热互结的病机，并经现代动物实验证明，其药理有抗菌消炎、活血化瘀、扩张血管、抗凝及促使瘀血吸收等作用，故本方在临床上不局限于上述病证，并延伸方义，加减变通，用于急性菌痢、前列腺炎引起的尿潴留、躁狂，胃痛等病，收到满意效果。

[医案] 一妇长夏患痢疾，痛而急迫，其下黄黑色，两尺脉紧而涩，知寒伤胞宫也。细问之，答曰："行经之时，渴饮冷水一碗，遂得此证。"此乃血被冷水所凝，瘀血归于大肠，热气所以坠下也。遂用桃核承气汤，加马鞭草、延胡索一服，次早下墨血升许。痛止脏清，次用调脾活血之剂而愈。(《诸证辨疑》)

抵 当 汤

[原文] 太阳病六七日，表证仍在，脉微而沉，反不结胸，其人发狂者，以热在下焦，少腹当鞕满，小便自利者，下血乃愈，所以然者，以太阳随经，瘀热在里故也，抵当汤主之。(124)

[提要] 论述瘀热在里蓄血重证的斡旋法。

[选注] 山田正珍：此辨太阳病有蓄血者，比桃核承气证一等重者也。彼则少(小)腹急结，此则少腹当硬满，彼则如狂，此则发狂，彼则汗后，此则下后，自有差别。桃核承气证其血自下，其为瘀血之病，不俟辨明矣，此则血不下，故因小便利不利，以断其为瘀血也。桃仁承气，主治伤寒病中热邪结于下焦……抵当汤丸，主治其人本有瘀血，而热邪乘之者。故阳明篇曰："其人善忘者，必有蓄血。所以然者，本有久瘀血……宜抵当汤。"

[原文] 太阳病，身黄，脉沉结，少腹鞕，小便不利者，为无血也。小便自利，其人如狂者，血证谛也，抵当汤主之。(125)

[提要] 再论蓄血重证的脉证的斡旋法。

[凡按] 瘀血发黄证，症见皮肤发黄，黄晕如油，其色如微熏，少腹满，甚或疼痛，其人如狂，或善忘，脉象沉结或沉涩，舌质紫黯等。小便自利者，为蓄血之发黄证。其病理特点：太阳经邪内传，邪瘀互结，气血不畅，影响肝胆疏泄功能，而致胆汁瘀滞，肌表发黄。本条脉证与上条大同小异，主要是反复说明蓄血证的辨证要点：脉沉结，小腹硬，小便自利，如狂，四者俱备，即为蓄血证无疑。

[选注] 成无己：身黄脉沉结，少腹硬，小便不利者，胃热发黄也，可与茵陈蒿汤。身黄脉沉结，少腹硬，小便自利，其人如狂者，非胃中瘀热，为热结下

焦而为蓄血也,与抵当汤以下蓄血。

冉雪峰:此条是申明上文太阳病内传,直搏下焦,身黄二字宜着眼……黄病多端,此为蓄血,其原从下焦血分瘀蓄来,黄色既显,其质即变,类似近代所谓溶血性黄疸。黄病多小便不利,故《金匮》疗黄,以利小便为第一义。惟是此病关系,在血不在水。此病的发黄,亦关系在血不在水。《金匮》诸黄无少腹硬证,此身黄有小便利证;彼为杂病发黄,此为伤寒发黄。不类而类,类而不类。此不仅可补上条蓄血证未备的证象,兼可补《金匮》黄疸门未备的疗法。

[方药] 抵当汤

水蛭熬　虻虫去翅足,熬,各三十个　桃仁二十个,去皮尖　大黄三两,酒洗

上四味,以水五升,煮取三升,去滓,温服一升,不下更服。

[选注] 柯韵伯:蛭,昆虫之饮血者也,而利于水;虻,飞虫之吮血者也,而利于陆。以水陆之善取血者,用以攻膀胱蓄血,使出乎前阴。佐桃仁之苦甘以推陈致新,大黄之苦寒以荡涤邪热。

[原文] **阳明证,其人喜忘**①**者,必有蓄血。所以然者,本有久瘀血,故令喜忘。屎虽鞭,大便反易,其色必黑者,宜抵当汤下之。**(237)

【注】①喜忘:《外台》作善忘。

[提要] 阳明蓄血的证治。

[选注] 见第二章"四、阳明病辨证"之"(四)辨阳明血证"。

[原文] **病人无表里证,发热七八日,虽脉浮数者,可下之。假令已下,脉数不解,合热则消谷善饥,至六七日,不大便者,有瘀血,宜抵当汤。若脉数不解,而下不止,必协热便脓血也。**(257、258)

[提要] 阳明蓄血的证治与便脓血的变证。

[凡按] 柯韵伯:"七八日下,当有不大便句……观下后六七日犹然不便可知。"此深得仲景心法。

[选注] 尤在泾:无表里证,无头痛恶寒,而又无腹满谵语等证也。

发热七八日,而无太阳表证,知其热盛于内,而气蒸于外也。脉虽浮数,亦可下之以除其热,令身热去,脉数解则愈。假令已下,脉浮去而数不解,知其热不在气而在血也。热在血,则必病于血,而其变亦有二:合,犹并也,言热气并于胃,为消谷善饥,至六七日不大便者,其血必蓄于中;若不并于胃,而下利不止者,其血必走于下。蓄于中者,为有瘀血,宜抵当汤,结者散之,亦留者

攻之也；走于下者，为协热而便脓血，则但宜入血清热而已。

[医案] 曹颖甫治一妇经停十月，腹不甚大而胀。前医用疏气行血药，即不觉胀满。饮食如常。西医检查谓腹中有胎，为腐败之物压住，不得长大。欲攻而去之，势必伤胎。诊之，脉涩不滑，不类妊娠。当晚进桃核承气汤，晨起下白物如胶痰。更进抵当汤，下白物更多。胀满悉除，而腹忽大。月余生一女，母子俱安。孙子云：置之死地而后生，亦《内经》有故无殒也之义。（《经方实验录》）

余曾治1例，女，40岁，患胃下垂（西医院诊断），胃脘和脐腹隐隐刺痛，历时四个月。首用益气和胃止痛药无效，细察眼巩膜色素沉着，舌边有瘀紫点，少腹有硬满征，询知其月事推迟量少，经期剧痛，有凝黑块，脉弦涩。瘀血内阻是病的本质，乃用抵当汤去大黄加肉桂，益以参术苓草健脾胃，当归芍药和血脉，数剂排下瘀块而痛除，改用归芪六君子汤健脾和胃，20剂后痛止未复发，半年后复查，体重增加，疗效巩固。

抵 当 丸

[原文] **伤寒有热，少腹满，应小便不利，今反利者，为有血也，当下之，不可余药，宜抵当丸。**（126）

[提要] 论蓄水与蓄血的鉴别要点，及蓄血重证的缓治法。

[凡按] 本条蓄血的程度是介乎桃核承气和抵当汤之间，抵当汤证是少腹硬满，桃核承气汤是少腹急结，本证则少腹满，是知本证比桃核承气汤证血结为深，而较抵当汤证病势为缓，故云不可余药，只宜用抵当丸缓攻。

[方药] 抵当丸

水蛭二十个，熬　虻虫二十个，去翅足，熬　桃仁二十五个，去皮尖　大黄三两

上四味，捣分四丸，以水一升，煮一丸。取七合服之。晬时当下血，若不下者，更服。

[选注] 吉益东洞《方极》云：抵当汤（丸）治瘀血者有二证，少腹硬满，小便清利者，一也；腹不满，其人言我满者，二也。宜参考《金匮要略》"病人胸满，唇痿，舌青，口燥，但欲嗽水不欲咽，无寒热，脉微大来迟，腹不满，其人言我满，为有瘀血"，急则用汤，缓则用丸（丸仅及汤1/6的药量）。

[凡按] 论瘀血证，106条桃核承气汤列于大小柴胡、调胃承气汤之后，清楚地看到"胸胁满"用小柴胡；"心下急，郁郁微烦"用大柴胡；"过经谵语者，以有热也……此为内实"，用调胃承气；"但少腹急结者"，用桃仁承气。以示上焦

气郁,中焦热结,下焦血瘀不同治法。这种气郁与血瘀相提并论的写法,则对纵深发展的辨证很有启发。

蓄血证的病理特点:邪热与血互结于下焦少腹部位。

桃核承气汤证:①少腹急结(结浅)。②"表解乃可攻里"。③逐瘀轻剂。

抵当汤证:①少腹硬满(结深)。②脉沉微或沉结,且里证急,虽有表证,应先攻里。③逐瘀峻剂,服药后,晬时(24小时)当下血。④身或发黄。⑤用于瘀血日久,病深且重。

抵当丸证:较抵当汤证为缓,不可不攻,又不可峻攻,治须缓图,乃瘀结深、病势缓之证。所以说:"晬时当下血,若不下者更服。"

蓄血证的发生,多由于患者素来血行不畅,每因外感而致下焦血脉瘀阻,临床多见于血性(内出血)急腹证、瘀血性盆腔炎、瘀血性月经障碍等病变。根据病情的缓急、轻重,可酌情选用桃核承气汤、抵当汤(丸)来治疗。

逐瘀最力者应推水蛭,《本草从新》谓:"苦平有毒,治恶血积聚。"凡是有毒之品多药力峻猛,但如用之得当,去病甚速。水蛭伍虻虫而效尤捷,如《资生经》说:"抵当丸治肝有死血("肝之积名曰肥气"),水蛭三个(熬),虻虫七个,桃仁九个,生大黄五片,研细炼蜜(蜜制蛭毒)为丸备用。"逐瘀之法在运用时应考虑到伤正和伤血的问题,如徐灵胎曾认为:"水蛭最喜食人之血,而性又迟缓善入,迟缓则生血不伤,善入则坚积易破。借其力以攻积久之滞,自有利而无害也。"

近人张锡纯亦谈到他治瘀血证的经验:凡破血之药,多伤气分,惟水蛭味咸,专入血分,于气分丝毫无损,且服后腹不觉疼,并不觉开破,而瘀血默化于无形,真良药也。余治妇女月闭癥瘕之证,其脉不虚弱者,恒用水蛭研细,开水送服一钱,日两次,虽数年瘀血坚结,一月可以尽消。本品气腥,伍肉桂1克入煎剂,则腥气除。

日本猪子氏试验水蛭之浸出液,谓可缓慢血液之凝固,然则抵当汤用此(水蛭、虻虫)二药,盖取其溶解凝固之血,以便输送排泄也。

(六)陷胸汤类

[原文]问曰:病有结胸,有脏结,其状何如?答曰:按之痛,寸脉浮,关脉沉,名曰结胸也。何谓脏结?答曰:如结胸状,饮食如故,时时下利,寸脉浮,关脉小细沉紧,名曰脏结。舌上白苔滑者,难治。(128、129)

　　[提要] 论结胸证的主要脉证和脏结的脉证及预后。

　　[选注] 成无己：结胸者，邪结在胸；脏结者，邪结在脏。二者皆下后，邪气乘虚入里所致。下后邪气入里，与阳相结者为结胸(属热属实)，以阳受气于胸中故尔；与阴相结者，为脏结(属寒属虚)，以阴受之，则入五脏故尔。气者宜通而塞，故痛。邪结阳分，则阴气不得上通；邪结阴分，则阳气不得下通。是二者，皆心下硬痛。寸脉浮，关脉沉，知邪结在阳也；寸脉浮，关脉小细沉紧，知邪结在阴也。阴结而阳不结，虽心下结痛，饮食亦自如，阴气乘肠虚而入，故时时自下利。阴得阳则解，脏结得热证者，则易治。舌上白苔滑者，邪气结胸中亦寒，故云难治。

　　尤在泾：此设为问答，以辨结胸、脏结之异。结胸者，邪结胸中，按之则痛。脏结者，邪结肠间，按之亦痛。如结胸者，谓如结胸之按而痛也。然胸高而脏下，胸阳而脏阴，病状虽同，而所处之位则不同。是以结胸不能食，脏结则饮食如故；结胸不必下利，脏结则时时下利；结胸关脉沉，脏结则更小细紧。而其病之从表入里，与表犹未尽之故，则又无不同。故结胸、脏结，其寸脉俱浮也。舌上白苔滑者，在里之阳不振，入结之邪已深。结邪非攻不去，而脏虚又不可攻，故曰难治。

　　结胸、脏结辨证参见表22。

表22　结胸、脏结辨证

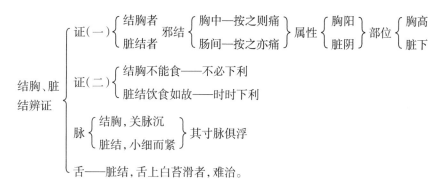

　　[原文] **脏结无阳证，不往来寒热，其人反静，舌上苔滑者，不可攻。**(130)

　　[提要] 补述脏结证的证候及治禁。

　　[凡按] 此条系太阳误下，邪气乘虚入里，凝结在脏，故名脏结。此证既无太阳的表热，又无少阳的往来寒热，更无阳明的潮热，三阳证不见，故曰"无

阳证"。既无阳证，且"其人反静"（独阴无阳），此时虽有心下硬满而痛的症状，但舌无黄黑芒刺之苔，相反的是"舌上苔滑"，显系属于虚寒的阴证无疑。故云"不可攻"。柯韵伯认为"理中四逆辈温之，尚有可生之义"，此仲景引而未发之旨。

[选注]　冉雪峰：本条曰不往来寒热，是三焦气化，或几乎熄，无外出趋势……无热，反静，苔滑，履霜坚冰，辨之宜早。由此推到反面，则结胸的疗法，跃然纸上。

[原文]　**病胁下素有痞，连在脐傍，痛引少腹，入阴筋者，此名脏结，死。**（167）

[提要]　辨脏结的危候。

[选注]　程应旄："其人胁下素有痞积，阴邪之伏里者，根柢深且固也。今因新得伤寒，未察其阴经之痞，误行攻下致邪气入里，与宿积相互，使脏之真气，结而不通。""痞连脐旁，脾脏结也；痛引少腹，肾脏结也；自胁入阴筋（茎），肝脏结也。三阴之脏俱结矣，故主死。"亦即《金匮》所云"入脏则死，入腑则愈也"。

冉雪峰：本条曰脐旁，曰少腹，曰阴筋……脐旁曰连，少腹曰引，阴筋曰入，病的趋势入阴而不出阳……藏不止一，结非一所，而脐旁、而少腹、而阴筋三阴合并，正阳汨没。故他条只曰难治，曰不可攻，惟此条独断为死，亡阳犹可用四逆白通吴萸辈，此则阳随阴亡，阴先阳尽，阴阳离决，神机化灭，清无可清，温无可温……惟有见微知著，识在机先……知其所以致死，即知其所以救死，物物化化，存乎其人。

[凡按]　谈结胸先详脏结，这是借宾定主法。唐容川云："脏结即今所谓'缩阴证'也。"《素问·举痛论》说："寒气客于厥阴之脉，厥阴之脉者络阴器而系于肝，寒气客于脉中则血泣脉急，故胁肋与少腹相引痛矣。"四肢厥冷，阴茎缩入，民间用火药治之，甚效。或用沉香黑锡丹，结合艾灸关元穴。

对上述三条原文的分析，可以认为脏结的形成，多因疾病已至危重阶段。机体受到严重损害，五脏功能失去正常活动能力，进而产生阴凝寒结的病理现象。仲景虽断为预后不好，然而外灸内温之法是可取的。

阴器缩入，四肢厥冷，舌淡苔滑宜芍药附子甘草加肉桂吴萸：白芍 30g，附子 15g，甘草 10g，肉桂 6g，吴萸 10g（或白胡椒 30 粒）。

[原文] 病发于阳，而反下之，热入因作结胸；病发于阴，而反下之，因作痞也。所以成结胸者，以下之太早故也。（131）

[提要] 辨结胸与痞证的成因。

[选注] 尤在泾：此申言所以成痞之故。浮而紧者，伤寒之脉，所谓病发于阴也。紧反入里者，寒邪因下而内陷，与热入因作结胸同意。但结胸心下硬满而痛，痞则按之濡而不硬且痛。所以然者，阳邪内陷，止于胃中，与水谷相结则成结胸；阴邪内陷，止于胃外，与气液相结则为痞。是以结胸为实……痞病为虚。

《医宗金鉴》："伤寒脉浮紧，不汗而下之，浮紧之脉，变为沉紧，是为寒邪内陷，作痞之诊也。按之自濡者，谓不硬不痛，但气痞不快耳。此甘草泻心证也。"郭雍主半夏泻心汤，常器之主生姜泻心汤，喻嘉言主大黄黄连泻心汤。

[凡按] 本条的阴阳，应当从胃气的实与虚，并结合有无痰水来理解，若其人胃气素盛，内有痰水实邪，误下后邪热内陷，与之相结，便成结胸。若其人胃气素虚，内无痰水实邪，误下后只属热邪内结，所以成痞。简言之，所谓发于阳是指正盛邪实，发于阴就是指胃气虚或内无实邪。

正由于病人的内在因素不同，因此误治后的转归：

一为邪陷与水饮相结而成结胸；

一为邪陷无水饮相结而成痞证。

治疗的一般规律，须随着病势的趋向，先表后里，先汗后下，如果表邪尚在，是病势向外，误用下法，会引起很多的病变，本条的结胸与痞就是个例子。

大 陷 胸 汤

[原文] 太阳病，脉浮而动数，浮则为风，数则为热，动则为痛，数则为虚。头痛发热，微盗汗出，而反恶寒者，表未解也。医反下之，动数变迟（膈内拒痛，胃中空虚，客气动膈，短气烦躁，心中懊憹，阳气内陷），心下因鞕，则为结胸，大陷胸汤主之。若不结胸，但头汗出，余处无汗，剂颈而还，小便不利，身必发黄也。（134）

[提要] 论表证误下而形成结胸与发黄证的救逆法。

[凡按] 此条重点是"表未解也"，表未解而误下，则成结胸。认定为表未解的依据是恶寒。在脉既言"数则为虚"，在证则有"微盗汗出"。而头痛发热也并非表证所专有，必伴见恶寒方可断其为表，要肯定太阳之表未罢已罢，全在恶寒之有无。由于为热为虚之数脉，汗虽微而言盗汗，本为里证虚证所有

者，即使出现恶寒，前条尚有"虚故也"之例。故特别强调"反恶寒者"之"反"字，方足以决定其表之未解。表未解当禁下，乃紧接下文"医反下之"，连用两个"反"字，真如老吏断狱，环环相扣。

[选注] 山田氏："浮则为风"云云三十三字，王叔和注文误入者也。按"盗汗"二字，恐六朝以后之名，非汉时语，《内经》中亦未有之。《素问·六元正纪大论》则谓之"寝汗"。"膈内拒痛"云云二十四字，系甘草泻心汤及栀子豉汤条文，错乱入于此者也。今并删之。

裴沛然亦认为"太阳病，脉浮而动数，浮则为风，数则为热，动则为痛，数则为虚"乃脉学家掺入之词。考仲景说脉各条，都很简要，且必脉证合参。

冉雪峰：按此条为结胸证正面文字，最关紧要。故仲景将证的前后，脉的变化，陷结的状况，或结、或散而不结情形，从实际经验模写绘出，为结胸证整个重心所在。注家删去"数则为虚"四字和"胃中空虚，客气动膈"八字，或删去"浮则为风"以下三十三字和"膈内拒痛"以下二十字，全节共一百一十一字，竟删去过半数五十七字，节改整删，经生武断，未有如此再甚者。或问条文脉浮而动数。曰浮曰动曰数，是三项。下文"浮则为风，数则为热，动则为痛"，解说已毕。何以又言"数则为虚"一句，曰此重心所在……，设无此"数则为虚"句，不过太阳病挟风热而止，惟虚，乃显出内陷征兆。下文"微盗汗出"，即是凭证，不虚何以盗汗，不盗汗何以见其为虚。外邪既暴，其来也忽，本实先拨，兆端已见，如此前面追证，正以定其误下、早下的罪案。初邪未入里，不当下。下则邪入里，又不得不下，凡此均属辨证的施治……下后动数变迟，是显其脉的变化。胃中空虚，是显其证的变化。只言数变迟，不言浮变沉，亦是趋向重心省之。胃中空虚的虚字，与数则为虚的虚字，两两辉映。膈内拒痛，客气动膈，短气躁烦，心中懊恼，心下因鞕云云，活绘出陷胸证象的所以然，由结胸到发黄，逐层深入，叹为观止。

第134条原文解析见表23。

陆渊雷：结胸既因误下而得，复以大陷胸汤峻下，舒驰远既疑之，铁樵先生亦谓大陷胸不可轻用。太炎先生云："结胸有恶涎，此有形之物，非徒无形之热也，非更以下救下，以去其有形之邪。然江南浙西，妄下者少，故结胸证不多见……吾昔在浙中，见某署携有更夫，其人直隶（今河北）人也，偶患中风，遽饮皮硝半碗，即大下成结胸，有扬州医，以大陷胸下之，病即良已，此绝无可疑者。"

表23 大陷胸汤证原文表解

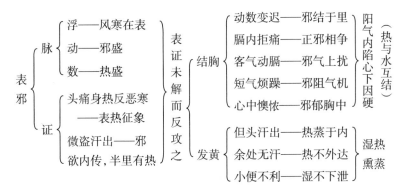

[原文] 伤寒六七日，结胸热实，脉沉而紧，心下痛，按之石鞭者，大陷胸汤主之。(135)

[提要] 论大结胸的主要脉证。

[凡按] 上条述结胸是由误下后，邪乘虚入，本条是未经误下，邪热内入，与水饮互结的结胸证治，这是结胸的又一成因，宜进一步分析：

1. "脉沉而紧"，沉为在里，紧为邪结之盛(痛甚)，与误下成结胸之脉寸浮关沉稍有不同，由于沉紧之脉，每见于阴寒之证。仲景恐后世医者误认此处之脉为阴寒，故标以"结胸热实"为脉沉而紧，点清了眉目。程应旄云："此处之紧脉，从痛得之，不作寒断。"可说是合乎仲景之意。汪琥说："邪热当胸而结，直至心下，石硬且痛，则脉道不但沉紧，甚至有伏而不见者。医人乌可以脉沉紧为非热也？大抵辨结胸之法，但当凭证，最为有准。"确是经验之谈。

2. "心下痛，按之石鞭"，是水热互结已深的明证，也是结胸证的主证。"结胸热实"四字，绘出胸膈剧痛而大便不通，大陷胸汤破其坚实，以泻其水热。

柯韵伯："结胸，有热实，亦有寒实。太阳病误下成热实结胸，外无大热，内有大热也。太阴病误下成寒实结胸，胸中结硬，外内无热症也。沉为在里，紧则为寒(本证脉紧为邪实痛甚之诊)，此正水结胸胁之脉。心下满痛，按之石硬，此正水结胸胁之症。然其脉其症，不异于寒实结胸，故必审其为病发于阳，误下热入所致，乃可用大陷胸汤，是谓治病必求其本耳。"

[方药] 大陷胸汤

大黄六两,去皮 芒消一升 甘遂一钱匕

上三味，以水六升，先煮大黄，取二升，去滓，内芒消，煮一两沸，内甘遂末，温服一升，得快利，止后服。

[选注] 尤在泾：大承气专主肠中燥粪，大陷胸并主心下水食；燥粪在肠，必借推逐之力，故须枳、朴，水食在胃，必兼破饮之长，故用甘遂。且大承气先煮枳、朴，而后内大黄，大陷胸先煮大黄，而后内诸药。夫治上者制宜缓，治下者制宜急，而大黄生则行速，熟则行迟，盖即一物，而其用又有不同如此。

吕楼村：本方虽用硝黄，而关键全在甘遂末一味，使下陷之阳邪，上格之水邪，俱从膈间分解，而硝黄始得成其下夺之功。若不用甘遂，便属承气法，不成陷胸汤矣。

[原文] 伤寒十余日，热结在里，复往来寒热者，与大柴胡汤。但结胸，无大热者，此为水结在胸胁也，但头微汗出者，大陷胸汤主之。(136)

[提要] 辨热结在里与水结在胸胁的对比鉴别。

此条解析见表24。

表24　大柴胡汤证、大陷胸汤证比较

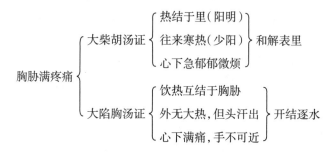

[凡按] 结胸一证，为水热互结之证，诚如柯氏所云："热入，是结胸之因，水结，是结胸之本。"水热缺一，便不得成为结胸。如误治之后，仅是热留胸膈，则为栀子豉证(有心中窒结痛的感觉)。如仅系水结，而心下痞硬满，胁下痛，则为悬饮的十枣汤证。至于本条所以说此为水结在胸胁，是与135条伤寒六七日的结胸热实证相呼应，并不是说此为水结，彼为热结。大陷胸汤用甘遂以逐水，硝黄以清热，若此条只是水结而无邪热，何需硝黄？上条只是邪热，而无水结，又何需甘遂？粗工不解此义，另立水结胸一证，由是多歧滋惑矣。

[选注] 舒驰远：大柴胡汤证虽有心下急郁郁微烦，心中痞硬之候，而无头汗出，辨其热结在里；此节以头汗出，辨其热结在上，属陷胸证。

冉雪峰：按结胸证，原是水热并结，只分热多水多。上条热多，故曰热实，曰石硬。此条水多,故曰无大热,曰水结在胸胁。上条是在病的正面着笔,昭之象而示之的。此条是在旁面着笔,推其类而广其治,各具作用,各饶义蕴。

[原文]　太阳病,重发汗而复下之,不大便五六日,舌上燥而渴,日晡所小有潮热,从心下至少腹鞕满而痛不可近者,大陷胸汤主之。(137)

[提要]　辨结胸与阳明腑实证的鉴别。(二者腹证鉴别见表25)

表25　阳明腑实证、结胸证腹证比较

$$腹痛\begin{cases}阳明腑实证——腹胀满绕脐痛\\结胸证——从心下直至少腹,硬满痛不可触近\end{cases}$$

[凡按]　这是两者的根本区别,因为阳明腑实证燥屎在肠,故虽有腹痛,部位在脐的周围,结胸病变部位在胸膈,因邪结过深也影响少腹,但它的重心是在心下。潮热是阳明腑证之一。但其热较甚,每兼谵语,本证虽有潮热,而不过甚,所以特揭出一个小字以示区别。

任何疾病的形成,与内在因素都有密切关系。太阳病误汗下后,如内无水饮,仅是燥屎内结,则为阳明腑证。如内有水饮,水与热结,则成结胸,故主大陷胸汤。

本方在临床上多用于重型肠梗阻,肠腔积液较多者,亦治痰热互结之精神失常证(妄见妄闻,狂躁不安)。其攻下作用比大承气汤尤甚。

[选注]　楼英:此妄汗下,而将转属阳明,犹尚未离乎太阳者也。日晡潮热属阳明病,然心下者,太阳之位,小腹者,膀胱之室,从心下至小腹痛,是下后热入水结所致,非胃家实,故不得名为阳明病。

大 陷 胸 丸

[原文]　结胸者,项亦强,如柔痉状,下之则和,宜大陷胸丸。(131)

[提要]　辨结胸之邪偏于高位的证治。

[方药]　大陷胸丸

大黄半斤　葶苈子半升,熬　芒消半升　杏仁半升,去皮尖,熬黑

上四味,捣筛二味,内杏仁芒消,合研如脂,和散,取如弹丸一枚,别捣甘遂末一钱匕,白蜜二合,水二升,煮取一升,温顿服之,一宿乃下,如不下,更服,取下为效,禁如药法。

[凡按]　1. 结胸:指心下硬满疼痛等证。

2. 项强如柔痉状:指邪结偏高,迫使颈项不能前屈后仰,故项强似痉的局部症状,但无角弓反张、手足抽搐的全身症状。

3. 因病位偏高,肺气不得舒展,故在大陷胸汤的基础上,加葶苈子、杏仁以泻肺气。用炼蜜为丸有滋养之义,且丸药性缓,使其留恋胸膈,以解上部的

结邪,此峻药缓投之法,所谓"在上者,治以缓",水热一去,胸部胀满自消,则项强自愈,所以说"下之则和"。

临床用此类方法治疗晚期血吸虫病腹水、渗出性胸膜炎等,对于消除胸腹腔积液,打破恶性循环,改善症状确有一定疗效,但易伤人正气,乃治标之法,必须注意调理脾胃,以图治本。

[原文] 结胸证,其脉浮大者,不可下,下之则死。(132)

[凡按] 以上有关结胸证的条文都主攻下,下之固能开结清热而泻水。邪去正自安。本条结胸证见脉大。禁用下法,并云下之则死,其理由何在?因为浮大之脉有二:浮大无力为虚甚,此云下之则死,当是指虚证而言。方、钱、程诸家同意这种见解为是,犹之阳明承气证之脉反涩,厥阴下利之脉反实,不下已属难治,下之则更速其死了。(解析见表26)

表26　结胸脉浮大解析

$$浮脉大\begin{cases}有力——表邪实\\无力——正气虚\end{cases}下之\begin{cases}邪热内陷,郁结更甚,病变加剧\\正气更伤,正不胜邪,虚脱而死\end{cases}$$

[原文] 结胸证悉具、烦躁者亦死。(133)

[提要] 辨结胸证的危候。

[选注] 尤在泾:结胸证悉具,谓脉沉紧,心下痛,按之石硬,及不大便,舌上燥而渴,日晡所潮热,如上文所述是也。这是邪盛正虚,体衰病重,出现烦躁是阴阳离决之兆,多见额上汗出(上脱),或二便俱闭,水浆不下(关格),或下利不止(下脱),故断为死候。

小 陷 胸 汤

[原文] 小结胸病,正在心下,按之则痛,脉浮滑者,小陷胸汤主之。(138)

[提要] 论小结胸证的救逆法。

[方药] 小陷胸汤

黄连一两　半夏半升,洗　栝楼实大者,一枚

上三味,以水六升,先煮栝楼,取三升,去滓,内诸药,煮取二升,去滓。分温三服。

[凡按] 大小结胸证,邪有浅深,证有轻重,故治疗上有所不同。小陷胸

汤黄连之清热轻于大黄；半夏之逐饮缓于甘遂；瓜蒌之润利，减于芒硝。故同名陷胸而有大小之分，宜辨证区别。

综上所述，结胸证多由于患者体内素有痰、水，每因外邪化热入里，或是误下致外邪化热内陷入里，影响了水液代谢以致停水、聚痰，形成了水热互结和痰热互结而发病。张令韶："汤有大小之别，证有轻重之殊，今人多以小陷胸汤治大结胸证，皆致不救。"

[选注] 张兼善：从心下至少腹石硬而痛，不可近者，大结胸也；正在心下，未及腹胁，按之痛未及石硬，小结胸也；盖大结胸者，是水结在胸腹，故其脉沉紧，小结胸者是痰结于心下，故其脉浮滑，水结宜下，故宜甘遂、葶、杏、硝、黄；痰热宜消，故用栝蒌、黄连、半夏。

三 物 白 散

[原文] 寒实结胸，无热证者，与三物小陷胸汤，白散亦可服。（141）

其完整的条文是：病在阳，应以汗解之，反以冷水潠之，若灌之，其热被劫不得去，弥更益烦，肉上粟起，意欲饮水，反不渴者，服文蛤散。若不差者，与五苓散。寒实结胸，无热证者，与三物小陷胸汤，白散亦可服。（141）

[提要] 论寒实结胸证的救逆法。

[方药] 三物白散

桔梗三分　巴豆一分，去皮心，熬黑，研如脂　贝母三分

上三味为散，内巴豆，更于臼中杵之，以白饮和服，强人半钱匕，羸者减之。病在膈上必吐，在膈下必利，不利，进热粥一杯，利过不止，进冷粥一杯。

[凡按] 巴豆油，泻下作用峻烈，为斩关夺门之将，服20滴可致马死。炒熟则性较缓。本方用巴豆去皮心膜熬（炒），即炒熟之意，后人用巴豆霜，丢失巴豆油35%左右。中巴豆毒者冷水、黄连可解。巴豆性大热，服后，在膈上必吐，在膈下必利，未泻进热粥一杯，以促进肠蠕动，则泻下甚速；如泻不止，进冷粥一杯，以镇静肠黏膜，此复方之妙理也，柯韵伯说："仲景每用粥为反佐者，以草木之性各有偏长，惟稼穑作甘为中和之味。"与桂枝汤用粥，均具有护正之义。

本条，柯韵伯、《医宗金鉴》、丹波氏等均分为二条，谓"寒实结胸"应另起一条。前半节我们已在五苓散类方中讲解。

与三物小陷胸汤，《玉函》《千金翼》作与三物小白散是。小陷胸用黄连瓜蒌苦寒之品，与寒实之证不合，白散方亦三味，所服不过半钱匕，谓之"三物

小白散"是合宜的。

汤本求真：如实扶的里（白喉）性呼吸困难，此方之适例也，余治一小儿，用本病血清无效，将窒息，与本方，得速效。避免了气管切开术。本方与《金匮》备急丸同属温通寒结之剂，不过，此乃寒结在胸，彼乃寒结胃肠，为其区别。

十 枣 汤

[原文] 太阳中风，下利，呕逆，表解者，乃可攻之。其人漐漐汗出，发作有时，头痛，心下痞鞕满，引胁下痛，干呕，短气，汗出不恶寒者，此表解里未和也，十枣汤主之。（152）

[提要] 饮停胸胁证治及其与太阳中风证的鉴别。

[校勘]《玉函经》"干呕"作"呕却"，无"汗出不恶寒者"六字。

[凡按] 本条所述的证候，和《金匮》痰饮篇饮后水流注在胁下，咳唾引痛的悬饮证，虽然不尽相同，但病的性质是一致的。二者皆是水饮结于胁下，所以都采用攻逐水饮的十枣汤治疗。

[选注] 尤在泾：此外中风寒，内有悬饮之证。下利呕逆，饮之上攻而复下注也。然必风邪已解，而后可攻其饮。若其人漐漐汗出而不恶寒，为表已解；心下痞硬满，引胁下痛，干呕短气，为里未和。虽头痛而发作有时，知非风邪在经，而是饮气上攻也，故宜十枣汤下气逐饮。

[方药] 十枣汤

芫花熬　甘遂　大戟

上三味，等分，各别捣为散。以水一升半，先煮大枣肥者十枚，取八合，去滓，内药末。强人服一钱匕，羸人服半钱，温服之，平旦服 [即（早晨）空腹服]。若下少，病不除者，明日更服，加半钱。得快下利后，糜粥自养。

[选注] 徐灵胎：服此汤以下蓄饮。

陈修园：三味皆辛苦寒毒之品，直决水邪，大伤元气，柯韵伯谓参术所不能君，甘草又与之相反，故选十枣以君之，一以顾其脾胃，一以缓其峻毒，得快利后，糜粥自养，一以使谷气内充，一以使邪气不复作，此仲景用毒攻病之法，尽美又尽善也。（方后"糜粥自养"，亦即《内经》"食养尽之"之义。）

李时珍：张仲景治伤寒太阳证，表不解，心下有水气，干呕发热而咳，或喘，或利者，小青龙汤主之。若表已解，有时头痛出汗，不恶寒，心下有水气，干呕，痛引两胁，或喘，或咳者，十枣汤主之。盖小青龙汤治未发散表邪，使水气自毛窍而出，乃《内经》所谓开鬼门法也。十枣汤驱逐里邪，使水气自大小便而泄，乃《内经》所谓洁净腑，去陈莝法也。

[医案] 唐杲字德明，善医，太仓武指挥妻起立如常，卧则气绝欲死，杲言是为悬饮，饮在喉间，坐立则坠，故无害，卧则壅塞堵窍，气不得出入而欲死也。投以十枣汤而平。此与唐与正治尿闭之证，理同而法异。(《嘉定县志》)

[凡按] 配伍禁忌问题：

《肘后方》解芫花毒用甘草，日本鹤冲元逸亦认为"相畏""相反"之说甚无谓也。古人制方全不拘于此，如甘草芫花未见其害也，其他可知已。含海藻甘草的方药，马均祺用瘿瘤丸治疗 80 例甲状腺肿，61.25% 治愈；上海市普陀区中心医院用消瘿汤治疗 25 例甲状腺囊肿，16 例治愈，仅 1 例无效；刘柏龄治疗 12 例颈淋巴结核，认为比不含海藻、甘草的方药疗效满意。

另据高乐众报告，临床十余年用甘遂半夏汤(方中有甘草)，对咳嗽、痰喘、痛引胸胁、脉沉实有力的胸膜炎、支气管炎，大多有效，从未发现中毒现象，还亲自服用加半夏的乌头汤治疗痹证，效果满意。李孔定介绍，有人以久病不愈，痛苦难受，套购十八味反药同煎，企图自杀，尽剂而安然无事(《医药卫生通讯》1997 年第 1 期)。但也有人报告，川乌、草乌与象贝或半夏配合服用而中毒者(《浙江中医杂志》1963 年第 3 期)。岳阳易聘海老中医治晚期血吸虫肝硬化腹水，以正盛邪实为本方指证。近人张志雄用本方治疗渗出性胸膜炎 51 例，效果满意(《浙江中医杂志》1965 年第 5 期)。

牡蛎泽泻散

[原文] **大病差后，从腰以下有水气者，牡蛎泽泻散主之。**(395)

[提要] 差后，腰以下有水气的治法。

[选注] 钱天来：大病后，若气虚则头面皆浮，脾虚则胸腹胀满。此因大病之后，下焦之气化失常，湿热壅滞，膀胱不泻，水性下流，故但从腰以下水气壅积，膝胫足跗皆肿重也。以未犯中上二焦，中气未虚，为有余之邪，脉必沉数有力，故但用排决之法，而以牡蛎泽泻散主之。

徐灵胎：此治水病之主方。此因虚致实，"急则治标"之法。

[凡按] 大病后每多脾肾两虚、水气不化的虚证水肿，如头面肢体浮肿，胸腹胀满，大便不实，少气多汗，舌淡苔滑，口中不渴，脉沉细无力，则本方绝对禁用，当选用真武汤、实脾饮、防己黄芪汤等。如果不辨虚实，草率乱投，虚虚实实，必多贻误。故《医宗金鉴》谓：若病后土虚不能制水，肾虚不能行水，则又当别论，慎不可服也。这是经验之谈。

[方药] 牡蛎泽泻散

牡蛎熬　　泽泻　　蜀漆暖水洗，去腥　　葶苈子熬　　商陆根熬　　海藻洗，去咸
栝楼根各等分

上七味，异捣，下筛为散，更于臼中治之。白饮和，服方寸匕，日三服。小便利，止后服。

[凡按] 本方用散之义，有云"急药缓用"者，有说"商陆水煮服，杀人"者。《本草纲目》记载：商陆"其赤与黄色者有毒，不可食"。其不可煮服之说，是否与此有关。

方中的商陆磨服三分即可峻泻，久煮可以减其毒。本品亦治血小板减少症，国内有报道。(见《中药大辞典》)

[选注] 陈修园：牡蛎、海藻生于水，故能行水，亦咸以软坚之义也。葶苈利肺气而导水之源，商陆攻水积而疏水之流。泽泻一茎直上，瓜蒌生而蔓延，二物皆引水液而上升，可升而后可降也。蜀漆乃常山之苗，自内而出外，自阴而出阳，所以引诸药而达于病所。又散以散之，欲其散布而行速也。但其性甚烈，不可多服，故曰小便利，止后服。

瓜　蒂　散

[原文] 病如桂枝证，头不痛，项不强，寸脉微浮，胸中痞鞕，气上冲喉咽，不得息者，此为胸有寒也。当吐之，宜瓜蒂散。(166)

[提要] 膈胸痰实证及其与太阳中风证的鉴别。

[校勘] "此为胸有寒"《千金方》作"此以内有久痰"。

[凡按] 康平本"此为胸有寒也"作旁书"此为胸中有寒饮也"，不入正文。

[选注] 徐灵胎：此即《论》中所云吐治也。栀子豉汤治虚烦，非专引吐，此方则专于引吐而已。

恽铁樵氏曾引本论"寒不可吐者"凡二条(324、379)，证其错误无疑。另有王奈寒氏以为"寒"字即"实"字传抄之误。参康平本知误旁书为正文，且脱一"饮"字。诸家之说故扞格难通也。综合全部证候来分析研究，就不难得出它的病蒂所在，是痰涎壅塞于膈上，由于痰涎或宿食壅塞膈上，阻碍气机，所以胸中痞硬，痰随气逆，上冲咽喉而不得息，然而这些正是正气祛邪外出所反映的应有症状，所以治疗上采取因势利导的方法，而用瓜蒂散涌吐，此即《内经》所谓"其高者因而越之"的治则。

[方药] 瓜蒂散

瓜蒂一分，熬黄　赤小豆一分

上二味，各别捣筛，为散已，合治之，取一钱匕，以香豉一合，用热汤七合，煮作稀糜，去滓，取汁和散。温顿服之。不吐者，少少加，得快吐乃止。诸亡血、虚家，不可与瓜蒂散。

[凡按] 瓜蒂极苦，性升催吐，为吐剂中第一品，赤小豆味酸性泄，兼能利水消肿，两味合用，有酸苦涌泄之功，再加香豉的轻清宣泄，更能加强催吐之效。吐不止者，含砂糖一块，即止。

[选注] 陆渊雷：据日人猪子氏之说，瓜蒂虽为有毒之药，然服后并不吸收，只刺激胃肠黏膜。故无中毒之患，惟用之过量，则引起急性胃肠炎，使吐利不止，故一次所服，不得逾六分五厘云。

《辽宁中医》1978 年第 3 期，报道一例服用"瓜蒂散"死亡情况：①药证不符；②服法不当；③药剂超量；④耽误了抢救时间。宜注意。

[原文] **病人手足厥冷，脉乍紧者，邪结在胸中，心下满而烦，饥不能食者，病在胸中，当须吐之，宜瓜蒂散。**（355）

[提要] 胸中痰实致厥的证治。

[凡按] 本论主瓜蒂散所治共有三条。除上列二条外，少阴篇曰："饮食入口则吐，心中温温欲吐，复不能吐，始得之，手足寒，脉弦迟者，此胸中实，不可下也，当吐之；若膈上有寒饮，干呕者，不可吐也，当温之，宜四逆汤。"（324）三条合参，就可得出本证的全貌，从而可知三者均系胸中邪实之证，病机相同，故均用瓜蒂散因势利导而吐之。

[选注] 程应旄：手足乍冷，其脉乍得紧实者，此由阳气为物所遏而不得外达，以致厥也，考其证，心下满而烦，烦因心满可知，饥不能食，实不在胃可知，以此定其为邪结在胸中也。夫诸阳受气于胸中，胸中被梗，何能复达于四末！但须吐以宜之，不可下也。

《千金方》《外台秘要》用瓜蒂散治黄疸者甚多，或内服或吹塞鼻中取效。

冉雪峰：汗吐下虽为治病三大法，吐法违反生理，他法可治，不用吐法，吐法乃不得已用之……服毒中毒，稍缓则毒已遍于全身，非吐无以救急回生。又如邪实硬塞膈脘，绝无疏散下行希望，迫切紧张，有一丝不续则真机绝的趋势，吐法安可不用。可知用吐，在生理上为强制逆行，在病理上为救急捷径。防风之吐以汗，巴豆之吐以下，矾石之吐以温，栀子之吐以清，参芦、秫米、赤豆之吐以和以补，整个关连，方外有方。

（七）泻心汤类

[原文] 脉浮而紧，而复下之，紧反入里，则作痞，按之自濡，但气痞耳。（151）

[提要] 辨痞的成因与证候特点。

[凡按] 本条从脉象上说明痞的成因。脉浮而紧为表有寒邪，宜用辛温发汗，今不发汗而反下之，使浮紧之脉变为沉紧——"紧反入里"，也就说明了邪热陷入，壅塞于心下，因而变成痞证，但痞的形成除误下外，尚有胃气素虚，邪热乘之而成者。

痞证与结胸证鉴别见表27。

表27 痞证、结胸证鉴别

鉴别 ┏ 结胸——有形之邪 ┏ 小结胸，正在心下，按之则痛
　　 ┃　　　　　　　　 ┗ 大结胸，心下至少腹硬满而痛拒按
　　 ┗ 痞证——无形之邪，按之自濡而不硬

大黄黄连泻心汤

[原文] 心下痞，按之濡，其脉关上浮者，大黄黄连泻心汤主之。（154）

[提要] 论热痞证的救逆法。

[选注] 成无己：心下硬，按之痛，关脉沉者，实热也。心下痞，按之濡，其脉关上浮者，虚热也，大黄黄连汤，以导其虚热。

钱天来：胃居心之下，故曰心下也……其脉关上浮者，浮为阳邪，浮主在上，关为中焦，寸为上焦，因邪在中焦，故关上浮也。

山田正珍："其脉关上浮"五字，后人所掺。何者？脉分三部，仲景氏之所不言，况浮而用大黄乎。刘栋以为衍，是也。

陆渊雷：脉浮当是脉滑。

[方药] 大黄黄连泻心汤

大黄二两　黄连一两

上二味，以麻沸汤二升渍之，须臾绞去滓，分温再服。

[凡按] 本方虽用大黄，量取承气汤的一半，用麻沸汤渍，则气味皆薄，有清热之功而无泻实之力。这和麻杏甘石汤之用麻黄，非取其发汗，而是配伍石膏以宣肺定喘一样，可见一种药物的疗效不同，在用法、配伍、剂量上，也有一定的关系。

前人经验：本方治吐衄血，如《金匮要略》"心气不足（定），吐血、衄血，泻心汤主之"，及齿衄、舌衄，目赤肿胀，癫痫狂，倒经逆行，肠痔肿痛，下血等。

本方与《金匮要略》泻心汤同是药三味，此用麻沸汤渍，而《金匮》的三黄泻心汤三味药同煎，顿服之，取其降火止血，煎服法不同，作用亦异。

[选注]《千金翼》注："此方必有黄芩。"《伤寒总病论》："本方有黄芩。"康平本有黄芩一两。且从附子泻心汤可以看出，后世医家也认为芩连合用，消痞热之效果更为显著，今从此说。

徐灵胎：此又法之最奇者，不取煎而取泡，欲其轻扬清淡，以涤上焦之邪。又曰：凡治下焦之补剂，当多煎，以熟为主，治上焦之泻剂，当不煎，以生为主，此亦治至高之热邪，故亦用生药。

陆渊雷：以上诸家用法，病症多端，杂乱难以记忆，其实皆身半以上充血之证也。芩连苦寒，专主上部充血，以心下痞、心中烦悸为候。大黄泻下，乃所谓诱导法耳。

[原文] 伤寒大下后，复发汗，心下痞、恶寒者，表未解也，不可攻痞。当先解表，表解乃可攻痞。解表宜桂枝汤，攻痞宜大黄黄连泻心汤。（164）

[提要] 热痞兼表的证治。

[凡按] 本条明言伤寒大下，复发汗，则已用麻黄汤可知。麻黄汤为发汗峻剂。麻黄汤发汗未解，再与麻黄汤，论中未见其例；麻黄汤发汗后投与桂枝汤，其例甚多，如"伤寒发汗已解，半日许复烦，脉浮数者，可更发汗，宜桂枝汤"，又霍乱篇"吐利止，而身体痛不休，当消息和解其外，宜桂枝汤小和之"。故本条解表宜桂枝是无可置疑的。

[选注] 成无己：大下后，复发汗，则表里之邪当悉已。此心下痞而恶寒者，表里之邪俱不解也。因表不解而下之，为心下痞，先与桂枝汤解表，表解，乃与大黄黄连泻心汤攻痞。《内经》曰："从外之内而盛于内者，先治其外，而后调其内。"

《医宗金鉴》：伤寒大下后复发汗，先下后汗，治失其序矣。邪热陷入，心下痞结，法当攻里。若恶寒者，为表未尽也。表既未尽，则不可攻痞，当先解表，表解乃可攻痞。解表宜桂枝汤者，以其为已汗已下之表也。攻痞以大黄黄连泻心汤者，以其为表解里热之痞也。

附子泻心汤

[原文] 心下痞，而复恶寒汗出者，附子泻心汤主之。（155）

[校勘]《玉函经》"心"字上有"若"字。

[提要] 痞热而兼阳虚的救逆法。

[凡按] 本条心下痞的原因，和大黄黄连泻心汤证相同，惟兼有恶寒汗出的症状。这是邪热有余壅结于里而成痞证，但卫外之阳不足，所以恶寒汗出。用药颇有碍难之处，消痞则阳更微，扶阳则痞益甚。故治法宜温经回阳，泻热消痞。

尤氏、钱氏认为恶寒属阳虚，所以用附子，是完全正确的。徐氏认为此条不过二语，而妙理无穷。说明上条（164条）发汗后，汗仍出，乃亡阳在即，所以加入附子以回阳气。

[方药] 附子泻心汤

大黄二两　黄连一两　黄芩一两　附子一枚，炮，去皮，破，别煮取汁

上四味，切三味，以麻沸汤二升渍之，须臾绞去滓，内附子汁，分温再服。

[凡按] 本方由三黄附子组成，是寒热互用、邪正兼顾之法。设单治痞而遗正，则阳气更虚，恶寒汗出更甚；单补阳而遗热，则痞满增剧。故用附子温经回阳以治本，用三黄泻热消痞以治标，尤妙在煎法上用麻沸汤渍三黄，取其轻以上浮，附子别煎，取其重以下达，分温和服。正如尤在泾说："寒热异其气，生熟异其性，药虽同行，而功则各奏。"说明了本方寒热互用，补泻并进，相反相成的妙用。

本方以附子名方，重在扶阳，用附子的指征是"恶寒汗出"，《金匮》中风历节篇与水气篇，用越婢汤方中均有石膏，方后均有恶风加附子之语，附子与石膏同用，亦"寒热异其气"之旨。

[选注] 冉雪峰：三黄渍清汁，附子煮浓汁，三黄用复味，附子用单味，一清一浊，一寒一热，一上一下，合两法于一方，分一方为二治，各有义蕴，各具巧思。尤有进者，三黄清上，热随药下，即可以温下寒。附子温下，水气上滋，又可以清上热。病随药转，药随病转，方外有方，法外有法。《素问》寒以寒治，热以热治，从而逆之，逆而从之，不啻为此写照。

[医案] 学生某，得外感数月，屡治不愈，延诊时，自云胸满，上身热而汗出，腰以下恶风，时夏历六月，以被围绕，取视前所服方，皆时俗清利搔不着痒之品。舌苔淡黄，脉弦。与附子泻心汤。阅二日复诊，云药完二剂，疾如失矣，为疏善后方而归。（《遯园医案》）

[凡按] 本条原文叙述较简，此案补出舌苔脉象，可供参考。

半夏泻心汤

[原文] 伤寒五六日,呕而发热者,柴胡汤证具,而以他药下之,柴胡证仍在者,复与柴胡汤。此虽已下之,不为逆,必蒸蒸而振,却发热汗出而解。若心下满而鞕痛者,此为结胸也,大陷胸汤主之。但满而不痛者,此为痞,柴胡不中与之,宜半夏泻心汤。(149)

[提要] 少阳证误下后,有柴胡、陷胸、泻心等汤证的救逆法。

[凡按] 本条以其有"不痛"一证,遂断为非结胸而为痞。"不痛"是阴性体征。据《金匮要略》呕吐哕下利篇"呕而肠鸣,心下痞者,半夏泻心汤主之",又据生姜、甘草泻心汤推测,本证当有下利的证候。《千金》"本方治老小下利……并治霍乱"可证。

[选注] 尤在泾:结胸及痞,不特太阳误下有之,即少阳误下亦有之。

张隐庵:此节分三段,上段言柴胡汤证具,虽下不为逆,复可与柴胡汤(服柴胡汤"必蒸蒸而振者",气内作而与邪争,胜则发热汗出而解);中段言下之而成结胸,宜大陷胸汤;下段言痞证但满不痛,不可与柴胡汤,更不可与陷胸汤,而宜半夏泻心汤。

[方药] 半夏泻心汤

半夏半升,洗　黄芩　干姜　人参　甘草炙,各三两　黄连一两　大枣十二枚,擘

上七味,以水一斗,煮取六升,去滓,再煎取三升。温服一升,日三服。

[选注] 柯韵伯:即小柴胡去柴胡,加黄连干姜汤也。不往来寒热,是无半表证,故不用柴胡。痞因寒热之气互结而成,用黄连、干姜之大寒大热者,为之两解。且取其苦先入心,辛以散邪耳。此痞本于呕,故君以半夏生姜,能散水气,干姜善散寒气,凡呕后痞硬,是上焦津液已干寒气留滞可知,故去生姜而倍干姜,痛本于心火内郁,故仍用黄芩佐黄连以泻心也;干姜助半夏之辛,黄芩协黄连之苦,痞硬自散;用参甘大枣者调既伤之脾胃,且以壮少阳之枢也。用人参、甘草、大枣者,以下后中虚,故以之益气而助药之能,发挥其辛散苦降的作用。后人的左金丸、香连丸,都从姜连悟出。

[医案] 赵守真治一儿五岁,伤食吐泻,口渴尿少。医者不问病原,贸然进以温补药,病反剧,医又以水湿分利失常,治以五苓散,渴未减而吐利如故。赵视其指纹淡红隐隐,心烦欲饮,水入则吐,食亦少进,舌苔黄白而腻,腹鸣下利,时呕,大便稀,色淡黄有腥气,嗜睡少动,病逾月矣。综合判断,乃系肠热胃寒,食积湿困之象。既不可(纯)温,又不可(偏)凉,治宜寒温并用,处以半夏泻心汤。半夏降逆止呕,参、姜益气温中,芩、连清理肠热,枣、草甘温和

胃，枢转其间，增茯苓健脾利水，花粉生津止渴。服后吐泻均减，再剂病瘳。惟病久（体）虚，以参苓白术散善后。（《治验回忆录》）

生姜泻心汤

[原文]伤寒，汗出解之后，胃中不和，心下痞鞕，干噫食臭，胁下有水气，腹中雷鸣下利者，生姜泻心汤主之。（157）

[提要]胃虚水饮食滞不化致痞的证治。

[选注]何志雄：心窝部痞胀，按之有触手感是本条的主证。干噫（嗳）食臭是辨证的关键。邪热内陷入胃与水饮互聚，故见心窝部痞硬。热聚于胃上扰心神，当有心烦的见证。由于胃虚，消化的功能减低，使食滞于中，故当胃逆噫气时，自觉有一股腐气冲鼻。胃虚既不能消谷，同样不能宣化水湿，使水聚于中，上溢于胁，故见胁下胀满，如下趋于肠，水气互击，故见肠鸣下利。方用生姜泻心汤清热健胃消滞散水。

[方药]生姜泻心汤

生姜四两，切　甘草三两，炙　人参三两　干姜一两　黄芩三两　半夏半升，洗黄连一两　大枣十二枚，擘

上八味，以水一斗，煮取六升，去滓，再煎取三升，温服一升，日三服。

[凡按]本方即小柴胡去柴胡加重生姜的分量（由三两增至四两），再加黄连干姜。君以生姜者，以其善解食臭，而有和胃散水之长，半夏止呕降逆，芩连清泻痞热，人参大枣补虚以生津，干姜温中而祛寒，甘草补中以和胃。去渣再煎。取其和而不杂。

[医案]某人，年约四十余，宿嗜酒，初则晨起吐清水，嗳气显之，继则胃中有振水声，肠鸣下利，偶食不消化物，或荤腻，则下利频繁，致消瘦无力，诸治无效，某医院诊断为胃扩张，肠弛缓。脉滑数，苔白腻。心下痞，属胃肠蓄水证，乃用生姜泻心汤。连服十剂而愈。（《古方临床之运用》）

甘草泻心汤

[原文]伤寒中风，医反下之，其人下利，日数十行，谷不化，腹中雷鸣，心下痞鞕而满，干呕，心烦不得安，医见心下痞，谓病不尽，复下之，其痞益甚，此非结热，但以胃中虚，客气上逆，故使鞕也。甘草泻心汤主之。（158）

[提要]论误下而脾胃虚，痞利俱甚的证治。

[选注]成无己：伤寒中风，是伤寒或中风也，邪气在表，医反下之，虚其

肠胃而气内陷也。下利日数十行，谷不化，腹中雷鸣者，下后里虚胃弱也。心下痞鞕，干呕心烦不得安者，胃中空虚，客气上逆也。与泻心汤以攻表（痞），加甘草以补虚，前以汗后胃虚，是外伤阳气，故加生姜，此以下后胃虚，是内损阴气，故加甘草。关于本条之痞，是因为胃中虚，客气上逆的缘故，纯属虚候，和其他实证的痞绝不相同，临床上必须有足够的认识，才不致犯虚虚实实之弊。

陆渊雷：素患胃扩张或慢性胃肠炎人，往往舌上苔厚而大便难。值其人新感伤寒中风，医惑于厚苔便难而误下之，则胃功能愈伤，扩张愈甚，内陷之邪热乘之，而下利无度矣……谓误下消化力衰弱之甚耳。谷不化（《外台》作水谷不化为是），异于"下利清谷"，所以不用四逆汤。误下后胃肠的炎症愈剧，因下利水气流走，出现腹中雷鸣，胃虚气逆故干呕，表热内陷故心烦不安。医以为病不尽而复下之，则痞益甚。充分证实了本证的心下痞鞕而满，不是实热壅滞，但以胃气虚弱而形成的气痞。这里须要说明的，在复下后只举出"痞益甚"一症，至于其他的下利肠鸣、干呕、心烦等证是否完全消失了？不难理解，正气愈虚，则病情将会更重。故于半夏泻心汤增加甘草之量以益中气，作甘草泻心汤主之。

[方药] 甘草泻心汤

甘草四两，炙　黄芩三两　干姜三两　半夏半升，洗　大枣十二枚，擘　黄连一两

上六味，以水一斗，煮取六升，去滓，再煎取三升。温服一升，日三服。

[凡按] 本方为生姜泻心汤去生姜人参，而倍甘草、干姜也。方以甘草为君，与大枣合用，补中和胃以缓其急迫；半夏之辛，降逆止呕；芩、连之苦寒，泻阳陷之痞热；干姜之热，散阴凝之痞寒。但多数注家以为本方应有人参，如《千金方》《外台秘要》等书，我们认为亦应当有人参。其理由是：①半夏、生姜泻心汤均有人参。《金匮》狐惑篇甘草泻心汤有人参三两可证。②复下之后，胃气大伤，若无人参，无以振起胃功能的衰弱。③人参为消虚痞的要药。

《内经》："清气在下，则生飧泄，浊气在上，则生䐜胀。"邪气郁结于中，故气窒痞满不通。叶天士说："中焦痞阻，冷饮不适，热邪宜清，胃阳亦须扶护。"但三方同中有异：半夏泻心汤治寒热交结之痞，痞而兼呕，故主以半夏；生姜泻心汤治水与热结之痞，胃虚食滞痞满而夹水气，故主以生姜；甘草泻心汤治误下胃气重虚之痞，故重加甘草以补中气而痞自除。

三方的共同点是：甘温补虚，苦寒清热，辛温开结，对正虚邪实，寒热互结之痞证，适得其宜。但对频繁呕吐之患者，温服方法不能如愿，常水入即吐，如改冷服，每次一茶匙，频频少量呷服，则相安无事。

[医案]某女,27岁。1月前发现会阴部有黄豆大小两处红色硬结,继则溃烂,流黄水,伴有疼痛。8天前突然咽部不适,吞咽时疼痛,全身冷热,食欲不振,易疲劳。4天来咽痛加剧,高热,面及下肢出现多数红色硬结,(1~2)cm×1cm大小,有压痛,尿黄。口腔内舌左侧及颊黏膜有溃疡,右舌腭弓及咽腭弓有多数小溃疡,右大阴唇上下各有5cm×3cm、4cm×4cm大小之溃疡,较深,有黄色分泌物。脉弦细数,舌苔黄腻,诊为狐惑病,方用甘草泻心汤加减,日一剂。同时用苦参30g煎汤,日洗三次。连服9剂热退,共服19剂后口腔与会阴部溃疡及皮肤结节全消。(《中医杂志》1979年第8期)

[凡按]泻心汤类方诸证,在《伤寒论》的原文中没有提出舌苔如何?但病在脾胃,舌苔变化是一个重要的诊断依据,不能不辨。援引叶天士在《外感温热篇》中的一段话来弥补这个不足。他说:"人之体,脘在腹上……按之痛,或自痛,或痞胀……必验之于舌,或黄或浊,可与小陷胸汤或泻心汤,随证治之。或白不燥,或黄白相兼,或灰白不渴,慎不可乱投苦泄。其中有外邪未解,里先结者,或邪郁未伸,或素属中冷者,虽有脘中痞痛,宜从开泄,宣通气滞。"叶氏既提了辨痞满的舌象鉴别,又指出了应用开泄(桔蒌杏仁之属)和苦泄的不同,确是经验之谈。

黄　连　汤

[原文]**伤寒,胸中有热,胃中有邪气,腹中痛,欲呕吐者,黄连汤主之。**(173)

[提要]论上热下寒,腹痛欲呕吐的证治。

[选注]成无己:湿家下后,舌上如苔者,以丹田有热,胸上有寒,是邪气入里,而为下热上寒也。此伤寒邪气传里,而为下寒上热也。胃中有邪气,使阴阳不交,阴不得升而独治于下,为下寒,腹中痛;阳不得降而独治于上,为胸中热,欲呕吐。与黄连汤,升降阴阳之气。

程知:阴邪在腹,则阳不得入而和阴为腹痛;阳邪在上,则阴不得入而和阳为呕吐。

张石顽:黄连汤《玉函》治胃中寒热不和,心下痞满。

[方药]黄连汤

黄连三两　甘草三两,炙　干姜三两　桂枝三两,去皮　人参二两　半夏半升,洗　大枣十二枚,擘

上七味,以水一斗,煮取六升,去滓,温服,昼三夜二。

[凡按] 此方与半夏泻心汤药仅一味之异，而主治证候却截然不同。因此，其煎法、服法都有所区别，可见经方之妙用。纵观《伤寒论》寒温并用共九方，如干姜黄连黄芩人参汤、麻黄升麻汤。但多着眼于中焦，以中焦升降失调者为多见。盖中焦脾胃一升一降，则人身气机得以调畅，所谓"脾宜升则健，胃宜降则和"是也，故仲景寒温并用，以辛开苦降为法，旨在复中州升降之机，验之临床，常可取效。

[选注] 尤在泾：此上中下三焦俱病，而其端实在胃中。邪气即寒淫之气。胃中者，冲气所居，以为上下升降之用者也。胃受邪而失其和，则升降之机息，而上下之道塞矣……故以黄连之苦寒，以治上热，桂枝之甘温，以去下寒，上下既平，升降乃复。然而中焦不治，则有升之而不得升，降之而不得降者矣，故必以人参、半夏、干姜、甘草、大枣以助胃气而除邪气也。

喻嘉言：此方即小柴胡汤以桂枝易柴胡，以黄连易黄芩，以干姜代生姜，变和表里为和上下之剂。

[医案] 赵守真治一例，男，25岁。久泻愈后，又复呕吐，医进参、术、砂、半，复进竹茹、麦冬、芦根，诸药杂投无效。其证身微热，呕吐清水，水入则不纳，时有冲气上逆，胸略痞闷，口不知味，舌尖红燥，苔腻，不渴，脉阴沉迟，阳浮数，乃上热中虚之证。应用黄连汤，方中姜、桂、参、草温补脾胃而降冲逆，黄连清胸热，伴半夏以止呕吐，为一寒一热错综之良方。服一剂呕吐渐止，再剂，证全除。(《治验回忆录》)

旋覆代赭汤

[原文] 伤寒发汗，若吐，若下，解后，心下痞鞕，噫气不除者，旋覆代赭汤主之。(161)

[提要] 论痰气痞证的斡旋法。

[选注] 张路玉：汗吐下法备而后表解，则中气必虚，虚则浊气不降，而痰饮上逆，故作痞硬，逆气上冲，而正气不续，故噫气不除。所以用代赭领人参下行，以镇安其逆气，微加解邪涤饮而开痞，则噫气自除耳。

楼英：病解后，心中痞硬，噫气，若不下利者，此条旋覆代赭汤也；若下利者，前条生姜泻心汤也。

汪苓友：比前生姜泻心汤之干噫不同，是虽噫而不至食臭，故知其为中气虚也。

[方药] 旋覆代赭汤

旋覆花三两　人参二两　生姜五两　代赭一两　甘草三两,炙　半夏半升,洗
大枣十二枚,擘

上七味,以水一斗,煮取六升,去滓,再煎取三升。温服一升,日三服。

[凡按] 本方生姜半夏用量最重,代赭石用量最轻。生姜半夏性味辛烈,
若用量太多,刺激黏膜,易至咽中灼痛,口腔发疱,每三至五钱为宜。赭石含
铁质,性味苦寒,务须煅制,以其有平肝降逆,和胃补血,镇怯安神的作用,分
量应适当加重,一般用五钱至一两;若为制散吞服,每次一钱即可,过多则影
响胃纳。

本方常用于治眩晕呕吐。既可以平定肝经的虚风浮越,又能温化胃
腑蓄聚的痰饮,于眩晕呕吐之属于肝逆胃虚者颇为适宜。《本事方》《三因
方》《济生方》等书,又在本方的基础上斟酌加减,分别治肝风掉眩、痰积、
血崩及呕逆诸证。可见本方于眩晕呕吐之证互相通用,是前人久已积累之
经验。

喻嘉言《寓意草》中善用本方化裁治噎膈。又如张锡纯师其意制镇逆
汤、参赭培气汤等,治疗虚气上冲的胸膈痞闷、喘逆、呕吐、膈食、吐血等
证,屡建奇功。近人治食管癌亦用本方加急性子、蜣螂、壁虎,收到一定的
疗效。

[医案] 一叟,年六十余得膈证……呕吐不能再食,且呕吐之时,带出痰
涎若干。脉关后微弱,关前又似滑实,此属上焦痰涎壅滞也。用此方去大枣、
生姜、甘草,加天门冬、淡苁蓉、知母、当归身、柿霜饼,连服四剂而愈。(《医
学衷中参西录》参赭培气汤)

厚朴生姜半夏甘草人参汤

[原文] 发汗后,腹胀满者,厚朴生姜半夏甘草人参汤主之。(66)

[提要] 论脾虚气滞腹胀的证治。

[选注] 尤在泾:发汗后,表邪虽解而腹胀满者,汗多伤阳,气窒不行也。
是不可以徒补,补之则气愈窒,亦不可以迳攻,攻之则阳益伤。故以人参、甘
草、生姜助阳气,厚朴、半夏行滞气,乃补泄兼行之法也。

冉雪峰:前条心下悸,欲得按,是气虚于上(64条),次条脐下悸,欲作奔
豚,是气虚于下(65条),本条腹胀满,是气虚于中。人身体工完整,代谢正常,
中气冲和,枢轴转运,何有于胀,何有于满。本条胀满,适当汗后,可以看出不
是邪陷。

[**方药**] 厚朴生姜半夏甘草人参汤

厚朴半斤,炙,去皮　生姜半斤,切　半夏半斤,洗　甘草二两　人参一两

上五味,以水一斗,煮取三升,去滓。温服一升,日三服。

[**凡按**] 本方亦治过用寒下之剂,出现腹胀更甚而大便不通;或治手术后腹胀便秘,属于肠肌麻痹者。甚则加附片,有开冰解冻之意。喻嘉言:此方治泻后腹胀甚验。王孟英:治虚中夹实的霍乱有奇效。

赤石脂禹余粮汤

[**原文**] 伤寒服汤①药,下利不止,心下痞鞕,服泻心汤已,复以他药下之,利不止,医以理中与之,利益甚。理中者,理中焦,此利在下焦,赤石脂禹余粮汤主之。复不止者,当利其小便。(159)

【注】①汤字读盪(音荡,dàng)字,即下药的互辞。

[**提要**] 论下致痞及下利不止证的救逆法。

[**选注**] 陆渊雷:心下痞鞕者,乃甘草泻心汤证,服汤已病证不尽除者,是药力未足之故,而医者不知,以为泻心不中与,乃复以他药下之,一误再误,肠胃益虚。下利不止,至是,医亦知其虚,乃以理中汤与之,岂知下利益甚,"理中者"三字,盖后人旁注,误入正文者,谓理中固治心下痞硬而下利,今服汤而利益甚,何也? 盖理中所治者中焦虚寒,小肠吸收障碍之病,此则再三误下,直肠滑脱所致。是利在下焦,非理中所主也。赤石脂禹余粮汤涩滑固脱,乃直肠滑脱之主剂。若服汤仍不止者,必因肾脏功能障碍,水分不得排泄,肠部起代偿性下利之故,故当利其小便。常器之云可五苓散,尾台氏云可选猪苓汤、真武汤。

丹波元坚:此条设法御病,就变示例,言误下之后下利不止者,有冷热不调宜用泻心者,又有胃气虚寒宜用理中者,又有下焦滑脱宜用收涩者,又有泌别不职宜用渗利者,证有数等,不可一概也。

《伤寒论译释》:本条给予我们的指导思想是临床治病,应根据辨证论治的精神灵活应用,不可板守套方。如下后痞硬下利,而胃脘部痞硬偏甚的,宜用泻心汤;如中焦虚寒的,宜用理中汤,如下利不止,下虚滑脱的,用赤石脂禹余粮汤,如属于清浊不分的,用淡渗法以利小便。

三焦下利不止治法、选方见表28。

表28 下利不止治法

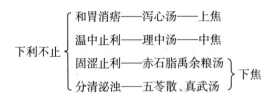

[方药] 赤石脂禹余粮汤

赤石脂一斤,碎 太一禹余粮一斤,碎

上二味,以水六升,煮取二升,去滓,分温三服。

[选注] 成无己:本草云,涩可去脱,石脂之涩以收敛之,重可去怯,余粮之重以镇固。

柯韵伯:大肠之不固,仍责在胃,关门之不闭,仍责在脾……二石皆土气之精所结……实胃而涩肠……凡下焦虚脱者,以二物为末,参汤调服最效。

李知先:下焦有病人难会,须用余粮赤石脂。

[凡按]"下焦有病人难会,须用余粮赤石脂"。喻嘉言《寓意草》中屡用之以取效。

四、太阳病篇小结

太阳病必然见到发热,发热是人体正气抵抗病邪的一种病理反映。恶寒消失,热亦随之退去,故发热不作为太阳病的主症。恶寒、头痛是太阳病的定症,脉浮为太阳病的定脉。

由于体质有强弱,邪气有轻重,所以太阳表证有虚实之分。辨表虚表实,不在恶风或恶寒,而在有汗和无汗,以严麻桂之用。

表虚证是由于表阳不足,抗病能力较差,表邪易于循经入侵,郁于经络,或下行影响其所属的膀胱气化功能,出现经络形证和引起膀胱(下焦)蓄水。邪郁经络的主症是项背强,牵引不舒,所以用桂枝加葛根汤。膀胱蓄水的主症是小便不利,称为太阳腑证,所以用五苓散通阳利水解表。太阳腑证的变局为蓄血证,入里化热之邪与血相结于下焦。血瘀有新旧,故分别使用桃核承气和抵当汤丸。

表实证由汗孔紧闭,使汗不得出,影响体内的阳气外透,往往导致邪热郁于胸中。若不汗出而烦躁,可用大青龙汤发汗兼清里热。若表不解心下有水气,则用小青龙汤解表逐饮,如邪已化热,内壅而喘,宜麻杏甘石汤清宣肺热。

发汗解表为治太阳病的定法。误汗变证,其病理变化不外是伤阳和伤津。伤阳则寒化而成为虚证;伤津则化热而成为实证。

汗多致虚:有表阳虚漏汗不止的桂枝加附子汤证,阳虚血少的桂枝新加汤证,阴阳两虚的芍药甘草附子汤证,有心肾两虚、阳虚水泛的真武汤证,进而发展成为阴阳离决而见烦躁的茯苓四逆汤证。此外,还有心阳伤而心下悸,欲得按的桂枝甘草汤证;脾气伤而气滞不运,见腹胀满的厚朴生姜半夏甘草人参汤证;肾气伤,致水气上逆,见脐下悸动的苓桂甘枣汤证等。这些都是阳气受伤的局部病变。

汗后变实:凡汗伤津液,热无所制,最易化热入里。如胃津受伤大热烦渴的白虎加人参汤证,胃燥肠实的调胃承气汤证,这是病已转属阳明的治例。

太阳病不从汗解,如误用下法则病变多端。误下伤里阳,有胸阳虚而胸满脉促者,宜桂枝去芍汤,若微恶寒者加附子;伤中阳下利而表未解者,宜桂枝人参汤;误下中虚停水,致水气上逆,头晕心下满而微喘者,则用苓桂术甘汤。

误下而热入胸胃的,有结胸和痞证之分:热与水饮相结为大陷胸汤、丸证;热与痰结为小陷胸汤证;若无热证是水寒互结,为寒实结胸,宜用三物小白散。

痞证为邪热痞塞心下,病在胃不在胸,其特点虽然是痞硬,但按之亦不痛,痞证亦有不因误下而成者,为原发证。原发之证多实,如心下痞,按之濡,脉关上浮者,用大黄黄连泻心汤,热痞兼表阳虚,而复恶寒汗出者附子泻心汤。此异于半夏、生姜、甘草三泻心汤偏于饮、偏于寒、偏于虚的方药结构。

合病为两病的主证,初起同时并见,多偏重于一经。如太阳阳明合病,喘而胸满者,不可下,治从太阳,宜麻黄汤;如太阳阳明合病,利不止,身热烦渴者,治从阳明,宜葛根芩连汤。

太阳与少阴相表里。心肾属少阴之脏。肾为一身阳气之本。太阳之表气即出肾中元阳,故肾治于里。少阴病,始得之,反发热,脉沉者,麻黄细辛附子汤主之。心主血脉,汗为心液,太阳受病,以营卫失调为病机之枢纽,故心部

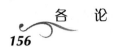

于表。太阳病以发汗解表为正治法。若发汗失当，轻则损及心阳，重则阴阳两伤。本篇心阴阳两虚，立炙甘草汤以结局，俱见立法之精严。

《伤寒论》太阳篇几占全书篇幅二分之一。占一百一十三方（佚一方）的六十一个。其中以整体观为前提，具备八纲辨证、八法论治。语云"百病皆从伤寒起"，本篇即有"慎始"之义，治临床医学者，宜三复斯言。

第二章 辨阳明病脉证并治

　　阳明病的特点，已经从太阳病的"恶寒"向其相反的方向转化了，变成"不恶寒反恶热"（182 条）。这个变动，标明机体内部发生了"人之伤于寒也，则为病热"的变化。本来是件好事，它象征着正气充分发动起来抵抗邪气达到了高潮；但若发展过度，也可以变为坏事。过度的热，能够灼伤津液，耗损正气，以致发生"腹满身重，难以转侧，口不仁而面垢，谵语遗尿"（219 条），或"目中不了了，睛不和"（252 条）等严重情况，甚至有"若剧者，发则不识人，循衣摸床，惕而不安，微喘直视，脉弦者生，涩者死"（212 条），每可危及生命。

　　正因为阳明病的主要矛盾，在于过度的阳盛（阳明为成温之薮），所以本病主方白虎汤和承气汤清之、泻下的目的都是为了削其热势，所谓"金飚退热""釜底抽薪"是也。

　　阳明病可分为经证、腑证、发黄、蓄血等类型。尤在泾说："太阳病从外入，是以经病多于腑病。若阳明则腑病多于经病，以经邪不能久留，而腑邪常聚而不行也，故仲师以胃家实为阳明正病……遵先圣之法也。而经病有传经、自受之不同，腑病有宜下、宜清、宜温之各异，详见各条，要皆不出为正治之法也。"而阳明经证多为内热炽盛，邪热尚未与肠中糟粕互结，仅是无形实之热证，可见壮热、烦渴、汗多、脉洪大等症；阳明腑证是经证的进一步发展，不但邪热炽盛伤津，而且邪热与肠中糟粕互结，形成有形实热之证，可见蒸蒸发热或日晡潮热，濈濈汗出，脘腹胀满而拒按，烦躁谵语，便秘或热结旁流，舌苔黄燥厚腻，脉滑数沉实等症；阳明发黄是因热邪不得外泄，湿与热结，郁而发黄，可见头汗出而身无汗，小便不利，发热身黄；阳明蓄血证为邪热未结于腑，侵及血分，使邪热迫血妄行而见善忘，大便硬而色黑，或下后脉不解，善饥能食。以上这些阳明里热实证，都易耗伤津液，在不同程度上都有汗出的表现。因此，在阳明病中，研究"汗"的问题，有它一定的临床意义。

一、阳明病提纲

[原文] 阳明之为病，胃家实是也。（180条）

[提要] 阳明病之提纲。

【注】《玉函经》冠此条于篇首。

[选注] 尤在泾：胃者，汇也，水谷之海，为阳明之腑也……凡伤寒腹满便闭，潮热，转矢气，手足濈濈汗出等症，皆是阳明胃实之证也。

姜春华：阳明病提纲，证不具也。其有高热之白虎，即不属胃家实。阳明者，高热之证；其潮热者，如今之弛张热型。

柯韵伯：阳明为传化之府，当更实更虚。食入则胃实而肠虚，食下肠实而胃虚。若但实而不虚，斯为阳明之病根矣。胃实不是阳明病，而阳明之为病，悉从胃实上得来。故以胃家实，为阳明一经之总纲也。然致实之由，最宜详审，有实于未病之先者，有实于得病之后者，有风寒外束热不得越而实者，有妄汗吐下重亡津液而实者，有从本经热盛而实者，有从他经转属而实者。此只举其病根在实，而勿得以胃实即为可下之症。

俞长荣："胃家实"有两个含义，一是指高热，因古人认为高热属胃的缘故；一是指肠胃内有积滞。它包括了外感病的高热阶段和有形的物质囤积消化道两方面的意义。第一八二条即指前者，第一八一条指后者。

[凡按] 胃家是指人体小肠、大肠、胃而言，而不是单指胃腑。如《灵枢·本输》："大肠小肠皆属于胃。"《伤寒论》215条"阳明病，谵语，有潮热，反不能食者，胃中必有燥屎五六枚"，显而易见，此之胃，实指肠也。

实是指邪气而言。《素问·通评虚实论》云："邪气盛则实。"阳明之腑，既包括无形燥热，又包括有形燥实。余无言曰："食物积滞而实者，实也；热邪积滞而实者，亦实也。食物积滞者，承气证；热邪积滞者，白虎证。"阳明病不外经证、腑证两大类型，经证属于有热、无形、无积的实热证；腑证属于有热、有积、有形的实热证。二者相同之处皆为里热之证，这正是"胃家实"的真正含义。

阳明提纲与《素问·热论》不同，热论重在经络，病为在表（目痛鼻干不得眠），此以里证为主，里不和即是阳明病。

阳明病有不经寒期，即不从太阳表证来者，有从太阳传变而来，实即今之温热病，病发即见高热之类，其热之高而持久者，相当于今之极期。

由此来看,阳明病是因热成燥,因燥成实,故有大便秘结不通的发病特点,大便既然不下,故又可产生腹满不减、绕脐作痛、疼痛拒按等腹部症状,这也是胃肠实证的必见之候。

[原文] 问曰:阳明病外证云何? 答曰:身热,汗自出,不恶寒反恶热也。(182)

[提要] 辨阳明病的外证。

[凡按] 此条补充了阳明病外证的表现,指出了阳明外证的特点。26、168、169、170各条均指出烦渴、口干、舌燥的表现,阳明病但热不寒可以由太阳病转来(如181、244条),亦可由少阳传来(265条),因邪入阳明,燥热亢盛于内,充斥于外,故见身大热不恶寒而反恶热,大汗出,口大渴,烦躁,脉洪大或滑数,宜白虎汤,甚则白虎加人参汤清热生津,以汗由内热蒸出,汗出必多而气液两伤。陈修园说:此一节,补出阳明外证,合上节为一内一外之总纲。

[原文] 伤寒三日,阳明脉大。(186)

[提要] 阳明病的主脉。

[选注] 戴元礼:脉大者,两阳合明,内外皆阳之象也……此为胃家实之正脉。

柯韵伯:阳明之至短而涩,此指秋金司令之时脉。又曰:阳明脉象大浮也,此指两阳合明之病脉。

黄竹斋:此节承上文而补申其转属之脉。犹云太阳病三日脉大者,为传属阳明之候也。此倒叙笔法。太阳篇云:"伤寒二三日,阳明、少阳证不见者,为不传。"与此节互相发明。《素问·脉要精微论》云"大则病进"。

[凡按] "胃家实"是阳明病在病机方面的辨证纲领,虽然揭示了病的本质,但属机体内在的变化。为判断此变化的存在,仍要凭借机体外在的表现,故紧接着提示"阳明病外证云何""伤寒三日,阳明脉大",即列出了阳明病特异性脉证群。根据这些外证可推断其本质是"胃家实"。所以历代医家视此二条文亦为阳明病脉证方面的辨证提纲。

二、阳明病病因病机辨证

[原文] 问曰：病有太阳阳明，有正阳阳明，有少阳阳明，何谓也？答曰：太阳阳明者，脾约是也；正阳阳明者，胃家实是也；少阳阳明者，发汗、利小便已，胃中燥、烦、实，大便难是也。（179）

[提要] 阳明病的成因和来路。

[选注] 冉雪峰：此条叙列正阳阳明，兼揭太阳阳明，少阳阳明，即是在联系处着笔。其要旨是欲人莫把病理隔断，又莫把病理混淆。因下文提纲甚简，故加一个说明。其所以叮咛示人之意至深至切。言外可见胃家实为正阳阳明，还有其他阳明胃家实。……或谓："此谓阳明篇开卷第一节，当为全篇之总纲。观以后各节，有相应者，有不相应者，相应者什一，不相应者什九，何取乎此节？"或谓："此条为后人所加。"若有此说，则合病转属，皆为无谓，故不采用。或谓："此条类记者之言，注家蔓延注释，牵强附会，曲成三纲，而经义反晦。"或谓："此条阳明之中，又分太阳、正阳、少阳，歧中又歧，六经诸证，阳明篇最杂揉，编次亦最凌乱。"……上录各家云云，不尽无见，要之此条孙氏千金翼本，林亿校正本，均各著录，相传甚古。早在唐宋以前，未容一概抹煞，且原书俱在，微言大义，善读者犹可领撷其菁英，摩挲玩读，当发思古幽情，又何须蹈经生武断积习，徒执己见，任意删改妄评为。

陆九芝认为：未病在先，津液素亏而阳旺的，为巨阳（即太阳阳明，脾约而津亏便秘）；阳气素盛，或胃有宿食，热邪与宿垢相搏的，为正阳（即正阳阳明，邪气自实）；治疗失当，耗伤津液而阳旺成实的为微阳（据《玉函经》即少阳阳明）。太阳阳明由于津亏，正阳阳明由于阳旺，少阳阳明由于误治。三种轻重不同的类型，但其性质，总是属于胃中燥热，如胃不燥热，就不可能成为阳明腑证。

尤在泾：正阳阳明者，邪热入胃，糟粕内结，为阳明自病，《活人》所谓，病人本谷盛气实是也。

[凡按] 俞长荣：阳明病虽然分三种类型，但它和篇中各条文的联系以及对临床的实际指导意义均不大。与其说是类型，不如理解为：阳明病可因自发的，也可因太阳或少阳误治而来，还比较恰当。可作参考。

[原文] 问曰：何缘得阳明病？答曰：太阳病，若发汗，若下，若利小便，此亡津液，胃中干燥，因转属阳明；不更衣，内实，大便难者，此名阳明也。（181）

[提要] 辨太阳病误治，转属为阳明病。

[选注] 程应旄：本太阳病起至名阳明也止，自是一气说下，而透迤分别，多少铺置，读者当于此悟出太阳阳明转属褶叠处。

柯韵伯：此明太阳转属阳明之病，因有此亡津液之病机，成此胃家实之病根也。按仲景阳明病机，其原本经脉篇"主津液所生病"句来……故仲景谆谆以亡津液为治阳明者告也。

陆九芝：阳明主津液所生病，病至阳明未有不伤津液者。汗多亡阳，下多亡阴，皆谓亡津液，而欲保津液，仍在汗下之得其当。

[原文] 本太阳，初得病时，发其汗，汗先出不彻，因转属阳明也。伤寒发热无汗，呕不能食，而反汗出濈濈[1]然者，是转属阳明也。（185）

【注】①濈：音吉，流水貌。指热而汗出，连绵不断。

[提要] 太阳病汗出不彻及伤寒邪热亢盛均可转属阳明。

[选注] 冉雪峰：按上两条是为阳明病。一由太阳外证，传为阳明内证。一由阳明内证，显出阳明外证。而此条是属阳明病，分两截看。上截是汗出不彻的转属，下截是发热的转属。均是统论阳明来源过程。此条上截，与太阳中篇48条，二阳并病同。仅冠首以一本字，易二阳并病四字，既同，何必重出。盖彼在太阳篇，故用太阳篇疗法，此在阳明篇，故当用阳明篇疗法。彼是并病，此是转属。两条文合为一条，正是汉文古朴疏宕处。《玉函》《千金翼》"伤寒"二字作"病"一字，此必抄写误笔。伤寒是针对下截无汗言。寒伤太阳无汗，邪转阳明，濈濈汗出。故即濈濈汗出，可肯定其转属阳明。阳明当汗，而曰反，是指病初未转的太阳言，不是指此已转的阳明言。若去伤寒字，此反字即无着落。转属二字，亦当体会，为阳明，是已离脱太阳转属，不过不属太阳。事实上常多太阳余证存在。学者认清此点，则疑义自释。

[凡按] 太阳病转属阳明有以下几种情况：一是发汗太过，损伤津液。二是发汗不彻，热邪入里。三是不经发汗或误治，而燥热转甚（如179、181、185条）。均可形成阳明病。

[原文] 伤寒四五日，脉沉而喘满，沉为在里，而反发其汗，津液越出，大便难也，表虚里实，久则谵语。（218）

[提要] 里实误汗，津液损伤的变证。

[选注] 舒驰远：脉沉而喘满，则知其阳明病宿燥阻滞，浊气上干而然也。故曰沉为在里，明非表也。而反发其汗，则津越便难，而成实矣。至久则谵语者，自宜大承气汤。此因夺液而成燥屎，原非大热入胃，故仲景不出方，尚有微甚之斟酌耳。

张隐庵：表虚者，谓汗出而阳虚，里实者，谓津竭而便难。

柯韵伯：多汗是胃燥之因，便硬是谵语之根。

徐灵胎："谵语由便鞕，便鞕由胃燥，胃燥由汗出而津液少，层层相因，病情显著。"这是从言语着眼，用还原反证的方法，推导其因果关系。辨证也提出许多伤津导致腑气不通，热扰心神的病理改变。

[凡按] 伤寒和温病，具有谵语症状。伤寒谵语系由阳明腑实引起，有苔黄燥，脉沉实，腹痛便秘可据；温病则因热灼营阴，或热陷心包引起，热灼营阴者必见斑疹，热陷心包者必见神昏，甚则舌謇肢厥，二者舌质红绛无苔，脉见细数。至若热入血室所见谵语，伤寒和温病的病理症状基本相同。在症候上有区别。叶天士说："血结者身体必重，非若阳明之轻旋便捷者……阴主重浊，络脉被阻。"

[原文] 问曰：病有得之一日，不发热而恶寒者，何也？答曰：虽得之一日，恶寒将自罢，即自汗出而恶热也。（183）

[提要] 阳明初感外邪的见证与辨证要点。

[校勘]《玉函》"发热"作"恶热"，《千金翼方》"发热"上没有"不"字。陆渊雷说："恶热"之义为长。

[选注] 柯韵伯：阳明病，多从他经转属。此因本经自受寒邪，胃阳中发，寒邪即退，反从热化故耳。若因亡津液而转属，必在六七日来，不在一二日间。本经受病之初，其恶寒虽与太阳同，而无头项强痛为可辨。即发热汗出，亦同太阳桂枝证，但不恶寒反恶热之病情，是阳明一经之枢纽。

[凡按] 本条为阳明初起之局势，"不发热"三字是陪笔，中间"而"字是转笔。不发热，不是无热，正是身大热的伏笔。

［原文］问曰：恶寒何故自罢？答曰：阳明居中，主土也。万物所归，无所复传，始虽恶寒，二日自止，此为阳明病也。（184）

［提要］承上条说明恶寒自罢的原因。

［凡按］阴证回阳之后，每多转为阳明胃实，如此为"系在太阴……至七八日，大便鞕者，为阳明病也"（187），然后微下之而愈。是故阳明者，疾病获愈之机。九芝先生谓"阳明无死证"，正以其无所复传也。亦有死证，如脉弦者生，涩者死，阳病见阴脉，但应灵活理解。

［选注］方有执：此承上条之答词，复设问答而以其里证言，无所复传者，胃为水谷之海，五脏六腑、四体百骸皆资养于胃，最宜通畅，实则秘固，复得通畅则生，止于秘固则死，死生决于此矣。尚何复传？

英医合信氏：各物不论五色五味，胃津化后则色味俱全，总归一物，无区别矣，此万物所归之证。

柯韵伯：太阳病，八九日，尚有恶寒证。若少阳寒热往来，三阴恶寒转甚，非发汗温中，何能自罢？惟阳明恶寒，未经表散，即能自止，与他经不同。始虽恶寒二句，语意在阳明居中句上。夫知阳明之恶寒易止，便知阳明为病之本矣。胃为戊土，位处中州，表里寒热之邪，无所不归，无所不化（其变化的依据是病者平素胃阳偏亢），皆从燥化而为实。实则无所复传，此胃家实，所以为阳明之病根也。

［原文］伤寒转系阳明者，其人濈然微汗出也。（188）

［校勘］《千金翼》"转"作"传"；《玉函》作"濈濈然"。

［提要］伤寒转系阳明的症状。

［凡按］濈然汗出，是阳明病主要症候之一。这是由于里热熏蒸而津液外泄所致，汗出虽微而连绵不断，乃是里热熏蒸的表现，所以确断为转系阳明。柯氏认为概言伤寒，不专指太阳，意味着只要见到濈濈然汗出的症候，就是病在阳明，不必拘泥于某经转属，颇有见地。

［选注］舒驰远：此条但据濈濈汗出一端，便是转系阳明，恐不能无疑，若热退身凉，饮食有味，岂非病自解之汗乎？必其人恶热不恶寒，口渴烦躁，诸证错见，方为有据。

三、阳明病类方辨证

（一）栀子豉汤类

栀子豉汤、栀子甘草豉汤、栀子生姜豉汤

[原文] 发汗吐下后，虚烦不得眠，若剧者，必反复颠倒，心中懊憹[①]，栀子豉汤主之；若少气者，栀子甘草豉汤主之；若呕者，栀子生姜豉汤主之。（76）

【注】①懊，音奥；憹，音恼。懊憹指心中烦郁至甚，扰乱不宁，莫可言喻之状。

[提要] 辨热郁胸膈的虚烦证治。

[凡按]《伤寒直格》谓："懊憹者烦心热燥闷乱不宁也，甚者似中巴豆草乌头之类毒药之状也。"此即后世所谓"嘈杂"，皆因心下有痰火而动，或食郁而有热，故作是也。《医宗金鉴》曰：因汗吐下后，邪热乘虚客于胸中所致。既无可汗之表，又无可下之里，故用栀子豉汤，顺其势以涌其热，自可愈也。有前证若更加少气者，是热伤其气也，加甘草以扶之；若呕者，是热迫其饮也，加生姜以散之。又曰：未经汗吐下之烦多属热，谓之热烦；已经汗吐下之烦多属虚，谓之虚烦。与白虎、承气、陷胸汤证之实烦，是相对而言的。它不属阴虚或阳虚之烦。

[选注]《伤寒论识》：发汗吐下之烦有二道焉。其一为干姜附子汤，其一为栀子豉汤。彼则烦躁虽剧，至夜则安；此则有热有虚有寒有实之不同。

沈金鳌：因虚烦故不得眠，因不得眠故反复颠倒。因反复颠倒，故心中益觉懊憹，数语形容尽致，当作一气读。

[方药]

1. 栀子豉汤

栀子十四个，擘　香豉四合，绵裹

上二味，以水四升，先煮栀子，得二升半，内豉，煮取一升半，去滓。分为二服，温进一服，得吐者，止后服。

[凡按] 本方由栀子、香豉二味组成，一升一降具除烦泄热（栀子）、宣达解郁（香豉）的作用。以汗吐下后，出现不眠、懊憹为指征。仲景称"虚烦"，其实病理机制是伤寒化热后，胸膈间游溢之无形郁热影响气机升降，上焦气分失和，扰乱心神所造成的。是方二药均轻，能使气机流畅，药虽二味，颇具妙

义。后来吴荛山"清气热以轻清",吴鞠通"治上焦如羽",都是受此方的启发。

[选注]张镜人:栀子豉汤原为发汗吐下后,正气已虚,邪热扰胸中,出现身热,心中懊恼,虚烦不得寐而设。

柯韵伯:阳明之有栀豉汤,犹太阳之有桂枝汤,既可驱邪,亦可以救误,上焦得通,津液得下,胃气因和耳。

2. 栀子甘草豉汤

即上方加甘草二两,炙,煎、服法同。

[选注]《准绳》:少气者,气少不足以言也。

张锡纯:中气虚,不能交通上下,加甘草以补之。

3. 栀子生姜豉汤

即栀豉汤加生姜五两,切,煎、服法同。

[选注]《医宗金鉴》:若呕者,是热迫其饮也,加生姜以散之。

《伤寒论选读》:郑某,胃脘痛。医治之,痛不减,反增大便闭结;胸中满闷不舒,懊恼欲吐,辗转难卧,食少神疲,历七八日,脉弦而滑,苔黄腻而浊,投以栀子生姜豉汤,分温作两服,服药后,诸证均瘥。

张镜人:栀子豉汤主虚烦懊恼,用治伤寒表证未罢,上焦膈中有热,相当于邪热过卫入气阶段,不宜骤用或早用阴柔寒滞的方药,认为豆豉的透达解表仍不可少。按:葛洪《肘后方》用淡豆豉治伤寒,主能发汗。山栀的轻清泻膈热,在所必需,使能表里双解。

[凡按]栀子豉汤的主要功用是清热除烦。《伤寒论》用于发汗、吐下后,虚烦不得眠。后世温热家以此清气分邪热。李时珍说:"栀子治吐血、衄血、血痢、下血、血淋。"亦治血分之热。《中医学新编》称淡豆豉有止血尿作用,以本方治肝胃郁火所致之月经超前量多、心中烦热、懊恼,有一定效果。

[原文]**发汗,若下之,而烦热,胸中窒者,栀子豉汤主之。**(77)

[提要]论热郁胸中,气机滞塞的证治。

[选注]程应旄:烦热二字互言,烦在内,热在外也……须知此汤以宣郁为主,火郁于胸,遂有窒痛等证,宣去其火气,津液自回,而窒痛自止。

《医宗金鉴》:但作烦热胸中窒者,以表邪轻,所陷者浅,故只为烦热,胸中不快也。

冉雪峰:果真窒息,顷刻即死。幸窒而未息,并非机括欲停,只为气化不运。

［原文］伤寒六七日，大下之后，身热不去，心中结痛者，未欲解也。栀子
豉汤主之。(78)

［提要］论热郁胸中，气血不利，而胸中结痛的证治。

［选注］尤在泾：心中结痛者，邪结心间而为痛也，然虽结痛而身热不去，
则其邪亦未尽入，与结胸之心下痛而身不热者不同，此栀子豉汤之散邪彻热。
所以轻于小陷胸之荡实除热也。

王肯堂："身热不去"四字，宜玩。

徐灵胎：胸中窒、结痛，何以不用小陷胸？盖小陷胸证，乃心下痛，胸中在
心之上，故不得用陷胸。何以不用泻心诸法？盖泻心证乃心下痞，痞为无形，
痛为有象，故不得用泻心。古人治病，非但内外不失毫厘，即上下亦不逾分
寸也。

［原文］阳明病，脉浮而紧，咽燥口苦，腹满而喘，发热汗出，不恶寒反恶
热，身重。若发汗则躁，心愦愦①，反谵语。若加温针，必怵惕，烦躁不得眠。
若下之，则胃中空虚，客气动膈，心中懊侬，舌上苔者，栀子豉汤主之。(221)

【注】①愦，音溃。成无己云"愦愦者，心乱也"，心中烦乱不安之意。

［提要］阳明热证误治的各种变证及下后热留胸膈的证治。

［选注］《医宗金鉴》：此承前条(189)互发其义，以明其治也。前条(阳明
中风，口苦咽干，腹满微喘，发热恶寒，脉浮而紧)表证居多，戒不可误下(若
下之，则腹满，小便难也)；此条表里混淆，脉证错杂，不但不可误下，亦不可误
汗也。若以脉浮而紧，误发其汗，则夺液伤阴。或加烧针，必益助阳邪，故谵
语烦躁，怵惕愦乱不眠也。或以证之腹满、恶热，而误下之，则胃中空虚，客气
邪热，扰动胸膈，心中懊侬，舌上生胎，是皆误下之过，宜以栀子豉汤一涌而可
安也。

［原文］阳明病，下之，其外有热，手足温，不结胸，心中懊侬，饥不能食，
但头汗出者，栀子豉汤主之。(228)

［提要］阳明病下后余热未除，留扰胸膈的证治。

［选注］张令韶：阳明病下之者，外证未解而下之也，故其外有热而手足
温，热在外故不结胸，心中懊侬，饥不能食，是热扰胸膈之征。

成无己：热自胸中熏蒸于上，故但头汗出而身无汗也。

张志聪：栀豉汤解胸中之郁热，而外在之邪亦清矣。

[原文] 下利后,更烦,按之心下濡者,为虚烦也,宜栀子豉汤。(375)

[提要] 下利后虚烦证的腹诊与治法。

[选注] 林澜:此利后余热之证也。曰下利后而利止者,必非虚寒之烦,乃热遗于胸中也。按之心下濡,虽热而非实热,故用此以清其虚烦。

尤在泾:按之心下濡,则中无阻滞可知,故曰虚烦。

[凡按]《金匮》云:"下利,三部脉皆平,按之心下坚者,急下之。宜大承气汤。"彼则下利而心下坚,此则下利止而心下濡,一清一泻治法不同,不可不辨。

叶天士善于用经方,运用栀豉汤时,常在原方上出入加减,如兼痰饮加半夏、竹茹,兼肺痹络瘀加桃仁、降香等,能阐发仲景余蕴,发前人所未发。程门雪在《伤寒论歌诀》中说:"叶氏《温热论》用栀豉汤,所谓挟风加薄荷、牛蒡之属,挟湿加芦根、滑石之流者……"至于程氏又说:"温病初起,以此方为主,鞠通银翘散即本此方。"更道出叶氏运用本方的经验,以及对后世的影响。由此可以看到:①轻清法的运用实源于仲景;②经方与时方不能截然划分,时方是经方的发展。

栀子厚朴汤

[原文] **伤寒下后,心烦腹满,卧起不安者,栀子厚朴汤主之。**(79)

[提要] 论热扰胸膈心烦腹满的证治。

[选注] 张隐庵:此言伤寒下后,余热留于胸腹胃者,栀子厚朴汤主之也。夫热留于胸则心烦,留于腹则腹满,留于胃则卧起不安。

成无己:既烦且满,则邪气壅于胸腹之间也。满则不能坐,烦则不能卧,故卧起不安。

《医宗金鉴》:论中下后满而不烦者有二:一热气入胃之实满,以承气汤下之;一寒气上逆之虚满,以厚朴生姜甘草半夏人参汤温之。其烦而不满者亦有二:一热邪入胸之虚烦,以竹叶石膏汤清之;一懊憹欲吐之心烦,以栀子豉汤吐(宣)之。今既烦且满,满甚则不能坐,烦甚则不能卧,故卧起不安也。然既无三阳之实证,又非三阴之虚证,惟热与气结,壅于胸腹之间,故用栀子枳朴,则胸腹和而烦自去,满自消矣。

[方药] 栀子厚朴汤

栀子十四个,擘 厚朴四两,炙,去皮 枳实四枚,水浸,炙令黄上三味，以水三升半，煮取一升半，去滓。分二服，温进一服。得吐者，止后服。

[凡按] 柯韵伯："妄下后而心烦腹满，卧起不安者，是热已入胃……用栀子以除烦，佐枳、朴以泄满，此两解胸腹之妙，是小承气之变局也。"亦栀豉之变局，无便秘故不用大黄，无懊侬故不用豆豉，取栀子以除烦，枳、朴以泄满。此栀豉、承气汤证之过渡法也。

枳实栀子豉汤

[原文] 大病差后，劳复者，枳实栀子豉汤主之。(393)

[提要] 差后劳复的治法。

[选注] 尤在泾：大病新差，血气未复，余热未尽，而强力作劳，因复发热者，名曰劳复。为其余热之气，因劳而外浮也。

《药征》：此条脱"心中懊侬"之证。

浅田宗伯：《巢源》云：大病者，中风、伤寒、热劳、温疟之类是也。

周扬俊：如果虚劳而复，当用补矣。乃立此汤，虽曰劳复，实食复也。

[方药] 枳实栀子豉汤

枳实三枚，炙　栀子十四个，擘　豉一升，绵裹

上三味，以清浆水七升，空煮取四升，内枳实、栀子，煮取二升，下豉，更煮五六沸，去滓。温分再服，覆令微似汗。若有宿食者，内大黄如博棋子大五六枚，服之愈。

【注】五六枚，《千金》《外台》作一枚。

[选注] 徐灵胎：浆水即淘米泔水，久贮味酸为佳。

吴仪洛：清浆水，一名酸浆水。炊粟米熟，热投冷水中，浸五六日，味酢，生白花，色类浆，故名……其性凉善走，能调中宣气，通关开胃。按北粟南米，可因地制宜。

王晋三：枳实栀子豉汤，微汗微下方也，大都瘥后复，必虚实相并，故汗之，不欲其大汗，下之不欲其大下，栀、豉上焦药也，复以枳实，宣通中焦；再用清浆水空煮，减三升，则水性熟而沉，取其酸苦走泄之性。栀豉轻而清，不吐不下，必发于表，故覆之必有微汗。若欲微下，再加大黄围棋子大，佐枳实下泄，助熟水下沉，则栀豉从上泻下，三焦通畅，营卫得和而劳复愈。

《伤寒蕴要》：枳实栀子豉汤，治食复、劳复、身热，心下痞闷。如有宿食不

下，大便秘实，脉中有力者，宜加大黄。

《内外伤辨惑论》：食膏粱之物过多，烦热闷乱者，亦宜服之。

栀子干姜汤

[原文] 伤寒，医以丸药大下之，身热不去，微烦者，栀子干姜汤主之。(80)

[提要] 热扰胸膈，兼中寒下利的证治。

[选注] 陆渊雷：丸药盖汉时俗医习用之剂，有巴豆者，虽制为丸，吐下之力仍剧。伤寒大法，有表证者，当先解其表，今以丸药大下之。里已虚寒，表仍未解，成上热下寒之局，故身热不去而烦微也。栀子豉汤之虚烦，系纯于热者；此条之微烦，乃寒热交错者。故以栀子清上热，干姜温下寒，与泻心、黄连等汤同意。

[方药] 栀子干姜汤

栀子十四个，擘　干姜二两

上二味，以水三升半，煮取一升半，去滓。分二服，温进一服。得吐者，止后服。

[选注] 陈古愚：栀子性寒，干姜性热，二者相反，何以同用之？而不知心病而烦，非栀子不能清之；脾病生寒，非干姜不能温之。有此病用是药，有何不可。

《杨氏家藏方》：二气散（即本方用炒栀子），治阴阳痞结，咽膈噎塞，状若梅核，妨碍饮食，久而不愈，即成反胃。治寒热错杂之病，丹溪用越桃散，即源于仲景此方。栀子古称越桃。

栀子汤禁例

[原文] 凡用栀子汤，病人旧微溏者，不可与服之。(81)

[提要] 论栀子汤的禁例。

[凡按] 此条为栀子诸汤之禁例，亦为一切寒凉药之禁例。旧微溏者，平日大便微溏也，举微溏，以明其人里虚而下焦寒。里虚而下焦寒者，虽有心烦懊恼之栀豉证，不可与栀豉苦寒药，当先以温药调其里。成氏引《内经》云"先泄而后生他病者，治其本"，是也。本论94条急当救里，亦是此意。栀子豉汤类总结见表29。

表29　栀子豉汤类

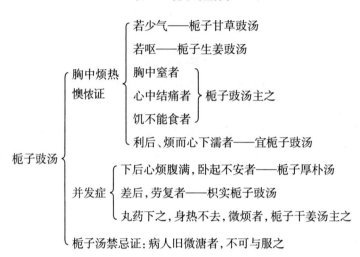

（二）白虎汤类

近人何志雄说："阳明经证指白虎汤证，腑证指三承气汤证，这是习惯上的通称。""经证"这个名称，我认为用得不很恰当，因为"经证"和"腑证"都属阳明气机变化的实热证候。阳明病除了气机病变外，还有经脉的病变（属阳明局部证候）。阳明经脉起于鼻之交頞（音è，鼻茎），邪热郁滞于此，可见到"口燥，但欲漱水，不欲咽者，此必衄"（202）和"脉浮发热，口干鼻燥，能食者则衄"（227）等症状。"但欲漱水不欲咽"和"能食者"，是说明邪热的重点不在胃中。"鼻燥"和"必衄"则是指出邪热郁于经输。阳明"经证"，应该是指经脉的病变，才算"名副其实"。阳明实热未结，邪热迫津外泄者，称为外证；实热已结，邪热内伏大便秘结者，称为内证；邪热郁于经输者，称为经证。按照这样分类，似较切合实际。如果认为"内证""外证"的名称不够通俗，那就直称"白虎汤证"和"三承气汤证"，亦无不可。

阳明散漫之热宜白虎，故亦称外证；聚积之热宜承气，故亦称内证。

阳明经证解析见表30。

这里是指出邪热郁于经输的"阳明经证"，才算名副其实。

李克绍说：经证和腑证相比，腑证是有形之里实，经证是无形之里热。腑证可以直指为胃家实，而经证非但不能说成是胃家实，也不能局限为胃家热，而只能泛指为里热。由于里热外蒸，故表里俱热，所以在《伤寒论》中本来叫

表30　阳明经证

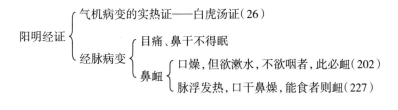

作三阳合病。但是表热来自里热,阳明主里,又是盛阳,因此后世注家把这一类型,叫作阳明经证,比起三阳合病这一名称,更为恰当。它的热型为散漫之热而非聚结之热,既不同于阳明腑证,也不同于经输之经证。

白　虎　汤

[原文] **伤寒,脉浮滑,此表有热,里有寒,白虎汤主之。**(176)

[提要] 辨阳明病表里俱热的脉证与治法。

[凡按] "湘古本"作里无寒。"康平本"无"表有热,里有寒"二句。程本、张本作"里有热,表有寒",盖原于林亿说也。柯本作"表有热,里有邪",盖原于成注。《伤寒杂病论会通》本作"此以里有热,表无寒也"。

"原注" 林亿云:按《本论》"热结在里,表里俱热者,白虎汤主之",又云:其表不解,不可与白虎汤。此云:脉浮滑,表有热,里有寒者,必表里字差矣。又阳明一证云:脉浮而迟,表热里寒,四逆汤主之(225)。又少阴一证云:里寒外热,通脉四逆汤主之(317)。以此表里自差,明矣。

[选注] 程知:滑则里热,云脉浮滑则表里俱热矣。大热之气得辛凉而解,犹之暑暍之令,得金风而爽,故清凉之剂,以白虎主之。厥阴条中有"伤寒,脉滑而厥者,里有热也,白虎汤主之",可证此条之非里有寒矣。

冉雪峰:考太阳上篇,有白虎证一,下篇,有白虎证三,合此共有白虎证五。但其他四条,均是白虎加人参,惟此条无加减,故曰正方。白虎证自以烦热汗出,大渴引饮为主证,本条无一字提及。盖前条迭见,人所周知,省去。白虎汤与桂枝汤,同是解肌,寒凝肌表,用桂枝辛温鼓荡,热壅肌表,用白虎甘凉清释,是白虎与桂枝,为一清一温的对待……白虎可由桂枝转变来,亦可由麻黄转变来,何以言之,伤寒用麻黄汤,内渐郁热,则变其制为大青龙。内热郁重,则变其制而为麻杏甘石,内热更重,外闭已除,则又变其制而为白虎。层层均有脉络可寻……柯韵伯谓温病仲景无方,疑即麻杏甘石汤,此犹只得其半,外感温病,当辛凉解表。伏邪温病,当清凉透邪。白虎之与麻杏甘石,有清凉辛凉之分,亦犹伤寒麻黄与桂枝,有发表解肌之分无异。

[方药] 白虎汤

知母六两 石膏一斤,碎 甘草二两,炙 粳米六合

上四味,以水一斗,煮米熟汤成,去滓,温服一升,日三服。

[选注] 柯韵伯:阳明邪从热化,故不恶寒而恶热;热蒸外越,故热汗自出;热燥胃中,故渴欲饮水;邪盛而实故脉滑;然犹在经,故兼浮也。盖阳明属胃,外主肌肉,虽内外大热而未实,终非苦寒之味所宜也。石膏辛寒,辛能解肌热,寒能胜胃火,寒能沉内,辛能走外,此味两擅内外之能,故以为君;知母苦润,苦以泻火,润以滋燥,故用为臣;甘草、粳米调和于中宫,且能土中泻火,稼穑作甘,寒剂得之缓其寒,苦剂得之平其苦,使二味为佐,庶大寒大苦之品,无伤损脾胃之虑也。煮汤入胃,输脾归肺,水精四布,大烦大渴可除矣。

[凡按] 近世张锡纯用山药代粳米,亦甚恰当。现代名医施今墨对糖尿病的治疗有独到之处,热证主以人参白虎汤;渴饮无度伤津,治以增液合生脉法(玄参、麦冬、生地称增液汤);减除尿糖,用黄芪配山药,绿豆衣配薏仁;减除血糖,用苍术配玄参;主张采用脏器疗法,如猪、鸡、鸭胰子。此运用白虎汤于杂病者,并揭示其对糖尿病的用药规律。

[原文] **伤寒脉滑而厥者,里有热,白虎汤主之。**(350)

[提要] 无形热郁致厥的证治。

[选注]《医宗金鉴》:伤寒脉微细,身无热,小便清白而厥者,是寒虚厥也,当温之。脉乍紧,身无热,胸满而烦厥者,是寒实厥也,当吐之。脉实,大小便闭,腹满鞕痛而厥者,热实厥也,当下之。今脉滑而厥,滑为阳脉,里热可知,是热厥也。然内无腹满痛不大便之证,是虽有热而里未实,不可下而可清,故以白虎汤主之。

尤在泾:伤寒脉微而厥,阴邪所中,寒在里;脉滑而厥,阳邪所伤,热在里。阳热在里,阴气被格,阳反在内,阴反在外,设身热不除,则其厥不已,故主白虎汤,以清里而除热也。

钱天来:滑者,动数流利之象,无沉细微涩之形,故为阳脉……乃伤寒郁热之邪在里,阻绝阳气,不得畅达于四肢而厥,所谓厥深热亦深也。

柯韵伯:当知有口燥舌干之证,与口伤烂赤有相照应。

[凡按] 与下条(351)当归四逆汤证"手足厥寒,脉细欲厥者"是一个鲜明的对照。

[原文] 三阳合病，腹满身重，难以转侧，口不仁而面垢，谵语遗尿，发汗则谵语，下之则额上生汗，手足逆冷，若自汗出者，白虎汤主之。（219）

[提要] 三阳合病偏重阳明的证治。

[校勘]《金匮玉函经》"发汗则谵语"，下有"甚"字，其义可从。

219条原文解析见表31。

表31　三阳合病

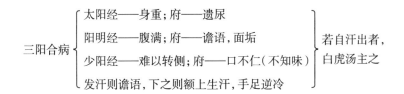

[选注] 裘沛然：本条"若自汗出者，白虎汤主之"应接在"谵语遗尿"之后。

《医宗金鉴》：三阳合病者，太阳、阳明、少阳合而为病也……证虽属于三阳，而热皆聚胃中，故当从阳明热证主治也……主以白虎汤，大清胃热，急救津液，以存其阴可也。

此证若发汗则偏于阳而津液伤，则谵语甚；若攻下则阴益伤而阳无所附，故额上生汗，手足逆冷，这是误治的结果，非谓"手足逆冷"之后又再给白虎汤也。

尤在泾：若自汗出句，顶腹满身重四句来，谓有腹满身重等证而自汗出者，则虽三阳合病，而邪聚于阳明者较太阳为多，故宜白虎汤清而解之。若不自汗出者，则太阳为多，白虎不可与矣。

浅田宗伯：口不仁，谓舌干燥生苔，语言不利，不知食味，即口苦之甚者也。面垢乃里热熏蒸，其色熏如着垢，即头面汗出之所为也。这里舌诊对理解白虎汤证很重要。

[凡按] 近人叶执中说：三阳合病是上盛而下虚，外盛而内虚，阳盛而阴虚，所以《伤寒论》揭示两大戒忌：其一，"发汗则谵语"是热炽于内而津越于外，乃戒之于汗出谵语之前，恐人据身重误为表证。其二，"下之则额上生汗，手足逆冷"是阴虚于下，阳脱于上，乃戒之于汗出谵语之后，恐人据腹满谵语误为里证。只有热正盛，表已开，津液未竭，才是正用白虎汤的时机。仲景举此一方，悬为准则，虽病情前后异致，而应变有法可循。可知"据经以洞察病机，验病而悟经义"，二者不可偏废。《伤寒杂病论会通》于本条"若自汗者，宜

白虎汤"之下,续曰"自利者,宜葛根黄连黄芩甘草汤"。按:三阳合病之自利,盖协热利也,故宜葛根黄连黄芩甘草汤以清表里之热,治从阳明,犹白虎汤之意也。

[医案] 缪仲淳治铨部章衡阳,患热病,头痛壮热,渴甚且呕,鼻干燥不得眠,其脉洪大而实,一医曰:阳明症也,当用葛根汤。仲淳曰:阳明之药,表剂有二,一为葛根汤,一为白虎汤,不呕吐而解表,用葛根汤,今吐甚,是阳明之气逆升也,葛根升散,用之非宜,与大剂白虎汤加麦冬、竹叶,医骇药太重,仲淳曰:虏荆非六十万人不可,李信二十万则奔还矣(病重药轻不行)。别后进药,天明遂瘥。(《古今医案按》)

白虎加人参汤

[原文] 服桂枝汤,大汗出后,大烦渴不解,脉洪大者,白虎加人参汤主之。(26)

[提要] 服桂枝汤后,阳明热盛,气阴两伤的证治。

[选注] 钱天来:此因大汗出后,遂至胃中津液耗竭,阳邪乘虚入里,至大烦渴而不解……今大烦渴而脉见洪大,则邪不在太阳,而已传入阳明矣。即阳明篇所谓"阳明脉大"者是也。故以白虎汤解胃中之烦热,加人参以补其大汗之虚,救其津液之枯竭也。

万友生:《伤寒论》共有八条白虎汤证,其中应以(26)条为主文。一般所谓阳明病"五大"(大热、大汗、大烦、大渴、脉洪大)症,主要就是以此为据。大热二字虽不见于(26)条,但可以从(226)条"发热汗出,不恶寒反恶热",亦即(187)条所谓"身热,汗自出,不恶寒,反恶热"的"阳明病外证"上看得出来,即发热而至于不恶寒反恶热,其为大热可知……可见大热为阳明病的主症之一,是符合仲景原意的。

恽铁樵:白虎或人参白虎,皆须大热而渴,烦躁汗出,脉洪大或滑者,方可用。若太阳病误用此方,则胸闷泛恶,干呕面青肢冷,有如干霍乱。用之不当,反自误误人。

[凡按] 本证的来源可能有两个方面,一是病人素体阳旺,易于化热化燥,所以在服桂枝汤后出现上述现象;一是本属热证,误用辛温之桂枝汤,迅速形成津伤热炽的形势。本条的着眼处,在"大烦渴"三字,也是本条与25条的鉴别处。本条与25条同为服桂枝汤后的变证,同为大汗出,脉洪大,但25条无大烦渴,所以仍用桂枝汤,本条有大烦渴,所以用白虎加人参汤。

[**方药**] 白虎加人参汤

知母六两　石膏一斤，碎，绵裹　甘草二两，炙　粳米六合　人参三两

上五味，以水一斗，煮米熟，汤成，去滓。温服一升，日三服。

[**凡按**] 本方的临床应用，后世医家扩大了范围。许叔微《本事方》云：故人王彦龙，作毗陵仓官，季夏得疾，胸项多汗，两足逆冷，谵语。医者不晓，杂进药已经旬日。予诊之，其脉关前濡，关后数。予曰：当作湿温治之，盖先受暑后受湿，暑湿相搏，是名湿温。《难经·五十八难》曰："湿温之脉，阳濡而弱，阴小而急。"濡弱见于阳部，湿气搏暑也；小急见于阴部，暑气蒸湿也。故《经》曰：暑湿相搏，名曰湿温。先以白虎加人参汤，次白虎加苍术汤。头痛渐退，足渐温，汗渐止，三日愈。《奇效方》治斑疮赤黑，出不快，及疮毒余热，并温热病者（吴鞠通于本方加犀角、玄参名化斑汤）。《和剂局方》"又治夏月中暑毒，汗出恶寒，身热而渴"。《三因极一病证方论》用治"热厥，腹满身重，难以转侧，面垢，谵语遗溺，手足逆冷，自汗，脉沉滑，里有热也"。《此事难知》用治"阳明证，身热，目痛，鼻干，不得卧，不恶风寒而自汗，或恶热，脉尺寸俱长，白虎汤主之"。《医学入门》用本方治"一切时气瘟疫杂病，胃热咳嗽，发斑，及小儿疮疱，瘾疹伏热等证"。《类聚方广义》治"麻疹大热谵语，烦渴引饮，唇舌燥裂，脉洪大者"。又治"牙齿疼痛，口舌干渴"，宜加生地黄。"眼目热痛如灼，赤脉怒张，或头脑眉棱骨痛，烦渴者，俱加黄连为良。""狂证，眼中如火，大声妄语，放歌高笑，登屋逾垣，狂走不已，大渴引饮，昼夜不得眠，亦加黄连。"

近人孔伯华擅用石膏，是从躁、渴、喘、呕四证着眼，在他的著作《时斋医话》中讲述很详："谙石膏之疗能，其体重能泻胃火，其气轻能解表肌（解表清热），生津液，除烦渴，退热疗斑，宣散外感温邪之实热，使从毛孔透出。其性之凉并不寒于其他凉药，但其解热之效，远较其他凉药而过之，治伤寒头痛如裂，壮热如火，尤为特效，并能缓脾益气，邪热去，脾得缓而元气回，通乳，润燥，孔道滋而涌泉出。又能用于外科，治疗疡之溃烂，化腐生肌（按：九一丹用之）；用于口腔而治口舌糜烂。治胃热、肺热之发斑或热痰凝结而难出，更是要药。"近代用本方治疗某些急性传染病及其他内科疾病均有良效。

[**原文**] 伤寒，若吐，若下后，七八日不解，热结在里，表里俱热，时时恶风，大渴，舌上干燥而烦，欲饮水数升者，白虎加人参汤主之。（168）

[**提要**] 伤寒吐下后热结在里，热盛津伤的证治。

[**选注**] 钱潢：大渴，舌上干燥而烦，欲饮水数升，则里热甚于表热矣。谓

之表热者，乃热邪已结于里，非尚有表邪也。因里热太甚，其气腾达于外，故表间亦热，即阳明篇所谓蒸蒸发热，自内达外之热也。

[原文] **伤寒，无大热，口燥渴，心烦，背微恶寒者，白虎加人参汤主之。**（169）

[提要] 阳明里热大盛津气两伤的证治。

[凡按] 上条言"热结在里，表里俱热"，此条言"无大热"，是指表虽无大热，而热结在里，里热炽盛，故同时又举出"时时恶风""背微恶寒"等症。钱天来说："此条之背恶寒，口燥渴而心烦者，乃内热而生外寒也。"与少阴证口中和而背恶寒者相鉴别。临证时，当注意寒热二字，若高热之时，不应寒而恶寒者必须警惕。以寒后化热者尚属一般，热甚而有寒意者极须深思（热高心弱的表现）。背微恶寒或时时恶风等类似阳虚证或表证，颇易产生错觉，但只要抓住舌上干燥与大烦渴的主证，就不难确诊。如果没有这两个主证，即使有大汗出，脉洪大，也不可误认为白虎加人参汤证。

白虎汤所以加人参，既为承制元阳，资生化源，且防止热极津亡，阳从汗出，元气散脱，导致亡阳的危险。"时时恶风""背微恶寒"等证候，就是阳气由盛趋衰的先兆。惟白虎退邪阳，人参固正阳，使阳能化阴，乃救化源欲绝之妙法也。汗涌，鼻煽，脉浮大而芤，皆化源欲绝之征兆也（参《温病条辨·上焦篇》），这是《伤寒论》白虎加人参的良好注释。

所谓"阴阳互根"，是指正阴（阴液）正阳（阳气）而言，阴亡阳不能孤立，阳亡阴不能独存，相维则生，相离则死。在病理上往往见到高热亡阴，而阳亦随之而脱，故治其热必兼顾其阳；吐利伤阳，阴亦随之而竭，故治其寒必并顾其阴（如白通加猪胆汁汤）。行救阴救阳之法，必须明阴阳互根之义。

[原文] **伤寒，脉浮，发热无汗，其表不解，不可与白虎汤；渴欲饮水无表证者，白虎加人参汤主之。**（170）

[提要] 阳明热盛津伤的证治及白虎汤禁例。

[凡按] 本条指出脉浮而发热无汗，显与阳明高热汗出有别，况阳明恶热，太阳恶寒，区别更为显著。或曰本条未言恶热，何以知其恶寒？曰："其表不解"句，已赅其义，毋须繁言。综观前述，"发热无汗"是辨证的眼目，"其表不解"则是真谛。故不可与白虎汤者，要在表证未解。太阳证未罢，法当发汗解表，即兼阳明里热，亦当表里两解，若此时便出白虎汤，必因凉遏之弊，而外邪

不去,徒伤中阳,造成变证。故不可与白虎汤,是为表不解者,引申戒律。徐灵胎:"无汗二字最为白虎所忌。"学习本条宜与25条、26条互参。

[选注] 尤在泾:前二条,既著白虎之用,此条复示白虎之戒,谓邪气虽入阳明之府,而脉证犹带太阳之经者,则不可便与白虎汤,与之则适以留表邪而伤胃气也。而又申之曰:渴欲饮水,无表证者,白虎加人参汤主之。其叮咛反复之意,可谓至矣。

秦皇士:上半节言无汗之证宜发汗,戒用白虎,下半节言渴欲饮水无数者忌发汗,宜用白虎。

白虎汤及白虎加人参汤证条文汇总见表32。

表32 白虎及白虎加人参汤证条文

白虎及加人参汤证

1. 伤寒脉浮滑,此表里俱热(176)
2. 伤寒脉滑而厥者,里有热(350)
3. 三阳合病,腹满身重,难以转侧,谵语遗尿,若自汗出者(219)
4. 服桂枝汤,大汗出后,大烦渴不解,脉洪大者(26)
5. 伤寒吐下后七八日不解,热结在里,舌上干燥而烦,欲饮水数升者(168)
6. 伤寒无大热,口燥渴,心烦,背微恶寒者(169)
7. 渴欲饮水无表证者,白虎加人参汤主之(170)

禁忌证:伤寒脉浮,发热无汗,表不解。(170)

[凡按] 曹颖甫云:"白虎汤证之直起于热者,用白虎汤;治白虎汤证之由寒化热者,亦用白虎汤,无所谓伤寒,无所谓温热,是乃仲圣之正传。"只要抓住气分热盛这一特征性病机,用白虎汤均可获效,可见发展和扩大本方对治疗"发热性疾病"是有一定价值的。白虎汤的退热原理,有待进一步探索。

竹叶石膏汤

[原文] **伤寒解后,虚羸少气,气逆欲吐,竹叶石膏汤主之。**(397)

[提要] 病后余热不清,气液两伤的证治。

[选注] 徐灵胎:此仲景先生治伤寒愈后调养之方也,其法专于滋养肺胃之阴气,以复津液。盖伤寒虽六经传遍,而汗、吐、下三者,皆肺胃当之。又《内经》云"人之伤于寒也,则为病热",故滋养肺胃,岐黄以至仲景,不易之法也。

[**方药**] 竹叶石膏汤

竹叶二把　石膏一斤　半夏半斤,洗　麦门冬一升,去心　人参二两　甘草二两,炙
粳米半升

上七味,以水一斗,煮取六升,去滓,内粳米,煮米熟,汤成,去米,温服一
升,日三服。

【注】《本草序例》凡云一把者,二两为正。

[**凡按**] 竹叶石膏汤,清热而兼和胃,补虚而不恋邪。治身热多汗,少气
虚烦,呕逆咳嗽,口渴喜饮,凡热病过程中有气液两伤者,均可应用。叶氏养
胃汤从此悟出。

[**选注**] 张锡纯:原寒温大热退后,涤余热,复真阴之方。故其方不列于
六经,而附载于六经之后。其所以能退余热者,不恃能用石膏,而恃石膏与人
参并用。盖寒温余热,在大热烁涸之余,其中必兼有虚热。石膏得人参,能使
寒温后真阴顿复,而余热自消,此仲景制方之妙也。又麦冬甘寒黏滞,虽能为
滋阴之佐使,实能留邪不散,致成劳嗽。而惟与石膏、半夏并用,则无忌,诚以
石膏能散邪,半夏能化滞也。

《直指方》:竹叶石膏汤,治伏暑,内外热炽,烦躁大渴。

《兰台轨范》:竹叶石膏汤亦治伤暑发渴脉虚。

《温热经纬》:治暑疟极妙。

（三）承气汤类

调胃承气汤

[**原文**] 太阳病三日,发汗不解,蒸蒸发热者,属胃也,调胃承气汤主之。
（248）

[**提要**] 太阳病汗后转属阳明的证治。

[**选注**] 成无己:翕翕发热者,热先自皮肤而发者,知邪气之在外也。蒸
蒸发热者,谓若熏蒸之蒸,热先自里而达于表者,知邪气之在里也。

程应旄:何以发汗不解,便属胃?盖以胃燥素盛,故表证虽罢,而汗与热
不解也。其表证虽罢而汗与热不解乃蒸蒸发热于肌肉,为里热蒸蒸于外,非
若翕翕发热之在皮肤也。第征其热,如炊笼蒸蒸而盛,则知其汗必连绵漐漐
而来,此与太阳之汗出漐漐不同,漐漐——汗出微小,漐漐——汗出如流。此即
大便已鞕之征,故曰属胃也。热虽聚于胃,而未见潮热、谵语等证,主以调胃
承气汤者,于下法内从乎中治,以其为日未深故也。

[方药] 调胃承气汤

甘草二两,炙　芒消半升　大黄四两,清酒洗

上三味,以水三升,煮二物至一升,去滓,内芒消,更上火微煮一二沸,温顿服之,以调胃气。

[凡按] 仲景用以治阳明热结便燥的大黄、芒硝,至今仍是热结便燥实证的主药。大黄能促进肠蠕动,攻积导滞,芒硝能使肠内水分增加,润燥软坚,加甘草以缓其急迫。能治便秘便难,使肠蠕动亢进,腹腔脏器充血,则以诱导方法平远隔脏器之炎症充血,故又能治谵语发狂、发斑面赤、龈肿出血(患部充血)、疗疮痈疽等证,皆古人所实验,证之今日之药理学而符合者也。但需注意者,硝黄俱属寒药,宜于阳证,切忌误施于"阴证似阳"及"至虚有盛候"的病人。(参陆渊雷)

[选注] 柯韵伯:不用气药而亦名承气者,调胃即所以承气也……今气之不承,由胃家之热实,必用硝黄以濡肠胃之糟粕,而气得以下,同甘草以生胃家之津液,而气得以上。推陈之中,便寓致新之义。一攻一补,调胃之法备矣。

[原文] 伤寒吐后,腹胀满者,与调胃承气汤。(249)

[提要] 阳明燥实腹满的证治。

[选注] 陆渊雷:伤寒汗吐下三法,汗下皆顺生理之自然,不过于时间质量有所更改增益。初不令其营特殊机转,故汗下后,不需善后之药。若夫吐,令胃及食管作逆蠕动,故较为蹈险而难用,用后诸证皆去,胃中逆气未和,因自觉胀满者,须调胃承气汤微下,以安其气。但要注意"与"字的斟酌性。如腹胀满,时缓时急,喜温喜按,脉不实而反弱,苔不燥而反润,则非承气所宜。宜厚朴生姜半夏甘草人参汤。

[原文] 阳明病,不吐不下,心烦者,可与调胃承气汤。(207)

[提要] 阳明内实,热郁心烦的证治。

[选注] 成无己:吐后心烦,谓之内烦,下后心烦,谓之虚烦,今阳明病不吐不下心烦,即是胃有郁热也,与调胃承气汤,以下郁热。

柯韵伯:言阳明病,则身热、汗出、不恶寒、反恶热矣。若吐下后而烦,为虚邪,宜栀子豉汤。

[原文] 伤寒十三日，过经谵语者，以有热也，当以汤下之。若小便利者，大便当鞕，而反下利，脉调和者，知医以丸药下之，非其治也。若自下利者，脉当微厥，今反和者，此为内实也，调胃承气汤主之。（105）

[提要] 阳明腑实证误用丸药攻下，导致下利的证治。

[校勘] "十三日"下，成本有"不解"二字。"以有热也"，《玉函》《脉经》《千金翼》并作"内有热也"。《千金翼》无"调胃"二字。

[选注] 陆渊雷：此条言阳明之坏证。其致坏，皆因丸药误下，明伤寒热病之下法，当用汤，不当用丸也。言伤寒十余日不解，表证已罢而谵语者，以其内有热毒也，当择用诸承气汤下之。若未经下而小便自利者，则体内水分偏走肾与膀胱，其肠必燥，故大便当鞕而难，今其人"反下利"，脉又调和（滑数或大与证相应，非无病之脉）非自利之脉，则知前"医以丸药下之"，水去而热不除，此非伤寒之治法也。然何以知其非"自下利"？若虚寒自利者，脉当微厥（脉微肢厥），则是真武四逆等汤所主。今反调和者，知是阳明"内实"，其下利乃丸药余毒已。

[凡按] 本论不可下篇说"厥者脉初来大，渐渐小，更来渐大"，这是属于里虚有寒的脉象，和自下利是相适应的。本条"若自下利者，脉当微厥"为插叙法。插叙虚寒性自下利的特征，以便与本条阳明腑证误用丸药攻下，导致实热下利的主证作鉴别。故王肯堂说："此条有五反一对：热与厥反；汤与丸反；便硬与下利反；脉微与脉和反；药下与自利反。小便利与大便硬为一对。"学者宜细详之。

[原文] 太阳病未解，脉阴阳俱停[①]，必先振栗汗出而解，但阳脉微者，先汗出而解；但阴脉微者，下之而解。若欲下之，宜调胃承气汤。（94）

【注】①脉阴阳俱停：尺寸脉俱隐伏不见。

[提要] 凭脉辨太阳病未解的治法。

[选注]《医宗金鉴》：太阳病未解，当见未解之脉，今不见未解之脉，而阴阳脉俱停，三部沉伏不见；既三部沉伏不见，则当见可死之证；而又不见可死之证，是欲作解之兆也。作解之兆，必先见振栗汗出而始解者，乃邪正交争作汗故也……若从寸脉阳部微微而见者，则知病势向外，必先汗出而解；若从尺脉阴部微微而见者，则知病势向内，必自下利而解；如不自下利，若欲下之以和里，宜调胃承气汤主之。

刘渡舟：此条论"战汗"作解之机，以及正气祛邪外出有向外向内的不同机转。故以"阳脉微"与"阴脉微"而辨汗下的病机倾向，其中也有其人正气虚衰，虽战汗而始终无汗的，又必须据证而施补阴、补阳、补气、补血之剂，以助汗源，才是正理。"阴阳俱停"的"停"字，据原文分析，乃为气血一时性被邪所郁阻，而三部脉俱隐伏不出，这是正邪相争，欲作战汗前的暂时现象，与阳气衰微、脉将欲绝者应区别对待。

小 承 气 汤

[原文] 阳明病，其人多汗，以津液外出，胃中燥，大便必鞕，鞕则谵语，小承气汤主之。若一服谵语止者，更莫复服。（213）

[提要] 阳明病多汗伤津致便硬谵语的证治。

[选注] 柯韵伯：阳明主津液所生病，故阳明病多汗。多汗是胃燥之因，便鞕是谵语之根。一服谵语止，大便虽未利而胃濡可知矣。

徐灵胎：谵语由便鞕，便鞕由胃燥；胃燥由汗出而津液少。层层相因，病情显著。

姜佐景："谵语"，以示其津竭之后，神经且受热灼矣。

[方药] 小承气汤

大黄四两　厚朴二两，炙，去皮　枳实三枚，大者，炙

上三味，以水四升，煮取一升二合，去滓。分温二服。初服汤当更衣，不尔者尽饮之，若更衣者，勿服之。

[凡按]《金匮》治腹满痛而闭者，厚朴三物汤即本方用厚朴八两，枳实五枚。尤在泾说："承气意在荡实，故君大黄；三物意在行气，故君厚朴。"小承气汤、厚朴三物汤、厚朴大黄汤（见《金匮》痰饮咳嗽病脉证篇）三方，药虽同而用量不同，则其主治亦有差异。因此，治伤寒之学，不仅在证字上要狠下功夫，而且对方药的用量、煎法等，也要细心研究。

[选注] 张路玉：承气者热邪内结阳明之腑，用以下泻逆上之气，气有余便是火，亢则害，承乃制也。夫火非苦寒不降，故用大黄；气非辛温不散，故用厚朴；满非苦辛不泄，故用枳实。然而泻满荡热，只当峻用苦寒，而反重用厚朴入于苦寒剂中者，乃是逆从相需之妙也。

[原文] 阳明病，谵语，发潮热，脉滑而疾者，小承气汤主之。因与承气汤一升，腹中转气者，更服一升，若不转气者，勿更与之。明日又不大便，脉反微涩者，里虚也，为难治，不可更与承气汤也。（214）

[校勘]《脉经》《千金翼》并作"承气汤主之",无"小"字。转气,《注解伤寒论》均作"转矢气"。陆渊雷:"明日又"三字为"阳明病"三字,以为别是一条,山田氏改之为是。

[提要] 阳明腑实轻证的治法及禁忌。

[凡按] 阳明病为里热实证,见到脉象洪大者,当用清法;脉沉实者,当用下法。里证虽同,而脉的性质有异。即使同是阳明腑实证,但由于燥结的程度不同,治法亦必随之而异。如脉象滑疾,表示燥实未甚,只须用和下方法(小承气汤);如脉象沉实,表示燥结已甚,就必须用峻下方法(大承气汤)。但脉之与证不是一成不变的,如本条滑疾之脉,忽变微涩,粗工凶凶,以为可攻,殆矣。

[选注] 尤在泾:谵语发潮热,胃实之微也。脉滑而疾,则与滑而实者差异矣,故不与大承气,而与小承气也。

钱潢:潮热则已成可下之证。

唐容川:凡仲景所言潮热,皆是大肠内实结,解为太阳实邪,非也。因此,潮热可用大承气汤下之。但为了慎重起见,测知大便鞕与不鞕,可以用小承气汤来试探,以转矢气作为判断用药的指征。

方有执:滑以候食,故为大便鞕之诊。疾,里热甚也。然滑疾有不宁之意,不可不知。微者,阳气不充。涩者,阴血不足。故曰里虚也。难治者,气不充则无以为营运,血不足则无以为润送。

陈修园:此以脉而辨谵语之虚实。

[原文] **太阳病,若吐,若下,若发汗后,微烦,小便数,大便因鞕者,与小承气汤和之愈。**(250)

[提要] 太阳病误治伤津热结成实的证治。

[选注] 徐灵胎:因字当着眼大便之鞕,由小便数之所致。盖吐、下、汗已伤津液,而又小便太多,故尔微鞕,非实邪也。

程应旄:吐下汗后,而见烦证,征之于大便鞕,固非虚烦者比。然烦既微而小便数,当由胃家失润,燥气客之使然。胃虽实,非大实也。和以小承气汤,取其滋液,以润肠胃,和也,非攻也。

冉雪峰:此条重心在大便鞕三字,大便鞕,乃转属阳明的凭据。大便的所以鞕,是缘微烦小便数。所以烦,所以数,是缘在吐下汗后……吐下汗乃转属阳明肇端……故冠首书太阳病。所谓吐下汗,非连接全施。是若吐,若下,若汗,用一项或二项,亦非挨顺序排,不过泛言转属而已。

[原文] 下利，谵语者，有燥屎也，宜小承气汤。(374)

[提要] 热结旁流下利的证治。

[选注]《医宗金鉴》：下利里虚，谵语里实，若脉滑大，证兼里急，知其中必有宿食也。其下利之物，又必稠黏臭秽，知热与宿食合而为之也，此可决其有燥屎也，宜以小承气汤下之。于此推之，可知燥屎不在大便之鞕与不鞕，而在里之急与不急，便之臭与不臭也。

汪苓友：或问既下利矣，则热气得以下泄，何由而致谵语有燥屎也？答曰：此系阳明腑实大热之证，胃(肠)中糟粕为热邪所壅，留著于内，其未成鞕者，或时得下(谓之热结旁流)。其已成鞕者，终不得出。则此燥屎者，为下利之根也，燥屎不得出，则邪热上乘于心，所以谵语。要之，此证须以手按脐腹，当必坚痛，方为有燥屎之征。下利而用承气，此"通因通用"法也。

[凡按] 后世医家认为急性菌痢的病机是暑湿或热毒侵犯肠胃，同时兼有宿食积滞，以致腑气阻闭而滞下不爽，气血凝聚化为赤白，或者下利腐臭稀水。阳明下利则要用承气汤类方治疗，用大黄可以缩短疗程，提高疗效。

[原文] 得病二三日，脉弱，无太阳柴胡证，烦躁，心下鞕。至四五日，虽能食，以小承气汤，少少与，微和之，令小安。至六日，与承气汤一升。若不大便六七日，小便少者，虽不受食，但初头鞕，后必溏，未定成鞕，攻之必溏。须小便利，屎定鞕，乃可攻之，宜大承气汤。(251)

[校勘] 山田正珍：承气汤上脱"小"字，当补之。

[提要] 从脉证辨大、小承气汤的用法。

[选注] 丹波氏：脉弱，非微弱、虚弱之弱，盖谓不浮盛实大也。

山田氏：得病二三日，脉弱者，其热不炽盛可知也。

汪琥：烦躁，心下鞕者，全是阳明腑热邪实……经云：肠实则胃虚，故能食。能食者，其人不痞不满，为下证未急……只须以小承气汤少少(不超过正量一升)与，微和之。《后条辨》云：能食者，结在肠间而胃火自盛。

柯韵伯：辨阳明之虚实，在能食不能食。若病至四五日，尚能食，则胃中无寒，而便鞕可知。少与小承气微和其胃，令烦躁少安。不竟除之者，以其人脉弱，恐大便之易动故也。犹太阴脉弱，当行大黄、芍药者，宜减之之意。

章虚谷：此条总因脉弱，恐元气不胜药气，故再四详审，左右回顾，必俟其邪气结实，而后攻之(如本条指出"须小便利，屎定鞕，乃可攻之，宜大承气汤")，则病当其药，便通可愈。

［凡按］本条着重在大承气汤的审慎应用，宜参考 208、209、214 条中，用小承气汤微和令小安，通大便之意，盖如所谓对症处置，非攻病之法也（参陆渊雷）。

大 承 气 汤

［原文］阳明病，脉迟，虽汗出不恶寒者，其身必重，短气，腹满而喘，有潮热者，此外欲解，可攻里也。手足濈然汗出者，此大便已鞕也，大承气汤主之。若汗多，微发热恶寒者，外未解也。其热不潮，未可与承气汤。若腹大满不通者，可与小承气汤，微和胃气，勿令至大泄下。（208）

［提要］按轻重缓急使用大、小承气汤的证治。

［选注］冉雪峰：此条为出大承气汤方药主条。全条分三截看，首截自阳明病，至大承气汤主之止，是言可攻。而若字以下，为二截三截，是言不可攻，要在恰如分际，大旨以寒的恶不恶，热的潮不潮，大便的鞕不鞕，为关键。首截叙汗出，不恶寒，身重，短气，腹满，喘，潮热，濈然汗出八项，均为阳明病常见，但不必为阳明病悉具。本条首列脉迟二字，盖前条有"伤寒三日，阳明脉大"，今不大而迟，似为阳证见阴脉，脉证若斯，内部露出矛盾。玩一虽字，神气宛然（或欲将虽字移脉迟上者误）。身重而喘诸证，是由脉迟正面写照。迟则气不周身，故重。迟则气不接续，故短。迟则气不通畅而怫逆，故喘满。明此，则知脉实较脉迟为轻，脉迟较脉实为重。观 214 条，脉滑疾，只用小承气，本条脉迟，竟用大承气，上项义蕴，可以了然。

尤在泾：若汗多，微发热，恶寒，则表犹未解，其热不潮，则里亦未实，岂可漫与大承气，遗其表而攻其里哉！即腹大满不通，而急欲攻之者，亦宜与小承气汤微和胃气，而不可以大承气汤大泻大下，恐里虚邪陷，变证百出，则难挽救矣。

［凡按］阳明大承气汤见迟脉，历代医家的解释：

程应旄：迟脉亦有邪聚热结，腹满胃实，阻塞经隧而成者，又不可不知。张锡纯：阅历既久，乃知阳明病当下之脉原有迟者。然其脉非为迟缓之象，竟若蓄极而通，有迟而突出之象。盖其脉之迟，因肠中有阻塞也；其迟而转能突出者，因阳明火盛，脉原有力，有阻其脉之力而使之迟者，正所以激其脉之力而使有跳跃之势也。如此以解脉迟，则脉迟之当下之理自明也。胡慈园：脉迟而用承气，是由于热邪充斥，火气抑郁，经脉受阻，失其循行之常。

阳明病脉迟共有四条（208、195、225、234）。本条确为阳明病因见汗出，不恶寒，身重，短气，腹满而喘，有潮热，知其大便硬，故可用承气汤攻下，证之临床必脉迟有力，不可不辨。至 195 条的脉迟是寒湿阻滞，欲作谷瘅，病属太阳，故不可下。225 条的脉浮而迟，表热里寒，下利清谷，这是真寒假热的少阴证，故用四逆汤急温其里。234 条的脉迟，因见微恶寒，为太阳表证未罢，故可用解表法，如桂枝汤类。以上三条因辨别脉迟而连类及此。

[方药] 大承气汤

大黄四两，酒洗　厚朴半斤，炙，去皮　枳实五枚，炙　芒消三合

上四味，以水一斗，先煮二物，取五升，去滓，内大黄，更煮取二升，去滓，内芒消，更上微火一两沸，分温再服，得下，余勿服。

[凡按] 承气定义：《伤寒明理论》言承，顺也，糟粕秘结，壅而为实，是以正气不得舒顺，以汤荡涤，使塞者利而闭者通，正气得以舒顺，是以承气名之。

[选注] 柯韵伯：诸病皆因于气，秽物之不去，由于气之不顺。故攻积之剂，必用气分之药以主之，亢则害，承乃制，此承气之所由。又病去而元气不伤，此承气之义也。夫方分大小，有二义焉：厚朴倍大黄，是气药为君，名大承气；大黄倍厚朴，是气药为臣，名小承气。味多、性猛、制大，其服欲令大泄下也，因名曰大；味少、性缓、制小，其服欲微和胃气也，故名曰小。二方煎法不同，更有妙义。大承气用水一斗，先煮枳、朴，煮取五升，去滓，内大黄，再煮取三升，复去滓，内硝者，以药之为性，生者气锐而先行，熟者气钝而和缓，仲景欲使芒硝先化燥屎，大黄继通地道，而后枳、朴除其痞满。若小承气，则三物同煎，不分次第，而服只四合。此求地道之通，故不用芒硝之峻，且远于大黄之锐矣，故称为微和之剂。

万友生：承气汤证的病机是阳明里热内结，燥化成实，气滞为满。可见是因热结燥实导致气机壅滞，并非由于气机壅滞导致热结燥实。因此，热结燥实处于主导地位，而气机壅滞则处于从属地位，二者是有主次之分的。如果仅望"承气"之文，而生顺气之义，只是强调行气导滞，而置热结燥实于次要地位，那就显然把主次颠倒了。虽然应该承认，胃主降，其气以下行为顺，"胃家实"则其气机为之壅滞，不能顺行而下，致使地道闭塞，失其主降之职，而"承气"的名义，是承顺其失常的胃气，以恢复其主降的职能。但应看到，胃气之所以不顺，实因邪热内结，只有泻其邪热，才能顺其胃气。而承气汤中用大黄泻其邪热以承顺胃气显然是主要的，至于用枳、朴以行气导滞则是次要的。所以承气三方都必须用大黄泻热，但不一定都要用枳、朴行气。（《伤寒知要》）

《经方实验录》：柯氏谓厚朴倍大黄，是气药为君，大黄倍厚朴是气药为臣，

谓之曰"气"，似尚见含糊，盖厚朴是肠药，能直达肠部，宽放肠壁。彼肠结甚者，燥矢与肠壁几密合无间，硝黄虽下，莫能施其技，故必用厚朴以宽其肠壁，而逐其矢气，如是燥矢方受攻而得去。

[原文] 阳明病，潮热，大便微鞕者，可与大承气汤；不鞕者，不可与之。若不大便六七日，恐有燥屎，欲知之法，少与小承气汤，汤入腹中，转矢气者，此有燥屎也，乃可攻之。若不转矢气者，此但初头鞕，后必溏，不可攻之，攻之必胀满不能食也。欲饮水者，与水则哕。其后发热者，必大便复鞕而少也，以小承气汤和之。不转矢气者，慎不可攻也。（209）

[提要] 承上条再辨大、小承气汤的证治。

[选注] 万密斋：此一条乃伤寒里证用下药之秘法也。

章太炎：矢气即今言"放屁"，此乃汉人常语耳。

《玉函》："转失气"，并作"转矢气"，非。

尤在泾：服汤后，转矢气者，便坚药缓，屎未能出而气先下趋也，故可更以大承气攻之。不转矢气者，胃未及实，但初头鞕，后必溏，虽小承气已过其病，况可以大承气攻之哉。胃虚无气，胀满不食，所必至矣。

舒驰远：此条原文，止在攻之必胀满不能食也，文意已毕。

山田氏："欲饮水"以下三十八字，系王叔和之掺。

陆渊雷：盖后人遇误攻之病，有饮水而哕，其后复发潮热者，遂记注于本条之下，复经传写，遂误入正文耳，非必叔和所掺也。

冉雪峰：本条于潮热汗出外，另出手眼，又出小承气试探转矢气一法。潮热汗出，是审其大便鞕不鞕；矢气，亦是审其大便鞕不鞕。潮热是气达于外，手足汗出；矢气，是气达于下，一气枢转。方名承气，即承此闭遏病变不能承的气。潮热手足汗出，是便鞕病理应有象征；矢气，是便鞕试剂反应的象征。不是潮热汗出，必须矢气；亦不是矢气，无须潮热汗出。果潮热汗出悉具，则矢气与否无大关系，何必多此一番探试。惟其热不潮，手足汗不出，本条试探的要义，乃因以明显。

[原文] 二阳并病，太阳证罢，但发潮热，手足漐漐汗出，大便难而谵语者，下之则愈，宜大承气汤。（220）

[提要] 二阳并病转属阳明腑实的证治。

[选注] 尤在泾：此太阳并于阳明之证。然并病有并而未罢之证，虽入阳

明未离太阳，则可汗而不可下，如本篇第三十九条(通行本48条)之证是也。此条为并而已罢之证，虽曰并病，实为阳明，故可下而不可汗。潮热，手足漐漐汗出，大便难，谵语，皆胃实之征，故曰下之则愈，宜大承气汤。

成无己：手足漐漐汗出，是热聚于胃也。

柯韵伯：多汗是胃燥之因，便硬是谵语之根。

[原文]病人不大便五六日，绕脐痛，烦躁，发作有时者，此有燥屎，故使不大便也。(239)

[提要]辨阳明腑实、燥屎内结之证。

[选注]方有执：病人，谓凡有病之人，而证犯如此者，则皆当如此治之。此示人辨凡百胃实之大旨也。

程应旄：攻法必待有燥屎，方不至误攻，所以验燥屎之法，不可不备，无恃转矢气之一端也。病人虽不大便五六日，屎之燥与不燥未可知也。但绕脐痛，则知肠胃干，屎无去路，滞涩在一处而作痛。烦躁发作有时者，因屎气攻动，则烦躁发作，又有时伏而不动，亦不烦躁。而有绕脐痛者，断其不大便，当无差矣，何大承气汤之不可攻耶？

柯韵伯：二肠附脐故绕痛，痛则不通矣。

张隐庵：不言大承气汤者，省文也。上文(238条)云："若有燥屎者，宜大承气汤。"此接上文而言，此有燥屎，则亦宜大承气汤明矣。

[原文]阳明病，下之，心中懊侬而烦，胃中有燥屎者，可攻。腹微满，初头鞕，后必溏，不可攻之。若有燥屎者，宜大承气汤。(238)

[提要]辨阳明病下后可攻与不可攻的证治。

[凡按]康平本正文、附注一目了然，证治明确。此条明言阳明胃实证，下之当愈，但此下后，心中懊侬而烦，当知胃中尚有燥屎未尽，究其因是攻之不彻或选方不当所致，故主张当以大承气再下之(当有胀满、便秘、绕脐痛、发潮热等症)。此乃承气证又一关键处，提示不当在已下之后有所眩目。以下注脚，提示有燥屎不可姑息，但先硬后溏，里实未成，切不可攻，足见仲景之用心周到。

[选注]尤在泾：阳明下后，心中懊侬而烦，胃中有燥屎者，与阳明下后心中懊侬，饥不能食者(228条)有别矣。彼为邪扰于上，此为热实于中也。热实则可攻，故宜大承气。若腹微满，初头鞕，后必溏者，热而不实，邪未及结，则不可攻。攻之必胀满不能食也。

[原文]　阳明病，谵语，有潮热，反不能食者，胃中必有燥屎五六枚也。若能食者，但鞕耳。宜大承气汤下之。（215）

[校勘]　《脉经》"必有"前无"胃中"二字。

[提要]　辨阳明腑实大便硬有微甚的证治。

[选注]　山田氏："反"当作"烦"，以声近而误。所谓"心中懊憹而烦，胃中有燥屎者，可攻"（238），及"烦躁，发作有时者，此有燥屎"（239），及"烦不解，腹满痛者，此有燥屎"（241），皆可以征矣。凡伤寒谵语有潮热者，固应不能食，岂得谓反乎？

黄竹斋："徐灵胎曰：胃中非存燥屎之所，此言胃中者，指阳明言，乃肠胃之总名也。盖邪气结成糟粕，未下则在胃中，欲下则在肠中。已结者，即谓之燥屎，言胃，则肠已该矣。"

《伤寒论辑义》：魏氏说，胃中必有燥屎五六枚，阻塞于胃底肠间。此言得之。

冉雪峰：查食物在胃，消化二成半，略成粗末，在小肠消化七成，始成糜浆，渣滓到大肠，乃成结粪。小肠犹无燥屎，何况胃中，此项不必曲解，当从新说补正。但胃为阳明功用主宰策源地，胃而称家，实赅整个肠道言，义原可通，文不必改。

汪苓友：《补亡论》"宜大承气汤下之"句，在"若能食者"之前，盖能食既异，治法必不相同，仲景法，宜另以调胃承气汤主之也。

[原文]　大下后，六七日不大便，烦不解，腹满痛者，此有燥屎也。所以然者，本有宿屎故也，宜大承气汤。（241）

[提要]　下后燥屎复结的证治。

[选注]　陈修园：此证着眼在六七日，以六七日不大便，则六七日所食之物又为宿食，所以用得大承气。

方有执：烦不解，则热未退可知。腹满实，则胃实可诊，故曰有燥屎。

《医宗金鉴》：下之未尽，仍当下之。

山田氏："所以然"十字，叔和释文，当删之。

陆渊雷：下后邪热复结，须再三下而后病悉解者，世固有之，吴氏《温疫论》言之详矣。

吴又可：瘟疫下后二三日，或一二日，舌上复生苔刺，邪未尽也，更下之，苔刺虽未去，无锋芒而软，然热渴未除，更下之；热渴减，苔刺脱，日后更复热，又生苔刺，更宜下之。余里周因之者，患疫月余，苔刺凡三换，计服大黄二十两，始得热不复作，其余脉证方退。

　　[原文] 病人小便不利，大便乍难乍易，时有微热，喘冒不能卧者，有燥屎也，宜大承气汤。(242)

　　[提要] 病人腑实内结，大便乍难乍易的证治。

　　[凡按] 本条省略了腹满硬痛、潮热、谵语等阳明腑实的主证。此类条文往往列于叙述主证条文之后，只要前后合参，便可主次俱晰。

　　[选注] 钱天来：凡小便不利，皆由三焦不运、气化不行所致，惟此条小便不利，则又不然，因肠胃壅塞，大气不行，热邪内瘀，津液枯燥，故清道皆涸也；乍难，大便燥结也，乍易，旁流时出也；时有微热，潮热之余也；喘者，中满而气急也；冒者，热邪不得下泄，气蒸而郁冒也；胃邪实满，喘息不宁，故不得卧，经所谓"胃不和则卧不安也"。若验其舌苔黄黑，按之痛而脉实大者，有燥屎在内故也，宜大承气汤。

　　王三阳：此证不宜妄动，必以手按之脐腹有硬块、喘冒不能卧，方可攻之，何也？乍难乍易故也。

　　陆渊雷：尾台氏云："此证脉多沉滑或沉迟，舌色赤而光亮，或起苔刺而渴。"

　　陆渊雷：以其经验，补出脉舌，方便学者不少。

　　[原文] 腹满不减，减不足言，当下之，宜大承气汤。(255)

　　[提要] 辨腹满当下的证治。

　　[选注] 陈修园：此承上文(254条)而言，腹满痛者固宜急下，若不痛而满云云，虽不甚急，而病在悍气，非下不足以济之也。

　　成无己：腹满不减，邪气实也。经曰：大满大实，自可除下之。大承气汤，下其满实。若腹满时减，非内实也，则不可下。

　　[凡按]《金匮要略》曰："腹满时减复如故，此为寒，当与温药。"是减不足言也。当知下后腹满不减，亦有属于太阴虚满，愈下则脾气愈虚，愈虚则腹满愈甚，其虚实之辨，最宜明细。陆渊雷：《金匮玉函经》复有一条云："伤寒腹满，按之不痛者为虚，痛者为实，当下之，舌黄未下者，下之黄自去，宜大承气汤。"可做辨证参考。本条说明，腹满有当下者，有当温者，其虚实之辨证，临床宜加留心。

[原文] 伤寒，若吐若下后，不解，不大便五六日，上至十余日，日晡所发潮热，不恶寒，独语如见鬼状。若剧者，发则不识人，循衣摸床，惕而不安，微喘直视，脉弦者生，涩者死。微者，但发热谵语者，大承气汤主之。若一服利，则止后服。(212)

[校勘] 《玉函》作"日晡时"，"摸床"作"撮空"，"惕而"作"怵惕"。《脉经》"谵语"下无"者"字。

[提要] 阳明腑实重证的辨证治疗和预后。

[凡按] 康平本"发热"作"发潮热"。考谵语一证，多见于阳明里热炽盛，扰乱心神的情况下出现的实热证。或证属他病亦有之，如"发热……暮则谵语"或"阳明病，下血谵语"，此属热入血室。谵语之属阳明腑实与否，关键只在潮热，参照208条"有潮热者，此外欲解，可攻里也……微发热恶寒者，外未解也。其热不潮，未可与承气汤。"足见"发热"句，当是"发潮热"无疑。

[选注] 赵嗣真：此条分三截看，自起句至"如见鬼状"为一截。是将潮热谵语，不恶寒、不大便作为现证。下文又分两截，以辨微剧之殊。微者，但发热谵语，但字为义，以发热谵语之外，别无他证。用承气一服利，则止后服。见其热轻，犹恐过下也。"若剧者"起至"涩者死"，此热极危候，不可不决其生死。此阳热已极，若脉弦为阴气未绝，犹可下之以复其阴；脉涩为阴绝，不必药矣。

陆渊雷：钱仲阳以循衣捻物为肝热……是为胃热淫肝，故承气泻胃而肝自愈。

万友生：(此条症状)充分反映了阳明实热内闭厥阴心包和引动厥阴肝风的病象。此与钱陆二氏之说是一致的。

冉雪峰：条文首书伤寒，未传阳明，故不书阳明病。迨吐下不解，不大便五六日，上至十余日，已疑有燥屎，日晡所发潮热，不恶寒，屎已定鞭，阳明胃实已成，独语如见鬼状，病更渐深，这是大承气证，人所周知，当注意的。神气渐昏，病机陡进，有是证用是药，下后再下，原无不可。所可虑者，病情更进，剧者不识人，循衣摸床，惕而不安，微喘直视，一序列阴竭阳绝，孤阳无依，危笃证候毕现。此际用下略嫌稍迟，并非行险侥幸，孤注一掷所能济事，须审度机势，较缓的可以眼明手快，赶上一步。条文所谓'微'，是对'剧'而言，剧的病机太迫促，下已不及，即下，亦恐正气同归于尽。因此，谓大承气概剧微两证者误，谓剧用大承气，微用小承气者误。谓不用大小承气，而用白通四逆者更误。脉弦者生，脉涩者死。弦虽阴负，而阴尚存。涩则气散，而阴以灭。直视谵语喘满,上条(210条)已断为死,而一线生机,在脉不涩而弦。剧不用下,微又用下,微既大下,剧反不下,精奥之旨,出常解以外。

《伤寒绪论》:治病人热甚,脉来数实,欲登高弃衣,狂言骂詈,不避亲疏,盖阳盛则四肢实,实则能登高也。宜大承气汤。

[原文]伤寒六七日,目中不了了,睛不和,无表里证,大便难,身微热者,此为实也,急下之,宜大承气汤。(252)

[原文]阳明病,发热汗多者,急下之,宜大承气汤。(253)

[原文]发汗不解,腹满痛者,急下之,宜大承气汤。(254)

[提要]以上三条阳明证均宜急下存阴。

[选注]《医宗金鉴》:目中不了了而睛和者,阴证也;睛不和者,阳证也……此结热神昏之渐,危恶之候也……急以大承气汤下之,泻阳救阴,以全未竭之水可也。睛不和者,谓睛不活动也。

钱天来:经云五脏六腑之精,皆上注于目。热邪内烁,津液枯燥,则精神不得上注于目,故目中不了了,睛不和也。

《经方实验录》:目中不了了,睛不和,确为至危至急之候,虽伤寒不过六七日,无表里证,身但微热,大便但难而不结,即为实,当急下之,宜大承气汤……盖目中不了了,睛不和,即为脑病之外征。外见目疾,内实脑病(甚至头剧痛)……而治无第二法门,舍大承气莫属也。

曹颖甫:阳明证之头痛,其始则在阙上,甚则满头皆痛,不独承气汤证有之,即白虎汤证亦有之。且阳明腑实证燥气上冲,多致脑中神经错乱,而见谵语头痛。或反在大便之后,无根之热毒上冒,如大便已,头卓然而痛可证也。惟肠中有湿热蕴蒸,其气易于犯脑,为水气易于流动,正如汤沸于下,蒸气已腾于上,不似燥矢之凝结必待下后而气乃上冲也。此证但下浊水,即可证明湿热之蕴蒸阳明。不然,目中不了了,无表里证,大便难,身微热者,何以法当急下乎?

秦皇士:言阳明病,则无太阳表证;言汗多,则阳明表邪尽解;仍发热,乃是里热蒸汗尽出。虽无阳明潮热谵语之里证,亡阴在顷刻,故用急下。

程应旄:发热而复汗多,阳气大蒸于外,虑阴液暴亡于中,虽无内实之兼证,宜急下之,以大承气矣。

黄元御:此与少阴口燥咽干章义同。

黄元御:发汗不解,是非表证,乃胃肠之实也。汗之愈亡其阴,燥屎阻其胃火,伤及太阴,故腹满而痛。阳亢阴亡,则成死证,故当急下之……此与少阴六七日,腹胀不大便章(322 条)义同。《伤寒论辑义》:亦即"本先下之,而反汗之,为逆。若先下之,治不为逆"的道理。

[凡按] 但亦有并无恶寒发热的过程,出现目瞪口呆,状若木鸡者。印会河用大承气汤治愈本证候患者,是用脑过度之后,头痛失眠八个月,大便秘结(《江苏中医》1957 年第 1 期)。可见本证不仅热病有,杂病亦有,所以仲景之书名《伤寒杂病论》。

近人李维藩认为:"急下"和"存阴"本是一对相互矛盾的概念,在一般情况下,"急下"可能伤阴,不能存阴。这一对矛盾为什么能够转化,为什么能够"同一"起来,"急下"反而可以"存阴"? 按照辩证法的观点,在"一定的、必要的"条件下,矛盾着的东西可以转化成为同一性的东西。这个条件就是"应下之征"(腑气不通,内有燥结等)和"证已伤阴"(口渴、尿短赤、舌质红、苔黄干、脉细数、血压下降等)。在这个条件下,用"急下"之法,除去了病因,就可以达到"存阴"的目的。当病人大量排气排便后,却发现了与原来相反的一些现象:①病人的血压很快回升到正常水平,而且保持稳定,并可撤除升压药和停止输液;②病人的每日尿量不是减少,而是较"急下"前增加 1~2 倍;③脉率渐趋平稳,由沉细到有力;④口渴症状反而明显减轻(在输液时无明显改善),食欲也逐渐恢复。从这些现象来看,"急下"之后,确实达到了"存阴"的目的。

急下"存阴"是通过以下途径来实现的:①排除了肠腔内有害物质,从根本上扭转了病情恶化趋势;②攻下成功后,肠管内压下降,肠管血循环得以改善,肠道功能逐渐恢复,组织液回收;③由于肠管血循环改善,水电解质失衡得以纠正,食欲渐趋旺盛;④由于有害物质迅速从肠管内排出,给腹腔内感染的消除造成了有利条件。而上述这些改善的结果又反过来为"存阴"创造了有利条件。

柯雪帆说:再从阳明病的方药来看,三承气汤本逐邪存阴之方,并非专为结粪而设。吴又可《温疫论》中所列应下诸证有 30 余个,主要是舌芒刺、舌裂、舌燥裂、口燥渴、目赤咽干、气喷如火、潮热、发狂等全身热盛的证候,其中肠胃见证不过大便秘、大肠胶闭、协热下利、热结旁流四证而已。特别引人注意的是,在大便秘一证之下说:"转矢气极臭,更有下证,下之无辞。有血液枯竭者,无表里证为虚燥,宜蜜煎导及胆导。"而在目赤咽干、气喷如火、小便红赤、涓滴作痛、小便臊臭、扬手掷足、脉沉而数之下却说:"皆为内热之极,下之无辞。"由此可见,吴氏不拘于肠胃局部见证,而对全身热证的见证十分重视。这可以说是真正领会了《伤寒论》下法的精神实质。

[医案] 热极似寒：戴元礼治朱仲文，长夏畏寒，身常挟重纩，饮食必热如火方下咽，微温即呕。他医授以胡椒煮伏雌之法，日令啖鸡三，病愈亟。元礼曰："脉数而大，且不弱，刘守真云火极似水，此之谓矣。椒发阴经之火，鸡能助痰，只以益其病耳。以大承气汤下之，昼夜行二十余，顿减纩之半。复以黄连导痰汤加以竹沥，饮之竟瘳。(《古今医案按》)

体厥脉厥：李中梓治韩茂远，伤寒九日以来，口不能言，目不能视，体不能动，四肢俱冷，皆曰阴证。士材诊之，六脉皆无，以手按腹，两手护之，眉皱作楚，按其跌阳，大而有力，乃知腹有燥矢也，与大承气汤，得燥矢六七枚，口能言，体能动矣。故按手不及足者，何以救垂绝之证耶。震按：六脉无而诊跌阳。鉴于仲景之自序，读书诚有用也。(《古今医案按》)(凡按：本案诊腹及跌阳脉的辨燥屎内结方法宜加参考。)

[原文] 少阴病，得之二三日，口燥咽干者，急下之，宜大承气汤。(320)

[提要] 燥实伤津，真阴将竭，治当急下。

[选注] 柯韵伯：热淫于内，肾水枯涸，因转属阳明，胃火上炎，故口燥咽干……此必有不大便证，若非本有宿食，何得二三日便当急下？

陆渊雷：口燥咽干一证，未可据以急下，必别有可下之脉证腹候。兼见口燥咽干，则津液将竭，当急下存阴耳。

[原文] 少阴病，自利清水，色纯青，心下必痛，口干燥者，急下之，宜大承气汤。(321)

[提要] 热结旁流，火炽津枯，法当急下。

[选注] 山田氏：清，圊也，清水犹言下水，与清谷、清便、清血、清脓血之清同。非清浊之清也。

陆渊雷：自利清水，即后人所谓热结旁流也。因肠中有燥屎，刺激肠黏膜，使肠液分泌异常亢进所致，色纯青，则胆汁之分泌亦亢进矣。体液之分泌及排除两皆过速，大伤阴液，急下所以存阴也。

《伤寒论译释》按：用承气之目的，是在于攻击燥屎，而不是治其色青。明乎此，则"色纯青"一语，可以不必强解。

《温疫论》：热结旁流者，以胃家实，内热壅闭，先大便闭结，续得下利纯臭水，全然无粪，日三四度，或十数度，宜大承气汤，得结粪而利立止。服汤不得结粪,仍下利臭水及所进汤药,因大肠邪胜,失其传送之职,知邪犹在也,病必不减,宜更下之。

[医案]《名医类案》云:孙兆治一人,患伤寒十余日,口燥舌干而渴,心中痛,自利清水。众医皆相守,但调理耳。召孙兆至,曰:明日即已不可下,今日正当下。遂投小承气汤,大便通,得睡,明日平复。或问,此证因何下之而愈。孙曰:口燥舌干而渴,岂非少阴证耶。少阴证固不可下,岂不闻少阴一证,自利清水,心下痛,下之而愈。仲景之书明有是说也。

[原文]**少阴病,六七日,腹胀,不大便者,急下之,宜大承气汤。**(322)

[提要]肠腑阻滞,土实水竭,法当急下。

[选注]尤在泾:腹胀不大便,土实之征也。土实则水干,故非急下不可。夫阳明居中,土也,万物所归,故无论三阳三阴,其邪皆得还入于胃,而成可下之证。

舒弛远:少阴复转阳明之证,腹胀不大便者,然必兼舌苔干燥,恶热饮冷,方为实证。

[凡按]然观《素问·标本病传论》:"先病而后生中满者治其标。"因中满即胃满,胃满即药食之气不能行,而五脏六腑皆失其所禀,故无暇治其病之本,先去胃中之满,亦具有治本之义。二便不通,有入无出,升降无能,所以为危急之候。《素问·六微旨大论》说:"出入废,则神机化灭;升降息,则气立孤危。"二便不通,亦为升降出入受到严重危害之一,故当先治之。

喻嘉言指出,少阴有急下三法以救肾水:一本经水竭,一木邪涌水,一土邪凌水。而阳明亦有急下三法以救津液:一汗多津越于外,一腹满津结于内,一目睛不慧,津枯于中。说明论中急下六条,虽同于"釜底抽薪"之法,但对比条文,临床见证不一,急下的目的稍异,因阳明急下在存胃阴,少阴急下在保肾水;且正气的虚实不同,若病在阳明,为正盛邪实,病入少阴为正虚邪实,惟邪实伤及真阴,不得不急下以存其阴,祛邪以安其正。这在阳明为正治,而在少阴却为变治,故张璐称与阳明急下三法"同源异流"。陆九芝所指:"病至此,下之则愈,不下则危,迟则虽下亦危,不下必危。下法之当急如此。"少阴篇的三急下证,也完全是为辨证而设,不是说少阴病应该用大承气汤,无非说明病邪由阴出阳,脏邪还腑的有利转机。正如柯氏所说"肾水枯涸,因转属阳明""气实,还之于腑"是也。

少阴急下三条,都是热伤津液,复传阳明,燥结成实,故用急下存阴的方法。但是也有认为这是一种阳明里实证,而所表现却类似少阴病——如脉微细但欲寐。即所谓"大实有羸状"的证候,故冠以"少阴病"三字,以示对机体的重视。这于临床辨证,是有很大启发的。

六急下证条文,可分开来读,也应综合起来读。分开来读,可以看出每一条的中心;综合起来读,六条有互相补充或对照处。

承气汤之用别

《温疫论》:三承气汤功用仿佛。热邪传里,但上焦痞满者,宜小承气汤;中有坚结者,加芒硝软坚而润燥,病久失下,虽无结粪,然多黏腻结臭恶物,得芒硝,则大黄有荡涤之能;设无痞满,惟存宿结(燥实坚),而有瘀热者,调胃承气汤主之。三承气功效俱在大黄,余皆治标之品。

陆渊雷:吴氏论三承气之异,精核可法,盖调胃承气结实而腹不满,小承气腹满而不结实,大承气结实而且满,此腹诊之大较也。

万友生:因为"胃家实"是阳明病的本质,而"燥矢"只是阳明病的现象之一。阳明病用承气汤攻下的目的,主要是逐邪,非专为燥矢。有燥矢的固适宜,无燥矢的亦可用。《温疫论》说得好:"殊不知承气本为逐邪而设,非专为结粪而设也。必俟其粪结,血液为热所拒,变证迭起,是犹养虎贻患,医之咎也。况多有溏粪失下,但蒸作极臭如败酱,或如藕泥,临死不结者,但得秽恶一去,邪毒从此而消,脉证从此而退,岂徒孜孜粪结而后行哉!假如津枯血燥之人,或老人血液衰少,多生燥结;或病后血气未复,亦多燥结。在经所谓不更衣十日无所苦,有何妨害,是知燥结不至损人,邪毒之为殒命也。"这种认识是比较深刻的。(《伤寒知要》)

三承气汤证候鉴别见表33。

表33　三承气汤证候鉴别

汤名	全身症状	有关神志方面的症状	腹部症状	二便	脉象	舌苔
大承气汤	潮热(或微热)汗出多,或喘冒不得卧	谵语,心中懊侬而烦(烦不解),目中不了了,睛不和,剧则独语如见鬼状,循衣摸床,惕而不安,微喘直视	腹满痛(腹满减不足言),心下硬	小便数,或不利,大便硬,或乍难乍易,或自利清水	脉迟(迟而滑)或实大	舌苔黄垢,干燥或焦黄,或灰,或黑,或起芒刺

续表

汤名	全身症状	有关神志方面的症状	腹部症状	二便	脉象	舌苔
小承气汤	潮热汗多	谵语，微烦（或烦躁）	腹大满不通，心下硬	小便数，大便硬或下利	脉滑而疾	舌苔黄垢而腻
调胃承气汤	蒸蒸发热，自汗	谵语，郁郁微烦（心烦）	腹胀满（腹微满）	便秘		舌苔黄垢而干

近代药理研究证明：大承气汤能改善胃肠的血液循环，降低毛细血管的通透性，可减少内毒素进入血循环，加强胃肠道蠕动和扩大肠容积，有利于把郁积在肠道内的有害物质排出体外，促进胆囊收缩，增加胆液分泌，从而增加肝脏解毒功能。因此，临床广泛应用于急性胰腺炎、急性阑尾炎、肠梗阻、胃痛、痢疾、狂病、呃逆等病证。然阳明腑实程度有轻重之别，泻下有峻缓之分：大承气汤，用于痞满燥实俱全，故以峻下；小承气汤用于痞满实而不燥，故以轻下；调胃承气汤缓下之中兼和胃气，用于燥实而无痞满者。

下法的运用

冉雪峰："病至用下，多濒险境。下之得当，可以回生；下之失当，亦可促死。故下为捷法，亦为禁法。前贤对此，莫不明辨详析，小心翼翼。经方阳明三承气汤，适合近说峻下、轻下、软下三法，不曰下结，而曰承气，义可深思。下多属实，亦有夹虚（如养营承气、增液承气之类）；下不远寒，亦或用热（如急备丸之类）。合正奇常变而通之，下庶有济。且以汗为下，以吐为下，暨下之得法，汗可以出，表可以解，吐可以止，厥可以回，正可以复，在用之者各适病机，权衡轻重缓急而归于至当。"此阐明下法，实阅历有得之宝贵经验。

禁　下　证

[原文] **伤寒呕多，虽有阳明证，不可攻之。**（204）

[提要] 热聚于胸，未结于腹，不可攻下。

[凡按] 沈明宗说："呕多则气已上逆，邪气偏侵上脘，或带少阳，故虽有阳明，是不可攻。"呕多为少阳证，少阳禁下，呕也是机体抗力有驱病向上的趋势，如用下法便逆正气，所以也不可攻。"多"字尤为重点。呕多即说明少阳

证多，阳明证少。喻嘉言说："呕多，诸病不可攻下，不特伤寒也。"本条似宜参第 230 条："可与小柴胡汤。上焦得通，津液得下，胃气因和，身濈然汗出而解。"

[原文] 阳明病，心下鞕满者，不可攻之。攻之利遂不止者死，利止者愈。(205)

[提要] 胸下痞满，攻下致变。

[选注] 魏荔彤：若胃实者鞕在中焦。今心下鞕满，非胃实可知矣。

成无己：阳明病腹满者，为邪气入府，可下之。心下鞕满，则邪气尚浅，未全入府，不可便下之。得利止者，为邪气去，正气安，正气安则愈；若因下而利不止者，为正气脱而死。

陆渊雷："本论所谓攻者，专指大承气而言。""心下鞕满，或属陷胸，或属大柴胡，皆非大承气所主，故云不可攻耳。"

丹波元简："程氏云，心下鞕满者，邪聚阳明之膈，膈实者腹必虚，气从虚闭，亦见阳明假实证，攻之是谓重虚。锡驹云，心下鞕满者，胃中水谷空虚，胃无所仰，虚气上逆，反鞕满也，故太阳篇曰，此非结热，但以胃中空虚，客气上逆，故使鞕也。以上二说，以心下鞕满为虚满假证，此证世多有之，然今考经文，惟云心下鞕满，并不拈出虚候，故难信据焉。"要之属虚属实，还应参酌其他证候决定。

[原文] 阳明病，面合色赤，不可攻之，必发热。色黄者，小便不利也。(206)

[提要] 阳明经证，攻下致变。

[选注] 浅田宗伯："此阳明病望色而分表里者也。面赤属发热，为阳气怫郁在表之候；面热如醉者属胃热，为在里之候。"《金匮》云："面热如醉，此为胃热上冲熏其面，加大黄以利之是也。今云'面合色赤'，乃知表面之热合著于颜面也，此与二阳并病，面色缘缘正赤相同。治法宜先发其表，故曰不可攻也。必发热以下，茵陈蒿汤证也。"

陆渊雷：误攻而发热色黄，其理难晓。刘栋、山田亦以为后人所记。不可攻之以上，盖是仲景旧文，后半则后人沾注耳。

[原文] 阳明病，不能食，攻其热必哕。所以然者，胃中虚冷故也。以其人本虚，攻其热必哕。(194)

[校勘]《成本》攻上有故字。

[提要] 胃中虚冷者禁下及误下后的变证。

[选注] 陆渊雷："不能食"者名中寒，中寒乃太阴而非阳明，太阴为肠胃有寒，故误攻其热则哕。攻热，兼泻下及寒凉而言。"哕"者，呃逆也。《金匮》湿病篇云：若下之早则哕，黄疸病篇云：不可除热，热除必哕。误用寒凉攻下之哕，盖难治之逆证。汪氏以为宜附子理中汤者，是也。

冉雪峰：阳明病既以胃气为归，治阳明病即当以胃气为主。质言之，此条是示人回顾胃气，在病的根本上着眼，立于不败。此条重心在不能食，不能食是正弱之征，哕是土败的病变。此条康平本，只有"阳明病，不能食，攻其热，必哕"十一字，无"以其人"以下二十个字。此二十个字，上二句是旁注，下二句是衬注，乃后人窜入正文。为此注者，造诣甚佳，但将阳明实证，说成一个纯虚证，阳明热证，说成一个纯冷败证，致令大好精蕴，反生疑窦，试将康平正文诵读一通，当必别有领悟。

秦皇士：阳明不能食，有寒热二条，胃热不能食，攻其热则愈；胃寒不能食，攻其热必哕呃。高士宗：遍查诸经，止有哕而无呃，则哕之为呃也，确乎不易。

禁下证总结见表34。

表34　禁下证

禁下证
1. 呕多：是病势向上，逆而不顺，热在上焦，未全入腑（204）
2. 面合色赤：表示邪气怫郁在表，尚未入于胃腑（206）
3. 心下硬满：为胃实肠未实的重要症征（205）
4. 三阳合病：热在经而不在腑，虽有腹满，谵语，并非肠中燥热所引起（219）
5. 不能食：胃中虚冷，虽有湿痰壅滞，不得误认下证（194）
6. 不转矢气和初硬后溏：均是腑证未实
7. 脉浮紧、恶寒，全属外邪未解
8. 其他：脉微涩是气血虚少，慎不可攻（214）

脾　约　证

[原文] 趺阳脉①浮而涩，浮则胃气强，涩则小便数，浮涩相搏，大便则鞕，其脾为约，麻子仁丸主之。（247）

【注】①"趺阳脉"即足背动脉，在冲阳穴，属足阳明胃经。

[提要] 辨脾约脉证和治法。

[选注] 成无己：趺阳者，脾胃之脉，诊浮为阳，知胃气强；涩为阴，知脾

为约。约者，俭约之约，又约束之约。《内经》曰：饮入于胃，游溢精气，上输于脾，脾气散精，上归于肺，通调水道，下输于膀胱，水精四布，五精并行。是脾主为胃行其津液者也。今胃强脾弱，约束津液，不得四布，但输膀胱，致小便数，大便难，与脾约丸，通肠润燥。

陆渊雷：细绎古书所谓脾，本指小肠之吸收作用……脾约云者，肠部吸收肠管中水分之力强，故小便数而大便鞕……肠管之自身无液为养，有似乎俭约，于是肠黏膜不能分泌黏液以润滑其大便，又有似乎约束也，以今日之科学知识推成氏、汪氏之意，义当如此。

冉雪峰：脉浮涩，浮则胃气强，涩则小便数，浮缘胃强，不是脉浮乃强，涩缘小便数，不是涩乃小便数。

[方药] 麻子仁丸

麻子仁二升　芍药半斤　枳实半斤，炙　大黄一斤，去皮　厚朴一尺，炙，去皮
杏仁一升，去皮尖，熬，别作脂

上六味，蜜和丸如梧桐子大，饮服十丸，日三服，渐加，以知为度。

[凡按] 本方即小承气汤加麻仁、杏仁、白芍而成。麻仁润肠通便，杏仁降肺气润肠道（肺津随肺肃降濡布，以润肠通便），芍药养营和血，小承气汤破滞通下。炼蜜为丸，取润下之意。适用于邪热已衰，肠液已伤，燥粪阻结，腑气不通之证。为"增水行舟"之法，后世的黄龙汤（人参归地小承气）、增液承气汤（玄地麦硝黄）等制方意义大致相同。徐灵胎说：此润肠之主方。日医尾台氏云："本方治体弱虚羸老人之便秘。"陆渊雷说：然本方虽和缓，究属攻破之剂，常见有误用致死者，老人血液枯燥而便秘者，得大剂肉苁蓉（苏麻粥亦可）辄通利，若用本方取快一时，不旋踵而秘结益甚，不可不知。

但本方对防止肛门疾病手术后大便干燥有效率达95%，是目前肛肠外科手术后的一种理想缓下剂，值得参考应用。

附：导法

[原文] 阳明病，自汗出，若发汗，小便自利者，此为津液内竭，虽鞕不可攻之，当须自欲大便，宜蜜煎导而通之。若土瓜根及大猪胆汁，皆可为导。（233）

[提要] 津伤便硬，便意频繁而不解者，宜用导法。

[选注] 汪苓友：或问小便自利，大便鞕，何以不用麻仁丸？余答曰，麻仁丸治胃热，屎结于回肠以内，兹者，胃无热证，屎已近肛门之上，直肠之中（低位结肠），故云因其势而导之也。

柯韵伯：此内既无热，只须外润其燥耳。连用三自字，见胃实而无变证者，当任其自然，而不可妄治。更当探苦欲之病情，于欲大便时，因其势而利导之，未欲便者，宜静以俟之矣。

冉雪峰：自汗出，小便自利，是此病的来源，自欲大便是此病的出路。津液内竭，是画龙点睛，抉出此病精髓。故鞕而热炽当攻，鞕而无热何须攻。下文后条十日不更衣无所苦，即是此类。上二自字，已将病的本质露出，下一自字，更将病的机势显昭。要之小便自利，可诱津液竭，津液已竭，又何能小便再利。凡亡阴证，小便动关重要，故经文有云，小便利，必自愈，小便利者，其人可治。须知小便之利不利，可以决津液之竭未竭。

王肯堂：凡多汗伤津，或屡汗不解，或尺中脉迟弱，元气素虚者，欲便不出者，并宜导法。

导法适应证、选方见表35。

表35　导法

$$
导法 \begin{cases} 1.\ 津液枯竭——蜜煎导 \\ 2.\ 热邪盛者——胆汁导 \\ 3.\ 湿热痰阻——油浸栝楼根导 \\ 4.\ 阴结便秘——酱姜导 \end{cases}
$$

[方药] 蜜煎导方

食蜜七合（90克）

上一味，于铜器内，微火煎，当须凝如饴状，搅之勿令焦著，欲可丸，并手捻作挺，令头锐，大如指，长二寸许，当热时急作，冷则鞕。以内谷道中，以手急抱，欲大便时，乃去之。

[方药] 猪胆汁方

大猪胆一枚，泻汁，和少许法醋（"成本"作和醋少许），以灌谷道内，如一食顷，当大便，出宿食恶物，甚效。

[选注]《药征》：法醋无所考，盖如法造酿之醋。

张锡纯：若结之甚者，必连用二三个。若畏猪胆汁凉，或当冷时，可将猪胆置热水中加温。放入灌肠器内用之，则更为方便。

[方药] 土瓜根（附方佚）

陈大舜：另有土瓜根导，其方已失传。蜜煎导法是祖国医学史上最早的栓剂。猪胆汁导是祖国医学史上最早的灌肠法。此二方临床上已被现代灌肠通便法所代替，如开塞露、通便药条、石蜡油、生理盐水、肥皂水等。但张仲景氏的首创精神，是应该受到尊重的。

《伤寒论选释和题答》："土瓜根"又名王瓜、老鸦瓜、野甜瓜，产于江浙，苦寒无毒，药用根块，捣汁灌肠。

（四）茵陈蒿汤类

茵 陈 蒿 汤

[原文] **阳明病，发热汗出者，此为热越，不能发黄也。但头汗出，身无汗，剂颈而还，小便不利，渴引水浆者，此为瘀热在里，身必发黄，茵陈蒿汤主之。（236）**

[提要] 阳明瘀热在里，发黄的证治。

[原文] **伤寒七八日，身黄如橘子色，小便不利，腹微满者，茵陈蒿汤主之。（260）**

[提要] 补述湿热发黄的证治。

[凡按]《伤寒论》中的发黄证，按其病因而分，大体可归纳为四类：即湿热发黄，火逆发黄，瘀血发黄，寒湿发黄。这四类发黄中，除寒湿发黄外，它们同具有"瘀热在里"之机和邪热伤血的特点。先以湿热发黄而论，茵陈蒿汤证最具代表性，其条文在论中所处之位置，就已表明湿热发黄是气分病并已伤血的证候。前条重在言其病机，后条主要述其证状。病机为"瘀热在里"。何谓"瘀热在里"？仲景在太阳篇抵当汤证条说："太阳随经，瘀热在里故也。抵当汤主之。""下血乃愈"足以说明"瘀热在里"含有邪热瘀结于血分之义，它揭示了瘀热之邪不得外解而内蕴，同时又造成了瘀热在血的病理机转。仲景用一个"瘀"字，实有画龙点睛之妙。"瘀热"二字三见于《伤寒论》中，即：一见于抵当汤证，二见于茵陈蒿汤证，三见于麻黄连翘赤小豆汤证。《金匮要略》黄疸病篇"瘀热"仅一见（"脾色必黄，瘀热以行"）。"瘀热"四见之处皆论发黄，证明发黄与邪热伤血直接相关。唐容川说："一个'瘀'字，便见黄皆发于血分也，凡气分之热，不得称瘀，小便黄赤短涩，而不发黄者多矣。脾为太阴湿土，主统血，热陷血分，脾湿遏郁，乃发为黄，故五色惟赤色受潮湿则发黄色，五行惟火生土，五色惟赤会黄，故必血分湿热乃发黄也。"陆渊雷说：瘀字又暗合郁滞之义，胆汁郁滞，入于血循环，以发生黄疸。与喻嘉言《寓意草》"胆之热汁满而溢出于外，以渐渗于经络，则身目皆黄"的说法相同，可谓更接近于现代医学。

[方药] 茵陈蒿汤

茵陈蒿六两　　栀子十四枚，擘　　大黄二两，去皮

上三味，以水一斗二升，先煮茵陈，减六升，内二味，煮取三升，去滓，分三服。小便当利，尿如皂荚汁状，色正赤，一宿腹减，黄从小便去也。

[凡按] 方中茵陈蒿清热利湿，是利胆退黄的主药。栀子清利三焦湿热，有促进胆汁分泌和利尿作用，大黄能泻热通便散瘀，促进肠蠕动，并制约茵陈抑制肠管蠕动的副作用。

茵陈蒿汤中大黄仅二两，没有配伍行气消满之品。方后更无"得下"或"得快利"等注文，是大黄之义不在泻下。且本方之后原已注明，服汤后"小便当利，尿如皂荚汁，色正赤，一宿腹减，黄从小便去也"。明明说的是小便通利使腹满得减，黄从小便去，并无一字言大便之事，非用大黄泻下也。再考《伤寒论》和《金匮要略》两书中，活血化瘀的方剂11首，其中均配用大黄，取大黄入血活血，破瘀散结。叶天士对邪结深锢，诸药不得治者，每纳用少许大黄以通络化瘀，可说是深得仲景用大黄之旨。因此，不难看出，仲景治湿热发黄用茵陈蒿汤，是在清利气分湿热这一大法不变的前提下，寓有破散血中瘀热之义。

栀子檗皮汤

[原文] **伤寒身黄发热，栀子檗皮汤主之。**（261）

[提要] 伤寒身黄发热的证治。

[选注] 吕榡村：身黄发热，热已有外泄之机，从内之外者治其内，故用栀子檗皮直清其热，则热清而黄自除。用甘草者，正引药逗留中焦，以清热而缓肝也。

《方舆輗》：此云发热，乃蒸蒸发热，非翕翕发热，此方专以解热为治也。

《医宗金鉴》：伤寒身黄发热者，设有无汗之表，宜用麻黄连翘赤小豆汤汗之可也。若有成实之里，宜用茵陈蒿汤下之亦可也。今外无可汗之表证，内无可下之里证，故惟宜栀子柏皮汤清之也。

[方药] 栀子檗皮汤

肥栀子十五个，擘　　甘草一两，炙　　黄檗二两

上三味，以水四升，煮取一升半，去滓，分温再服。

[凡按] 此方治阳黄之热重于湿者。故《肘后方》谓：此方亦治温病发黄。

《全婴方论》：檗皮汤治小儿衄血至一二升，闷绝。

陆渊雷：黄疸病多兼内脏出血者，故黄疸方亦兼止血之效。

柯韵伯：栀、柏、甘草，皆色黄而质润。栀子以治内烦，柏皮以治外热，甘草以和中气。形色之病，仍假形色以通之，神乎神矣。

麻黄连轺赤小豆汤

[原文] **伤寒瘀热在里，身必黄，麻黄连轺赤小豆汤主之。**（262）

[提要] 阳黄兼表的证治。

[选注] 喻嘉言：伤寒之邪，得湿而不行，所以热瘀身中而发黄，故用外解之法。

程应旄：凡伤寒瘀热在里者，由湿蒸而来。故身必发黄，此之瘀热未深，只从表一边开其郁滞，而散热除湿，佐以获效。麻黄连翘赤小豆汤是其主也（参钱潢）。

[方药] 麻黄连轺赤小豆汤

麻黄二两，去节 连轺二两，连翘根是 杏仁四十个，去皮尖 赤小豆一升 大枣十二枚，擘 生梓白皮一升，切 生姜二两，切 甘草二两，炙

上八味，以潦水一斗，先煮麻黄再沸，去上沫，内诸药，煮取三升，去滓，分温三服，半日服尽。

徐灵胎：连轺即连翘根，气味相近。

钱潢：李时珍云："潦水乃雨水所积。"韩退之诗云："潢潦无根源，朝灌夕已除。"盖谓其无根而易涸。故成氏谓其味薄不助湿气而利热也。

叶橘泉：麻黄连轺赤小豆汤之连轺，是金丝桃科的小连翘（地耳草、田基黄），对早期肝硬化有效。

《医宗金鉴》：无梓皮以茵陈代之。

李中梓：以桑白皮代之。

唐容川：故用麻黄、杏仁发皮毛以散水于外，用梓白皮以利水于内（梓实有利尿作用），此三味是去水分之瘀热也。连翘散血分之热，赤小豆疏血分之结，此二味去血分之瘀热也。

冉雪峰：条文明白在里，又无发热恶寒体痛无汗诸表证，何必用麻黄？本方以麻黄冠首标名，原注重在麻黄，麻黄发表人所共知，麻黄解里，为深层方制，人所难知。所以然者，经论是着眼瘀热二字，热当清，热既瘀，清之未必去，故借麻黄冲击之大有力者，以开发之。观麻黄汤，麻黄发汗用三两，此方减为二两，苦寒的梓白皮则用一斤，入血的赤小豆则用一升，不言之秘，隐隐显露。此方非发表，虽是言表，却是言里。虽似治表，却是治里。务观其大，

深造自得。

[凡按] 本方亦治荨麻疹(蓓蕾)、水痘、玫瑰糠疹、湿疹及湿疹内攻肾炎等。这些皮肤病虽在表面，却与内脏有着密切关系。如《内经》说"肺之合皮也，其营毛也""脾之合肉也"，又说"诸痛痒疮，皆属于心"。其致病原因，多因风、湿、热、毒相搏，营卫不和而成，麻黄连翘赤小豆汤具有祛风透表、清热利湿解毒之功，其与瘀热发黄，病虽异而病机相类，异病可以同治，随其兼症不同，加减应用，效如桴鼓。

四、阳明病辨证

(一) 辨湿热发黄、寒湿发黄及阳明兼证

湿 热 发 黄

[原文] 阳明病，无汗，小便不利，心中懊恼者，身必发黄。(199)

[提要] 辨阳明病，湿热郁蒸发黄。

[选注] 尤在泾：邪入阳明，寒已变热，无汗则热不外越，小便不利则热不下泄。

陆渊雷：湿热郁蒸，故令心中懊恼而发黄。

柯韵伯：阳明病法多汗，反无汗则热不得越；小便不利，则热不得降；心液不支故虽未经汗下，而心中懊恼也。无汗、小便不利，是发黄之原；心中懊恼，是发黄之兆。然口不渴，腹不满，非茵陈蒿汤所宜，与栀子柏皮汤，黄自解矣。

寒 湿 发 黄

[原文] 伤寒发汗已，身目为黄，所以然者，以寒湿在里不解故也，以为不可下也，于寒湿中求之。(259)

[校勘]《玉函》"寒湿"下有"相搏"二字，"以为"下有"非瘀热而"四字。

[提要] 辨寒湿发黄的证治及禁忌。

[选注] 汪苓友：伤寒发汗已，热气外越，何由发黄……以其人在里素有寒湿，在表又中寒邪，发汗已，在表之寒邪虽去，在里之寒湿未除……汗后中气愈虚，寒湿愈滞，脾胃为寒湿所伤，而色见于外。此与湿热发黄不同，故云不可下。寒湿发黄，譬之秋冬阴雨，草木不应黄者亦黄，此冷黄也。

冉雪峰：此条承上条，由里热推到里寒，由里燥推到里湿。究之阳明病，

烦证多,湿证少。黄疸者,热证多,寒证少。此条侧重撤去燥热,侧重寒湿,为阳明变病,亦为黄疸变病。《金匮要略》黄疸篇论二首,脉证十四条,方七首。其中论热疸者多,论寒疸者少。本阳明前后所言,皆系热证,惟此一条为寒证。黄疸为湿热郁蒸构成,寒湿为黄疸基质,故《金匮》谓"黄家所起,从湿得之"。然湿不郁热,热不蒸湿,黄何由成。盖未黄之前为寒湿,既黄之后为湿热,寒湿为发黄之因,湿热为发黄之果。尤须识得寒湿演变的性质,阴黄不得以少而忽视。故"当于寒湿中求之",实开后人无数法门。

王海藏:阴黄其证身冷汗出,脉沉,身如熏黄色黯,终不如阳黄之明如橘子色。治法:小便利者,术附汤。小便不利,大便反快者,五苓散。

喻嘉言说:阴疸一证,仲景之方论已亡,千古之下,惟罗谦甫茵陈四逆一方,治过用寒凉阳疸变阴之证。见《卫生宝鉴补遗》:"阴证皮肤凉,又烦热卧水中,喘呕,脉沉细迟无力而发黄者,治以茵陈四逆汤。"

陈灵石:若中虚发黄者,余每用理中汤、真武汤加茵陈多效。

黄疸小结见表36。

表36　黄疸分型、症状、病理与治法

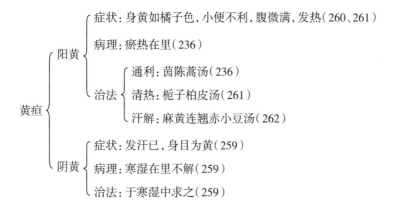

阳 明 兼 证

[原文] 阳明病,脉迟,汗出多,微恶寒者,表未解也,可发汗,宜桂枝汤。(234)

[提要] 阳明兼太阳表虚的证治。

[原文] 阳明病,脉浮,无汗而喘者,发汗则愈,宜麻黄汤。(235)

[提要] 阳明兼太阳表实的证治。

[选注] 尤在泾：此二条乃风寒初中阳明之证，其见证与太阳中风伤寒相类，而阳明比太阳稍深。故中风之脉，不浮而迟，伤寒之脉，不紧而浮。以风寒之气，入肌肉之分，则闭固之力少，而壅遏之力多也。而其治法，则必与太阳少异，见有汗而恶寒者，必桂枝可解，无汗而喘者，非麻黄不发矣。

程应旄：条中无一阳明证，云阳明病者，胃已实而不更衣也。阳明之脉必大，今却兼迟兼浮，阳明之证不恶寒，法多汗，今尚微恶寒无汗而喘，是府证虽是阳明，而经证全是太阳，仍从解肌发汗例，治以桂枝、麻黄二汤，经邪散，而府中之壅滞亦通矣。

仲景将这些条文列于阳明而不列于太阳篇者，亦是教人同中求异而辨证论治。

冉雪峰：此两条系阳明胃外病变。太阳为开，阳明为阖，麻桂是顺其开，诸承气是利其阖。此两条为阳明病，冠首均大书太阳字样，但两条方治，一为桂枝汤，一为麻黄汤，阳明病而用太阳疗法，前条重心在寒字，微恶寒，则阳明热未造极，寒字与迟字相映，故放胆用桂枝。次条重心在喘字，其人喘，则阳明正气尚充实，喘字同上浮字相映，故放胆用麻黄。阳明不仅有下法，且有汗法，不仅有清法，且有温法，出寻常思议之外，启人神志不少。

[原文] 阳明中风，脉弦浮大而短气，腹都满，胁下及心痛，久按之气不通，鼻干不得汗，嗜卧，一身及目悉黄，小便难，有潮热，时时哕，耳前后肿，刺之小差，外不解，病过十日，脉续浮者，与小柴胡汤。脉但浮，无余证者，与麻黄汤。若不尿，腹满加哕者，不治。（231、232）

[提要] 辨阳明中风，并见三阳的见证。（表37）

[校勘] 康平本"若不尿，腹满加哕者，不治"，为小字衬注，在煞尾。

[选注]《医宗金鉴》：中风传阳明，病太阳未罢，脉当浮缓。今脉浮弦大，弦，少阳脉也；浮，太阳脉也；大，阳明脉也，脉既兼见，证亦如之。腹满，太阴阳明证也；胁下及心痛，久按之气不通快，少阳证也；鼻干，阳明证也；不得汗，少阳证也；嗜卧，少阳证也；面目悉黄，太阴证也；小便难，太阳腑证也；潮热，阳明里证也；哕逆，胃败证也……皆是此等阴阳错杂，表里混淆之证，但教人俟其病势所向，乘机而施治也。

冉雪峰：本条义既复杂，辞复奥折，缘条文内所叙各证，有连及太阳少阳的,有牵涉太阴少阴的,出乎阳明病范围以外,单纯阳明病三字,原扣不着。风者善行数变,阳明其气燥,风燥相搏,其变化亦更多。故即"阳明中风"四字,已可窥见条文胪举动切的真际。条文中明显有太阳少阳证,病名独归阳明,病自阳明出发,故病的重心系在阳明。但阳明病,又不用阳明疗法,而用太少两阳疗法。中风病,不用中风桂枝汤,而用伤寒麻黄方,意出常规以外,凡此乃推阐阳明胃外有病变,推阐胃外病变疗法,虽不治阳明,即是治阳明,不是治风,即是治风。康平本衬注十字,其义颇长,耐人寻味。

徐灵胎:论中阳明篇云:阳明病,不能食,攻其热必哕。所以然者?胃中虚冷故也。"虚冷"二字尤明,盖阳微欲尽也。又云:大吐大下,汗出怫郁,复与之水以发其汗,因得哕……《素问》云:病深者,其声哕(哕即呃逆)。乃肺胃之气隔绝所致,兼以腹满,故不治。

[凡按] 此条证,以不得汗三字为主,阳气怫郁,无宣泄处,故见证如此。刺法,从经脉中泄其热耳,乃酌量于柴胡麻黄二汤间,以通其久闭,总不尿腹满加哕,胃气已竭,而三焦不复流通,邪永无出路。(参程应旄)

表 37 阳明中风兼太、少的辨证

阳明中风兼太、少的辨证	脉	浮——太阳 弦——少阳 大——阳明
	证	短气腹满、鼻干,身目悉黄,潮热,嗜卧,时时哕等证,是阳明邪热郁闭所致; 胁下及胸痛,久按之气不通,耳前后肿等证,为少阳经邪热壅聚不通; 不得汗,不得小便,是太阳肌表(玄府)闭塞
	治法	先用刺法,以泄经络郁闭之热 如少阳之外证未解,当和解少阳,用小柴胡汤 脉但浮,无余证者,与麻黄汤
	预后	腹满加哕者不治——中气已败,邪气独盛,虽欲攻之,神不为使

(二)辨阳明清法三证

[原文] 阳明病,脉浮而紧,咽燥口苦,腹满而喘,发热汗出,不恶寒反恶热,身重。若发汗则躁,心愦愦反谵语。若加温针,必怵惕烦躁不得眠。若下

之,则胃中空虚,客气动膈,心中懊侬,舌上苔者,栀子豉汤主之。若渴欲饮水,口干舌燥者,白虎加人参汤主之。若脉浮发热,渴欲饮水,小便不利者,猪苓汤主之。(221、222、223)

[提要] 阳明经证误治后的辨证。

[选注] 冉雪峰:此条《脉经》《千金翼》《玉函》、康平本或分三条,或为一条,成本分三条,丹刻宋本合为一条,渝印宋本,又分三条。后世注家,取舍歧异。

陆渊雷:此条甚难读。白虎、猪苓二段,《脉经》《千金翼》俱为别条,且不与栀子豉段相接。而注家自成氏以下,皆作一串解之。

柯韵伯:连用五"若"字,见仲景设法御病之详。栀子豉汤所不及者,白虎汤继之。白虎汤所不及者,猪苓汤继之。此阳明起手之三法。所以然者,总为胃家惜津液,既不肯令胃燥,又不肯令水渍于胃耳。又云:"热在上焦者,用栀子豉汤吐之,上焦得通,津液得下,胃家不实矣;热在中焦者,用白虎汤清之,胃火得清,胃家不实矣;热陷下焦者,用猪苓汤利之,火从下泄,胃家不实矣。"

俞长荣:阳明病包括两个意义,一是指无形的热实,所谓阳明经证,即指无形的热实。病者呈现大热、大烦渴、大汗出等症状,此时应以清热为主,它的主方是白虎加人参汤。如果是热蕴胸膈,表现心中懊侬,舌上有苔,但头汗出的,可用栀子豉汤之轻宣以清热除烦;如果是热蕴下焦,表现小便不利,这是阳盛阴虚水停,可用猪苓汤以滋燥利水。

[凡按] 在这里更看出仲景舌诊之运用:同为阳明经证,因苔舌有异,所以立法用药也就不同。咽燥口苦而兼白苔,为热邪留扰胸膈之证,当以栀豉汤清宣郁热;而口干舌燥则是热盛阳明、津液受损的表现,所以需用白虎汤清热生津。

所谓阳明腑证,即指有形的热实——胃肠内有宿食积滞。病者出现发潮热、腹满、便秘、谵语等症状,此时应以泻下为主。三承气汤可按症状轻重选用,如果病人体质较虚弱或病较久,难胜攻下方剂,而里有实邪,又不得不下,可相应采取润下法,用麻仁丸,或用蜜煎导、土瓜根等外导。

[方药] 猪苓汤

猪苓去皮　茯苓　泽泻　阿胶　滑石碎,各一两

上五味,以水四升,先煮四味,取二升,去滓,内阿胶烊消,温服七合,日三服。

[凡按]《伤寒论》中的猪苓汤证,历来注家见解颇不一致。如成无己视为

"热客下焦"，柯韵伯则以此与栀子豉汤、白虎人参汤证为"阳明起手之法"。归纳《伤寒论》中阳明病篇、少阴病篇关于猪苓汤证的原文，其症状为：脉浮，发热，欲渴饮水，小便不利，咳而呕渴，心烦不得眠等。这些症状为外感病过程中肾阴虚损，三焦气化失司，余热未清的综合表现。虽牵涉到心、肺、脾、胃等方面的见证，但病机重心在于肾阴不足、三焦气化失司，故本证虽有很多症状表现，而以三焦气化失司之小便不利、肾阴亏损之舌质红绛为其辨证要点。至于呕、咳、下利等，均是可能出现的症状，根据本证的病机和症状特点，其治疗原则应以育阴、利尿、清热为主，猪苓汤的组成正是从这一前提出发，其中以阿胶滋养肾阴，肾阴肾阳获得平衡，肾间动气的正常作用自易恢复，从而亦有助于三焦的气化作用趋向正常。猪苓、茯苓、泽泻以通利三焦水湿，滑石则不仅利水，且能清泄气热："气化水行，水行气清"则诸症自能随之而愈。柯氏以栀子豉汤、猪苓汤均属于阳明正治，似可商榷。

[原文] 阳明病，汗出多而渴者，不可与猪苓汤，以汗多胃中燥，猪苓汤复利其小便故也。(224)

[提要] 续论猪苓汤禁忌证。

[选注] 见第五章"二、少阴病类方辨证"之"猪苓汤"。

（三）辨小便与大便的关系

[原文] 阳明病，本自汗出，医更重发汗，病已差，尚微烦不了了者，此必大便鞕故也。以亡津液，胃中干燥，故令大便鞕。当问其小便日几行，若本小便日三四行，今日再行，故知大便不久出，今为小便数少，以津液当还入胃中，故知不久必大便也。(203)

[提要] 根据小便多少以推测大便硬的程度。

[选注] 方有执：水谷入胃，其清者为津液，粗者成渣滓，津液之渗而外出者则为汗，潴而下行者为小便，故汗与小便出多，皆能令人亡津液，所以渣滓之为大便者，干燥结硬而难出也。

尤在泾：阳明病，不大便，有热结与津竭两端。热结者，可以寒下，可以咸软；津竭者，必津回燥释，而后便可行也。

陆渊雷：水分排泄过多，肠为之燥，而大便鞕，便鞕则微烦，乃生理常态，不独病后为然也。今病已差，则调节机能足以自起救济，使肠黏膜增加分泌以润下之，此时血中水分为留供肠黏膜之分泌，则小便自少。医者观于小便之次数少，即知大便之不久出。下文244条"小便数者，大便必鞕"，251条"小便少者，虽不受食，但初头鞕，后必溏……须小便利，屎定鞕，乃可攻之"，皆与此条互发。后世"增水行舟"及"利小便以实大便"之法，盖从此悟出。

柯韵伯：治病必求其本。胃者，津液之本也。汗与溲，皆本于津液。本自汗出，本小便利，其人胃家津液本多。仲景提出亡津液句，为世之不惜津液者告也。

冉雪峰：此言阳明以津液为主。整个阳明病，治疗的关键在于津液；整个伤寒病，治疗的关键亦在津液；而汗与小便，又为津液盈虚的信息，乃关键的关键。

（四）辨阳明血证

[原文] 阳明证，其人喜忘[1]者，必有蓄血。所以然者，本有久瘀血，故令喜忘。屎虽鞕，大便反易，其色必黑者，宜抵当汤下之。（237）

[校勘] [1]喜忘：《外台》作善忘。

[提要] 阳明蓄血的证治。

[选注]《素问·调经论》：血气未并，五脏安定……血并于下，气并于上，乱而喜忘。

钱天来：喜忘者，语言动静，随过随忘也。言所以喜忘者，以平日本有积久之瘀血在里故也。前太阳证中，因郁热之表邪不解，故随经之瘀热，内结膀胱，所以有如狂发狂之证。此无瘀热，故但喜忘耳。

程应旄：血蓄于下，则心窍易塞而识智昏……应酬问答，必失常也。病属阳明，故屎硬；血与粪并，故易而黑。

陆渊雷："喜忘"与"发狂"（124条），"如狂"（125条），皆是知觉神经之病证，瘀血而致此。殆因自家中毒及大脑血管之栓塞，瘀血有沉降之性，其入于肠也，常在结肠下端附近直肠之处，此处已无吸收能力。故瘀血中之脂肪、蛋白质、纤维素、血球等，附着于粪便之外，遂令大便胶黏而黑色。

陈修园：师辨太阳蓄血证必验其小便利，辨阳明蓄血证必验其大便易。亦各从其腑而言之。

任应秋：此即临床所见到隐性出血的大便，是否宜抵当汤，当以有无抵当汤证而定。

王肯堂：邪热燥结，色未尝不黑，但瘀血则溏而黑黏如漆，燥结则硬而黑晦如煤，此为明辨也。

冉雪峰：按此条蓄血抵当证，亦阳明胃外病变，与上发黄条，为一气一血对待。上条黄外发，是散漫的。此条血内蓄，是凝聚的。阳明全篇多称阳明病，以阳明冠首者，计有三十六，此不曰病而曰证，实为创例。

[原文] 阳明病，口燥，但欲漱水，不欲咽者，此必衄。（202）

[提要] 辨阳明病热邪深入血分致衄证。

[选注] 成无己：阳明之脉起于鼻，络于口。阳明里热，则渴欲饮水，此口燥但欲漱水不欲咽者，是热在经而里无热也。

喻嘉言：口中干燥与渴异，漱水不欲咽，知不渴也。

尤在泾：阳明口燥，欲饮水者，热在气而属腑。口燥，但欲漱水不欲咽者，热在血而属经。经中热甚，血被热迫，必妄行为衄也。

陆渊雷说：上部充血而热炽，口鼻黏膜干燥，故欲漱水，胃中不燥，故不欲咽，干燥之鼻黏膜不胜充血之高压，则破裂而衄。太阳中篇"伤寒脉浮紧，不发汗，因致衄者，麻黄汤主之"（55条），因风寒外束，气血上涌所致，故主以麻黄汤。今阳明病有表证，周禹载拟葛根汤汗之，此宜于未衄而太阳证急者；柯韵伯则拟桃仁承气、犀角地黄辈，此宜于已衄而血证急者。当权衡缓急施用，而血热证多口唇干燥，临病者宜知之。

[原文] 脉浮发热，口干鼻燥，能食者则衄。（227）

[提要] 辨阳明气分热盛动血致衄。

[选注] 浅田宗伯：此论胃实未成，邪热上腾迫血分者也。脉浮发热，盖太阳篇所谓头痛有热者必衄是也。口干，即与阳明病口燥但欲漱水不欲咽者必衄同义。鼻燥，亦与辨脉法脉浮鼻中燥者必衄同旨。

张令韶：能食者则衄，言病不在胃腑，非因能食而致衄也。

《伤寒论选读》：一说，胃热则能食，热盛于经，不得外越，波及血分，以致气血两燔，损伤阳络则为衄血。可从。

[凡按] 此条与226条"若胃中虚冷，不能食者，饮水则哕"宜连类比观。阳明主热，然不能绝对无寒。阳明主实，然不能绝对无虚。阳明病成败臧否，关键在胃强胃弱。此两条为一寒一热，一虚一实，一胃气弱，一胃气强，反复辨论，为阳明病扼要吃紧处，两条相对平列，词意亦复相同，曰能食，曰不能食，曰则哕，曰则衄。不过前条末句多一项饮水，后一条首句多一项脉浮发热，康平本原是一条，可证其连系，实为密切。

（五）辨谵语郑声

[原文] 夫实则谵语,虚则郑声。郑声者,重语也。直视谵语,喘满者死,下利者亦死。(210)

[校勘] "郑声者,重语也"六字,《外台》作细注,是。"直视"以下《玉函》成氏诸本多分为别条。

[提要] 辨谵语郑声及其危候。(谵语病机与治法见表38)

[选注]《医宗金鉴》:谵语一证,有虚有实。实则谵语,阳明热甚,上乘于心,乱言无次,其声高朗,邪气实也。虚则郑声,精神衰乏,不能自主,语言重复,其声微短,正气虚也。

成无己说:《内经》云"邪气盛则实,精气夺则虚"(见《通评虚实论》)。谵语由邪气盛而神识昏也;郑声,由精气夺而声不全也。

张锡驹:实则谵语者,阳明燥热甚而神昏气乱,故不避亲疏,妄言骂詈也;虚则郑声者,神气虚而不自主,故声音不正(低微)而谵语重复也,即《素问》所谓"言而微,终日乃复言者"是也。直视者精不灌目,目系急而不转。

喻嘉言:此条宜会意读,谓谵语之人,直视者死,喘满者死,下利者死,其义始明。

山田氏:大抵病人谵语而下利者,多属死证,然厥阴篇所载:下利谵语者,有燥屎也,宜小承气汤。此热结旁流之利,非死证也。

表38　谵语病机与治法

谵语
1. 阳明腑实——"谵语发潮热,胃实之征也"
2. 胃热炽盛——(219)条的谵语,虽为三阳合病,实则胃热独盛
3. 热入血室——(143、145)条之谵语,血热上扰,神明混乱
4. 肝木乘脾——(108)条,腹满谵语,此肝乘脾,宜刺期门
5. 虚实错杂——(108)条,胸满烦惊,谵语,邪气内陷,心神被扰
6. 坏病变证——(267)条,若已吐下发汗温针,谵语,此为坏病,知犯何逆,以法治之

[原文] 发汗多,若重发汗者,亡其阳,谵语,脉短者死,脉自和者不死。(211)

[提要] 从脉象辨发汗后谵语的预后。

[选注] 柯韵伯:亡阳,即津液越出之互辞。心之液为阳之汗,脉者,血之府也,心主血脉,汗多则津液脱,营血虚,故脉短是营卫不行,脏腑不通,则死

矣。此谵语而脉自和者,虽津液妄泄而不甚脱,一惟胃实,而营卫通调,是脉有胃气,故不死。

汪苓友:若谵语脉短者,为邪热盛,正气衰,乃阳证见阴脉也,以故主死。

任应秋:脉自和,应解释为脉搏调匀,心脏正常的现象,所以它的预后良好。此即《难经》“人形病脉不病曰生”,亦即仲景云“人病脉不病,名曰内虚,以无(有)谷神(胃气),虽困无苦”之义。

陆渊雷:今人所谓亡阳,即西医所谓虚脱,非大剂姜附,莫能挽救。本论所谓亡阳,多非姜附证。

喻嘉言:盖亡阳固必急回其阳,然邪传阳明,胃热之炽否,津液之竭否,里证之实否,俱不可知。设不辨悉,欲回其阳,先竭其阴,竟何益哉?此仲景不言药,乃其所以圣也。然得子此问,而仲景之妙义愈彰矣。

冉雪峰:上条辨证,本条辨脉。辨证重在直视,直视已失两阳相合之明;辨脉重在脉短,脉短是胃败不荣之诊,审脉审证,生死判然。

(六)辨呕哕虚实

[原文] **食谷欲呕,属阳明也,吴茱萸汤主之。得汤反剧者,属上焦也。**(243)

[校勘]《千金翼》“欲呕”作“而呕”;“得汤反剧者,属上焦也”不在条内而在服法下。

[提要] 辨呕证的寒热。

[选注] 尤在泾:食谷欲呕,有中焦与上焦之别。盖中焦多虚寒,而上焦多火逆也。阳明中虚,客寒乘之,食谷则呕,故宜吴茱萸汤,以益虚而温胃。若得汤反剧,则仍是上焦火逆之病,宜清降而不宜温养者矣。

徐灵胎:食谷欲呕者,必食谷而呕,受病在胸腹中纳谷处,与干呕迥别。属阳明也,吴茱萸汤主之。得汤反剧者,属上焦也。上焦指胸中,阳明乃中焦也。

近人沈济苍:阳明篇中为何要提吴茱萸汤证?因吴茱萸汤证属胃中虚寒,可与阳明实热证相鉴别;胃中虚冷为何说是阳明病?是因鉴别而列于阳明篇,并非把阴证、虚证都归属于阳明病。

[凡按] 对于本条的得汤反剧,《医宗金鉴》以为太阳阳明合病,程氏以为寒盛格阳,但与属上焦三字不能吻合。陈氏以太阳、阳明相表里为说,而指上焦胃口有热,魏氏更认为上焦有热,中焦有寒。但上文明言吴茱萸汤主之,是指胃中有寒。按仲景行文体例,未有药证不符而云某汤主之者,推原“属阳

明""属上焦"二句,意很明显,示人对呕吐的辨证,中焦有寒宜用吴茱萸汤,因上焦有热,便非吴茱萸汤所宜。吴粤昌说,以"反剧"证明非阳明,属上焦,非吴茱萸证而是小柴胡证。山田氏谓阳明二字当作中焦,对下文上焦之句,属上焦当与小柴胡汤,所言甚是。上焦之用小柴胡汤,则从 230 条"……上焦得通,津液得下,胃气因和……"可得到印证。

[方药] 吴茱萸汤

　　吴茱萸一升,洗　人参三两　生姜六两,切　大枣十二枚,擘

上四味,以水七升,煮取二升,去滓,温服七合,日三服。

药物配调和剂量的比例对药物发挥治疗作用有很大影响。我们临床应用吴茱萸汤,生姜用量是吴茱萸的一倍,吴茱萸用钱半至三钱者,则生姜用量为三钱至六钱,党参与吴茱萸等量,大枣为 2~5 枚。(《上海中医药杂志》1964 年第 10 期)

[选注] 陈古愚:此阳明之正方也,或谓吴茱萸降浊阴之气,为厥阴专药,然温中散寒,又为三阴并用之药。而佐以人参、姜、枣,又为胃阳衰败之神方,昔贤所以论方不论药也。儿科有"逐寒荡惊散"即从此方悟出,用以开寒涎救胃阳也。

冉雪峰:此方为温暖厥阴,振起颓阳之要剂。与四逆、通脉四逆,鼎足而三。附子温肾,干姜温脾,吴萸温肝,各有专长。但姜附均守而不走,其能通脉宣阳,鼓舞一身之生气者,乃温以化气,温而行之,从功能推出。惟吴茱萸气味俱厚,又具特殊臭气,冲动力大,另是一格。桂为浊中之清,吴萸为清中之浊,故宣心阳,桂较超越,而开浊阴,则吴茱萸实为优异。是寒凝血分,郁滞不通,用姜桂附,犹隔一层,惟本品开通经隧,深入浊阴,而冲动开发之。准是以观,则寒邪凝滞,血不上达之脑贫血,以及血塞血栓等病,则本品有特长。本方又益之以人参扶正,姜枣调营卫,冲动而不破裂,调护而不凝滞,实为温剂良方。

[凡按] 但必须注意此方的煎服法,细审仲景于煎服法亦有妙处。胃肠症状是吴茱萸汤的主证,而病证的症结所在,在于肝寒胃虚。仲景在用此方时恐燥烈之性使胃虚者不能接受,故在阳明病篇治胃寒虚证所致的食谷欲呕的治疗中,将吴茱萸用沸汤泡洗几次后入药,去其燥烈之性,存其苦味。于厥阴病篇治肝木横逆所致之干呕吐涎沫头痛之症状时,嘱吴茱萸"汤洗七遍",恐燥烈之气伤及肝胃。临床中对于服后导致格拒呕吐者,可采用冷服法。有些患者服后症状反剧,但少顷即可恢复。虽有时大剂运用吴茱萸汤,尚未出现

剧烈的中毒现象,这关键在于辨证正确,以及注意方剂的煎服法。如是则能取得预期的效果。

吴茱萸汤的主治证候,《伤寒论》中有三见。一见于本条:"食谷欲呕者,属阳明也,吴茱萸汤主之。得汤反剧者,属上焦也。" 309 条:"少阴病,吐利,手足逆冷,烦躁欲死者,吴茱萸汤主之。" 378 条:"干呕,吐涎沫,头痛者,吴茱萸汤主之。"以上三条,分别见于阳明、少阴、厥阴三篇中,所表现的症状虽各有不同,但病理机制却是一致的,如本条是指出胃寒呕吐的辨证与治疗。阳明病虽多实热证,但虚寒证亦不少见,食谷欲呕是胃家虚寒的特征。胃家虚寒不能腐熟水谷,浊阴之气上逆,故出现呕吐。第二条是胃虚所致之吐利四逆、烦躁欲死的证候,其病因是中虚,厥阴夹寒邪犯胃,故胃中难受,有烦躁欲死之势。第三条是指肝胃虚寒,浊阴之气上冲所致。总之,吴茱萸汤能主治中下二焦虚寒,厥阴夹寒邪上逆犯胃所致之干呕吐涎沫、头痛、食谷欲呕吐、烦躁欲死等症。本方对慢性胃炎、慢性肝炎、眩晕、高血压等病,凡症见头顶痛,干呕吐涎沫,食谷欲吐,四肢逆冷,舌苔淡白,脉沉弦细弱等,投此汤往往缓解痛苦,消除症状,使胃纳脾运而平复。

[原文] **若胃中虚冷,不能食者,饮水则哕。**(226)

[提要] 胃中虚冷饮水致哕证。

[选注] 张令韶:此论阳明中焦虚冷也。若者承上文而言也(此指 225 条"脉浮而迟,表热里寒,下利清谷者,四逆汤主之"之证),言不特下焦生阳不启而为虚寒(即四逆汤证),即中焦火土衰微而亦虚冷也。夫胃气壮则谷消而水化。两寒相得,是以发哕。

程应旄:无根失守之火,游于咽嗌间,故欲饮水。胃阳未复,故哕。

任应秋:虚冷而哕,是胃机能衰减,颇有水激动横膈膜的原故。

《医宗金鉴》:宜理中汤加丁香、吴茱萸,温而降之可也。

[原文] **伤寒,大吐、大下之,极虚,复极汗者,其人外气怫郁,复与之水,以发其汗,因得哕。所以然者,胃中寒冷故也。**(380)

[提要] 误治伤正,胃冷致哕。

[选注] 钱潢:大吐大下,胃气极虚。真阳外露,愚医未达其义,误将虚阳外越当作"阳气怫郁在表",疑是表邪未解,复与暖水以发其汗,因而得哕。哕者是呃逆也。其所以哕者,盖因吐下后阳气极虚,胃中寒冷不能运行其水耳。

程应旄：点出胃中寒冷字，是亦吴茱萸汤之治也。

任应秋：得水作哕与226条的哕，同一理由，为胃机能衰减所致，所以叫作胃中虚冷。

山田氏：此条系后人之言，当删之。

[原文] 伤寒，哕而腹满，视其前后，知何部不利，利之即愈。（381）

[提要] 辨哕而腹满及其治法。

[选注]《医宗金鉴》：伤寒哕而不腹满者，为正气虚，吴茱萸汤证也。哕而腹满者，为邪气实，视其二便何部不利，利之则愈也。

张令韶：伤寒至哕，非中土败绝，即胃中寒。然亦有里实不通，气不得下泄，反上逆而为哕者。《玉机真藏论》：脉盛、皮热、腹胀、前后不通，闷瞀，此谓五实……身汗得后利，则实者活。今哕而腹满，前后不利，五实中之二实也。实者泻之，前后大小便也。视其前后二部之中，何部不利，利之则气得通，下泄而不上逆，哕即愈矣。

[凡按] 朱肱、常器之、丹波氏等：前部不利，宜五苓散、猪苓汤；后部不利，宜三承气汤选用。可见至虚至寒之哕证，亦有实者存焉，则凡系实热之证，亦有虚者在矣，有无求之，盛虚责之，在仲景书中，例证不少，察机于温凉补泻之间，则人无夭枉之患。

[原文] 阳明病，若中寒者，不能食，小便不利，手足濈然汗出，此欲作固瘕，必大便初鞕后溏。所以然者，以胃中冷，水谷不别故也。（191）

[提要] 辨阳明病欲作固瘕。

[选注] 柯韵伯：胃实则中热，故能消谷；胃虚则中寒，故不能食。阳明以胃实为病根，更当以胃寒为深虑耳。凡身热、汗出、不恶寒、反恶热，称阳明病。今但手足汗出，则津液之泄于外者尚少，小便不利，则津液不泄于下……固瘕即初鞕后溏之谓。

丹波元坚：太阳篇不过仅仅数条，而阳明篇中反多本病证候，此以其病虽有寒热之异，而部位与壅实则同，故恐人错认，对举以明之也。曰"不能食，名中寒"（190），曰"此欲作固瘕"（见本条），曰"攻其热必哕"（194），曰"此欲作谷瘅"（195），曰"饮水则哕"（226），曰"食谷欲呕"（243），曰"寒湿在里"（259）皆是。然如此条犹冠以"阳明"二字，可见阳明部位则同，应以"实则热，虚则寒"为辨证要点。

［原文］脉浮而迟，表热里寒，下利清谷者，四逆汤主之。（225）

［提要］表热阳明，里寒少阴的证治。

［选注］钱天来：此与少阴、厥阴里寒外热同义。若风脉浮而表热，则浮脉必数，今表虽热而脉迟，则知阴寒在里，阴盛格阳于外而表热也。虚阳在外，故脉浮。阴寒在里，故脉迟，所以下利清谷。此为真寒假热，故以四逆汤祛除寒气，恢复真阳也。若以为表邪而汗之，则殆矣。

尤在泾：四逆汤，为复阳散寒之剂，故得主之。

［凡按］阳明而用四逆，少阴而用承气，说明辨病必须辨证，辨证必须辨人体素质。

［方药］四逆汤（见少阴篇）。

（七）辨无汗身痒证

［原文］阳明病，法多汗，反无汗，其身如虫行皮中状者，此以久虚故也。（196）

［提要］阳明久虚无汗身痒证。

［选注］张隐庵：本篇云阳明外证，身热汗自出，故法多汗。今反无汗，其身如虫行皮中状者，由于胃府经脉之虚，故曰此久虚故也。由是而知经脉皮腠之血气，本于胃府所生矣。

赵嗣真：虫行皮中状者，即经言身痒是也。久虚者以表气不足，津液不能充于皮肤，使腠理枯涩汗难出也。然，太阳以无汗为邪实，阳明以无汗为正虚。实则为痛，虚则为痒为麻。大抵恢复期间往往有此证。目为阳明病者，以阳明主肌肉耳。

［凡按］本条与23条桂麻各半汤同有身痒一证。但彼为邪郁肌表不能透达，治宜小发汗以祛邪；本条为正虚液亏，不能使汗畅达于表，治宜益气养阴，清解余热。辨证在虚实之异。

五、阳明病篇小结

"胃家实"是阳明病里热实证的病理基础，它不仅是指胃家邪热炽盛，同时也指胃家正阳亢旺。必须指出，阳明病"胃家实"是邪正双方相互作用的共同体现。阳明里热是外蒸性的，如误投承气，不但外蒸的邪热不解，且指邪气内遏，郁于胸膈，以致心中懊恼。栀子豉汤类方具有宣表透邪和清里解热的作用，故能主治阳明热郁胸膈的懊憹证。又阳明病里热证有燥热和温热之辨，阳明燥热伤津而见"渴欲饮水，口干舌燥者"，宜白虎加人参汤清热润燥；阳明湿热伤阴而见"脉浮发热，渴欲饮水，小便不利者"，宜用猪苓汤利水育阴。承气三方都用大黄为主药以攻下其热结，并随着"痞满燥实"的病情轻重不同，而有大、小、调胃之分。但"痞满燥实"四字是密切相关而不容分割的，因而必须联系起来而不可孤立地看。如果认为小承气汤证但痞满而不燥实，调胃承气汤证但燥实而不痞满，那就不够全面了。

　　阳明病兼变证治，遍及诸经。如234条桂枝汤证和235条的麻黄汤证就是阳明病兼太阳的例证；229、230、231条的小柴胡汤证就是阳明兼少阳的例证；247条的脾约证和187、278条的发黄证就是阳明兼太阴的例证；225条的四逆汤证就是阳明病传入少阴的例证；320、321、322条的大承气汤证就是阳明病并入少阴的例证；374条的小承气汤证就是阳明病并入厥阴的例证。九条黄疸证治，其中六条是属湿热发黄，如262条"伤寒瘀热在里，身必黄，麻黄连翘赤小豆汤主之"，236条"阳明病，发热汗出者，此为热越，不能发黄也。但头汗出……小便不利"等。病机为湿热郁滞，胆汁排泄失常。这可从199条"阳明病，无汗，小便不利……身必发黄"，200条"阳明病……而小便不利者，必发黄"，260条"伤寒七八日，身黄如橘子色，小便不利"等条文中很清楚地看出。一般来说，黄疸是太阴脾湿和阳明胃热郁遏交蒸，由土困导致木郁，使肝气不得疏泄，胆液不循常道，而逆流入血以弥漫于全身所致。另三条是属寒湿发黄，如195条"此欲作谷瘅"，主要是太阴寒湿困脾，故见"脉迟""虽下之腹满如故"，所以仲景在259条中明确指出，寒湿在里的发黄，当"于寒湿中求之"，张山雷说："阴黄一证，虽曰虚寒，然亦内有蕴热，故能发现黄色。"因为湿无热蒸，热无湿遏，一般是不会发黄的。

　　阳明病有三个类型：一为实热外发，一为实热内结，一为湿热发黄。前两个类型是阳明本病，后一个类型为阳明病的兼证，蓄血证亦然。

第三章 辨少阳病脉证并治

少阳病的寒热特点，既不同于太阳病的"恶寒"，也不同于阳明病的"不恶寒反恶热"，而是介于其间的"往来寒热"。它提示机体内部正邪斗争、阴阳消长的情况亦波动于太阳、阳明之间。正气的发动虽较太阳病为强，却不如阳明病之盛。因而正邪的斗争进退交错，形成了"拉锯战"的局面。正气不能振发的主要原因，不在于虚而不举，而在于郁而不伸。本病的"胸胁苦满""心烦喜呕"等表现就说明了这个问题。

何志雄：半表半里证主要系指由误治传变的少阳病……病机病位处于阴经和阳经之间，可以出表，也可以入里，病情无定，所以称为半表半里证。至于由风寒直接引起的少阳病，属胆火外发的里热证，而无邪正相争、寒热往来的病机病情，便不能称为半表半里证了。

何氏又说：少阳病属半表半里证，一般都是根据"六经"传经的次序来讲的。查伤寒传经的规律有二：一是从其所属的脏腑气机相传，其顺序为"太阳、少阳、阳明、太阴……"，阳明篇第186条"伤寒三日，阳明脉大"，这就是对气机相传的次序而言；一是从其络属的经脉相传，顺序为"太阳、阳明、少阳、太阴……"，少阳篇第270条"伤寒三日，三阳为尽，三阴当受邪……"，这是按经脉相传而言。按照气机相传次序，少阳确在太阳表和阳明里之间。若按经脉相传次序，则少阳不再是在太阳、阳明之间了。

陆九芝：论经则以太阳、阳明、少阳为次，论病则以太、少之邪，俱入阳明。

此外，还有一说，谓少阳在阳经阴经之间，阳属表，阴属里，所以称为半表半里（即上文所述）。又有另一种说法，谓少阳主枢，属游部，可以出表，也可以入里，位在表里之间。一个名称，几种说法，不免有模棱两可之感。因此，我认为少阳属半表半里的说法，只是相对的，不是绝对的。

一、少阳病提纲

[原文] 少阳之为病，口苦、咽干、目眩也。（263）

[提要] 少阳病的辨证提纲。

[选注] 尤在泾：足少阳，胆也，胆盛精汁三合，而其味苦。胆受邪而热，其气上溢，故口苦。目眩为少阳受邪，系邪热壅于少阳之经。病在太阳，邪未化热，津液未伤，故口中和。病入阳明，邪已化热化燥，津液耗伤，故口燥渴。少阳病之咽干在表现上正处于口中和与口燥渴之间。说明少阳病为化热入里的开始，热势不甚，伤津不著。病位较太阳为深，较阳明为浅。由此可见口苦、咽干、目眩三症代表病在少阳之府，邪壅少阳之经，病发表里之间。

[凡按] 口苦、咽干、目眩并见，是辨少阳病关键。口苦、咽干、目眩三症确非少阳病所独有。然而口苦、咽干、目眩三症并见，确为少阳病所独具。例如（221）条讨论阳明经证及误治后变证，证候虽见咽燥、口苦酷类少阳，然而无目眩一症，且以发热、不恶寒、反恶热、腹满而喘为辨证要点。（67）条讨论苓桂术甘汤证，虽见头眩，但无口苦咽干二症，并以心下逆满、气上冲胸、脉沉紧为辨证要点。（82）条为阳虚水泛之真武汤证，虽见头眩，并无口苦咽干里热之象，但以小便不利、心下悸、身𬌗动、振振欲擗地为辨证要点。唯少阳病口苦、咽干、目眩三症不可缺一。以此为诊断依据。

二、少阳病类方辨证

（一）柴胡汤类

小 柴 胡 汤

[原文] 伤寒五六日，中风，往来寒热，胸胁苦满，嘿嘿不欲饮食，心烦喜呕，或胸中烦而不呕，或渴，或腹中痛，或胁下痞鞕，或心下悸，小便不利，或不渴，身有微热，或咳者，小柴胡汤主之。（96）

[校勘]《玉函经》作"中风五六日，伤寒往来寒热"。《脉经》"身"作"外"，成本"嘿嘿"作"默默"（即病人表情沉默，不欲言语）。

[提要] 伤寒转属少阳病的证治。

[选注]《伤寒论译释》："往来寒热，胸胁苦满，嘿嘿不欲饮食，心烦喜呕"

第三章　辨少阳病脉证并治

221

等，是小柴胡汤的适应证，也是少阳病的主证，但少阳病的提纲为口苦、咽干、目眩，而验诸临床，少阳病多有本条各种见证，因此必须把两条合起来看，才比较全面。故柯韵伯移本条于少阳病篇，作为少阳经主证，以补充少阳提纲之不足。

冉雪峰：本条大约在晋唐时间，旁注中风二字（见康平唐写卷子古本），后世注家，将此二字拦入伤寒五六日下，作为正文，反觉文气不属，致启后人改窜移易添字曲解之渐。查少阳为游部，内连脏腑，外通皮毛，连系部位较广，形成证象较多，治疗的方法亦较备。观下文所叙七或然证，和柴胡方下各加减法，义甚昭显。

方有执：伤寒五六日，中风，往来寒热，互文也。言伤寒与中风当五六日之时，皆有此往来寒热以下之证也（风寒至此，同归于一致）。五六日，大约言也。往来寒热者，邪入躯壳之里，脏腑之外，两夹界之隙地，所谓半表半里，少阳所主之部位，故入而并于阴则寒，出而并于阳则热。出入无常，所以寒热间作也。胸胁苦满者，少阳之脉循胸络胁，邪凑其经，伏饮抟聚也。默（嘿同），静也。胸胁既满，谷不化消，所以静默不言，不需饮食也。

沈金鳌：邪正相争，故喜呕，然不曰呕，而曰喜呕则非真呕可知，此与苦满的苦字，不欲饮食的不欲字，皆病情之得于内者，所贵在问诊也。

柯韵伯：少阳为枢，不全主表，不全主里，故六证皆在表里之间……寒热往来，胸胁苦满，是无形之半表；心烦喜呕，默默不欲饮食，是无形之半里。或然七证，皆偏于里，惟微热为在表；皆属无形，惟心下悸为有形；皆风寒通证，惟胁下痞鞕属少阳。总是气分为病，非有实可据。故皆从半表半里之治法。故小柴胡汤称和解表里之主方。

[**凡按**] 往来寒热是少阳主证之一。对"往来寒热"病机的解释也存在着分歧。成无己曰："邪在表则寒，邪在里则热。今邪在半表半里之间，未有定处，是以寒热往来也。"张介宾曰："寒热往来者，阴阳相争，阴胜则寒，阳胜则热。"刘完素曰："外与阳争而为寒，内与阴争而为热。"尤在泾曰："进而就阴则寒，退而从阳则热也。"近人时振声从尤在泾的观点，而提出"往来寒热"的性质是半在阴半在阳。杨世权认为最好解释莫过于仲景原文"邪正分争，往来寒热"。寒热的出现，是正邪斗争的结果。正胜则热，邪胜则寒，正邪时争时止，则"休作有时"。诸说可以借鉴。

[**方药**] 小柴胡汤

柴胡_{半斤}　黄芩_{三两}　人参_{三两}　半夏_{半升,洗}　甘草_炙　生姜_{切,各三两}　大

枣十二枚,擘

上七味,以水一斗二升,煮取六升,去滓,再煎取三升,温服一升,日三服。

若胸中烦而不呕者,去半夏、人参,加栝楼实一枚;若渴,去半夏,加人参,合前成四两半,栝楼根四两;若腹中痛者,去黄芩,加芍药三两;若胁下痞鞕,去大枣,加牡蛎四两;若心下悸,小便不利者,去黄芩,加茯苓四两;若不渴,外有微热者,去人参,加桂枝三两,温覆微汗愈;若咳者,去人参、大枣、生姜,加五味子半升、干姜二两。

[凡按] 正因为少阳病的主要矛盾在于气郁不伸,所以本病主方小柴胡汤中,以柴胡为主药,疏之发之,目的就是为了解除气郁不伸的主态,令其条达而致和平。邹润安引刘潜江云:"柴胡之用,必阴气不舒,致阳气不达者,乃为恰对"是也。

[选注] 成无己:伤寒邪气在表者,必渍形以为汗,邪气在里者,必荡涤以为利,其于不外不内,半表半里,既非发汗之所宜,又非吐下之所对,是当和解则可矣。小柴胡为和解表里之剂也。

程应旄:邪在少阳,是表寒里热,两郁而不得升之故。小柴胡汤之治,所谓升降浮沉则顺之也。至于制方之旨,及加减法,则所云上焦得通,津液得下,胃气因和,尽之矣。

章虚谷:小柴胡汤升清降浊,通调经府,是和其表里,以转枢机,故为少阳之主方。

柯韵伯:此为少阳枢机之剂,和解表里之总方也……夫邪在半表,势已向里,未有定居,故有或为之证,所以方有加减,药无定品。本方七味,柴胡主表邪不解,甘草主里气不调,五物皆在进退之列,本方若去甘草,加芍药枳实,便名大柴胡,若去柴胡,便名泻心、黄芩、黄连等汤矣。

徐灵胎:小柴胡与桂枝二方,用处极多,能深求其义,则变化心生矣。论中凡可通用之方,必有加减法。

时振声:根据少阳病主方小柴胡汤用人参、大枣、炙草三药,和少阳病禁汗吐下的原则,提出少阳病的正虚比例突出,并以此引证为少阳的病理位置在阳经阴经之间的论据。

杨世权认为少阳病的正虚是不可否认的,因仲景明言"血弱气尽,腠理开,邪气因入,与正气相搏,结于胁下",但观少阳病的主证,又确无多大虚象可言。因此少阳正虚只是"邪之所凑,其气必虚"的体现,正虚的具体症状并不突出,这种相对的正虚并不改变少阳居太阳、阳明之间的位置。这与太阳中风证存在着卫阳虚而同样属太阳病一样。

[凡按] 小柴胡为和解之方。和法的一个最大特点,就是不单用或不用直接消除病因的祛邪方法,而从多方面调节机体的各部分功能来达到解除病邪的目的。小柴胡的组方立意即在于此,用参、枣、草者不在于补,而在于和,在于调节疏通,而产生汗下的作用。——所谓"蒸蒸而振,却发热汗出而解""上焦得通,津液得下……"是也。

《医方考》:疟发时,一身尽痛,手足沉重,寒多热少,脉濡者,名曰湿疟,柴平汤(小柴胡汤合平胃散)主之。《医方考》:疟发时,耳鸣胁痛,往来寒热,口苦喜呕,脉弦者,名曰风疟,小柴胡汤主之。喻嘉言:小柴胡汤加常山,截疟如神。王孟英:治少阳疟,用小柴胡无不立愈。王氏医案暑热疟最多,用柴胡者少,寒多不渴,用小柴胡汤原封不动,热多大渴,即君白虎佐柴胡一味,运用古方的灵活性,无以复加。

张山雷:柴胡主证,只有二层,一为邪实,则外邪之在半表半里者,引而出之……一为正虚,则清气之陷于阴分者,举而升之……此外则有肝络不舒之证……实为阳气不宣,木失调达而致,于应用药中,少入柴胡,以为佐使,而作向导,奏效甚捷。张氏之言,简单扼要。柴胡基本功能,确是升清阳,疏肝胆,和解表里。

邹润安:柴胡之用,必阴气不舒,阳气不达者,乃为恰对。若阴气已虚者,阳方无依而欲越,更用升阳,是速其毙耳。

[原文] **血弱气尽,腠理开,邪气因入,与正气相搏,结于胁下。正邪分争,往来寒热,休作有时,嘿嘿不欲饮食,藏府相连,其痛必下,邪高痛下,故使呕也,小柴胡汤主之。服柴胡汤已,渴者属阳明,以法治之。**(97)

[校勘] 赵刻本与上条联属为一。《玉函》成本拆为两条。

[提要] 柴胡证的病理分析,与转属阳明的证治。

[选注] 王肯堂:血弱气尽至结于胁下,是释胸胁苦满句;正邪分争三句,是释往来寒热句;倒装法也。默默不欲饮食,兼上文满痛而言,脏腑相连四句,释心烦喜呕也。

顾尚之:胆附于肝而在膈下,故云藏府相连,其痛必下。邪高——口苦、咽干、目眩也。痛下——腹中痛也,阳逆于上,阴滞于下,中焦阻塞不通,故呕。

郑在辛：少阳阳明之病机，在呕渴中分，渴则转属阳明，呕则仍在少阳。如呕多虽有阳明证，不可攻之，病未离少阳也。服柴胡汤渴当止（芩参甘枣皆生津之品）。服之反渴者，是热入胃府耗津消水，此属阳明也。当行白虎承气法，仍用柴胡汤加减，则非其治（参柯韵伯说）。

求真氏：此等证，宜与小柴胡加石膏汤。

山田氏：前条辨太阳之一转为少阳，此条乃辨少阳之一转而为阳明，可见六经次序，阳明在少阳之前者，虽循《素问》之旧，实则不然矣。

[原文] **伤寒四五日，身热恶风，颈项强，胁下满，手足温而渴者，小柴胡汤主之。**（99）

[提要] 三阳证见，治从少阳，以和解为主。

[选注] 浅田宗伯：身热，显发于表者也。大抵"身"字以表言也，身黄、身疼、身凉之类，可以见焉。

钱天来：身热、恶风、项强，皆太阳表证也。胁下满，邪传少阳也；手足温而渴，知其邪未入于阴也，以太阳表证言之，似当汗解，然胁下已满，是邪气已入少阳，仲景原云，伤寒中风有柴胡证，但见一证便是，不必悉具，故虽有太阳未罢之证，汗之则犯禁例，故仍以小柴胡汤主之。但小柴胡汤当从加减例用之，太阳表证未除，宜去人参加桂枝，胁下满当加牡蛎，渴则去半夏，加栝蒌根为是。

陆渊雷：此条是三阳合病，而治在少阳者也。

[原文] **凡柴胡汤病证而下之，若柴胡证不罢者，复与柴胡汤，必蒸蒸而振，却复发热汗出而解。**（101）

[提要] 辨柴胡汤的使用法及误下后复与柴胡汤的机转。

[选注] 章虚谷：少阳病误下则元气伤而邪不解，幸其无他变，而柴胡证不罢者，复与柴胡汤和解，盖以人参助元气，余皆通调升降之药，故能使阳气旋复，蒸蒸而振，发热汗出而解也。

[凡按] 钱天来说：蒸蒸者热气从内达外，如蒸炊之状也。邪在半里不易达表，必得气蒸肤润，振战鼓栗，而后发热汗出而解也。陆渊雷说：若问何故战汗，则因正气欲令从汗解，而病所在之部位较深故也。徐灵胎：不独柴胡证也，必蒸蒸而振，却复发热汗出而解。邪已陷下，故必振动，而后能达于外。

辨脉法云：战而汗出者其人本虚，是以发战发热汗出，邪乃从少阳而出。诸说甚透析。

[原文] 阳明病，发潮热，大便溏，小便自可，胸胁满不去者，与小柴胡汤。（229）

[提要] 阳明病柴胡证未去的治法。

[选注] 王宇泰：阳明为病，胃家实也，今便溏而言阳明病者，谓阳明外证身热汗出，不恶寒反恶热也。若按次第传经之说，必阳明始传少阳。则当大便硬而不当溏，当曰胸胁始满，不当曰满不去。

尤在泾：潮热者，胃实也。胃实则大便硬，今乃大便溏，小便自可，胸胁满不去，知其邪不在于阳明之腑，而入于少阳之经。由胃实而肠虚，是以邪不得聚而复传也。是宜小柴胡以解少阳邪气，可不复入阳明也。

钱天来：盖阳明虽属主病，而仲景已云伤寒中风，有柴胡证，但见一证便是，不必悉具。故凡见少阳一证，便不可汗下，惟宜以小柴胡汤和解之也。

冉雪峰：须知"胸胁满不去"五字为此条关键重心所在。这个阳明病，在胃外不在胃中，弥漫羁留膜膈上下而不去，阳明为阖，不能自枢。借少阳之枢以为枢，与小柴胡汤，虽治少阳，实治阳明。此条"溏"字应特殊注意。经论全条，寻不出所以"溏"的来源，辨不出所以"溏"的真相。胃不实而有潮热，不胃实而称阳明病，所以然者，胃实的潮热，是燥热有形的阻碍，胃不实的潮热，是燥热无形的郁滞，为阳明过郁反应，其义则一。

[原文] 阳明病，胁下鞕满，不大便而呕，舌上白苔者，可与小柴胡汤。上焦得通，津液得下，胃气因和，身濈然汗出而解。（230）

[提要] 阳明病柴胡证未罢的治法，及小柴胡汤的作用机制。

[选注] 程应旄：胁下鞕痛，不大便而呕，自是大柴胡汤证。其用小柴胡汤者，以舌上白苔，犹带表寒故也。若苔不滑而涩，则所谓舌上干燥而烦，欲饮水数升之谓。热已耗及津液，此汤不可主矣……上条阳明病从潮热上见，此条阳明病从不大便上见。

喻嘉言："上焦得通，津液得下"八字，关系病机最切。风寒之邪，协津液而上，聚于膈中，为喘，为呕，为水逆，为结胸，常十居六七。是风寒不解，则津液必不得下。倘误行发散，不惟津液不下，且转增上逆之势，愈无退息之期矣。此所以和之于中，而上焦反通也。至于杂病项中，如痰火、哮喘、咳嗽、瘰病等证，又皆火势熏蒸日久，顽痰胶结经隧，所以火不内熄，则津液必不能下灌灵根，而精华尽化为败浊耳。夫人之得以长享者，惟赖后天水谷之气，生此津液，津液结则病，津液竭则死矣。故治病而不知救人之津液者，真庸工也。

冉雪峰：上焦得通，亦是内枢，津液得下，潴积的水湿，一变而为涵濡的津液，煞是异观。两得字，大显疏利心腹肠胃结气功用。胃气因和，内枢作用圆满达到，不治胃而治胃。虽治少阳，实治阳明，上气通则下气通，内气通则外气通，故濈然汗出而解。此与太阳篇，复与柴胡汤，必蒸蒸而振，却发热汗出而解，同一妙用。

[原文] 本太阳病不解，转入少阳者，胁下鞕满，干呕不能食，往来寒热，尚未吐下，脉沉紧者，与小柴胡汤。(266)

[提要] 辨太阳病转入少阳的脉证治法。

[选注] 徐灵胎：本太阳病不解，转入少阳者，此为传经之邪也。胁下硬满，干呕不能食，往来寒热，以上皆少阳本症。尚未吐下，脉沉紧者，未吐下，不经误治也，少阳已渐入里，故不浮而沉紧，则弦之甚者，亦少阳本脉。

张隐庵：此太阳受病，而转入少阳也。胁下者，少阳所主之分部，病入少阳，枢转不得，故胁下鞕满。干呕不能食者，上下之气不和也。往来寒热者，开阖之机不利也。如吐下而脉沉紧，则病入于阴，今尚未吐下，中土不虚，脉沉紧者，乃太阳本寒，内与少阳火热相搏，故与小柴胡汤，从枢转而达太阳之气于外也。

[原文] 若已吐、下、发汗、温针，谵语，柴胡汤证罢，此为坏病。知犯何逆，以法治之。(267)

[提要] 少阳病误治后变证的救逆治则。

[选注] 张隐庵：夫少阳不可吐下，吐下则悸而惊，少阳不可发汗，发汗则谵语。本论云："太阳伤寒，加温针必惊。"夫惊而谵语，病非少阳，不可与小柴胡汤。

程应旄：此条云"知犯何逆，以法治之"，桂枝坏病条亦云："观其脉证，知犯何逆，随证治之。"只此一"观"字，一"知"字，已是仲景见病知源之义。

山田氏："谵语"二字是衍文，当删之。《诸病源候论》引此条文无谵语二字为是。坏病乃正证自败，不可以少阳阳明等目名焉，以法治之，乃随证治之之谓。

唐容川：若柴胡证罢，则邪逆于腑，为三阳坏病；邪逆于脏，为三阴坏病。谵语者，邪逆于脏腑之一端也，即不谵语，而知其另犯何逆，皆当以法救之。法在何处？盖仲景已详于二阳、三阴各篇中，按各经治法治之可也。仲景于此只提数语，而凡兼见二阳三阴各证治，义已赅举，欲人会而通之也。

冉雪峰：汗吐下伤津液，诱致谵语。温针伤津液为甚，安得不谵语，谵语非少阳病范围所有，重为著录。明其少阳已坏，不得再称少阳，虽兼谵语，亦不得再称阳明，吃紧在"柴胡证罢"四字，不罢仍用柴胡，既罢，柴胡何所用之，所以谓之坏。谵语为犯逆现证之一种。少阳为逆，前半在太阳阳明篇可求得，后半在三阴各篇可求得。知犯何逆，以法治之，范围甚广。逆不仅指汗吐下温针，所以犯逆之因是治，所以显犯逆之实是证。有非拘条例所能尽者，得其意，乃可以言法。明其法，乃可以言治。

[凡按] 唐、冉二家之说，弘通透辟，可供玩索。

[原文] **呕而发热者，小柴胡汤主之。**（379）

[提要] 厥阴转出少阳的证治。

[选注] 徐灵胎：但发热而非往来寒热，则与太阳、阳明同，惟呕则少阳所独，故亦用此汤。

成无己：呕而发热者，柴胡证具。

沈明宗：疾病有阳经势入阴经，有阴经势入阳经，279条"本太阳病，医反下之，因尔腹满时痛者，属太阴也，桂枝加芍药汤主之"，此条是阳经势入阴经，因太阳病误下而入。又如第379条"呕而发热者，小柴胡汤主之"，该条是厥阴病有呕、发热之症状，表示阴经势入阳经，其治法应随势而定，即阳经入阴经，应治阴经；阴经入阳经，当治阳经。前条用桂枝加芍药汤和脾止痛，后条用小柴胡汤和解少阳，后世温病学家治疗温热病用扭转、截断之法，实导源于此。亦即病势学说之嚆矢也。……此当表里二辨也。厥阴证后，呕而发热者，乃脏邪移胆，当用小柴胡汤以提表里之邪，俾从少阳而散。若未见厥利诸证，但见发热而呕，乃邪传少阳本证，又非脏邪移腑之比，虽然如此辨证，亦不出小柴胡主治也。

[凡按] 沈氏之说，分析本条的广度和深度，可以启人神智。

[原文] **伤寒中风，有柴胡证，但见一证便是，不必悉具。**（101）

[提要] 再辨柴胡证及小柴胡汤的用法。

[选注] 汪苓友：伤寒中风者，谓或伤寒，或中风，不必拘也。柴胡证者，谓邪入少阳，在半表半里之间也。但见一证，谓或口苦，或咽干目眩，或耳聋无闻，或胁下硬满，或呕不能食，往来寒热等，便宜与柴胡汤治之。不必待其证候全具也。

刘栋：凡柴胡汤正证中，往来寒热，一证也；胸胁苦满，一证也；嘿嘿不欲饮食，一证也；心烦喜呕，一证也。病人于此四证中，但见一证者，当服柴胡汤也。山田氏云：刘栋此解，于柴胡正证中定焉。

柯韵伯：柴胡为枢机之剂，凡风寒不全在表，未全入里者，皆主之。证不必悉具，故方亦无定品。如37条"太阳病，十日以去……设胸满胁痛者，与小柴胡汤"即其实例。

[凡按] 刘栋之说虽辨，而汪、柯二氏之说更合经旨。小柴胡汤主药是柴胡黄芩，柴胡是少阳经半表半里解热和疏肝的专药，柴胡黄芩配用，不仅能解气分之热结，且能入血分泻火宣郁。小柴胡汤所治之半表半里热，证之今日，急性胆囊炎、急性肾盂肾炎最为多见。解结宣郁，推陈出新，是柴胡所长。综上所述：本方寒热并用，攻补兼施，有疏利三焦、调达上下、宣通内外、和畅气机的作用。（小柴胡汤方解见表39）

表39　小柴胡汤方解

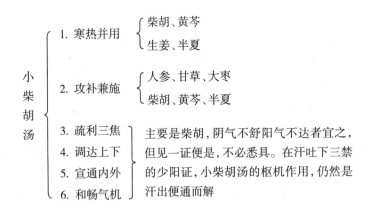

柴胡桂枝汤

[原文] 伤寒六七日，发热、微恶寒，支节①烦疼，微呕，心下支结②，外证未去者，柴胡桂枝汤主之。（146）

【注】①王肯堂云：支节，犹云肢节，古字通也。②支结，谓支撑而结。朱

肱云(按：见《伤寒百问经络图》)：外证未解，心下烦闷者，非痞也，谓之支结。

[**提要**] 少阳病兼表的证治。(参见表40)

[**选注**] 山田氏："外证未去"四字，是即太阳少阳并病也，故不举太阳少阳之名，冠以伤寒已。烦疼，谓痛之甚，与"烦渴""烦惊"之"烦"同。与"微呕"之"微"反对为文也……大小结胸与痞硬支结，俱是一证轻重已。

陆渊雷：发热微恶寒，支节烦疼，是桂枝证；微呕，心下支结，是柴胡证。心下支结，即胸胁苦满，心下痞硬之轻者。山田氏论大小结胸，痞硬支结之异，以按之痛否为辨，可备一说。

表40　少阳兼太阳证症状与治疗

少阳兼太阳证 ⎰ 发热、微恶寒、肢节烦疼(太)　微呕，心下支结(胸胁苦满之轻者)(少) ⎱ 外证未去者，柴胡桂枝汤主之(太阳证主桂枝，少阳证主柴胡)

柯韵伯：仲景书中最重柴、桂二方。以桂枝解太阳肌表，又可以调诸经之肌表。小柴胡解少阳半表，亦可以和三阳之半表。故于六经病外，独有桂枝证、柴胡证之称。见二方之任重，不拘于经也。如阳浮阴弱条，是仲景自为桂枝证之注释。血弱气尽条，是仲景自为柴胡证之注释。桂枝有坏病，柴胡亦有坏病，桂枝有疑似证，柴胡亦有疑似证。如病似桂枝证，"脚挛急"(29)与"胸中痞鞕"者(166)，及病似柴胡证，"本渴饮水而呕"(98)与"但欲呕，胸中痛"(123)是已。此条言伤寒六七日，正寒热当退之时，反见发热恶寒诸表证，更见心下支结诸里证，表里不解，法当表里双解之……表证虽不去而已轻，里证虽已见而未甚，故取桂枝之半，以散太阳未尽之邪，取柴胡之半，以解少阳微结之证。口不渴，身有微热者，法当去人参。以六七日邪虽未解，而正已虚，故仍用之。外证虽在，而病机已见于里，故方以柴胡冠桂枝之上，为双解两阳之轻剂也。

[**方药**] 柴胡桂枝汤

桂枝一两半,去皮　黄芩一两半　人参一两半　甘草一两,炙　半夏二合半,洗　芍药一两半　大枣六枚,擘　生姜一两半,切　柴胡四两

上九味，以水七升，煮取三升，去滓，温服一升。本云人参汤，作如桂枝法，加半夏、柴胡、黄芩，复如柴胡法。今用人参作半剂。

【注】山田氏："本云"以下二十九字，《玉函》、成本俱无之，全系后人掺入，宜删。此柴桂合方而非人参汤变方也。

[凡按] 柴胡桂枝汤既有散收合用之桂枝、芍药，又有寒热并用的柴胡、黄芩，另外方中人参、半夏同用，有升降清浊、调和中气的作用。这样，本方就变成了太阳少阳合剂。正如柯韵伯所说："为双解两阳之轻剂也。"

[选注]《方函口诀》：此方，世医无不以为风药之套方，其实乃结胸之类证，心下支结之药也。但有表证之残余，故用桂枝也。

《外台》：疗寒疝腹中痛者，柴胡桂枝汤(《金匮要略·腹满寒疝宿食病》篇治心腹卒中痛者)。

《温知堂杂著》：风湿肢节疼痛者，柴桂加苍术多有效……支节烦疼，外证未去者，盖以此为目的也。

《证治准绳》：柴胡桂枝汤，治太阳疟身热多汗。

大 柴 胡 汤

[原文] 太阳病，过经十余日，反二三下之，后四五日，柴胡证仍在者，先与小柴胡。呕不止，心下急，郁郁微烦者，为未解也，与大柴胡汤，下之则愈。(103)

[提要] 少阳病兼里实的证治。

[选注] 丹波元简：考之原文曰，太阳病过经十余日。又曰，伤寒十三日，过经谵语者。又曰，须下者，过经乃可下之。凡曰过经者，与此条总四条，并言过太阳经无表证，明矣。

汪苓友：此条系太阳病传入少阳，复入于胃之证。太阳病过经十余日，知其时已传入少阳矣。故以二三下之为反也。下之而四五日后，更无他变，前此之柴胡证仍在者，其时纵有可下之证，须先与小柴胡汤，以和解半表半里之邪。如和解之而呕止者，表里气和，为已解也。若呕不止，兼之心下急，郁郁微烦，心下者，正当胃府之中，急则满闷已极，郁烦为热结于里，此为未解也，后与大柴胡汤，以下其里热则愈。

陆渊雷：呕本是小柴胡证之一，服小柴胡呕当止。今乃不止，且加心下急，郁郁微烦，则知别有症结矣。心下者，胃及横结肠之部位，是必病挟食积为内实，水毒愈不得下降，故令呕不止。呕不止而心下急，郁郁微烦，视小柴胡之默默不欲饮食，已更进一步。盖少阳未解，胃家已实，特未至大承气证之大实痛耳。少阳未解，则不可用承气；胃家已实，又不得不下(《金匮》所谓舌黄未下者,下之黄自去),所以有取乎大柴胡也……又204条云:"伤寒呕多,虽有阳明证,不可攻之。"此条呕不止而用大柴胡……165条云:"呕吐而下利者,大柴胡汤主之。"亦以呕吐用大柴胡汤,与此条正同。盖阳明胃家已实,而犹有少阳呕证,故消息于承气、柴胡之间,立大柴胡汤,为少阳阳明并病之主方。

[方药] 大柴胡汤

柴胡半斤　黄芩三两　芍药三两　半夏半升,洗　生姜五两,切　枳实四枚,炙大枣十二枚,擘

上七味,以水一斗二升,煮取六升,去滓再煎,温服一升,日三服。一方加大黄二两。若不加,恐不为大柴胡汤。

[选注] 许叔微说:大柴胡汤一方无大黄,一方有大黄。此方用大黄者,以大黄有荡涤蕴热之功,为伤寒中要药。王叔和云:若不加大黄,恐不名大柴胡汤。须是酒洗生用为有力。考《金匮要略》《肘后方》《千金方》《外台秘要》诸书所载本方,均有大黄。

柯韵伯:大柴胡汤是半表半里气分之下药,并不言大便,其心下急与心下痞硬,是胃口之病,而不在胃中,结热在里,非结实在胃,且下利则地道已通,仲景不用大黄之意晓然。

[凡按] 大柴胡汤中大剂量的柴胡,在一定条件下有致泻作用。日人近藤氏说:"柴胡有祛瘀、解热、泻下三种作用。"现代药理研究认为柴胡"有促进肠蠕动作用",不是没有根据的。

仲景大柴胡汤有两方,《伤寒论》大柴胡汤无大黄,治热性病;《金匮要略》大柴胡汤有大黄,见《金匮要略·腹满寒疝宿食病脉证治》:"按之心下满痛者,此为实也,当下之,宜大柴胡汤。"其实中医下法原非仅指攻积导滞,也包括下气、下痰、下血等在内。伤寒大柴胡汤开泄下气消痞,在特定条件下可以使人大便次数增加,可属下剂范围。冉雪峰云:一方有大黄,一方无大黄,正示人灵活应用,不必死守教条。《直指方附遗》:大柴胡汤治下痢,舌黄口燥,胸满作渴,身热腹胀谵语,此必有燥屎,宜下。后服木香、黄连苦坚之。又大柴胡汤治疟热多寒少,目痛发汗,脉大,以此汤微利为度。

近人认为,《伤寒论》中"呕不止,心下急,郁郁微烦者,为未解也,与大柴胡汤下之则愈""发汗不解,腹满痛者,急下之,宜大承气汤""结胸热实,脉沉而紧,心下痛,按之石硬者,大陷胸汤主之",上述三个方剂均有大黄,所列举症状又与急性胰腺炎常见症状相似。同时本病的发作常与饮食不节有关,而

大黄一味具有清热燥湿、通里下气、荡涤胃肠、调中化食、安和五脏、通畅气机等多种作用。临床观察单味生大黄治疗急性胰腺炎可使尿淀粉酶转阴时间缩短一半。

临床证明用大柴胡汤化裁,治疗胆囊炎、胆石症和胰腺炎,可以收到缓急止痛之效。天津南开医院的清胆行气汤,即是大柴胡汤的加减。

[原文] **伤寒发热,汗出不解,心中痞鞕,呕吐而下利者,大柴胡汤主之。**(165)

[提要] 少阳兼里实另一证型的治法。

[凡按] 本条仅言发热,未见恶寒,知其"心中痞鞕",乃胃热气滞所致,其下利属协热利可知,故既用柴胡升清达郁于外,又用黄芩、大黄、枳实等消痞于中,更用姜枣扶正和中,虽用大黄,但伍以枳、芍、芩、半,其作用仍在于除痞,不在于攻邪。

[选注] 恽铁樵:然热利何以当攻,亦一问题。鄙意旁流与协热利,皆体工反应之见证。

柯韵伯:汗出不解,蒸蒸发热者,是调胃承气证。汗出解后,心下痞鞕下利者,是生姜泻心证。此心下痞鞕,协热而利,表里不解,似桂枝人参证,然彼在妄下后而不呕,此则未经下而呕,则呕而发热者,小柴胡汤主之矣。然痞鞕在心下而不在胁下,斯虚实补泻之所由分也。故去参、甘之甘温益气,而加枳、芍之酸苦涌泄耳。

陈修园:此证宜用大柴胡汤之无大黄者。可参。

柴胡加芒硝汤

[原文] **伤寒十三日不解,胸胁满而呕,日晡所发潮热,已而微利,此本柴胡证,下之以不得利,今反利者,知医以丸药下之,此非其治也。潮热者,实也,先宜服小柴胡汤以解外,后以柴胡加芒消汤主之。**(104)

[提要] 少阳兼里实误下的证治。

[选注] 程应旄:胸胁满而呕,日晡所发潮热,此伤寒十三日不解之本证也……本证经而兼腑,自是大柴胡,能以大柴胡下之,本证且罢,何有于已而之下利。乃医不以柴胡之辛寒下,而以丸药之毒热下,虽有所去,而热以益热,遂复留中而为实,所以下利自下利,而潮热仍潮热,盖邪热不杀谷,而逼液下行,谓云热利是也。潮热者,实也。恐人疑攻后之下利为虚,故复指

潮热以证之。此实得之攻后，究竟非胃实，不过邪热抟结而成。只须于小柴胡解外后，但加芒硝一洗涤之，以从前已有所去，大黄并可不用，盖节制之兵也。

柯韵伯：日晡潮热，已属阳明，而微利可疑。利既不因于下药，潮热呕逆，又不因利而除，故知误不在下而在丸药矣（许学士云：巴豆小丸子——见《伤寒九十论》"逐邪毒，破坚癖，导血，润燥屎之类，必凭汤剂也。未闻巴豆小丸以下邪毒"）。丸药发作既迟，又不能荡涤肠胃，以此知日晡潮热，原因胃实。此少阳阳明并病，先服小柴胡汤二升，以解少阳之表，其一升加芒硝，以除阳明之里。

[方药] 柴胡加芒消汤方

柴胡二两十六铢　黄芩一两　人参一两　甘草一两，炙　生姜一两，切　半夏二十铢，本云五枚，洗　大枣四枚，擘　芒消二两

上八味，以水四升，煮取二升，去滓，内芒消，更煮微沸，分温再服，不解更作。

[凡按] 本方柴胡用量轻，芒硝用量重，宜注意。

[选注] 章虚谷：此方以小柴胡三分之一，而重加芒硝者，因其少阳之证，误用丸药下之，余热留于阳明而发潮热，故仍用小柴胡和少阳，而加芒硝咸寒润下，以清阳明之热。不取苦重之药峻攻也。

柯韵伯：不加大黄者，以地道原通，不用大柴胡者，以中气已虚也。后人有加大黄、桑螵蛸者，大背仲景法矣。

徐灵胎：《本草》芒硝治六腑积聚。因其利而复下之，此"通因通用"之法也。大柴胡汤加大黄枳实，乃合小承气也；此加芒硝，乃合用调胃承气也。

汤本氏：凡热性病之用下剂，非为欲得便通而已，欲以驱逐热毒也，故宜用富有消炎性之寒药。如大黄芒硝配合之汤剂，最为合宜，若用富有刺激性之热药，如巴豆等配合之丸剂，极不相宜。

[凡按] 详细分析少阳病的症候群，不难看出除本经胆火上炎、经气不利的症状外，还有太阳之"头痛""发热""头汗出，微恶寒"和波及阳明的"默默不欲食""阳微结"等症。更因少阳为枢机，乍进乍退，偏于太阳则成柴胡桂枝汤证，或柴胡去人参加桂枝证；偏于阳明则成大柴胡汤证、柴胡加芒硝汤证。这些都足以证明少阳的病理位置介于太阳阳明之间。陆渊雷曰：仲景次少阳于阳明篇之后，沿热论之名也。

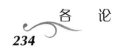

黄芩汤、黄芩加半夏生姜汤

［原文］太阳与少阳合病，自下利者，与黄芩汤；若呕者，黄芩加半夏生姜汤主之。（172）

［提要］辨太少合病自利与呕的证治。

［选注］山田氏：并病则兼解二经，合病则独解其一经，大柴胡汤之于少阳阳明并病，柴胡桂枝汤之于太阳少阳并病，桂枝加芍药汤之于太阳太阴并病，皆尔。若葛根汤及麻黄汤之于太阳阳明合病，黄芩汤之于太阳少阳合病，白虎汤之于三阳合病，皆独解其一经者也。盖以并病者邪势缓，而合病则邪势急也耳。按厥阴篇云，伤寒脉迟六七日，而反与黄芩汤彻其热，脉迟为寒，由此观之，黄芩汤证，其不恶寒而恶热、脉数者可知矣。

冉雪峰：条文标明太阳少阳，仅写出为利为呕的阳明实际，殊耐寻索。既曰太阳，何以无发热恶寒、头痛体痛等证象。既曰少阳，何以无寒热往来、胸胁痞硬满等证象，然则如之何？曰此条似太阳而非太阳，似少阳而非少阳，似结胸而非结胸，似痞证而非痞证。盖太少两阳的病变，而结痞两证的旁枝。黄芩协芍药，为治热利要品，半夏伍生姜，为止呕逆正药。而本条用本方，必去柴胡人参，不加葛根黄连，亦无不可以大明。

徐灵胎：下利即专于治利，不杂以风寒表药，此亦急当救里之义。若呕，亦即兼以止呕之药。总之，见证施治，服药后而本证愈、复见他证，则仍见证施治，可推而知也。

［方药］

1. 黄芩汤

黄芩三两　芍药二两　甘草二两，炙　大枣十二枚，擘

上四味，以水一斗，煮取三升，去滓，温服一升，日再，夜一服。

2. 黄芩加半夏生姜汤

黄芩三两　芍药二两　甘草二两，炙　大枣十二枚，擘　半夏半升，洗　生姜一两半，一方三两，切

上六味，以水一斗，煮取三升，去滓，温服一升，日再，夜一服。

［选注］柯韵伯：太阳少阳合病，是热邪陷入少阳之里，胆火肆逆，移热于脾，故自下利，此阳盛阴虚，与黄芩汤苦甘相溷以存阴也。凡太少合病邪在半表者，法当从柴胡桂枝加减。此则热淫于内，不须更顾表邪，故用黄芩以泻大肠之热，配芍药以补太阴之虚。用甘枣以调中州之气，虽非胃实，亦

非胃虚，故不必人参以补中也。若呕是上焦之邪未散，故仍加姜夏，此柴胡桂枝汤去柴桂人参方也。凡两阳之表病，用两阳之表药。两阳之半表病，用两阳之半表药。此两阳之里病，用两阳之里药。逐条细审，若合符节。然凡正气稍虚，表虽在而预固其里，邪气正盛，虽下利而不须补中，此又当着眼处。

张路玉：黄芩汤乃温病之主方，即桂枝汤，以黄芩易桂枝而去生姜也。盖桂枝主在表风寒，黄芩主在里风热，不易之定法也。其生姜辛散于温热不宜，故去之。至于痰饮结聚膈上，又不得不用姜、半，此又不越伤寒法耳。

柴胡桂枝干姜汤

[原文] **伤寒五六日，已发汗而复下之，胸胁满微结，小便不利，渴而不呕，但头汗出，往来寒热，心烦者，此为未解也，柴胡桂枝干姜汤主之。**（147）

[提要] 少阳病兼水饮内结的证治。

[选注] 柯韵伯：汗下后而柴胡证仍在者，仍用柴胡汤加减。此因增微结一证，故变其方名耳。此微结与阳微结不同，阳微结对纯阴结而言，是指大便鞭，病在肠胃。此微结对大结胸而言，是指心下痞，其病在胸胁，与心下痞鞭，心下支结同义。

汪苓友：微结者，言其邪不甚，未入于腑，正当表里之间也。小便不利者，此因汗下之后而津液少也。惟津液少而非停饮，以故渴而不呕，但头汗出者，此热郁于经，不得外越，故但升于头而汗出，非阳虚于上也。

唐容川：已发汗，则阳气外泄矣，又复下之，则阳气下陷，水饮内动，逆于胸胁，故胸胁满微结，小便不利。水结则津液不升，故渴，此与五苓散证同一意也。阳遏于内，不能四散，但能上冒为头汗出。而通身阳气欲出不能，则往来寒热，此与小柴胡证同一意也。此皆寒水之气闭其胸膈腠理，而火不得外发，则反于心包，是以心烦。故用柴胡以透达膜腠，用姜、桂以散撤寒水，又用栝楼、黄芩以清内郁之火。夫散寒必先助其火，本证心烦已是火郁于内，初服桂、姜反助其火，故乃见微烦，服则桂、姜之性已得升达，而火外发矣，是以汗出而愈。

[方药] 柴胡桂枝干姜汤

柴胡半斤　桂枝三两，去皮　干姜二两　栝楼根四两　黄芩三两　牡蛎二两，熬
甘草二两，炙

上七味，以水一斗二升，煮取六升，去滓，再煎取三升，温服一升，日三服，初服微烦，复服汗出便愈。

[选注]《金匮要略·疟病脉证并治》：柴胡桂姜汤，治疟寒多微有热，或但寒不热。

丹波元坚：此病涉太少，而兼饮结，亦冷热并有者也。此条，诸注为津乏解，然今验之治饮甚效。因考：曰微结，曰小便不利，曰渴，俱似水气之征，不呕者，以水在胸胁而不犯胃之故。但头汗出亦邪气上壅之候。盖干姜温散寒饮，牡蛎栝蒌根并逐水饮，牡蛎泽泻散亦有此二味，其理一也……或曰微结字无着落，盖心下微结之省文也。

冉雪峰：所谓胸胁满，仍是太少两阳循行区域。吃紧尤在往来寒热四字，正邪分争，一往一来，而满而烦。想见郁闭遏抑，欲出不出景象。方注初服微烦，复服汗出即愈，与蒸蒸而振，却发热汗出而解，同一机理。

柴胡加龙骨牡蛎汤

[原文]伤寒八九日，下之，胸满烦惊，小便不利，谵语，一身尽重，不可转侧者，柴胡加龙骨牡蛎汤主之。（107）

[提要]伤寒误下，病入少阳，邪气弥漫，烦惊谵语的证治。

[选注]成无己：伤寒八九日，邪气已成热，而复传阳经之时，下之虚其里而热不除。胸满而烦者，阳热客于胸中也；惊者，心恶热而神不守也；小便不利者，里虚津液不行也；谵语者，胃热也；一身尽重不可转侧者，阳气内行于里，不荣于表也。

山田氏：下条云，太阳伤寒者，加温针必惊也。又云，伤寒脉浮，医以火迫劫之，亡阳，必惊狂，卧起不安者，桂枝去芍药加蜀漆牡蛎龙骨救逆汤主之。又云，火逆下之，因烧针烦躁者，桂枝甘草龙骨牡蛎汤主之。合而考之，此条有烦惊而用龙骨牡蛎者，亦必以火逆一证，否则何以发烦惊，亦何以用龙骨牡蛎耶。因详文义，"八九日下之"之后必有阙文，今窃以意补之如下：伤寒八九日，下之后，复以火迫劫之，胸满烦惊……柴胡加龙骨牡蛎汤主之。尝考《素问·玉机真藏论》，火攻之术，本为寒痹不仁等而设，不可以施诸伤寒实热者也。

陆渊雷：此条是柴胡证而兼烦惊谵语者。所以烦惊谵语，依经文，是因误下，依山田氏之说，是不但误下，且因火逆，从病理推测，则火逆为近之。今之治伤寒,鲜有用温针火劫者,然伤寒病过程中,常有烦惊谵语之证,杂病中尤多,但证候相合,投药亦效,则可暂不问其得病之原因矣。

[**方药**] 柴胡加龙骨牡蛎汤

柴胡四两　龙骨　黄芩　生姜切　铅丹　人参　桂枝去皮　茯苓各一两半　半夏二合半,洗　大黄二两　牡蛎一两半,熬　大枣六枚,擘

上十二味,以水八升,煮取四升,内大黄,切如棋子,更煮一两沸,去滓,温服一升。本云柴胡汤,今加龙骨等。

[**选注**] 秦皇士:下后变证,仲景立小柴胡汤,加桂枝治身重,加大黄治谵语,又加龙骨、牡蛎,敛神收摄,使大黄清里热而不下脱,制柴胡、桂枝散表邪而不外越。以下后危证,外越下脱又所当慎。

冉雪峰:方名标出柴胡,加味标出龙牡,煞是大眼目,不啻将病理疗法,自行注出。龙牡而外,再加铅丹,镇降之力更大。已开后人用金石鳞介潜阳镇逆,息风宁脑的先导。

[**凡按**] 近人通过临床实践,证明本方对惊悸及癫痫的治疗,确有一定效果。本方药物组成,较为复杂,各种版本亦有出入。赵开美本无甘草。成无己本则无黄芩半夏。但以小柴胡为组成的基础,这是可以肯定的。小柴胡汤中有半夏、黄芩,也应该包括甘草。如柯韵伯说:"去甘草,则不成和剂矣。"本方实包括大小柴胡及桂枝甘草汤、茯苓甘草汤、桂苓甘枣汤、桂枝甘草龙骨牡蛎汤等的综合作用。本方症征的重点,则在于"烦惊",烦恼、易惊、恐惧,心腹动悸等,也可以发展为失眠、多梦、头目眩晕,严重的甚至产生谵语、神志不宁的症状。本方对癫痫的疗效,许多名家也作了高度的评价。如徐灵胎在《伤寒类方》中说:"此方能下肝胆之惊痰,以之治癫痫必效。"

近人陈华鹰说:柴胡汤虽是本方组成的基础,但方中柴胡部分的分量为柴胡汤的减半,这是我们应该注意的。本方包括了小柴胡汤全方,又加上大黄一味。从小柴胡汤则不用大黄,从大柴胡汤则无人参。小柴胡汤的治证是偏表偏虚,而大柴胡汤的治证是偏里偏实。今人参大黄并用,可见证具表里,虚实错杂。此外,本方加铅丹,能加强龙牡制悸镇惊的作用,并有坠痰之功但性寒有毒,不宜久用。

[**医案**] 张意田治一人,三月间,发热胸闷不食,大便不通,小便不利,身重汗少,心悸而惊。与疏散消食药,证不减,更加谵语叫喊,脉弦缓,乃时行外感……脉弦发热者,少阳本象也;胸闷不食者,逆于少阳之枢分也。少阳三

焦,内合心包,不解则烦而惊,甚者阳明胃气不和而谵语;少阳循身之侧,枢机不利,则身重不能转侧。三焦失职,则小便不利;津液不下,则大便不通。此证宜从伤寒例,八九日下之,胸满烦惊,小便不利,谵语,一身尽重,不能转侧者,柴胡加龙骨牡蛎汤主之。果愈。(《古方医案选编》)

(二) 热入血室

[原文] 妇人中风,发热恶寒,经水适来,得之七八日,热除而脉迟身凉,胸胁下满,如结胸状,谵语者,此为热入血室也,当刺期门,随其实而取之。(143)

[提要] 热入血室的证候及治法。

[原文] 妇人中风,七八日,续得寒热,发作有时,经水适断者,此为热入血室,其血必结,故使如疟状,发作有时,小柴胡汤主之。(144)

[提要] 热入血室寒热如疟的治法。

[原文] 妇人伤寒,发热,经水适来,昼日明了,暮则谵语,如见鬼状者,此为热入血室,无犯胃气,及上二焦,必自愈。(145)

[提要] 热入血室的证治及禁忌。

[原文] 阳明病,下血谵语者,此为热入血室,但头汗出者,刺期门,随其实而泻之,濈然汗出则愈。(216)

[提要] 热入血室,下血谵语。

[选注] 邹云翔:热入血室的主要症状,根据仲景所述,归纳起来,不外乎下列四个方面:①妇人中风,伤寒,经水适来适断。②恶寒发热,发作有时如疟状(与少阳之寒热无空时者不同,此不在气分而在血分矣)。③谵语,如见鬼状,或昼明夜作(血热上扰,神明不安则发谵语)。④胸胁满,如结胸状(血室既阻,肝脉不利)。

其治疗方法,《伤寒论》中一是小柴胡汤主之,二是刺期门,三是无犯胃气及上二焦。热入血室解析参见表41。

【注】血室——指胞宫,即子宫。

[凡按] 仲景以后的历代医家对热入血室作了很多的研究。

表41　热入血室的病因病机、症状与治疗

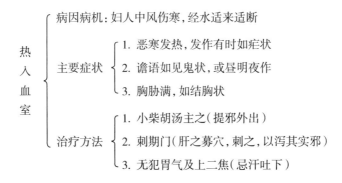

1. 血室是什么　有三种不同的见解：

（1）认为冲脉即是血室：如方有执说，血室为营血停留之所，经血集会之处，即冲脉，所谓血海是也。

（2）认为肝脏即是血室：如柯韵伯说，血室者，肝也。肝为藏血之脏，故称血室。

（3）认为子宫即是血室：如《卫生宝鉴》说，血室者，素问所谓女子胞，即产肠也。

2. 热入血室之血室，应为子宫　其理由是：

（1）仲景在《金匮要略》中明确地将热入血室归入妇人杂病篇，说明热入血室是妇人的病，不是男女都有的，而且自张仲景至今天的千百年中，尚未发现男性热入血室的病案报道，因此张隐庵、柯韵伯、唐容川等说热入血室为男女皆有之病，似可商榷。

（2）仲景在四条条文中，有三条明确地说明妇人中风伤寒，并且同时说明经水适来或适断，这都充分说明了热入血室是妇人之病（为男子所没有的）。至于第四条阳明病热入血室，仲景虽没有明言妇人二字，没有经水适来适断的内容，但仲景也没有言明男人二字，下血也没有说明是便血还是尿血。第四条未言妇人或经水适来适断者，乃古文中常见之前详后略之省文也。如果以此条作为男子有热入血室之依据，似嫌论证的依据不足。

并且，冲脉、肝脏和子宫（血室）有着至为密切的关系。《内经》云，"冲脉起于胞中"（见《灵枢·五音五味》），"太冲脉盛，月事以时下"（见《素问·上古天真论》），说明冲脉和子宫的关系至为密切。因此，热入血室，冲脉受到影响,这是毋庸置疑的。女子以肝为先天。肝木与月经的关系,早在《内经》就有"气竭肝伤,故月事衰少不来也"之说(见《素问·腹中论》)。宋·许叔微《本事方》对热入血室与肝脏的关系阐述得十分明确。他说:"邪气传入经络,与正气相搏,上下流行,或遇经水适来适断,邪气乘虚而入血室,血为邪迫,上入肝经,肝经受邪,则谵语而见鬼……"因此,冲脉、肝脏和子宫(血室)三者是密切相关的,应该从整体出发,辩证地对待。

导致热入血室的因素,除前人所提及者,尚有一个极为重要的因素,就是患热入血室者,平素多情志不遂,抑郁不欢,也就是有肝木不达的既往史。如果是平素无肝郁不达者,虽患伤寒、中风,经水适来或适断等,也不致热入血室。

3. 仲景治法

(1)提撤外邪:凡是具有寒热或身热症状,病邪有向外转出的可能时,以小柴胡汤提撤外邪,使从外解。

《伤寒论辑义》:热入血室,许叔微用小柴胡汤加地黄。

张璧(张元素之子,著《伤寒保命集》):加牡丹皮。

杨士瀛:小柴胡汤力不及者加五灵脂。

冉雪峰:热入血室,血已结,属桃仁承气汤证;血未结,属小柴胡证。所以然者,血室虽极深极下,仍隶属三焦,相连一气。既然身热有外出之机,即以小柴胡汤提而伸之。小柴胡不仅和腠理,并和血室。小柴胡在他处,多是治疗从外生出的寒热,在此条,却是治疗从内生出来的寒热。曰续曰使,妙义跃然。仲景之用柴胡,真直穷到底。

(2)刺期门:肝之募穴,在乳头下直行至肋尽处,当第七第八肋骨相交之下际,左右同。

方有执:肝纳血,故刺期门,所以泻血分之实热也。

许叔微治一妇人患热入血室证,医者不识,用补血调气药,迁延数日,遂成血结胸,或劝用小柴胡汤。许曰小柴胡汤已迟,不可行也。无已,则有一法焉,刺期门斯可矣,如言而愈。

(3)无犯胃气及上二焦:热入血室的谵语不同于阳明腑实的谵语。因此,这种谵语不可用承气汤攻下,所以说"无犯胃气"。

钱天来:病在下焦血分,与上二焦绝不相关,汗吐下三法,徒损无益,犯之足以败胃亡阳,故禁之曰无犯胃气,使真元无损,正旺邪衰,必自愈也。设或未解，期门可刺，如前小柴胡加减可用也。

4. 对仲景治法的拓展　热入血室的治疗，仲景以后有了新的进展。樊星环在他的《热入血室广论》中说："热入血室治法有不同，后人一遇此证，不问症状如何，概用小柴胡汤治之，以为本之仲景，而不知杀人于不觉也。"叶天士在他的《温热论》中，详细论述了伤寒、温病的热入血室的证治，说："仲景立小柴胡汤，提出所陷热邪，参、枣扶胃气，以冲脉隶属阳明也，此与虚者为合治。若邪热陷入，与血相结者，当宗陶氏小柴胡汤去参、枣，加生地、桃仁、楂肉、丹皮或犀角等。若本经血结自甚，必少腹满痛，轻者刺期门，重者小柴胡汤去甘药，加延胡、归尾、桃仁；挟寒者加肉桂心，气滞者加香附、陈皮、枳壳等。"王孟英总结前人经验，简明扼要地提出了温邪热入血室有三证："如经水适来，因热邪陷入而搏结不行者，此宜破其血结；若经水适断，而邪乃乘血舍之空虚以袭入者，宜养营以清热；其邪热传营，逼血妄行，致经未当期而至者，清热以安营。"他们都发展了仲景热入血室的治疗。

三、少阳病治禁

[原文]伤寒，脉弦细，头痛发热者，属少阳。少阳不可发汗，发汗则谵语，此属胃，胃和则愈，胃不和，烦而悸。(265)

[提要]少阳伤寒禁汗及误汗后的变证与转归。

[选注]《医宗金鉴》：脉弦细，少阳之脉也……头痛发热无汗，伤寒之证也，又兼见口苦、咽干、目眩少阳之证，故曰属少阳也。盖少阳之病已属半里，故不可发汗，若发汗，则益伤其津，而助其热，必发谵语，既发谵语，则是转属胃矣。若其人津液素充，胃能自和，则或可愈。否则津干热结，胃不能和，不但谵语，且更烦而悸矣。

山田氏："悸"作"躁"为是，若烦而悸，乃小建中汤证，非胃实之候也。

任应秋：和胃的方法，成无己用调胃承气汤，汪琥用大柴胡汤。王肯堂重则小承气汤，轻则大柴胡汤。诸家所拟方药仅供参考，不能印定眼目。

[原文]少阳中风，两耳无所闻，目赤，胸中满而烦者，不可吐下，吐下则悸而惊。(264)

[校勘]"少阳中风"康平本作"少阳病"。《玉函》无"所"字，"则"作"即"。

[提要] 辨少阳中风证之禁忌与误治后的变证。

[选注] 尤在泾：此少阳自中风邪之证，不从太阳传来者也（故无四五日、六七日字）。少阳之脉，起于目锐眦，其支从耳后入耳中，以下胸中。少阳受邪，壅热于经，故耳聋目赤，胸中满而烦也。是不在表，故不可吐，复不在里，故不可下。吐则伤阳，阳虚而气弱则悸；下则伤阴，阴虚而火动则惊。

魏荔彤：此条论仲景不出方，小柴胡条中有心烦、心下悸之证，想可无事他求。

冉雪峰：阳而称少，质弱易戕，阳虚而气弱则悸，阴虚而火动则惊。曰悸曰惊，病由无形之气化来，证即由无形之气变化。陶氏谓悸而惊，与小建中汤，热者与小柴胡；万氏谓治悸，以小柴胡汤加茯苓甘草，治惊以小柴胡汤加龙骨牡蛎。虽亦见到一面，而诠说未彻，用者易致误，当会其所以然的精神。

四、少阳病辨证

[原文] 得病六七日，脉迟浮弱，恶风寒，手足温，医二三下之，不能食，而胁下满痛，面目及身黄，颈项强，小便难者，与柴胡汤，后必下重；本渴饮水而呕者，柴胡不中与也，食谷者哕。（98）

[提要] 里虚兼表误治后的变证。（参见表42）

[选注] 成无己：不因饮水而呕者，柴胡汤证。若本因饮而呕者，水停心下也。《金匮要略》曰：先渴却呕者，为水停心下，此属饮家。饮水者，水停而呕；食谷者，物聚而哕，皆非小柴胡汤所宜。二者皆柴胡汤之戒，不可不识也。

柯韵伯：浮弱为桂枝脉，恶风寒为桂枝证，然手足温而身不热。脉迟为寒，为无阳，为在藏，是表里虚寒也。法当温中散寒，而反二三下之，胃阳丧亡，不能食矣。食谷则哕，饮水则呕。虚阳外走，故一身面目悉黄；肺气不化，故小便难而渴；营血不足，故颈项强；少阳之枢机无主，故胁下满痛。此太阳中风误下之坏病，非柴胡证矣。

刘栋云：此条系下条"伤寒四五日，身热恶风，颈项强，胁下满，手足温而渴者，小柴胡汤主之"（99）之注文，后人附注疑似症，以示临床鉴别。

表42　《伤寒论》第98条解析（里虚兼表误治变证）

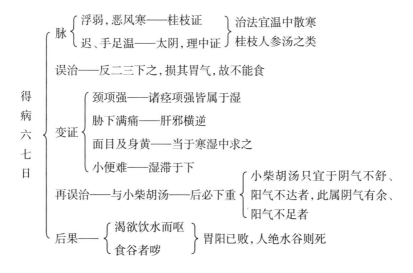

[原文]　**伤寒三日，少阳脉小者，欲已也。**（271）

[提要]　辨少阳病欲愈的脉象。

[选注]　成无己：《内经》曰："大则邪至，小则平。"伤寒三日，邪传少阳，脉当弦紧；今脉小者，邪气微而欲已也。

柯韵伯：此即伤寒三日，少阳证不见者，为不传也。

喻嘉言：脉不弦大，邪微欲解之先征也。

冉雪峰：就病理言，必在火热已衰，体温渐低，充血已平之后。小为阴类，阳病过阴，故为欲已。病至此解，不惟少阳已，太阳阳明已。不惟三阳既已，则无所复传，三阴亦不已而自已。此与大则病进，小则病退，意旨相符。脉的通例，独大独小者病。意者，欲已之小，必兼弦兼紧，不兼涩兼败。庞氏谓"小而平均"，已领悟此义。

[原文]　**伤寒五六日，头汗出，微恶寒，手足冷，心下满，口不欲食，大便鞕，脉细者，此为阳微结，必有表，复有里也，脉沉亦在里也。汗出为阳微。假令纯阴结，不得复有外证，悉入在里，此为半在里半在外也。脉虽沉紧，不得为少阴病，所以然者，阴不得有汗，今头汗出，故知非少阴也，可与小柴胡汤。设不了了者，得屎而解。**（148）

[提要] 辨阳微结的脉证治法及与纯阴结的鉴别。(参见表43)

[选注] 冉雪峰：经论宋前无注，前贤恐后人难解，故在脉细者，侧旁注此为阳微结云云十八字，又于脉细者下，衬注汗出为阳微云云五十八字，皆所以解说经论条文。后半衬注并解说前半旁注，似非一人手笔，亦非一时撰写，均可看出。康平本小字附录，犹可窥见宋林亿未校正前典型旧观。后人混入正文，疑义因之丛生，然无此注，则此段经义，愈难以明，此为阳微结，如画龙点眼。

柯韵伯：大便鞭，谓之结。脉浮数、能食，曰阳结；沉迟，不能食，曰阴结。此条俱少阴脉证，谓五六日又少阴发病之期。若谓阴不得有汗，则少阴亡阳，脉紧汗出者有矣。然亡阳与阴结有别……三阴脉不至头，其汗在身；三阳脉盛于头，阳结则汗在头也。邪在阳明，阳盛，故能食，此谓纯阳结。邪在少阳，阳微，故不欲食，此谓阳微结，宜属小柴胡矣……上焦得通，则心下不满而欲食，津液得下，则大便自软而得便矣。

表43 "阳微结"脉证并治

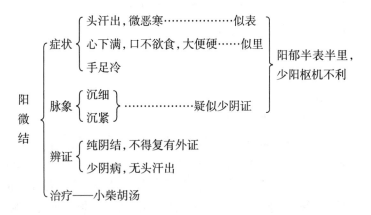

【注】"阳微结"：热在里而大便硬，为"阳结"。外带表邪，热结犹浅，所以名"阳微结"。

徐灵胎：此为阳微结者，阳气不能随经而散，故郁结不舒，非药误即迁延所致，亦坏证之轻者。必有表，复有里也。以上诸证，有表有里，柴胡汤兼治表里……得汤而不了了者，以有里证，故大便鞭，必通其大便而后其病可愈。其通便之法，即加芒硝及大柴胡等方是也。

郭雍：实者大柴胡汤，虚者蜜煎导法。

　　陆渊雷说：本条，此为"阳微结"以下，至"非少阴也"，理论牵强，文气拙劣，必是后人旁注，传写误入正文。少阴篇283条（陆氏原文为第286条，但其条文内容对应的为本书第283条，故更改之，下同）云"病人脉阴阳俱紧，反汗出者，亡阳也"，300条云"汗出不烦"，325条"呕而汗出"，厥阴篇353条云"大汗出"，354条"大汗，若大下利"，361条"有微热汗出"，370条"汗出而厥者"。又，霍乱篇用四逆汤者两条，皆少阴之类证，而云吐利汗出，云大汗出，是皆阴证汗出之明文，且少阴之关键为亡阳，亡阳由于汗出多，此中工所习知，今谓阴不得有汗，谓头汗非少阴，谬误显然，决当刭剿，注家多曲为之说，何不思之甚也。

　　[医案]孙兆治一人，伤寒五六日，头汗出，自颈以下无汗，手足冷，心下痞闷，大便秘，脉沉紧，或者以为阴结。孙曰：此即仲景所谓半在表，半在里，脉虽沉紧，不得为少阴病也。投以小柴胡汤而愈。盖四肢冷，脉沉紧，似乎少阴，然少阴多自利，不当大便硬，况头者三阳同聚，若三阴经则至胸而还。今有头汗出，似乎阳虚，故曰汗出为阳微。然少阴额上冷汗，则为阴毒矣。故曰阴不得有汗，今头汗出，知非少阴也。与小柴胡汤，设不了了者，得屎而解。仲景虽不立方，可知其为大柴胡汤矣，此亦阳证似阴之一种也。（《古今医案按》）

五、辨少阳病脉证并治之小结

　　太阳主表，是六经藩篱，阳明主里，为万物所归；少阳则居于表里之间，是三阳的枢机，为邪气进退出入的冲要。主方小柴胡汤及其类方，分别见于太阳、阳明、少阳、厥阴各篇中，是仲景论述较多的方剂。徐灵胎说："小柴胡与桂枝二方，用处极多，能深求其义，则变化心生矣。"

　　小柴胡汤的作用，是在和解少阳的基础上，通过调整人体气机的升降出入来调整人体的一系列功能。在调理气机的运动中，使人体发挥自身调节的作用，如"上焦得通，津液得下，胃气因和，身濈然汗出而解"（230条），使脏腑偏盛偏衰、偏寒偏热的症状得到纠正。有代表性的（96）条，举出12个证候，遍及上下内外，然其病机却在于胆与三焦的气机失调，均系邪入少阳，气机受阻而引起的升降不利，表现出一系列全身功能的不和，故用小柴胡汤主治。柯韵伯说："此方少阳枢机之剂，和解表里之总方也。"程应旄亦谓："小柴胡汤之治，所谓升降浮沉则顺之也。"说明了调理气机要顺应气机运动的自然规律,利用人体的自身调节功能。在转其枢机的基础上,使气机达到自和。小柴胡汤的作用机制在这一点上表现得非常明显,既用辛开苦降,转利枢机,又用辛甘化阳,补益胃气,尽量发挥机体的自调功能。邪在半表半里而偏于表者,宜调气和表,如柴胡桂枝汤证(146条);邪在半表半里而偏于里者,宜调气通里,如大柴胡汤证(103条)。此外,调理少阳治疗其他杂病,如妇人热入血室(143、144、145条),用小柴胡汤治疗者,枢转少阳之机,使邪从外泄,邪去则寒热自止,血结自散,所谓"调气者,即是调血"也。

人体内部的调节,是多层次多侧面的。胆,看来也是其中的一个侧面。它调节控制的内容大致有:对阳气的条达升发,从而与肝藏血、主疏泄相配合;对脏腑功能的调节,使反应精确并维持一个恒定范围;对精神情志的控制,使其变动合乎中正,并在谋虑之后有所决断("气以胆壮");等等。从而可体会古圣"凡十一脏皆取决于胆也"的深刻涵义。

在少阳病的发展中,反映了少阳病的动态演变及其连贯性。当然这不是固定不变的,知常以达变,则对少阳病和小柴胡汤证将有更加深刻的认识。

第四章　辨太阴病脉证并治

恽铁樵：须知阳明与太阴，只辨一个寒热虚实，虚者从太阴治，实者从阳明治，热者从阳明治，寒者从太阴治，故277条："自利不渴者，属太阴，以其脏有寒故也，当温之，宜服四逆辈。"279条："大实痛者，桂枝加大黄汤主之。"最是明显。故喜多村谓实者阳明，虚者太阴，自利者，肠寒而利也，阳明篇之燥矢，肠热而燥也，阳明篇定义为"胃家实"，固是指胃，太阴篇第一语即曰"腹满而吐"，吐亦指胃也。故知阳明与太阴病位悉同，并无分别，所当辨者，寒热虚实而已。

太阴病的特点有"始传热中，末传寒中"者，开始从阳明病的"不恶寒反恶热"向其相反的方向转化。最初成为"脏有寒"（同时尚存手足自温）（277，278条）。它标明机体内部发生了从"阳盛则外热"到"阴盛则内寒"的变化。所以前人有"实则阳明，虚则太阴"的说法。这个变动是病从三阳进入三阴的转折点，从此阳气开始衰弱而阴气逐渐转盛。"脏有寒"而"手足自温"表明太阴病为阳衰阴盛开始，其寒象尚属局部。然而邪气毕竟动摇了后天之本（脾），出现"自利不渴""时腹自痛"（273，277条）等中阳（脾阳）虚衰的证候。（参《近代中医流派经验选集·恽铁樵学术理论》）

山田正珍：凡风寒之中人，其人素实强者，则成三阳之病；其人素虚弱者，则成三阴之病。非邪之有寒热，盖从其虚实而化也。故三阳自三阳，三阴自三阴，各各为之病也。先辈诸人不达此义，皆谓阳病传入而成阴病，盖取诸《素问》者已。殊不知《素问》所谓三阴病，即是本论阳明之证，而与本论所谓三阴病者，实冰炭不相容矣。

姜春华：山田氏之说甚是，学者可取《素问·热论》与本论对照比观之。

张兼善：夫病自阳经发者，为外感风寒，邪从表入，故太阳先受之也。病自阴经起者，为内伤生冷，饮食过多，故从太阴入也。太阴者脾也，以饮食生冷则伤脾，故腹满而吐，食不下，自利不渴，手足自温等证也。

尤在泾：然太阴为病，不特传经如是，即直中亦如是，且不特伤寒如是，即杂病亦如是，但有属阴属阳，为盛为虚之分耳。而太阴者，脏也，满而不实，法不可下，若下之，则胸下结硬。中气伤者，邪气必结也。

尤氏提出不必拘传经、直中，不必究伤寒、杂病，只要出现提纲中证候，就是太阴病，迥出诸家，极有见地；又提出但有属阴属阳，为盛为虚之分，亦符合辨证精神。

一、太阴病提纲

[原文] 太阴之为病，腹满而吐，食不下，自利益甚，时腹自痛。若下之，必胸下结鞕。（273）

[提要] 太阴虚寒证的辨证提纲及治禁。

[选注]《医宗金鉴》曰：吴人驹云"自利益甚"四字，当在"必胸下结鞕"句之下。其说甚是。若在"吐食不下"句之下，则是已吐食不下，而自利益甚矣。仲景复曰若下之，无所谓也。

冉雪峰：本条提纲，太阴之为病，"之为"二字，是由本经素质本身生出，而非其他诱因，并发转变所可代替。学者或以为传经阳邪，或以为里发阴邪，或以中气素弱，皆似是而非，逐末忘本，弊在不知湿为太阴素质，是由太阴自身生出来的。

表44对太阴病进行了归纳总结。

表44　太阴病特征、病机、治法与选方

	特征：腹满而吐，时腹自痛，若下之必胸下结鞕
太阴病	病机——脏有寒　1. 因表虚风寒自外入者，桂枝人参汤证 2. 因下虚而寒湿自下上者，真武汤证 3. 因食生冷寒邪由中发者，理中汤证
	治法：以理中丸温中散寒、健脾燥湿为主

程应旄：今腹满而吐，食不下，则满为寒胀，吐与食不下，总为寒格也。阳邪亦有下利，然乍微乍甚，而痛随利减，今下利益甚，时腹自痛，则肠虚而寒益留中也。虽曰邪之在脏，实由胃中阳乏，以致阴邪用事，升降失职，故有此。下之则胸下结硬……曰胸下，阴邪结于阴分，异于结胸之在胸而且按痛矣。

曰结硬，无阳以化气则为坚阴，异于痞之濡而软矣。

《伤寒蕴要》：凡自利者，不因攻下而自泻利，俗言"漏底伤寒"者也。大抵泻利，小便清白不涩，完谷不化，其色不变，有如鹜溏，或吐利腥秽，小便澄澈清冷，口不燥渴，其脉多沉，或细或迟或微而无力，或身虽发热，手足逆冷，或恶寒蜷卧，此皆属寒也。

［凡按］病机是脏有寒（脾胃阳虚），究其中焦虚寒之因，柯氏谓："其来由有三：有因表虚而风寒自外入者；有因下虚而寒湿自下上者；有因饮食生冷而寒邪由中发者。"故可理中丸温中散寒，健脾燥湿为主治。

上表据柯氏说，素因一，诱因二，与冉氏说并不矛盾。外因是通过内因起作用的。

"腹满而吐……时腹自痛"是太阴病的特征性症状，此时加入一个输入信息——若下之，就会出现相应的输出信息"必胸下结鞭"。

二、太阴病类方辨证

（一）理中汤类

理中汤（丸）

［原文］自利不渴者，属太阴，以其脏有寒故也，当温之，宜服四逆辈。（277）

［提要］太阴病的主治，病机和治则。

［选注］《医宗金鉴》：凡自利而渴者，里有热，属阳也。若自利不渴，则为里有寒，属阴也。今自利不渴，知为太阴本脏有寒也，故当温之。四逆辈者，指四逆、理中、附子等汤而言也。

《伤寒杂病论》云：当温之，宜服四逆辈。

汤本氏："以其脏有寒"之"寒"字有二义，其一即指寒冷，其一乃指水毒。水性本寒，其归一也，当温之。"温"字亦有二义，其一如其本义，其一则指除水毒。水毒去则自温暖，其归亦一也。言自然下利而不渴者，属太阴病，所以然者，以内脏有水毒而寒冷也，当选用四逆汤类似诸方，去水毒以温暖内脏，乃为适当处置。

表45对本条中个别字句予以解析。

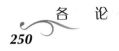
表 45 《伤寒论》第 277 条"脏有寒""温"字句解析

脏有寒（寒 { 寒冷 } 其归一也。温 { 当温之温 } 其归一也
字有二义）{ 水毒 } 字亦有二义 { 排除水毒 }

陆渊雷：本条主四逆，而《药征》谓附子主逐水，干姜主结滞水毒。此汤本之说所本。虽然太阴局部虚寒乃干姜之任，当用理中，今用四逆辈，则兼少阴，非纯乎太阴矣。

舒驰远：口渴一症，有为实热，亦有虚寒。若为热邪伤津而作渴者，必小便短，大便鞕；若自利而渴者，乃为火衰作渴，证属少阴。以寒中少阴，肾阳受困，火衰不能蒸腾津液故口渴，法主附子助阳温经，正所谓釜底加薪，津液上腾，而口渴自止。

冉雪峰：人之生命，系于体温，有体温则生，体温消失则死。体温来源，一由后天食物化生，一由先天元真主宰。而后天谷气培育，尤以先天精气为根本。故温剂中，以温中温下并重。尤侧重温下，在根本处着力。或温而兼补，或温而兼涩，或温而兼香窜、兼镇纳，或摄上越之浮阳，或启东方之生气，种种妙谛，俱赖寻绎。至若火极似水，水极似火，大苦大寒之剂，反诱起炎证（久而增气，物化之常也），增高血压；大辛大热之剂，反减少氧化，降低血压（气增而久，夭之由也）。理既深邃，义更隐微矣。

[原文] 霍乱，头痛发热，身疼痛，热多欲饮水者，五苓散主之，寒多不用水者，理中丸主之。（386）

[提要] 辨霍乱病有表里寒热不同的证治。

[选注]《玉函》《千金翼》"丸"作"汤"字。《古本》霍乱下有"已"字。徐灵胎说："急则用汤，缓则用丸。"

陆渊雷：此条言霍乱既转全身症状时，分热多寒多二种治法。热多寒多，是言其因，非言其证。从欲饮水与不用水上勘出，病虽转属全身症状，其吐利仍未止，何以知之，以五苓散主水入则吐，理中丸亦主吐利故也。五苓散必小便不利，此条不言者，省文也。凡霍乱小便不利者，预后多恶，故五苓散为霍乱要药。由药效以测病理，知头痛发热身疼，皆尿中毒所致，其证颇近于表，理中则专治胃肠，其证仍在于里，虽有全身证状，自较五苓为少也。

俞长荣：理中丸（汤）是太阴病的主方。至本方用于霍乱者，也是指实用于脾胃虚寒性的吐、利。因古人凡见上吐下泻证候而有急性严重发作时，概称为霍乱。其中包括有真性霍乱、急性胃肠炎和胃肠型流感等。

［方药］

1. 五苓散方见第一章"三、太阳病类方辨证"。

2. 理中丸方

人参　干姜　甘草炙　白术各三两

上四味，捣筛，蜜和为丸，如鸡子黄许大，以沸汤数合和一丸，研碎，温服之，日三、四，夜二服。腹中未热，益至三、四丸（属累进递加法），然不及汤。汤法：以四物依两数切，用水八升，煮取三升，去滓，温服一升，日三服。若脐上筑者，肾气动也，去术加桂四两（徐灵胎说：即欲作奔豚桂枝加桂之法）。吐多者，去术加生姜三两（方有执说：术能壅气，故去之，姜……为呕吐之圣药也）。下多者还用术（方有执云：术能燥湿，湿燥则下断也）。悸者，加茯苓二两（徐灵胎云：悸为心下有水，故用茯苓）；渴欲得水者，加术，足前成四两半（术健脾助化以消饮生津）；腹中痛者，加人参，足前成四两半（徐云：此痛因气不足之故。《别录》云"人参治心腹鼓痛"）；寒者加干姜，足前成四两半（方有执云：寒以不用水之甚者言）；腹满者，去术，加附子一枚（徐灵胎云：此腹满，乃阳气不充之故）。服汤后，如食顷，饮热粥一升许，微自温，勿发揭衣被（徐灵胎云：桂枝汤之饮热粥，欲其助药力以外散。此饮热粥，欲其助药力以内温）。

［凡按］本方多用于慢性溃疡病、慢性肠炎、消化不良、脾虚慢惊、小儿肠道菌群失调等。总之，凡属中焦虚寒之证，投与本方随证加减，往往应手取效。

冉雪峰：此方人参益胃，白术实脾，不曰补中，而曰理中者，盖霍乱阴阳错杂，中气败坏，因而挥霍撩乱，无以理之，病将焉治。故以干姜之辛温，鼓舞参术之健运，行甘草之迂缓，奠定中土，恢复机能。后贤加黄连，名连理丸，为中而兼上之治；加附子名附子理中丸，为中而兼下之治。皆推广本方之用。

此方方注与真武汤方注，精蕴颇多，所当注意。《侣山堂类辩》谓此方大生津液。大抵即从方注"渴欲得水者，加术"悟出，颇能证入治疗法理深层。不仅中焦虚寒，气不化津为适应，而中气颓废，扶其中气，即所以救其津液。但绝不宜于阳明燥化太过，胃阴已竭，反助之焰而促其亡。（386条解析参见表46）

表46 理中丸(汤)表解

理中丸（汤）
- 加黄连——中而兼上之治
- 加附片——中而兼下之治
- 加桂枝——中而兼外之治
- 本方即人参汤——中气强则痞满自散
- 中寒气虚"阳虚阴必走"——治吐血及便血
- 中寒上热——舌破咽痛，冷饮而愈
- 中寒喜唾——久不了了者，《金匮》上焦有寒其口多涎
- 《诸病源候论》：脾冷涎流滞颐

《金匮要略》："胸痹心中痞，留气结在胸，胸满，胁下逆抢心……人参汤亦主之。"（程林注：此即理中汤也）中气强则痞气能散，胸满能消，胁气能下，人参白术所以益脾，甘草干姜所以温胃，脾胃得其和，则上焦之气开发而胸痹亦愈。

施发氏《续易简方》：有中寒气虚，阴阳不相守，血乃妄行者，经所谓"阳虚阴必走"是也。咯血、吐血、衄血、便血，皆有此证。理中汤加官桂治之。人皆知此药能理中脘，不知其有分利阴阳、安定血脉之功也。

《张氏医通》：衄血，六脉弦细而涩，按之空虚，色白不泽者，脱血也，此大寒证，理中汤加黄芪。

《寿世保元》：中焦虚寒，手足冷，肚腹痛，大便不实，饮食少思，而作口舌生疮者，以附子理中汤。一男子舌常破而无皮状，或咽喉作痛，服清咽利膈散愈甚，予以理中汤治之乃愈。

[医案] 戴元礼治一人，六月患大热，谵语发斑，六脉浮虚无力，用附子理中汤冷饮，大汗而愈。

吴球治一人，暑月远行，渴饮泉水，至晚以单席阴地上睡，顷间，寒热，吐泻不得，身痛如刀刮。医曰：此中暑也，进黄连香薷饮及六和汤，随服随厥。吴诊其脉细紧而伏，曰：此中寒也。众皆笑曰：六月中寒，有是事乎？吴曰：人肥白，素畏热，好服黄连及益元散等凉剂，况途中饮水既多，又单卧席地，寒邪深入，当以附子理中汤，大服乃济，用之果效。（《古今医案按》）

[原文] 大病差后，喜唾，久不了了，胸上有寒，当以丸药温之，宜理中丸。
（396）

[提要] 瘥后虚寒喜唾的证治。

[校勘] "久不了了",《千金翼》作"久久不了",《玉函》、成本、古本中"了了"下有"者"字。"胸上"作"胃上","丸"作"圆"。

[选注] 尤在泾：大病差后，胃阴虚者，津液不生，则口干欲饮；胃阳弱者，津液不摄，则口不渴而喜唾；至久之而尚不了了，则必以补益其虚，以温益其阳矣。曰胃上有寒者，非必有客气也，虚则自生寒耳。理中丸补虚温中之良剂，不用汤者，不欲以水气资吐也。

《金匮》云："上焦有寒，其口多涎。"又云："肺中冷，多涎唾。"

浅田宗伯：曰寒，曰冷，皆指痰饮而言。故用理中丸以治胃口寒饮也。

《诸病源候论·滞颐候》：脾气冷，不能收制其津液，故令涎流出，滞渍于颐也。（此证多见于小儿）

（二）桂枝人参汤

[原文] 太阳病，外证未除，而数下之，遂协热而利，利下不止，心下痞鞕，表里不解者，桂枝人参汤主之。（163）

[提要] 辨误下后太阴脾气虚寒协热下利的证治。

[选注] 舒驰远：协热利者，是里寒协表热而利也。故用桂枝以解表热，合用理中以温其中而祛里寒，则利自止而痞自开也。

沈丹彩：此与葛根黄连汤同一误下而利不止之证也，而寒热各别，虚实对待，可与此互参之。彼因实热而用清邪，此因虚邪而从补正；彼得芩、连而喘汗安，此得理中而痞鞕解；彼得葛根以升下陷而利止，此藉桂枝以解表邪而利亦止矣。

冉雪峰：本条条文曰协热。热的对面隐显寒，曰协热而利，寒不上逆，而客气犯膈，热反下趋，而随利以泄。所以不重在热而重在寒，不重在痞，而重在利。此证若热重，当用葛根芩连汤。今寒重，故用此理中加桂。里气不固，表何以托，表若继陷，更当贼里。学者须知固里即所以和表，和表正所以固里。上条无大热，却治热；此条本协热，反不顾热。病变无穷，治疗亦通于无穷。

《伤寒论识》：热利与协热利，相似而异。里有热而下利欲饮水者，谓之热利；里有寒协合外热而下利者，谓之协热利。热利则脉数有力，协热利则脉微弱，此为其别也。

[方药] 桂枝人参汤方

桂枝四两,别切　甘草四两,炙　白术三两　人参三两　干姜三两

上五味,以水九升,先煮四味,取五升,内桂,更煮取三升。去滓,温服一升,日再,夜一服。(按:曹颖甫认为"以数下之后,阳气内陷,非一剂所能开泄也")

[选注] 吴遵程:桂枝辛香,经火久煎,则气散而力有不及矣,故须迟入(桂枝含芳香油易挥发,久煮则失效)。

徐灵胎:桂独后煮,欲其于治里证药中,越出于表,以散其邪也。

喻嘉言:以表未除,故用桂枝以解之;以里适虚,故用理中以和之。此方即理中加桂枝而易其名,亦治虚痞下利之圣法也。

汪切庵:此方用理中加桂枝,不名理中而名桂枝者,到底先表之意也,即:重太阳之意也。

《伤寒论辑义》:此心下痞鞕,与《金匮》"胸痹心中痞,与人参汤"之证,略同。

下利兼表六经辨证病位与选方见表47。

表 47　下利兼表病位与选方

$$
下利兼表
\begin{cases}
太阳——葛根汤(32\ 条) \\
阳明——葛根芩连汤(34\ 条) \\
太阴——桂枝人参汤(163\ 条) \\
少阴——先四逆汤,后桂枝汤(91\ 条)
\end{cases}
$$

[医案] 谢安之治1例,病痢复作,投当归银花汤,病虽愈,惟便后白色未减,心下痞硬,身热不退,因思仲景治外热协内寒下利,用桂枝人参汤,遂书此以服,大效。按:此案之要点有三,一为便后白色未减,是里寒之证;一为心下痞硬,亦属虚痞范围;一为身热不退,是表邪未尽所致。三者俱备,是为用本方之证。(《古今医案选编》)

(三)桂枝加芍药汤、桂枝加大黄汤

[原文] 本太阳病,医反下之,因尔腹满时痛者,属太阴也,桂枝加芍药汤主之;大实痛者,桂枝加大黄汤主之。(279)

[**提要**] 太阳病误下，邪陷太阴、阳明的证治。

[**选注**] 冉雪峰：桂枝四逆，是太阴正面，太阴常法。桂枝加芍药，桂枝加大黄，是太阴反面，太阴变法。"腹满时痛"四字，是太阴正确的象征。

喻嘉言：太阳病之误下，其变皆在胸胁以上。此之误下而腹满时痛，无胸胁等证，则其邪已入阴位，所以属在太阴也。仍用桂枝解肌之法，以升举阳邪，但倍芍药，以收太阴之逆气。本方不增一药，斯为神耳。大实大满，宜从急下，然阳分之邪，初陷太阴，未可峻攻，但于桂枝汤中少加大黄，七表三里以分杀其邪可也。

李克绍：桂枝加芍药汤、桂枝加大黄汤是否有利于解表？芍药倍于桂枝，酸寒之性优于辛散，服药后既不啜稀粥，又不令其温覆一时。所以周伯度说："然则桂枝加芍药汤，断不必于解表致思。更有可比例以明之者，小建中汤比桂枝加芍药汤，只多饴糖一味耳。《千金》再加当归，名内补当归建中汤，其芍药亦仍是此数。前圣后贤，心心相印，未闻此两方亦发其表邪。"

[**凡按**] 再看桂枝加大黄汤中之大黄有没有泻下作用？方中大黄仅有二两，分三次服下，既无开拓气分的药物协同，又无直行而下的药物相济，大黄虽有荡涤之意，实无通便之力，只能随从桂枝芍药入脾络，下瘀血，安和五脏以止痛，与它在承气汤的地位、条件迥异。如见桂枝就与解太阳之表联系，见大黄就与攻下阳明腑实联系，岂不是胶柱鼓瑟！

[**方药**]

1. 桂枝加芍药汤

桂枝三两,去皮　芍药六两　甘草二两,炙　大枣十二枚,擘　生姜三两,切

上五味，以水七升，煮取三升，去滓，温分三服。本云：桂枝汤，今加芍药。

2. 桂枝加大黄汤

桂枝三两,去皮　大黄二两　芍药六两　生姜三两,切　甘草二两,炙　大枣十二枚,擘

上六味，以水七升，煮取三升，去滓。温服一升，日三服。

[**选注**] 柯韵伯：腹满时痛，下利之兆，大实而痛，是燥屎之征。桂枝加芍药，小试建中之剂；桂枝加大黄，微示调胃之方。

《方极》：桂枝加芍药汤，治桂枝汤证而腹拘挛剧者。

《伤寒总病论》：小建中汤不用饴糖，故芍药为君，止痛复利邪故也。

陆渊雷：太阳误下，腹部之神经肌肉起挛缩……故与桂枝汤以解表，倍加芍药以治其挛痛也。（按：桂枝汤内证得之化气调阴阳）

汪苓友：桂枝加大黄汤，仲景虽入太阴经例，实则治太阳阳明之药也。与大柴胡汤治少阳阳明证义同。

《类证活人书》：关脉实，腹满，大便秘，按之而痛者，实痛也，桂枝加大黄汤。

《济阳纲目》：桂枝加大黄汤，治腹中寒热不调而大痛。

冉雪峰：桂枝为群方之魁，泛应曲当，可以和外，可以和内。究之温煦暖营，是为温法。加芍药，加大黄，是为寓下法于温法之中，适合太阴下而不下、不下而下意旨。桂枝而纳入大黄，定法中有活法，大黄而融入桂枝，活法中又有定法。反不失正，变不乖常，始终仍是用温，始终仍是禁下。

[原文] 太阴为病，脉弱，其人续自便利，设当行大黄、芍药者，宜减之，以其人胃气弱，易动故也。（280）

[提要] 举例说明中气虚弱之人用克伐药必须固护胃气。

[凡按] 本条是承上条用芍药、大黄而言，推断出方用大黄、芍药，脉必不弱，假使脉弱，虽有大实痛证，大黄、芍药的用量亦应适当减少。

[选注] 张令韶：曰便利，其非大实痛可知也，曰设当行，其不当行可知也。总之伤寒无分六经，一切皆以胃气为本。

程应旄：胃气弱，对脉弱言，易动，对续自便利言。

喻嘉言：此段叮咛，与阳明篇中互发，阳明曰不转矢气，曰先硬后溏，曰未定成硬，皆是恐伤太阴脾气。此太阴证而脉弱便利，减用大黄、芍药，又恐伤阳明胃气也。

陆渊雷：阳明太阴，皆是肠病，古人每指肠曰胃，故阳明燥结为胃家实，太阴自利为胃气弱，本自直捷了当。

冉雪峰：太阴禁下，提纲已明白昭示，经论后三条，利用下，奇正相衡，常变互用。前之一条（278条），（脾家实）腐秽当去，是诠其下之理。次之一条（279条"大实痛"），纳（大黄于）桂枝中，是定其下之法。末之一条（即此条），当行宜减，是妙其下之用。观其脾家实，须顾其胃气弱，密而再审，慎之又慎。

三、太阴病辨证

[原文] **太阴病,脉浮者,可发汗,宜桂枝汤。(276)**

[提要] 太阴病兼表证的治法。

[选注] 柯韵伯:太阴主里,故提纲皆属里证……里有寒邪当温之,宜四逆辈。表有风热可发汗,宜桂枝汤。太阳有脉沉者因于寒,寒为阴邪,沉为阴脉也。太阴脉浮者,因乎风,风为阳邪,浮为阳脉也……用桂枝汤者,以太阴是里之表证,桂枝是表之里药也。

徐灵胎:太阴本无汗法,因其脉独浮,则邪仍在表,故亦用桂枝,从脉不从症也。

陈修园:时说以桂枝汤为太阳专方,而不知亦阴经之通方也。又以为治自汗之定法,而不知亦治无汗之变法也。

唐容川:太阴病,是指腹满,湿气为病也。湿在内,脉当沉,今脉浮者,是湿从外至,仍欲外出之象,故用桂枝汤从中外托。

陆渊雷:既称太阴病,必有腹痛吐利诸证,尤以下利为主……舒氏主理中加桂枝(即桂枝人参汤耳)所见独是。

[原文] **伤寒发汗已,身目为黄,所以然者,以寒湿在里不解故也。以为不可下也,于寒湿中求之。(259)**

[提要] 辨寒湿发黄的证治及禁忌。

本条已释在第二章"四、阳明病辨证"。

[原文] **阳明病,脉迟,食难用饱,饱则微烦头眩,必小便难。此欲作谷瘅**①**。虽下之,腹满如故,所以然者,脉迟故也。(195)**

【注】①瘅,成本作疸,义同。

[提要] 阳明中寒欲作谷瘅的证候及禁例。

[凡按] 阳明病,脉应洪大或沉实,今脉迟(必迟而无力)而复见小便难,可知脾胃虚弱,无力运湿,若迁延失治,寒湿火郁,可进而累及肝胆,成为谷瘅。

文中点出"脉迟"便是分析的着眼处,这是因为腹满的矛盾主导方面不是实热,故成无己解释说:"热实者,下之则愈。脉迟为热气未实,虽下之,腹满亦不减也。"这段文字生动地示人诊病应如何掌握其内在矛盾,以及如何去寻求矛盾的主导方面。

[选注]《诸病源候论》:谷瘅之状,食毕头眩,心忪怫郁不安而发黄。由失饥大食,胃气冲熏所致也。

尤在泾:脉迟者,气弱而行不利也。气弱不行,则谷化不速,谷化不速,则谷气郁而生热,其热上冲,则作头眩,气上冲者不下走,则小便难。而热之郁于中者,不得下行浊道,必将蒸积为黄,故曰欲作谷瘅。然以谷气郁而成热,而非胃有实热,故虽下之,而腹满不去,不得与脉数胃实者同论也。

陆渊雷:此条亦见《金匮》黄疸病篇。盖杂病,非急性热病也。其证不过脉迟腹满,食难用饱而小便难,乃太阴寒湿之病,故下之不效。何以知其腹满?下文云,虽下之,腹满如故,知未下之前,固已腹满矣。柯氏于"脉迟"下补"腹满"二字,然古文本有互文见义之例,不必补矣。食难用饱者,非不能饱,但饱食后苦微烦头眩耳。此因消化力衰减,胃有积水之故……末二句,意谓脉迟者,虽腹满,不可下,然大承气证正多脉迟者,不可执一而论。

方有执:迟为寒,不化谷,故食难用饱;谷不化,则与热搏,湿郁而蒸,气逆而不下行,故微烦,头眩,小便难也。瘅,黄病也。谷瘅,水谷之湿,蒸发而身黄也。下之徒虚胃气,外邪反乘虚陷入,所以腹满仍旧也。

冉雪峰:本条脉迟,为寒为热,各是其说,不知大承气证,率多脉迟。岂可仍训为寒,只因寒之一字,难饱,微烦,头眩,小便难,谷瘅,腹满等证,注家均偏向寒的方面解释。然而,此可与前固瘕条互参,彼为寒,故欲作固瘕(191)。此为热,故欲作谷瘅。天下未有无热而成瘅者。此脉之所以迟,瘅之所以作,条文本自明白,其奈愈解愈纷何。

[凡按]湿热黄疸,常见迟脉,不能胶于脉法,而应活于脉理。

[原文]**伤寒脉浮而缓,手足自温者,是为系在太阴,太阴者,身当发黄;若小便自利者,不能发黄。至七八日,大便鞕者,为阳明病也。**(187)

[提要]太阴病转属阳明的临床特征。

[选注]喻嘉言:脉浮而缓,本为表证,然无发热恶寒外候,而手足自温者,是邪已去表而入里。其脉之浮缓,又是邪在太阴,以脾脉主缓故也。邪入太阴,势必蒸湿为黄,若小便自利,则湿行而发黄之患可免。但脾湿既行,胃

益干燥,胃燥则大便必硬,因复转为阳明内实而成可下之证也。

陆渊雷:读之可以知三事焉。太阴阳明,部位本同,所异惟在寒热。昔人以太阴为脾,阳明为胃,乃沿袭《内经》之误,此其一;黄疸病之治愈,黄色素必以小便为依归,此其二;同一脉象有数种病,故诊病不得仅凭脉,此其三。此条盖有阴寒证候,而手足不冷,大便微利者,故不系少阴而系太阴。手足自温者,言不逆冷也。至七八日大便硬,明七八日之内本微利也。寒证微利者,例称太阴。其实是小肠发炎,蠕动过速,肠内容物不及吸收之故。若炎症延及十二指肠者,常发黄疸,以十二指肠为容受胆汁之处也,故曰太阴身当发黄。排除血液中之有害物质,职在肾脏,观乎黄疸病人之小便奇黄,而茵陈以利小便治疸,可以知矣……故曰小便利者不能发黄。七八日后,或由药力,或正气自复,寒证化热,大便因硬。病虽仍在小肠,然寒则太阴,热则阳明,故为阳明病。脉浮而缓者,《金匮》黄疸病篇亦以寸口脉浮而缓为瘀热发黄之脉,与此条契合,是知浮缓之脉,或属太阴,或属太阳桂枝证,不凭外证,何由识别? 自叔和作俑于前,俗师盲从于后,相矜以三指识病,可叹也。

恽铁樵:阳黄之病,皆胆汁混入血中所致。胆居肝短叶内,胆汁司消化,从输胆管达十二指肠,与胰腺分泌物,合营为消化最重要之区,肝脏之胆中为其源,十二指肠为其委,无论源或委,及输胆管有异常时,皆能发黄。伤寒之发黄,颇类西医籍所谓急性热性黄疸。盖病慢性者,多不发热,伤寒之黄,则因热也。发热之疸病,多便闭溲难,脾脏较大。与本条系在太阴,身当发黄,小便自利者,不能发黄之说正合。

[凡按] 恽氏联系现代医学黄疸形成的病理进行讨论,可备参考。

[原文] **伤寒脉浮而缓,手足自温者,系在太阴。太阴当发身黄;若小便自利者,不能发黄。至七八日,虽暴烦下利日十余行,必自止,以脾家实,腐秽当去故也。**(278)

[提要] 太阴病转愈的临床表现及其机制。

[选注] 喻嘉言:前阳明篇中不能发黄,以上语句皆同,但彼以胃实而便硬,其证复转阳明;此以脾实而下秽腐,其证正属太阴耳。至七八日暴烦下利日十余行,其证又与少阴无别,而利尽秽腐当自止,则不似少阴之烦躁有加,下利漫无止期也。

汪苓友：成注云下利烦躁者死，此为先利而后烦，是正气脱而邪气扰也。兹则先烦后利，是脾家之正气实，故不受邪而与之争，因暴发烦热也。下利日十余行者，邪气随腐秽而得下泄也，以故腐秽去尽，利必自止，而病亦愈。

陆渊雷：今暴烦下利，乃正气奋起驱除肠中之有害物，故云脾家实，腐秽去。实，谓正气恢复也。

李克绍：本条下利十余行，好像太阴里证已现，病情加重，但在下利的同时，伴有暴烦，这就可以断定不是病情加重，而是阳回的吉兆。因为在三阴的阴寒证中，凡是只烦不燥的，都是阳进阴退，没有死证。其所以腹泻频剧，也是脾阳充实，祛寒化湿，有似冰雪在阳光下消融，所以利后患者亦必精神慧爽，周身轻松，与阴盛阳衰的虚寒下利是不同的。

冉雪峰：此条出提纲范围之外，条文层层剥剥。曰手足自温，小便自利，下利十余行必自止。三"自"字当深味。曰当发身黄，秽腐当去，两"当"字亦当着眼。脉浮缓，在太阳为中风，此隶伤寒，不曰浮缓，曰浮而缓，而字须注意。此条与上条（187）同，彼条是既系太阴，又转为阳明，此条是已近阳明，仍复系太阴。一经重述，发人深思。

[凡按]"脾家实"，指脾阳恢复正常，与"胃家实"为胃肠邪实的概念不同，应明确区分，不能淆混。（参见表48）

章太炎说："论中脾与胃本通称。"观此二条，一云"大便硬为阳明"，一云"脾家实腐秽当去"，可知脾胃强者，抵抗力亦强，故易祛病外出。又知阳明实证易医亦易愈。故陆九芝先生谓"阳明无死证"，正谓此耳。若阳明急下证，坐误失下之机，是医者无胆无识之过也，非病死亡也。

表48　太阴病同中之异

太阴病同中之异	同→	伤寒，脉浮而缓，手足自温者，是为系在太阴。太阴者，身当发黄，若小便自利者，不能发黄
	异	187条：至七八日，大便鞭者，为阳明病也（湿郁过久，化热化燥，转属阳明）
		278条：至七八日，暴烦下利……必自止，以脾家实，腐秽当去（即"气内复而机自行"之义）

[原文] 太阴中风，四肢烦疼，脉阳微阴涩而长者，为欲愈。（274）

[提要] 太阴中风的主证及欲愈候。

[选注] 成无己：太阴，脾也，主营四末。太阴中风，四肢烦疼者，风淫末疾也。表邪少则微，里向和则涩而长。长者阳也，阴病见阳脉则生，以阴得阳则解，故云欲愈。

柯韵伯：风为阳邪，四肢为诸阳之本。脾主四肢，阴气衰少，则两阳相搏，故烦疼。脉涩与长，不是并见。涩本病脉，涩而转长，故病始愈耳。风脉本浮，今而微，知风邪当去。涩则少气少血，今而长，则气治，故愈。四肢烦疼，是中风未愈前证；微涩而长，是中风将愈之脉。宜作两截看。

[凡按] 脉涩而长，是否同时并见？柯氏认为不是并见，而是由涩转长，较为合理。

四、辨太阴病脉证并治之小结

太阴的病理既然是寒湿，就和阳明病的燥热相反。二者虽然都有腹满证，但是阳明病的腹满属实，不吐不利；太阴病的腹满属虚，自吐自利，而且越吐越虚寒，腹满也越重。阳明病口渴，太阴病不渴，可见太阴病是阳明病的反面。即：实则阳明，虚则太阴；热则阳明，寒则太阴；燥气有余，湿气不足，便是阳明病；湿气有余，燥气不足，便是太阴病。二者是一个事物的两个方面，所以二经相表里。

太阴病的主证是腹满时痛，吐利不渴，食不下（如273和277条），脉迟（如195条）、缓（187条）、弱（如280条）。太阴病的主方，后世注家一致认为是理中汤。但此方不见于太阴病篇，而见于霍乱病及差后劳复病篇。因此，必须把它们结合起来，才能使其方证相符。277条"自利不渴者，属太阴，以其脏有寒故也，当温之"明确地指出了太阴脾脏虚寒的病机及其主证和治法。至其所谓"宜服四逆辈"，则应结合159条"医以理中与之……理中者，理中焦"和386条"寒多不用水者，理中丸主之"来考虑，从古本《伤寒杂病论》改为"宜服理中四逆辈"，并以理中汤为主。此方用干姜温脾以祛寒，白术燥脾以化湿，人参、炙甘草补脾以益气。太阴病属寒湿证，故以温化寒湿为治疗原则，因而此方成为太阴病的主方。从霍乱病篇不载腹痛来看，可见是因寒湿犯中，太阴脾阳虚极，无力与邪抗争所致。这种太阴脾脏虚寒的重证，常因病并少阴而见肢厥脉微等危候，后人多在理中汤中加入附子，合理中、四逆于一炉，以两温脾肾。（参李克绍、万友生说）

喻嘉言：仲景《伤寒论》在六经中，惟太阴经，文止九条，方止二道。后人致惜其非全书，昌细绎其所以约略之意，言中风即不言伤寒，言桂枝即不言麻黄，言当温者则曰宜四逆辈，全是引申触类之妙，可见治法总不出三阳外，但清其风寒之原，以定发汗解肌，更于腹之或满或痛间，辨其虚实，以定当下当温而已，了无余义矣。自非深入阃奥者，孰能会其为全书也哉。

胡章级：太阴脾经之法，散见于六经耳，六经之证未有能外太阴者，以脾为一身之主也。脾气强健，何病不愈？否则诸法皆不验矣。

第五章　辨少阴病脉证并治

陈修园：少阴病本热而标寒，上火而下水，神之变，精之处也。论中言少阴自得之病，或得太阳之标，或得君火之化，或得水阴之气；或在于表，或在于里，或在于经，或归于中土，不可执一而治也。但明神机枢转，上下出入之至理，故其方亦有寒热攻补表里之不同。据陈说，可知少阴病包括了水火不同的两种病证。少阴病提纲，实已包括"心力不振"和"伏火内炽"的两种证候，六经之中，唯独少阴病中多列死证。若果是阴证，便是心力不振，若果是阳证，便是热邪深入，生命已到危急关头。因此，少阴病之脉微细，但欲寐，也不能单纯地就理解为"寒"证。如温热病中"逆传心包"之阳证，又何尝不出现这种脉证？即如三急下之的病状，乍看了"脉微细，但欲寐"（少阴病），是何等像阴证，但细察之，又有"口燥咽干""自利清水，色纯青，心下必痛，口干燥""六七日腹胀不大便"等证，于是医者就能看清问题，是"大实有羸状"，而最终用大承气汤下之。若死板地以三阳为热，三阴为寒，不免失掉仲景书的真意。

少阴包括心肾二脏，既主火，亦主水，少阴病也确有阳虚阴盛、邪从寒化和阴虚阳盛、邪从热化两种转归。但以心肾阳虚的虚寒证为少阴病主体。如《伤寒论译释》说："少阴病则为心肾阳虚，一派阴霾之气，弥漫内外，故有四肢厥逆，恶寒蜷卧，下利清谷，精神困顿等严重的阴盛阳微现象，所以说少阴病是全身性虚寒证。"当然少阴病也讨论了阴虚热化证。但是心肾阳虚为少阴病之常，心肾阴虚为少阴病之变。

何志雄：病至少阴，病情已到了正气难以支持的阶段，所以危象环生，不是亡阳，便是亡阴。故少阴病通篇俱著眼于一个"虚"字。

徐灵胎："夫六经现症，有异有同。后人见阳经一证，杂于阴经之中，以为宜改入阳经之内，不知阴经亦有此证也。人各是其私，反致古人圆机活法，泯没不可问矣！"这话是值得我们深思的。

一、少阴病提纲

[原文] 少阴之为病，脉微细，但欲寐也。（281）

[校勘] 山田正珍："但"字下脱"恶寒"二字，当补之……但恶寒者，所谓无热恶寒即是也。

[提要] 少阴寒化证提纲。

[凡按] "微，薄也，属阳虚；细，小也，属阴虚。但欲寐者，卫气行于阴而不行阳也。此是少阴病之提纲，凡称少阴病，必见但欲寐之证据，而其脉或微或细，见一即是，不必并见。"但不囿于这一范围，除了注意其但欲寐、脉微细外，还须注意其他见证，如二便通利否，手足逆冷否，以及舌象等情况，综合分析，才能全面。

"但欲寐"是指委靡不振，若明若昧的精神状态。尤在泾云："多阳者多寤，多阴者多寐。"可见但欲寐应为阳虚之反映。303条黄连阿胶汤证为少阴虚火旺盛的代表条文，其主要症状为"心中烦，不得卧"，这与"但欲寐"的精神状态正好形成鲜明的对照。

[选注] 丹波元简：太阳病，十日以去，脉浮细而嗜卧者，外已解也。此当以脉浮沉而别阴阳也。

刘鹤一：少阴病，脉微细，但欲寐者，此寐决非嗜睡，而是欲寐而实不成寐，临证又常伴畏光、蜷卧之状，当以合看，切勿将嗜睡看作欲寐，而作毫厘千里之别治也。

《精神病广义》：此证日夜昏沉欲寐，脉来微细欲绝，此乃心脏衰弱，血压低落之故，治宜强心兴奋之剂。若困于温热内陷，痰迷心窍者，亦有此种病状，惟其脉必见沉细数滑，按之有力，治法以清热开闭为主，不可混也。

舒驰远：外邪挟水而动，阳热变为阴寒则阴盛，故但欲寐；外邪挟火而动则阳盛，故烦躁不得卧。此以但欲寐和躁不得卧相鉴别，指出寒化、热化的不同，可为辨证一助。

程应旄：前太阴，后厥阴，俱不出脉象，以少阴一经，可以该之也。少阴病六七日前，多与人以不觉，但起病喜厚衣近火，善瞌睡。凡后面亡阳发躁诸剧证，便伏于此处矣。

[原文] 少阴病，欲吐不吐，心烦，但欲寐，五六日自利而渴者，属少阴也，虚故引水自救；若小便色白者，少阴病形悉具，小便白者，以下焦虚有寒，不能制水，故令色白也。(282)

[提要] 少阴虚寒证的辨证要点。

[选注] 成无己：自利不渴者，寒在中焦，属太阴，此自利而渴，为寒在下焦，属少阴；肾虚水燥，渴欲引水自救，下焦虚寒，不能制水，小便色白也……此下利虽渴，然以小便色白，明非里热，不可不察。

喻嘉言：自利而渴，加以口燥舌干，引水自救，似乎传经热病之形悉具。然肾热则水道黄赤，若小便色白，又非肾热证，乃下焦虚寒，不能制水，仍宜从事温法。

柯韵伯：少阴从火化，故自利而渴。少阴主下焦……下焦虚……故心烦而渴。关门不闭，故自利……然必验小便者……热则黄赤，寒则清白也。若不于此详察之，则心烦而渴，但治上焦之实热，而不顾下焦之虚寒，则热病未除，下利不止矣。

《伤寒论释义》：本条分两节讨论，自"少阴病"至"虚故引水自救"为一节，是叙述少阴阳虚的吐利证状；"小便色白者"至"故令色白也"为一节，为诊断阳虚甚的重要依据。

恽铁樵：小便白，疑"白"字当作"清"字解，魏念庭释作尿色淡白，是清而不黄之谓。就经验上言，清溲是下焦无热，与经文下焦虚寒义合，若溲白如乳汁，反是热矣。

[凡按] 俞根初在伤寒总诀中说："少阴兼心包证，初起发热，即神呆不语，欲寐而不得寐，心烦躁扰，口干舌燥，欲吐黏涎而不吐……"这就是对本条经文第一节最好的注脚。

从"引水自救"看，水字本身就含有寒、凉的意义。如《孟子》说："冬日则饮汤，夏日则饮水。"足证古人所说的水汤是有凉暖区别的。"虚故饮水自救"，此为阴虚口渴，是渴喜冷饮。

从"小便白"看，在第二节"若小便色白者"一语中，就可看出，是衬托第一节经文中，患者的小便必是黄赤的。《伤寒论》文字精简，含义深长，论中所有的前置词或假设词，绝对不是等闲文字。"小便色白者"前的"若"字，即带有肯定性的意思。如果，第一节与第二节，小便都是白色的，何以不在第一节说明，反而要在第二节开始就说明呢？且本条经文中，独言小便白色，是鉴别诊断的重要依据。所以，从小便上来看，本条第一节经文所叙述的也是少阴虚热证。

从"下焦虚有寒"来看,即形似第一节"少阴病"的肾气虚寒,亦即第二节经文所叙述的这样一类病型。总之,本条经文,叙述了两种病型。第一种,即第一节经文所指的,属温病范围内的少阴邪从火化的虚热证;第二种,即第二节经文所论的形似手少阴病,实质是足少阴病,是"上焦虚热、下焦虚寒"的一类病型,即"上虚无阴以济,总由下虚无阳以温"。仲师何以在这条经文中描述这二种病型?因为,①第二条经文作为第一条提纲的辅助提纲,它羽翼了提纲,补充了提纲之不足。②是提示后人,少阴病不但有阳虚的寒证,也有阴虚的热证,既有伤寒,也有温病。③仲师独指小便颜色,以鉴别虚热与虚寒,是宜引起注意的。(见表49)

表49 少阴病虚热证与虚寒证

少阴病但欲寐,自利而渴

- 欲吐不吐,心烦,虚故引水自救,此属上焦有热,热从阳化,必小便赤涩(虚热证)
- 少阴病形悉具,若小便色白者,以下焦虚有寒,寒从阴化,不能制水,故令色白(虚寒证)

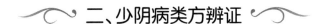

二、少阴病类方辨证

(一)四逆汤类

四 逆 汤

[原文]既吐且利,小便复利而大汗出,下利清谷,内寒①外热,脉微欲绝者,四逆汤主之。(389)

【注】①"内寒"《玉函》作"里寒"。

[提要]吐利后,里寒外热的证治。

[选注]钱潢:吐利,则寒邪在里。小便复利,无热可知,而大汗出者,真阳虚衰而卫气不密,阳虚汗出也。下利清水完谷,胃寒不能杀谷也。里寒外热,非表邪发热,乃寒盛于里,格阳于外也,阴寒太甚,阳气寝微,故脉几欲绝也。急当挽救真阳,故以四逆汤主之。

317条云:"少阴病,下利清谷,里寒外热,手足厥逆,脉微欲绝……通脉四逆汤主之。"370 条云:"下利清谷,里寒外热,汗出而厥者,通脉四逆汤主之。"

丹波氏:案据少阴篇、厥阴篇之例,此条所主,当是通脉四逆汤。

山田氏:此是虚寒盛于内,而阳气脱去也。"四逆"上脱"通脉"二字也。

陆渊雷:此条属通脉四逆汤证,二君之说并是。复利,当作不利,验之霍乱病者,小便皆不利,若小便利,病已向愈矣。

吴人驹:既吐且利,而大汗出,则泄路尽开,而小便又复利,云复利者,反不欲其利而为收藏之地也。按:"泄路尽开"一语可谓道尽本条旨意,阳气虚极则阴不内守,此小便复利而大汗出之所由来,故治疗着重在回阳以固脱。

[方药] 四逆汤

甘草二两,炙　干姜一两半　附子一枚,生,去皮,破八片

上三味,以水三升,煮取一升二合,去滓,分温再服,强人可大附子一枚、干姜三两。

[选注] 冉雪峰:四逆汤为少阴正药,乃温肾回阳之主方。本乎天者亲上,故清热药多从上始;本乎地者亲下,故温寒多从下始。附子生用,温肾力大;干姜温中承接以佐之。人之阳气,资始于肾,资生于胃,故两者并重,从化源资始资生处着力。佐甘草和中,以为起下之本。平平斡旋,缓不伤急。柯韵伯谓"此方必有人参",不知人参味苦液浓,阴气较重,混入剂中,反缓姜附回阳之功。本方标名四逆,已将主治大眼目揭出,先其所急,将焉用参。至本方用参,如茯苓四逆汤、四逆加人参汤等,仲景原有其例;甚至人尿、猪胆汁亦加,何况人参。但此在厥已回,阳已复之后;若正当救逆回阳,此际则不须此。陈修园谓仲景《伤寒论》用人参者十七方,而回阳方中,决不加此阴柔之品,殊有见地。

徐灵胎:四逆、理中皆温热之剂。而四逆一类,总不离姜附以通阳也,治宜下焦。理中一类,总不离白术以守中也,治宜中焦。余药皆相同,而功用迥别。

[凡按]《伤寒论》四逆汤证 11 条(91、92、225、323、324、353、354、372、377、388、389),其外证则恶寒发热,或大汗出,身体痛,四肢痛,手足冷,或脉浮而迟,或脉微欲绝;内证则腹满,腹胀,下利清谷,小便自利,或吐利交作。其病机则为脾肾阳衰。故尤氏谓:"四肢拘急,手足厥逆,虚冷之著于外也;下利清谷,脉微欲绝,虚冷之著于内也。"此虽有发热,必喜近衣被。故身热为阳格之假象,恶寒为虚冷之真谛也。故以四逆汤祛内盛之阴,复外散之阳。附

子无干姜不热,本方姜附合用,相得益彰。而甘草调中补虚,因"附子性悍,独任为难,必得大甘之品,如人参、熟地、甘草之类,皆足以制其刚而济其勇,以培补之,无往不利矣。"

[原文] 大汗出,热不去,内拘急,四肢疼,又下利厥逆而恶寒者,四逆汤主之。(353)

[提要] 阳虚阴盛寒厥的辨治。

[选注] 陆渊雷:大汗出则体温放散,身热当去,今热不去,明其热是格阳之热,热在头面,下文云厥逆,知手足不热也,内拘急,旧注皆谓腹内拘急(如汪苓友云:此寒气深入于里,寒主收引,当是腹以内拘急)。验之病者,四逆证腹内拘急者甚少,惟方氏谓亡津液而骨节不利,意指四肢拘急,则霍乱四逆证常见之,所谓转筋者是也。山田氏云:"此证而脉微欲绝者,通脉四逆汤所主。"

尤在泾:此过汗伤阳,病本热而变为寒之证。大汗出,热不去者,邪气不从汗解,而阳气反从汗亡。阳气外亡,则寒冷内生,内冷则脉拘急而不舒也(即《经》所谓诸寒收引也)。四肢者,诸阳之本,阳虚不足,不能实气于四肢,则为之疼痛也。甚至下利厥逆而恶寒,则不特无以内守,亦并不为外护矣。故必以四逆汤救阳驱阴为主。余谓传经之热,久亦成阴者,此类是也。

陈平伯:仲景辨阳经之病,以恶热、不便为里实;辨阴经之病,以恶寒、下利为里虚,不可不知。

[原文] 大汗①,若大下利而厥冷者,四逆汤主之。(354)

【注】①《玉函》《千金翼》"汗"下有"出"字。

[提要] 误治伤阳,阳衰阴盛致厥的证治。

[选注] 尤在泾:此亦阳病误治而变阴寒之证,成氏所谓大汗若大下利,表里虽殊,其亡津液损阳气一也。阳虚阴胜,则生厥逆,虽无里急下利等证,亦必以救阳驱阴为急。

程扶生:不因汗下而厥冷者,用当归四逆;因汗下而厥冷者,用四逆。此缓急之机权也。

喻嘉言:此证较上条无外热相错,其为阴寒易明。然既云大汗、大下,则阴津亦亡,但此际不得不以救阳为急,俟阳回尚可徐救其阴,所以不当牵制也。

周禹载：喻云，俟阳回尚可徐救其阴，所以不当牵制。岂知回阳即所以救阴乎？如果阴亡，则仲景早用四逆加人参法已。

[原文]　**脉浮而迟，表热里寒，下利清谷者，四逆汤主之。**（225）

[提要]　此表热里寒的证治。

[选注]　成无己：浮为表热，迟为里寒，下利清谷者，里寒甚也，与四逆汤温里散寒。

张隐庵：此论阳明之有虚寒也。脉浮而迟，浮为表虚，迟为里寒，乃下焦生气，不上合于阳明，故表有阳明之热，里有少阴之寒。生气不升，故下利清谷，宜四逆汤，启少阴之生阳，助阳明之土气。

钱潢：此与少阴厥阴，里寒外热同义，若风脉浮而表热，则浮脉必数。今表虽热而脉迟，则知阴寒在里，阴盛格阳于外而表热也，虚阳在外，故脉浮，阴寒在里，故脉迟，所以下利清谷，此为真寒假热。凡按：是虚性兴奋，本条虽在阳明篇，确是少阴病。

程应旄：不妨从三阴例，温之以四逆汤矣。

[原文]　**少阴病，脉沉者，急温之，宜四逆汤。**（323）

[提要]　少阴病脉沉，治宜急温。

[凡按]　本条文字很少，必须深入理解，如仅仅根据脉沉即据脉定治，是不符合脉证合参原则的。许多注家皆认为这是举脉略证，应当同时具有下利清谷、四肢厥冷等证。然而，统观少阴病篇全文，主张"急温"仅此一条，即使阴盛格阳的通脉四逆汤证，也没有明确指出急温，可知典型的亡阳厥脱证，皆病势危急，自会全力去救急，但是当亡阳厥脱的证候尚不显著时，医者容易忽略，及至险象卒至，虽经急救，也难保十全。如果能于亡阳之前，急与温阳，岂不事半功倍。这里的"急温"，就是从延误病机的失败教训中总结出来的经验。《易》云"履霜坚冰至"，脉沉，正是心肾阳虚的信息，采用"急温"，具有防患未然的积极意义。

况且脉沉仅说明病为在里，而不能准确地表明是虚是实。因此，必须结合脉形的大小，脉力的强弱。如果脉沉大有力，绝对不能用温，误温定会发生严重的后果。此条脉沉可与提纲证结合起来看，必然是沉而微细，还应伴有但欲寐的病情，才能确诊心肾阳虚，急温以四逆汤。总之，这是仲景示人以见微知著的辨证方法，应当全面认识。

本方借用处亦多，太阳用之以温经救里，太阴用之以治寒湿，少阴用之以救元阳,厥阴用之以回薄厥,各有取义,各有适应。不得以一端之理,执以概全体;亦不得他处借用,反掩其本能。宜辨证真确,整个贯通。(参见表50)

[选注] 尤在泾:此不详何证,而但凭脉以论治,曰"少阴病,脉沉者,急温之,宜四逆汤",然苟无厥逆、恶寒、下利、不渴等证,未可急与温法,愚谓学者当从全书会通,不可拘于一文一字之间者,此又其一也。

《医林集要》:干姜附子汤(即本方)治伤寒阴证,唇青面黑,身背强痛,四肢厥冷,及诸虚沉寒。

《济生方》:姜附汤(即本方),治五脏中寒口噤,四肢强直,失音不语,或卒然晕闭,手足厥冷者。

岳美中:急性心肌梗塞猝心痛时,患者面色苍白,心悸气短,恶寒冷汗,四肢厥逆或疼痛,或下利清谷,甚则肢端青紫,唇青面黑,舌质紫暗,大、小便不禁,脉微欲绝或见结代。

表50　四逆汤证共同症状、特殊表现与治法

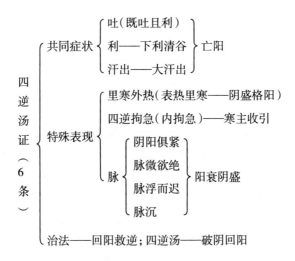

[医案] 罗谦甫治省掾曹德裕男妇。三月初,病伤寒八九日,请罗(谦甫)治之,脉得沉细而微,四肢逆冷,自利腹痛,目不欲开,两手常抱腋下,昏嗜卧,口舌干燥,乃曰:前医留白虎加人参汤一帖,可服否?罗曰:白虎虽云治口燥舌干,若执此一句,亦未然,今此证不可用白虎者有三,《伤寒论》云,立夏以前,处暑以后,不可妄用,一也;太阳证,无汗而渴者,不可用,二也;况病人阴

证悉具,其时春气尚寒,不可用,三也。仲景云,下利清谷,急当救里,宜四逆汤,遂以四逆汤五两,加人参一两,生姜十余片,连须葱白九茎,水五大盏,同煎至三盏,去渣分三服,一日服之,至夜利止。手足温,翌日大汗而解,继以理中汤数服而愈。(《古今医案按》)

[原文] 病发热头痛,脉反沉,若不差,身体疼痛,当救其里,宜四逆汤。(92)

[提要] 辨表里同病,舍证从脉,先里后表治法。

[选注] 尤在泾:发热身疼痛,邪在表也,而脉反沉,则脉与病左矣,不差者,谓以汗药发之而不差也。以其里气虚寒,无以为发汗散邪之地,故与四逆汤,舍其表而救其里,如下利身疼痛之例也。

[凡按] 91 条(见太阳篇)与 92 条均为表里同病,里病为虚寒性质,且里病急而重,然 91 条为太阳病误下,邪陷少阴,形成太少同病,而 92 条则未经误治,起病即见头痛发热而脉沉,为太阳少阴两感证。可见两条大同小异,由于总的病机相同,故均采取先救其里的治则,宜用四逆汤。以后是否再用桂枝汤,则要根据里阳恢复后,表证能否自解而定。但脉沉,实概括了伏而未见的虚寒重证,是矛盾的主要方面;发热、头痛、身体痛等证虽然显露,但为一般表证,是矛盾次要方面,故取其脉而舍其证,治其里而冀其表自解。正如张路玉说:"与四逆汤回阳散寒,不解表而表解矣。"张氏更明确指出:脉沉是正气虚陷所致,若与 323 条"少阴病,脉沉者,急温之,宜四逆汤"互参,其意更明。

[原文] 呕而脉弱,小便复利,身有微热,见厥者难治,四逆汤主之。(377)

[提要] 阴盛阳虚之呕逆辨治。

[选注] 尤在泾:脉弱便利而厥,为内虚且寒之候。则呕非火邪,乃是阴气之上逆;热非寒邪,乃是阳气之外越矣。故以四逆汤救阳驱阴为主。然阴方上冲而阳且外越,其离决之势,有未可即为顺接者,故曰难治。

汪苓友:上证用四逆汤者,以附子散寒,下逆气,补命门之火,上以除呕,下以止小便,外以回厥逆;干姜温中除呕,敛阳气,使身不微热,炙甘草温中补气,大治胃虚寒作呕。总而言之,四逆汤虽治三阴厥逆,其力大能温肾,使水温,斯肝木之寒得解,木柔土暖而呕立止,泌不诬矣。

[凡按] 温肾水以解肝寒,与滋肾水以养肝木,恰成对照。

[原文] 少阴病,饮食入口则吐,心中温温欲吐,复不能吐,始得之,手足寒,脉弦迟者,此胸中实,不可下也,当吐之;若膈上有寒饮,干呕者,不可吐也,当温之,宜四逆汤。(324)

[提要] 少阴病膈上有寒饮与胸中实邪的辨证。

[选注] 尤在泾:肾者,胃之关也,关门受邪,上逆于胃,则饮食入口即吐,或心中温温(温同愠,心中自觉蕴结不适)欲吐,而复不能吐也。夫下气上逆而为吐者,原有可下之例,如本论之哕而腹满,视其前后,知何部不利者而利之,《金匮》之食已即吐者,大黄甘草汤主之是也。若始得之,手足寒,脉弦迟者,胸中邪实而阳气不布也,则其病不在下而在上,其治法不可下而可吐,所谓因其高者而越之也。若膈上有寒饮而致干呕者,则复不可吐而可温,所谓病痰饮者,当以温药和之也。故实可下,而胸中实则不可下,饮可吐,而寒饮则不可吐。仲景立法,明辨详审如此。

程应旄:寒在胸中,但不可下,而属实邪,温亦被格,但从吐治,一吐而阳气得通,吐法便是温法。若膈上有寒饮干呕者,虚寒从下上,阻留其饮于胸中,究非胸中之病也,直从四逆汤,急温其下矣。

汪苓友:理中之寒,寒在中焦,今者少阴病,寒自下焦而起,肾虚不能约束水液。故上溢于膈而为寒饮,方用四逆汤者,使直达下焦以治其本也。

四逆加人参汤

[原文] 恶寒脉微而复利,利止亡血也,四逆加人参汤主之。(385)

[提要] 辨霍乱吐利致亡阳脱液的证治。

[选注] 成无己:恶寒脉微而利者,阳虚阴盛也,利止则津液内竭,故云亡血。《金匮玉函》说:"水竭则无血,与四逆汤温经助阳。加人参生津液益血。"

张路玉:亡血本不宜用姜附以损阴,阳虚又不当用归芍以助阴,此以利后恶寒不止,阳气下脱已甚,故用四逆以复阳为急也。其所以用人参者,不特护持津液,兼阳药得之,愈加得力耳。

[方药] 四逆加人参汤

甘草二两,炙　附子一枚,生,去皮,破八片　干姜一两半　人参一两上四味,以水三升,煮取一升二合,去滓,分温再服。

[凡按] 可见人参入阳药中能补气回阳,入阴药中能补血生津,故阴虚阳虚者皆可用之。现有两种不同的《伤寒论》版本,通行本四逆汤无人参,而义疏本四逆汤有人参,从桂枝新加汤和白虎加人参汤证来看,可反证汗出亡阳、脉微、脱血之四逆汤证,仲景亦应当用人参矣。试观通脉四逆汤中列加减法说明:"利止脉不出者,去桔梗加人参二两。"柯氏谓人参通血脉,为不可少,即已启示其端矣。《景岳全书》热阵中,首列"四味回阳饮",其方即人参、制附子、炙草、炮姜,而人参用至一、二两,其余皆二、三钱不等。他并且说明此方是:"治元阳虚脱,危在顷刻者。"景岳创此方以人参为君。与柯韵伯之意正同。此说须与前389条四逆汤证再雪峰说互参。

[选注] 东垣:仲景法,病人汗后身热、亡血、脉沉迟者,下利身凉、脉微、血虚者,并加人参。古人血脱者益气……故补气须用人参,血虚者亦须用之。

张洁古:人参得干姜则补气……同附子、五味子治阳气脱,温肠胃中冷……同附子、干姜、肉桂治寒厥指爪青暗、便清蜷卧。

邹润安:人参为阴中之阳(药),惟其入阴,故能补阴,惟其为阴中之阳,故能入阴,使阴中之气,化为津不化为火。病后阴虚阳虚皆可用之。

[医案] 喻嘉言治徐国祯伤寒六七日,身热目赤,索水到前复置不饮,异常大躁,将门牖洞启,身卧地上,辗转不安,更求入井,一医急治承气将服。喻诊其脉,洪大无伦,重按无力。谓曰:是为阳虚欲脱。外显假热,内有真寒,观其得水不欲咽,而尚可咽大黄、芒硝乎? 天气燠蒸,必有大雨,此证顷刻一身大汗,不可救矣。于是以附子、干姜各五钱,人参三钱,甘草二钱,煎成冷服,服后寒战戛齿有声,以重绵和头覆之,缩手不肯与诊,阳微之状始著,再与前药一剂,微汗,热退而安。(《寓意草》卷一)

通脉四逆汤

[原文] 少阴病,下利清谷,里寒外热,手足厥逆,脉微欲绝,身反不恶寒,其人面色赤,或腹痛,或干呕,或咽痛,或利止脉不出者,通脉四逆汤主之。(317)

[提要] 阴盛格阳的证治。(见表51)

[选注] 尤在泾:此寒中少阴,阴盛格阳之证,下利清谷,手足厥逆,脉微欲绝者,阴盛于内也;身热不恶寒,面色赤者,格阳于外也。真阳之气,被阴寒所迫,不安其处,而游散于外,故显诸热象,实非热也。

表51 少阴病病机与症状

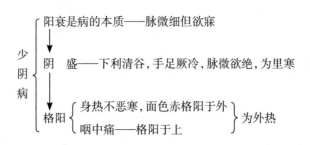

陆渊雷:盖体温散尽,机能停息,惟体魄独存耳。非有所谓真寒,亦非所谓阴盛也。夫人身所宝,惟在阳气。

喻嘉言:前条云脉暴出者死,此条云脉即出者愈,其辨最细。盖暴出则脉已离根,即出则阳已返舍,由其外反发热,反不恶寒,真阳尚在躯壳。然必通其脉,而脉即出,始为休征,设脉出艰迟,其阳已随热势外散,又主死矣。

[方药] 通脉四逆汤

甘草二两,炙　附子大者一枚,生,去皮,破八片　干姜三两,强人可四两

上三味,以水三升,煮取一升二合,去滓,分温再服。其脉即出者愈。面色赤者,加葱九茎。腹中痛者,去葱,加芍药二两。呕者,加生姜二两。咽痛者,去芍药,加桔梗一两。利止脉不出者,去桔梗,加人参二两。

[选注] 柯韵伯:葱体空味辛,能入肺以行营卫之气,姜附参甘得此以奏捷于经络之间,而脉自通矣。

雉间焕:此方,干姜君药也,于呕不止者,加粳米,又云,加葱白大有验,不拘面色。

陆渊雷:方氏、汪氏、钱氏,皆谓本方当有葱白,如白通之义。惟子炳(即雉间焕,字子炳)之言,出于实验,故从之。本方用葱白,不过引通阳气,其续脉之效,当在干姜。

冉雪峰:此方与四逆汤三药同,但加重干姜。上方名四逆汤,此方名通脉四逆汤,是其所以通,端在干姜,原无疑义。窃干姜守而不走,其何能通?而此能通者,盖谷入于胃,脉道乃行,中气鼓荡,是为行脉之本。若下焦脉绝,本为不治。但仅寒邪凝阻而脉不通,则加干姜温暖中气,以鼓舞之,兴奋体工,由中以达四末,脉即可复。不通之通,乃妙于通,仲景用干姜之神化如此。脉资生于中焦谷气,此方已求到资生源头,是此方通脉,较强心以复脉,尤深一层。

[原文] 下利清谷，里寒外热，汗出而厥者，通脉四逆汤主之。（370）

[提要] 真寒假热，阳气外亡的证治。

[凡按] 317条云："少阴病，下利清谷，里寒外热，手足厥逆，脉微欲绝，身反不恶寒，其人面色赤……通脉四逆汤主之。"虽一在少阴，一在厥阴，这两证是有共通性的。但总是虚阳欲脱的现象，所以都用通脉四逆汤。因此，本条也应有脉微欲绝，可以想见。

汪琥：下利清谷，为里寒也，外热，为身微热，兼之汗出，此真阳之气外走而欲脱也。前366条汗出为欲解，此条汗出而反厥，成注云阳气大虚也，与通脉四逆汤，以温经固表，通内外阳气。

通脉四逆加猪胆汁汤

[原文] 吐已，下断，汗出而厥，四肢拘急不解，脉微欲绝者，通脉四逆加猪胆汁汤主之。（390）

[提要] 霍乱吐利，阳亡阴竭的证治。

[选注] 陆渊雷：吐利已断，非病瘥也，体液已竭，无可复吐，无可复利故也，与四逆加人参汤之利止亡血同理。观其汗出而厥，四肢拘急不解，脉微欲绝，则病之危急可知。吴氏云：固为阳之欲亡，亦兼阴气亏损，故用通脉四逆以回阳，而加猪胆汁以益阴，庶几将绝之阴，不致为阳药所劫夺也。

[方药] 通脉四逆加猪胆汁汤

甘草二两，炙　　干姜三两，强人可四两　　附子大者一枚，生，去皮，破八片　　猪胆汁半合

上四味，用水三升，煮取一升二合，去滓，内猪胆汁，分温再服，其脉即来，无猪胆，以羊胆代之。

[凡按] 通脉四逆汤倍干姜，其复阳祛阴的功用，较四逆汤为强，但恐辛热太甚，反为阴寒所格，故取猪胆汁以为向导，即所谓热因寒用的治法。注家成氏、方氏、钱氏、《医宗金鉴》、丹波氏，均认为本方加猪胆汁为反佐以通其格拒，与吴氏之说不同，宜并观。

[选注]《方函口诀》：二方（谓通脉四逆及本方）共治四逆汤之重证，后世但用姜附汤、参附汤等单方，然甘草之设，有妙旨存焉，以其混和姜附之多量，故名通脉，以其分布地麦之滋润，故名复脉（谓炙甘草汤也），非漫然也。

张锡驹：每见夏月霍乱之证，四肢厥逆，脉微欲绝，投以理中四逆，不能取效，反以明矾少许，和凉水服之而即愈，亦即胆汁人尿之意。先贤立法，可谓周遍详明矣。霍乱用矾石，原见于华佗危病方。

白 通 汤

[原文] 少阴病，下利，白通汤主之。（314）

[选注] 陆渊雷：此证似四逆汤证而有头痛癫疾者，其方即四逆汤以葱白易甘草也，葱白治面目浮肿，伤寒头痛，见《本经》《别录》。

山田氏：由下条考之，此条下利下，脱"脉微者"三字，其方亦脱"人尿五合"四字，俱当补之。按：三阴病下利，有大同小异数证，不可不详也。凡三阴病，寒邪纵肆，阳气为是所郁闭，下利脉微者，乃白通汤所主也。其剧者，白通加猪胆汤所主也。寒邪太盛，阳气虚脱，下利清谷者，四逆汤所主也。其剧者，通脉四逆汤所主也。若夫真武汤，则有水气而下利者，乃用之。白通之用葱白，加猪胆，而不取甘草，岂非为闭之故乎？四逆之一主扶阳，岂非为脱之故乎？真武之用苓术，岂非为水之故乎？

[方药] 白通汤方

葱白四茎　干姜一两　附子一枚，生，去皮，破八片

上三味，以水三升，煮取一升，去滓，分温再服。

[选注] 钱潢：盖白通汤，即四逆汤而以葱易甘草，甘草所以缓阴气之逆，和姜附而调护中州，葱则辛滑行气，可以通行阳气而解散寒邪，二者相较，一缓一速，故其治亦颇有缓急之殊也。

白通加猪胆汁汤

[原文] 少阴病，下利，脉微者，与白通汤；利不止，厥逆无脉，干呕，烦者，白通加猪胆汁汤主之。服汤，脉暴出者死，微续者生。（315）

[提要] 阴盛戴阳证，服热药发生格拒的证治及预后。

[选注] 柯韵伯：下利脉微，是下焦虚寒，不能制水故也，与白通汤以通其阳，补虚却寒而制水。服之利仍不止，更厥逆，反无脉，是阴盛格阳也。如干呕而烦，是阳欲通而不得通也……法当取猪胆汁之苦寒为反佐，加入白通汤中，从阴引阳，则阴盛格阳者，当成水火既济矣。脉暴出者，孤阳独行也，故死；微续者，少阳初生也，故生……论中不及人尿，而方后反云无猪胆汁亦可服者，以人尿咸寒，直达下焦，亦能止烦除呕矣。

刘渡舟：根据阴阳互根之理来分析，本证一方面由于阴邪内盛，逼真阳上浮；另一方面又由于阴邪内盛以致或吐或利或吐利交作，亡失津液，阴不恋阳，其所以用人尿、猪胆汁咸苦之品，而不用芩连苦寒，说明不仅寓有反佐之意，更含有咸苦滋润、从阴引阳的作用在内。

徐灵胎：暴出乃药力所迫，药力尽则气乃绝，微续乃正气自复，故可生也……前云其脉即出者愈，此云暴出者死，盖暴出与即出不同。暴出，一时出尽；即出，言服药后少顷即徐徐微续也。

喻嘉言：其辨最细。盖暴出则脉已离根，即出则阳已返舍。

尤在泾：脉暴出者，无根之阳，发露不遗，故死；脉微续者，是被抑之阳来复有渐，故生。（凡按：确为要言不烦，并以油灯为喻，其旨更明。）

[方药] 白通加猪胆汁汤方

葱白四茎　干姜一两　附子一枚，生，去皮，破八片　人尿五合　猪胆汁一合

上五味，以水三升，煮取一升，去滓，内胆汁、人尿，和令相得。分温再服。若无胆，亦可用。

[凡按] 仲景提出通阳复脉法是合理的，若腹泻再不止，更见四肢厥冷加重，不能触知其脉，同时伴有干呕心烦，当以白通汤加人尿、猪胆汁治之。那么，用猪胆汁和人尿起何作用？据现代医学知识，胆汁和人尿内含有大量的各种电解质，故应用此二味对电解质大量丧失者可能有一定的治疗效果。特别是胆汁，其中含有胆盐和胆酸，它是一种肠道去污剂，伤寒证处于里、虚、寒时，正不敌邪，小肠内细菌生长过盛，则胆盐大量被分解；再加"正虚"，肝实质缺氧能量供应不足，胆汁分泌减少，故口服胆汁有助杀菌。另外，胆盐还能止泻，尤能促进水和钠的重吸收，对此证止泻作用更有意义。（对三阴下利的理解可参表52）

表52　三阴下利病机与选方

三阴下利		
	寒盛于里，阳为阴格，下利脉微，白通汤所主 剧者白通加猪胆汁汤	
	寒邪太盛，阳气虚脱，下利清谷，四逆汤所主 剧者通脉四逆汤所主	
	阳虚水泛，下利者，真武汤所主	
	三方之别	白通之用葱白，加猪胆汁而不取甘草，其故在闭 四逆主扶阳，其意在脱 真武用苓术，岂非为水而设

干姜附子汤

[原文] 下之后,复发汗,昼日烦躁不得眠,夜而安静,不呕,不渴,无表证,脉沉微,身无大热者,干姜附子汤主之。(61)

[提要] 阳虚阴盛,阴来迫阳的烦躁证治。

[凡按] 太阳病,外寒内热的烦躁,则用大青龙;阳明病,壮热口渴的烦躁,则用白虎汤。此证烦躁而用姜附,怎样才能区别?必须用反正法逐一排疑,根据误用下法及汗法之后,病人的阴阳平衡发生了紊乱,出现昼日烦躁不得眠,夜而安静和脉沉微。深恐"独处藏奸",但此条有"夜静昼烦"四字,已揭示是阳虚而非阴虚,阴虚当"昼静夜烦"。不呕,指无少阳病,不渴,指无阳明病,无表证,指无太阳病。烦躁一般专属阳证,而今无少阳主证之呕,阳明主证之渴,太阳主证之身热,且其脉不浮而沉,不洪而微,其非阳证之烦躁明矣。再点出"脉沉微,身无大热",辨明证属阳虚阴盛的烦躁——常为脱厥的前兆,指出宜用姜附以急救回阳,不可做其他选择。

[方药]

干姜一两　附子一枚,生用,去皮,切八片

上二味,以水三升,煮取一升,去滓,顿服。

[凡按] 本方用干姜、附子两味单刀直入之剂,以回阳救急。不取甘草者,嫌其性缓而碍姜附之力。与四逆汤比较,彼重在厥,故以甘草先调其中以壮四肢之本;本方重在阳虚,寒极发躁,故用救急回阳之药。因为病变突然,所以一次顿服,使药力集中,收效迅速。

柯韵伯:姜附者,阳中之阳也,用生附而去甘草,则药力更猛,比四逆为峻,回阳当急也。

赵嗣真:真武汤熟附配生姜,则补中有发,本方生附配干姜,则发中有补,皆前人制方之妙。

[医案] 李东垣治一人,恶热目赤,烦渴引饮,脉七八至,按之则散,此无根之脉,用姜、附加人参服之愈。(《名医类案》)

[凡按] 此证恶热目赤,烦渴引饮,是一派热象,但脉数按之即散,乃是阳浮于上,阴虚于下的无根之火,所以用姜附回阳,人参益阴,使阴阳环抱,自然烦渴除而脉之散亦得敛。

茯苓四逆汤

[原文] 发汗，若下之，病仍不解，烦躁者，茯苓四逆汤主之。(69)

[提要] 论汗下之后，阴阳两虚的烦躁证治。

[选注]《伤寒点睛》：证中必有厥逆句，故名之茯苓四逆汤。

徐忠可：此证惑人，在"病仍不解"四字。

汪苓友：此虚烦虚躁，乃假热之象也。

陈平伯：其脉非沉迟微弱，即浮大无根，故急于温里，不暇顾表热耳。

《医宗金鉴》：大青龙证，不汗出之烦躁，乃未经汗下之烦躁，属实；此条病不解之烦躁，乃汗下后之烦躁，属虚。然脉之浮紧沉微，自当别之。

徐灵胎：此阳气不摄而烦，所谓阴烦也。然亦必参以他证，方不误认为栀子汤证。应从四逆之证，沉迟微弱或浮大无根之脉来鉴别。

[方药] 茯苓四逆汤

茯苓四两　　人参一两　　附子一枚，生用，去皮，破八片　　甘草二两，炙　　干姜一两半

上五味，以水五升，煮取三升，去滓，温服七合，日二服。

[凡按] 茯苓四逆汤，即四逆汤(生附子、干姜、炙甘草)加人参、茯苓，今不名四逆加参苓汤，而名为茯苓四逆汤者，因本方主茯苓也。

阴证烦躁有多种：例如少阴病吐利烦躁者，用吴茱萸汤；阴寒下利烦躁而脉沉者，用四逆汤；脉微烦躁，昼发而夜安者，用干姜附子汤；汗下后脉沉厥冷、体倦而烦躁者，用茯苓四逆汤，皆与阳证烦躁截然不同，应以辨证论治为准。

成无己：四逆汤以补阳，加茯苓人参以益阴。

柯韵伯：茯苓四逆，固阴以收阳……茯苓感天地太和之气化，不假根而成，能补先天无形之气，安虚阳外脱之烦(《名医别录》谓茯苓能益阴气，补神气)，故以为君。人参配茯苓，补下焦之元气；干姜配生附，回下焦之元阳；调以甘草之甘，比四逆为缓。

[医案] 一人患疟久不愈，又突发热不休，医者用麻桂妄汗之。遂至漏汗不止，身不厥而外热愈炽，惟倦卧恶寒，厚被自温，声低息短，神衰面赤，舌白润无苔，不渴不呕，脉数大无力，审系阴寒内盛，阳气外格，治宜回阳抑阴，阳回则阴和，阴和则汗敛也。遂用茯苓四逆汤，日夜进三贴，午夜发生烦躁，刹那即止，渐次热退汗停，按脉微和有神，易方调理而愈。(节录赵守真《治验回忆录》)

[凡按] 此证不用通脉四逆而用茯苓四逆者，因大汗出，不但亡阳，亦将

竭阴,故不宜纯刚之剂,恐有格拒之虞,而宜用扶阳固脱救阴液,刚中兼柔之剂。故本方回阳中寓益阴之意,益阴中有助阳之法,阳虚而阴液不足多取此方。

附 子 汤

[原文] 少阴病,身体痛,手足寒,骨节痛,脉沉者,附子汤主之。(305)

[校勘] 《玉函》:"脉沉"下旁注有"一作微"三小字。

[提要] 阳虚寒湿身痛的证治。

[选注] 《医宗金鉴》:身体痛,表里具有之证也。如太阳病,脉浮发热恶寒,身痛,手足热,骨节痛,是为表寒(外感之寒),当主麻黄汤,发表以散其寒。今少阴病,脉沉,无热恶寒,身痛,手足寒,骨节痛,乃是里寒(阳虚之寒),故主附子汤,温里以散寒也。阳衰而水寒不化,沉积于筋脉骨节之间,故骨节痛。

陈修园:柯注此与麻黄附子甘草汤,皆是治少阴证,而有出入之不同。经曰:少阴之阴,其入于经也,从阳部注于经,其出者从阴内注于骨(见《素问·皮部论》)。发热脉沉,无里证者,从阳部注于经也;身体痛,骨节痛,脉沉者,从阴内注于骨也。从阳注经,是表热里寒,病从外来,故温而兼散;从阴注骨,是表寒里虚,病从内出,故温而兼补。

万密斋:此阴寒直中少阴,真阴证也。若脉浮,则属太阳麻黄汤证,今脉沉,知属少阴也。盖少阴与太阳为表里,证同脉异也。

[方药] 附子汤

附子二枚,炮,去皮,破八片　　茯苓三两　　人参二两　　白术四两　　芍药三两

上五味,以水八升,煮取三升,去滓,温服一升,日三服。

[选注] 柯韵伯:此大温大补之方,乃正治伤寒之药,为少阴固本御邪之剂也……此与真武汤似同而实异。此倍术附去姜加用参,全是温补以壮元阳,彼用姜而不用参,尚是温散以逐水气。

汪苓友:武陵陈氏曰,四逆诸方皆有附子,于此独名附子汤,其义重在附子。他方皆附子一枚,此方两枚,可见也,附子之用不多,则其力岂能兼散表里之寒哉……邪之所凑,其气必虚,参、术、茯苓皆甘温益气,以补卫气之虚,辛热与温补相合,则气可益而邪可散矣。既用生附之辛烈,而又用芍药者,以敛阴气,使卫中之邪,不遽全进于阴耳。

山田氏:仲景氏之用附子,其与干姜配者皆生,四逆、通脉四逆、白通加

猪胆汁、茯苓四逆、干姜附子诸剂是也。其与他药配者，皆炮用，附子汤，真武汤，麻黄附子细辛汤，麻黄附子甘草汤，甘草附子汤，桂枝附子汤，桂枝加附子汤，桂枝去芍药加附子汤，芍药甘草附子汤，附子泻心汤是也。生用者，其证皆急，炮用者，其证皆缓，可见生则峻烈，炮则和缓，疗体本自有别矣。

姜春华：附子的功用有六，一是回阳救逆，为强心回苏要药，可治心力衰竭；二是助阳祛湿，为风寒镇痛药，治痛风、寒湿痿躄拘挛；三是通阳止痛，治胸痹、心痛、疝痛、腹痛、神经痛；四是辅阳住泻，治中焦虚寒泄泻，完谷不化；五是温阳逐水，有利尿发汗作用，治阳虚水肿，痰饮喘嗽；六是强阳摄阴，用于肾阳衰微，机体功能减退。凡属面色苍白，倦怠无力，身寒足冷，精神委靡，唇色淡白，大便溏泄，小便清长，呼吸怯弱，嗜睡自汗，脉来沉迟或虚大，而舌质淡胖、舌苔白润等阳虚之症，皆（可）用之。（施赛珠总结姜春华经验，见《上海中医药杂志》1964 年 12 期）

樊天徒："附子的强心作用，胜过洋地黄、樟脑，因为西药强心，药效不易持久，连续使用，反致疲劳，且有蓄积作用，不可长用。附子则否。"

樊氏除用附子抢救慢性阴寒重症外，急性热病如伤寒、麻疹肺炎、恶性疟疾等，亦常用之，谓能转逆为顺，缩短疗程。陆仲安之子陆震在上海华东医院用附子龙胆草为主治疗慢性肝炎，疗效满意。首都医院张之南指出，附子治疗某些慢性肾上腺皮质功能不全的患者，可使体力增强，畏寒减轻，部分病人可以不用激素；治疗阿狄森氏病或席汉氏病（即艾迪生病与希恩综合征），可使病人胡须加密，毛发重生。认为附子对垂体肾上腺皮质功能有兴奋作用。

[凡按] 近人徐仲才说：附子不愧为一味"温阳"要药，若能配伍得宜，力峻效宏。历代医家所以重视附子在临床上的应用，正是从强调阳气在人体的重要性这一观点出发的。例如明代张景岳在《类经附翼·求正录·大宝录》中指出："凡通体之温者，阳气也，一生之活者，阳气也。"景岳在另文又指出："今之用附子者，必待势不可为，不得已然后用之，不知回阳之功，当于阳气将去之际，渐用以望挽回，若既去之后，死灰不可复燃矣。"为有学无识者痛下针砭。

历代用附子的名家对附子的配伍运用积累了丰富的经验。例如人参加附子（参附汤）提高救逆作用，可治休克虚脱；干姜加附子（姜附汤）增强回阳之功，用治心力衰竭；黄芪加附子（芪附汤）促进固表之功，治气虚自汗；白术加附子（术附汤）增强温中之功，治脾虚泄泻；地黄加附子（地附汤）增强补血之功，治血虚低热；当归加附子（小温经汤）增强温经作用，治妇人月经愆期，血海虚寒；桂枝加附子增强通阳作用，治风湿相搏，肢酸楚楚；石膏加附子（千金越婢汤），起到了清热强心作用，用治肺炎合心力衰竭有好效果。亦有取附子之温以抵消主治药之克伐作用者，如麻黄加附子（麻附细辛汤），虑麻黄发汗惧其亡阳，加附子则汗出而阳不脱，治伤寒失表，心力不振；大黄加附子（大黄附子汤），使下不伤中，可治伤寒心下痞实；黄连加附子（附子泻心汤），取黄连泻心，附子护阳，虚人汗出心下痞宜之；龙胆泻肝嫌其寒，加附子成温养强肝之方（柴牡附龙煎），治慢性肝炎有效。此外，蝎附同用，治小儿慢惊，虚风抽搐；栀附同用，治寒热疝病，小肠疝气；椒附同用，治中寒泛酸，气逆吐清水；苓附同用，治阴水浮肿，少腹胀满；败附同用（薏苡附子败酱汤），治慢性肠痈；羚附同用，治偏头痛，久治不效等；在治疗杂病上，亦起到相得益彰之功。附子是强壮剂，和其他治病药及滋养药联合应用，是否也有"增效剂"的作用？这是个值得研究的新课题。

［原文］ 少阴病，得之一二日，口中和，其背恶寒者，当灸之，附子汤主之。（304）

［提要］ 阳虚寒湿的审证要点及治疗方法。

［选注］ 魏荔彤："少阴病"三字中赅"脉沉细而微"之诊，见"但欲寐"之证，却不发热而单"背恶寒"，此少阴里证之确据也。

徐灵胎：但背恶寒，则寒邪聚于一处，故用灸法。按白虎加人参汤亦有背微恶寒之症，乃彼用寒凉，此用温热，何也？盖恶寒既有微甚之不同，而其相反处，全在口中和与口燥渴之迥别，故欲知里证之寒热，全在渴不渴辨之。此伤寒之要诀也。

常器之：当灸膈俞（在七椎下，旁开二横指），关元穴（在脐下三寸），灸至手足温暖，汗出则生。

《类聚方广义》：附子汤，治水病遍身肿满，小便不利，心下痞硬，下利腹痛，身体痛，或麻痹，或恶风寒者。

吉益氏：此方之于真武汤倍加术附，以参代姜者也，而真武汤证有小便不利，或疼痛，或下利，此方倍加附术，则岂可无若证乎。

丹波元坚：然则其兼见里寒证者（按：谓腹痛、下利之等），亦可推知也。其方与真武相近，而彼主在内湿，此主在外寒，何则？此附子倍用，所以走外，术亦倍用，所以散表。盖仲景用术，多取治表，用人参者，固以救素弱之阳，并制术附之燥也。

［凡按］近人用本方治心功能不全、慢性肾炎、肝炎、风湿性关节炎、慢性肠炎、盆腔炎、内耳眩晕症、脏器脱垂（胃下垂、肾下垂、子宫脱垂）等属于脾肾阳衰、寒湿内阻的虚寒寒湿之证。

［原文］少阴病，下利，脉微涩，呕而汗出，必数更衣，反少者，当温其上，灸之。（325）

［提要］少阴阳虚血少，下利的特征及治法。

［选注］方中行：微，阳虚，涩，血少也。汗出，阳虚不能外固，阴弱不能内守也。更衣反少者，阳气虚则气下坠，血少所以勤努责而多空坐也。上，谓顶，百会是也。（《图经》曰原治小儿脱肛久不差）灸，升举其阳以调养夫阴也。

程应旄：阳微，故阴邪逆上而呕。阴竭，故汗出而勤努责。一法之中，既欲助阳，兼欲助阴，则四逆附子辈，俱难用矣。惟灸及顶上百会穴以温之，既可代姜、附辈之助阳而行上，更可避姜、附辈之辛窜而燥下。可见病在少阴，不可以难用温，遂弃去温也。

［医案］曾治一妇人，腹中急痛，恶寒厥逆，呕而下利，脉见微涩，予以四逆汤投之无效。其夫告曰，昨夜依然作泻无度，然多空坐。䐜胀异常，尤可奇者，前阴䐜出一物，大如柚子……是证不可温其下，以逼迫其阴，当用灸法温其上，以升其阳，其病自愈。乃用生姜一片，贴头顶百会穴上，灸艾火三壮……仍服四逆汤加芪、术，一剂而愈。（《伤寒集注》）

［凡按］据本案记载，灸百会穴确有升阳作用，可见"当温其上，灸之"一句，是有实践意义的。

［原文］少阴病，吐利，手足不逆冷，反发热者，不死，脉不至者，灸少阴七壮。（292）

［提要］吐利暴作，阳虽虚而未甚，脉不至可用灸法。

［选注］程应旄：少阴病，吐而且利，里阴胜矣。以胃阳不衰，故手足不逆冷。夫手足逆冷之发热，为肾阳外脱。手足不逆冷之发热，为卫阳外持。前不发热，今反发热，自非死候，人多以其脉之不至而委弃之，失仁人之心与术矣。不知脉之不至，由吐利而阴阳不相接续，非绝脉之比，灸少阴七壮，治从急也。嗣是而用药，自当从事于温，苟不知此而妄攻其热，则必死。

柯韵伯：少阴动脉在太溪，取川流不息之义也。其穴在足内踝从跟骨上动脉陷中……灸之能还大脉。

张寿甫：灸时，宜两腿一时同灸。

庞安常：经曰，肾之原出于太溪，药力尚缓，惟急灸其原以温其脏，犹可挽救其危也。

喻嘉言：《内经》云："下利发热者死。"此论其常也。仲景云："下利手足不逆冷，反发热者不死。"此论其暴也。盖暴病有阳则生，无阳则死，故虚寒下利手足不逆冷反发热者，或其人脏中真阳未离，或得温补药后其阳随反，皆是美证。若以发热而清之则殆矣。

真 武 汤

[原文] 太阳病发汗，汗出不解，其人仍发热，心下悸，头眩，身瞤动，振振欲擗地者，真武汤主之。（82）

[校勘]《玉函》《千金翼》作"发其汗而不解"，"瞤"下有"而"字，"擗"《脉经》作"仆"，"真武"《脉经》、《千金翼》、康平本作"玄武"，宋臣避太祖讳，故名"真武"。

[提要] 论过汗伤阳而导致阳虚水泛的证治。

[选注] 山田氏：此条言太阳病，以麻黄青龙辈大发其汗，其人充实者，当汗出复常也；若其人虚弱者，汗出表证罢，而病仍不解，发热，心下悸，头眩，身瞤动欲仆地，此以汗出多而亡阳故也。虽有发热，非表不解之发热，乃虚火炎上之发热，后世所谓真寒假热者也；心下悸者，胃阳虚而水饮停蓄也；头眩者，头中之阳虚也，《灵枢·卫气》所谓"上虚则眩"是也。身瞤欲仆者，经中之阳虚也，茯苓桂枝白术甘草汤条所谓"发汗则动经，身为振振摇"是也。此表里上下俱虚之候具焉，故与真武汤以复其阳，以行其水也。

冉雪峰：曰心下悸，明其不是心下烦热，而是心下惊悸；曰头眩，明其不是头脑疼痛，而是头脑晕眩；曰身瞤动，明其不是身体重痛，而是身体虚恍。又申言曰振振欲擗地，将一个气浮经动，恍恍不自主的景象，完全绘出。此可与前六十七苓桂术甘汤条互证。彼仅起则头眩，此不起亦头眩。彼仅身振振摇，此则振振欲擗地。彼轻此重，彼仅在中，此兼在下。盖已激惹到太阳最深的根际，故适用镇水的真武汤。伤寒通义，论列方治，必将方录后。此条不录，附注方在少阴篇，见丹波氏元板仿宋，是擗之太阳外，煞是特例，学者当猛下一参，领其旨趣。

程应旄：真武汤之治咳，以停饮与里寒合也；小青龙之治咳，以停饮与表寒合也。

[凡按] 本证应与苓桂术甘汤证鉴别,两证有轻重之分,苓桂术甘证为水气上冲;本证则为阳虚水泛。一在心脾,一在脾肾,自有分别。

[原文] 少阴病,二三日不已,至四五日,腹痛,小便不利,四肢沉重疼痛,自下利者,此为有水气,其人或咳,或小便利,或下利,或呕者,真武汤主之。(316)

[校勘] 尾台氏:《玉函》"或小便利" 作 "或小便自利"。

[提要] 少阴阳虚水泛的证治。

[选注]《医宗金鉴》: 今小便不利,或咳或呕,此阴寒兼有水气之证。故水寒之气,外攻于表,则四肢沉重疼痛,内盛于里,则腹痛自利也,水气停于上焦胸肺,则喘咳而不能卧,停于中焦胃府,则呕而或下利,停于下焦膀胱,则小便不利,而或少腹满,种种诸证,总不外乎阴寒之水。而不用五苓者,以非表热之饮也;不用小青龙者,以非表寒之饮也。故惟主以真武汤,温寒以制水也。

[方药] 真武汤方

茯苓三两　芍药三两　白术二两　生姜三两,切　附子一枚,炮,去皮,破八片

上五味,以水八升,煮取三升,去滓,温服七合,日三服。若咳者,加五味子半升,细辛一两,干姜一两;若小便利者,去茯苓;若下利者,去芍药,加干姜二两;若呕者,去附子,加生姜,足前成半斤。

[选注] 喻嘉言:此崇土、制水、温经、回阳之剂。

罗东逸:小青龙汤治表不解有水气,中外皆寒实之病也,真武汤治表已解有水气,中外皆虚寒之病也。夫人一身,制水者脾也,主水者肾也,肾为胃关,聚水而从其类,倘肾中无阳,则脾之枢机虽运,而肾之关门不开,水即欲行,以无主制,故泛滥妄行而有是证也。用附子之辛热,壮肾之元阳,则水有所主矣;白术之温燥,健立中土,则水有所制矣;生姜之辛散,佐附子以补阳,于温水中有散水之意;茯苓之淡渗,佐白术以健土,于制水中寓利水之道焉。而尤重在芍药之苦降,其言甚微,盖人身阳根于阴,若徒以辛热补阳,不少佐以苦降之品,恐真阳飞越矣。

《医学入门》:滑伯仁治一妇,暑月身冷自汗,口干烦躁,欲卧泥水中,脉浮而数,按之豁然虚散。公曰:脉至而从,按之不鼓,为阴盛格阳,得之饮食生冷,坐卧风露。乃与玄武汤冷饮,三服而愈。

[凡按] 叶天士运用真武汤治肾阳虚不能制水。《临证指南医案》中用此

方加减,治疗 38 例,《未刻本叶氏医案》用此方治疗 17 例,计有肿胀,单腹胀,呕吐,呃逆,湿痹,痰饮,疟疾,泄泻等。不拘守《伤寒论》所述病证,灵活运用,何者宜壮阳,何者宜通阳,何者宜镇阳,何者宜护阳,洞彻病情,加减自可随心。本方的适应证是阳虚水泛,而阳虚水泛是有一定主征的。阳虚,一般以形寒肢冷,神萎面白,舌淡,便溏,脉微细或沉迟为主症;水泛,一般以侵脾之浮肿,犯肺之痰喘,凌心之悸动,入肝之眩晕,上迫之浮躁,下注之带利等为主症。然则,归六证为一类者,以其均有阳虚水泛的共同特征,补阳制水是真武汤之特性,不论病之在内在外,涉及何脏,并发何病,只要掌握阳虚水泛的疾病特征,均可以真武汤一方加减治之,所谓"异病同治"者即此。

近人用本方治充血性心力衰竭,辨证属脾肾阳虚者。在选用真武汤的基础上,使用桃仁、红花、琥珀等活血化瘀药物。《素问·痹论》谓:"脉痹不已,复感于邪,内舍于心。"说明外邪搏于血脉,内及于心,心气被郁而致血瘀,出现心悸、怔忡等证。真武汤加活血化瘀、安神利尿之剂,经实践证明,对心悸、气促有一定的治疗作用,并且相得益彰而作用加强。

岳美中氏用真武汤合六君子汤治尿毒症,虽有二则治验在,但仍认为"对于尿毒症……所接触的病例,未能全部治愈,但也有幸获痊愈者"。

吴　茱　萸　汤

[原文] 少阴病,吐利,手足逆冷,烦躁欲死者,吴茱萸汤主之。(309)

[提要] 阳虚阴盛,正邪剧争的证治。

[选注] 尤在泾:此寒中少阴,而复上攻阳明之证。吐利厥冷,烦躁欲死者,阴邪盛极,而阳气不胜也,故以吴茱萸温里散寒为主。而既吐且利,中气必伤,故以人参、大枣益虚安中为辅也。然后条(按:296 条)云:"少阴病,吐利,躁烦,四逆者,死。"此复以吴茱萸汤主之者,彼为阴极而阳欲绝,此为阴盛而阳来争也。病证则同,而辨之于争与绝之间,盖亦微矣。

柯韵伯:少阴病吐利,烦躁四逆者死。四逆者,四肢厥冷,兼臂胫言;此云手足,是指手足掌而言,四肢之阳犹在。

徐灵胎:此胃气虚寒之证。

陈修园:"此言少阴藉中土之气而达四旁。若胃气绝,则阴阳离,故主死也。"宜与太阴篇(278 条)"虽暴烦下利日十余行,必自止,以脾家实,腐秽当去故也"合参,其义益明。

[凡按] 本证与四逆证的主要区别:彼是脾肾虚寒证,以下利厥逆为主,

此是胃虚肝逆证,以呕吐为主。又本证与296条"吐利,躁烦,四逆者,死"的症状,大致相同,但证的性质却有天壤之异,彼条是全身虚寒证,此是肠胃局部虚寒证。其辨已详296条,这里不再重复。

[原文] 少阴病,吐利,躁烦,四逆者,死。(296)

[校勘]《玉函经》作"烦躁"。

[提要] 阳不胜阴的危候。

[选注] 张璐:此条与吴茱萸汤一条不殊,何彼可治而此不可治耶,必是已用温中诸汤不愈,转加躁烦,故主死耳。

舒驰远:案,此条与后吴茱萸汤证无异,彼证未言死,此证胡为乎不主吴茱萸汤而断之曰死,是何理也,于中疑有阙文。

陆渊雷:吴茱萸汤主呕吐烦躁,其证本非纯乎少阴者,少阴之主证厥逆而利,乃四逆、白通等汤所主。吴茱萸汤证,虽云吐利手足逆冷,从药测证,知吐是主证,利与逆冷是副证,否则必须附子干姜矣。本条则吐是副证,利与烦躁逆冷是主证。否则不至遽死也。

烦躁病机与预后参见表53。

表53　烦躁病机与预后

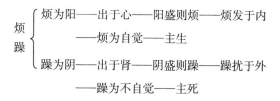

[凡按] 本条与吴茱萸汤证,有所不同,以上三说都值得参考。而与309条互读,其情益真。

成无己:烦,阳也;躁,阴也……所谓烦躁者,谓先烦渐至躁也。所谓躁烦者,谓先发躁而迤逦复烦者也。以烦为主叫"烦躁",多见于阳热证。以躁动不宁为主叫"躁烦",多见亡阳或厥逆等证。

程应旄:由吐利而躁烦,阴阳离脱而扰乱可知。加之四逆,其阳绝矣,不死何待。使早知温中而暖土也,宁有此乎?此与吴茱萸汤证只从躁逆先后上辨,一则阴中尚现阳神,一则阳尽惟存阴魄耳。程氏指出"只从躁逆先后上辨",此说合乎情理,精当可从。

桃 花 汤

[原文] 少阴病，下利，便脓血者，桃花汤主之。(306)

[原文] 少阴病，二三日至四五日，腹痛，小便不利，下利不止，便脓血者，桃花汤主之。(307)

[选注] 汪琥：此证成氏以为寒，而吴鹤皋、王肯堂皆以为热，窃谓便脓血者固多属热，然岂无下焦虚寒，肠胃不固，而亦便脓血者乎。若以此为传经热邪，仲景当用寒剂以彻其热，而反用石脂固涩之药使热闭于内而不得泄，岂非关门养盗自贻伊戚也耶。观仲景之治协热利，如甘草泻心、生姜泻心、白头翁等汤，皆用芩连黄柏，而治下焦虚寒下利者，用赤石脂禹余粮汤，比类以观，斯可见矣。本草言石脂性温，能益气调中，固下，未闻寒能损胃也。

[凡按] 汪苓友说："今言少阴病下利，必脉微细，但欲寐，而复下利也。下利日久，至便脓血，乃里寒而滑脱也。"此为脾肾阳衰，寒湿中阻，大肠不固之泻痢证，其下利脓血必黯淡，腹痛绵绵而喜温喜按，口淡不渴。此类下利证，切不可持"治湿不利小便，非其治也"之说，而误用渗利之品，此为脾肾阳虚，寒湿为患，故张景岳谓："虚寒之泻，本非水有余，实因火不足。"临床如痢疾、肠炎，但见泻痢滑脱不禁者，本方加减用之有效。

[方药] 桃花汤

赤石脂一斤，一半全用，一半筛末　干姜一两　粳米一升

上三味，以水七升，煮米令熟，去滓，温服七合，内赤石脂末方寸匕，日三服，若一服愈，余勿服。

吴遵程说：服时又必加赤石脂末方寸匕，留涩以固肠胃。

[选注] 郭子光：本条(指306条)是辨虚寒下痢便脓血的证治，病虽涉脾肾，但以脾虚为主，故列在太阴篇里较合适。条文首冠少阴病意味着阳虚无热而恶寒、脉必沉微等症。由于痢下日久，阳虚里寒，血失统摄，滑脱不禁，而致便脓血，当用温中固涩的桃花汤治疗。

成无己：涩可固脱，赤石脂之涩，以固肠胃；辛以散之，干姜之辛，以散里寒；粳米之甘，以补正气。

张隐庵：石脂色如桃花，故名桃花汤。

朱丹溪：病属下焦，血虚且寒，非干姜之温、(赤)石脂之涩且重不能止血，用粳米者，味甘引入肠胃，不使重涩之体，少有凝滞也。故煮成汤液，药易于行散。

赤石脂禹余粮汤

[原文] 伤寒服汤①药,下利不止,心下痞硬,服泻心汤已,复以他药下之,利不止,医以理中与之,利益甚,理中者,理中焦,此利在下焦,赤石脂禹余粮汤主之。复不止者,当利其小便。(159)

【注】①"汤"字读"荡"字,即下药的互辞。

[选注] 见第一章"三、太阳病类方辨证"中"(七)泻心汤类"。

(二)黄连阿胶汤类

黄连阿胶汤

[原文] 少阴病,得之二三日以上,心中烦,不得卧,黄连阿胶汤主之。(303)

[提要] 少阴病,阴虚阳亢的证治。

[凡按] 人体内水升火降,才能维持体内阴阳的动态平衡,少阴病得之二三日,心中烦不得卧,是属心火亢极。心火亢说明因肾阴不足,无水以济。其所以无水,是少阴寒从热化劫灼阴液,故用黄连阿胶汤以滋养阴血而抑心火,壮水之主以制阳光。

[选注] 喻嘉言:心烦不得卧而无躁证,则与真阳发动迥别。盖真阳发动,必先阴气四布,为呕,为下利,为四逆,乃至烦而且躁,魄汗不止耳。今但心烦不卧,而无呕利、四逆等证,是其烦为阳烦,乃真阴为邪热煎熬,故以解热生阴为主治,始克有济,少缓则无及矣。

[方药] 黄连阿胶汤

黄连四两　黄芩二两　芍药二两　鸡子黄二枚　阿胶三两,一云三挺

上五味,以水六升,先煮三物,取二升,去滓,内胶烊尽,小冷,内鸡子黄,搅令相得,温服七合,日三服。

[选注] 冉雪峰:此方乃泻热益阴,交娠心肾稳妥之要方。方名标出黄连、阿胶,黄连泻心火,阿胶益肾水。黄芩佐黄连,则清火力大;芍药佐阿胶,则益水力大。好在鸡子黄气血有情,中含黄体卵黄素,不特宁心,涵濡心液;而且益肾,滋育肾阴。西说苦味质健胃,故将黄连列入健胃剂,此与中说味过于苦,脾气乃厚,肝气以津相适合。晚近科学家,由黄连提出结晶黄连素,功能制酵消炎,用于胃肠炎病有特效,并用于皮肤各炎证,杀菌解毒。中外学说,两可会通。本方清而兼调,借用处甚多。仲景取治伤寒心烦不得卧,不过功效之一种。

吴遵程：此汤本治少阴温热之证，以其阳邪暴虐，伤犯真阴，故二三日已（以）上便见心烦不得卧。

周禹载：伏邪未发，津液先已暗耗。今得之二三日以上，虽阴火不升，未见咽痛等证，而心烦不得卧，已知阴液消耗，故以芩、连祛热，胶、芍滋阴，两得之矣。

《精神病广义》：此养心液、清虚火之主方。一切心虚失眠之病多可用之。若挟有痰气者，可酌加茯神、枣仁、鳖甲、竺黄之类。

徐灵胎：此治肾气冲心之不得卧，故清心火以纳肾气。

《类聚方广义》：黄连阿胶（汤）治久痢，腹中热痛，心中烦而不得眠，或便脓血者。

猪　苓　汤

[原文] 若脉浮发热，渴欲饮水，小便不利者，猪苓汤主之。（223）

[提要] 津伤兼水热内蓄的证治。

[选注] 汪琥：下后则胃中津液亡，而燥渴欲饮水，但渴未甚而与之水，水不能消，积于下焦，小便因而不利。其脉浮者，非风邪在表之脉浮，乃热邪伤气之脉浮也。夫热伤阳明血分，则潮热。热伤阳明气分，仍发热。故与猪苓汤以专清里热，利小便，而脉浮发热自愈。此又阳明病利小便之一法也……观下条云"汗出多，不可与猪苓汤"，乃知此证，其汗亦少，汗与溺俱无，则所饮之水，安得不停，故用猪苓汤，上以润燥渴，下以利湿热也。或又问云：病人既停水湿，何以犹见燥渴？余又答云：今人病热，大渴引饮，饮愈多，则渴愈甚。所饮之水既多，一时小便岂能尽去，况人既病热，则气必偏胜，水自趋下，火自炎上，此即是水湿停而燥渴之征。

[凡按] 汪氏阐发津伤燥渴与水停并见之机理，若非深明经义微旨，实难言之。

[原文] 少阴病，下利六七日，咳而呕渴，心烦不得眠者，猪苓汤主之。（319）

[提要] 阴虚有热，水气不利的证治。

[选注]《医宗金鉴》：凡少阴下利清谷，咳呕不渴，属寒饮也（如317条），今少阴病六七日，下利黏秽，咳而呕渴，烦不得眠，是少阴热饮为病也。饮热相搏，上攻则咳，中攻则呕，下攻则利，热耗津液，故渴，热扰于心，故烦不得眠，宜猪苓汤利水滋燥，饮热之证，皆可愈矣。

[凡按] 本条非少阴本病,是少阴的变证,少阴本病为但欲寐,本条为烦不得眠,少阴本病脉微细,猪苓汤证脉浮(223条),可以概见。

刘振声:少阴下利,本属虚寒。本条谓下利六七日而见咳而呕渴,心烦不得眠诸证,则非虚寒之利。虚寒下利六七日阳已亡脱,本条下利乃水热互结,其阳尚存,利久伤阴,水热未去,致成本条之证。223条云:"脉浮发热,渴欲饮水,小便不利者,猪苓汤主之。"则应见小便不利之证,今不言者属省文,水热互结,逆肺则咳,犯胃则呕,阴虚津不上承故渴,利久伤阴,阴虚阳亢,故心烦不得眠。凡单纯阴虚阳亢必滋阴降火,黄连阿胶汤是也。阴虚水热互结虚阳上扰,当滋阴利水,水去则热消,猪苓汤是也。此证下焦阴虚而不寒,故不用姜附之温燥,与真武汤证阳虚水泛为对峙文字。虚阳上扰非实热,故不用芩连之苦寒。少阴水火偏虚,治必利水不伤阴,清热不损阳,此条中见此义。

[方药] 猪苓汤

猪苓去皮　茯苓　阿胶　泽泻　滑石碎,各一两

上五味,以水四升,先煮四味,取二升,去滓,内阿胶烊尽,温服七合,日三服。

[选注] 柯韵伯:二苓不根不苗,成于太空元气,用以交合心肾,通虚无氤氲之气也。阿胶味厚,乃气血之属,是精不足者,补之以味也。泽泻气味轻清,能引水气上升,滑石体质重坠,能引火气下降,水升火降,得既济之理矣。且猪苓、阿胶,黑色通肾,理少阴之本。茯苓、滑石,白色通肺,滋少阴之源。泽泻、阿胶,咸先入肾,壮少阴之体,二苓滑石,淡渗膀胱,利少阴之用……皆滋阴益气之品,是君火之下,阴精承之也。以此滋阴利水而升津,诸证自平矣。

[原文] 阳明病,汗出多而渴者,不可与猪苓汤。以汗多胃中燥,猪苓汤复利其小便故也。(224)

[提要] 猪苓汤的禁例。

[选注] 成无己:《针经》云:"水谷入于口,输于肠胃,其液别为五,天寒衣薄则为溺,天热衣厚则为汗,是汗溺一液也。汗多为津液外泄,胃中干燥,故不可与猪苓汤利其小便也。"

喻嘉言:阳明主津液者也,津液充则不渴,津液少则渴矣。故热邪传入阳明,必先耗其津液,加以汗多夺之于外,复利其小便而夺之于下,则津液有立

亡而已,故示戒也。

柯韵伯:汗多而渴,当白虎汤,胃中燥,当承气汤,具在言外。

冉雪峰:阳明实在中焦,而栀豉方是治上焦,猪苓方是治下焦,总括一句,诸承气是治胃中,而白虎以下各方,是治胃外。此条曰"胃中燥"三字,不可与栀豉,更不可与猪苓,如暮鼓晨钟,发人深省。

《皇汉医学》:本方用于膀胱尿道疾患,尤其淋病,有奇效也。猪苓、茯苓、阿胶、滑石、泽泻各七钱,水煎服。剧痛者加甘草七钱,宜下者加大黄三钱,排脓不止者加苡仁一两。

[凡按] 陆渊雷补出"渴"字下当有"虽小便不利"五字,是临床阅历之言,亦是从"复利其小便"句勘出。

实脸研究提示:茯苓、猪苓有利尿抗菌、提高机体免疫功能及抗肿瘤作用;阿胶有补血止血功用;泽泻有利尿降压、降血脂和抗菌消炎作用。目前本方常用于慢性肾盂肾炎、肾结石、乳糜尿、膀胱炎等疾患。近年从猪苓提取抗肿瘤物质"757",并已试用于多种恶性肿瘤,获得良好效果,值得进一步研究(参《伤寒论方古今临床》)。

[医案] 一例肾结石,男,36岁。性嗜酒肉,突然左腰疼痛,顺输尿管向膀胱尿道等处放散,尿意频数,呕恶,冷汗,曾休克不省人事,历半小时始苏。此后常感左腰酸痛,并多次发作,复发时,与猪苓汤两剂,服后尿下黄豆大结石一枚,续服两剂后痊愈,迄未复发。(《伤寒论方古今临床》)

(三) 咽痛方类

猪 肤 汤

[原文] 少阴病,下利,咽痛,胸满,心烦,猪肤汤主之。(310)

[提要] 少阴阴虚火炎咽痛的证治。

[选注] 柯韵伯:少阴病多下利,以下焦之虚也。阴虚则阳无所附,故下焦虚寒者,反见上焦之实热。少阴脉循喉咙挟舌本,其支者出络心注胸中。凡肾精不足,肾火不藏,必循经上走于阳分也。咽痛胸满心烦者,因阴并于下而阳并于上,水不上承于心,火不下交于肾,此未济之象,猪为水畜而津液在肤,取其肤以治上焦虚浮之火,和白蜜花粉之甘,泻心润肺而和脾,滋化源,培母气,水升火降。上热下行,虚阳得归其部,不治利而利自止矣。

徐灵胎:此亦中焦气虚,阴火上炎之证,以甘咸纳之。引少阴之虚火下达。

[方药] 猪肤汤

猪肤—斤

上一味，以水一斗，煮取五升，去滓，加白蜜一升，白粉五合，熬香，和令相得，温分六服。

汪石山谓考《礼运疏》：革，肤内厚皮也，肤，革外薄皮也。

[选注]《医宗金鉴》：猪肤者，乃革外之肤皮也。其体轻，其味咸，轻则能散，咸则入肾。故治少阴咽痛，是以解热中寓散之意也。

喻嘉言：阳微者，用附子温经，阴竭者，用猪肤润燥。二者治疗不能稍容混淆。温经、润燥中，同具散邪之义，比而观之，思过半矣。

《本经逢原》：猪肤者，皮上白膏是也，取其咸寒入肾，用以调阴散热，故仲景少阴病下利咽痛，胸满心烦，有猪肤汤，予尝用之，其效最捷。

[医案] 张路玉治徐君育，素禀阴虚多火，且有脾约便血证。十月间患冬温，发热咽痛，里医用麻黄、杏仁、半夏、枳、橘之属，遂喘逆，倚息不得卧，声飒如哑，头面赤热，手足逆冷，右手寸关虚大微数，此热伤手太阴气分也。与葳蕤、甘草等药不应，为制猪肤汤一瓯，令隔汤顿热，不时挑服，三日声清，终剂而痛如失。（《古今医案按》）

[凡按] 本证既非传经之热，所以不用苦寒清热，亦非阴盛格阳，故不用姜附温热回阳，乃阴伤而虚火上炎，所以用猪肤汤，加白粉（米粉）者，以其甘能补中，养脏而泻利止矣。

甘草汤、桔梗汤

[原文] 少阴病二三日，咽痛者，可与甘草汤；不差者，与桔梗汤。（311）

[提要] 少阴客热咽痛的证治。

[选注] 柯韵伯：少阴之脉循喉咙挟舌本，故有咽痛证。若因于他证而咽痛者，不必治其咽，如脉阴阳俱紧，反汗出而吐利者，此亡阳也。只回其阳，则吐利止而咽痛自除。如下利而胸满心烦者，是下焦虚而上焦热也，升水降火，上下和调而痛自止。若无他证而但咽痛者，又有寒热之别，见于二三日，是阴火上冲，可与甘草汤，甘凉泻火以缓其热，不瘥者，配以桔梗兼辛以散之，所谓奇之不去而偶之也。二方为正治之轻剂，以少阴为阴中之阴，脉微细而但欲寐，不得用苦寒之剂也。

邹润庵：二三日，邪热未盛，故可以甘草汤泻火而愈。若不愈，是肺窍不利，气不宣泄也，以桔梗开之，肺窍既通，气遂宣泄，热自透达矣。

　　吉益东洞：急迫而咽痛者，甘草汤所主，加肿及脓者，桔梗汤所治，不可混用也。

　　[方药] 甘草汤

　　甘草二两

　　上一味，以水三升，煮取一升半，去滓，温服七合，日二服。

　　[选注] 张隐庵：本论汤方甘草俱炙，炙则助脾土而守中，惟此生用，生则和经脉而流通，学者不可以其近而忽之也。

　　徐忠可：甘草一味单行，最能和阴而清冲任之热。每见生便痈者，骤煎四两，顿服立愈，则其能清少阴客热可知，所以为咽痛专方也。

　　[方药] 桔梗汤

　　桔梗一两，《千金》三两　　甘草二两，《外台》三两

　　上二味，以水三升，煮取一升，去滓，温分再服。

　　[选注] 陈修园：甘草生用，能清上焦之火而调经脉，若不差，与桔梗汤以开提肺气，不使火气壅遏于会厌狭隘之地也。

　　李濒湖：仲景治肺痈唾脓，用桔梗甘草，取其苦辛清肺，甘温泻火，又能排脓血补内漏也。其治少阴病二三日咽痛，亦用桔梗甘草，取其苦辛散寒，甘平除热，合而用之，能调寒热也。后人易名甘桔汤，通治咽喉口舌诸痛。宋仁宗加荆芥、防风、连翘，遂名加圣汤，极言其验也。

　　周禹载：仲景于少阴下利心烦，主用猪苓汤；于咽痛者，用甘草桔梗汤，一以导热滋阴，一以散火开邪，上下分治之法，亦云尽矣。今于下利、咽痛、胸满、心烦四证兼见，则另立猪肤汤一法者，其义安在？彼肾司开阖，热耗阴液，则胃土受伤，而中满不为利减，龙火上结，则君火亦炽，而心主为之不宁，故以诸物之润，莫猪肤若。

　　王旭高：此治咽痛之主方，非独治少阴咽痛也。甘草生用则凉，故可泄热解毒缓痛；佐以桔梗苦辛，载引甘草于上，清利咽喉，则郁热散而痛自平矣。

苦　酒　汤

　　[原文] 少阴病，咽中伤，生疮，不能语言，声不出者，苦酒汤主之。（312）

　　[提要] 咽伤破溃的证治。

　　[选注] 左季云：此呕伤咽嗌，少阴浮火，挟痰饮于上也。伤咽生疮，故声不出。

　　徐灵胎：咽中生疮，此必迁延病久，咽喉为火所蒸腐，此非汤剂所能疗，用

此方敛火降气，内治而兼外治法也。

[方药] 苦酒汤

半夏十四枚，洗，破如枣核　鸡子一枚，去黄，内上苦酒，着鸡子壳中

上二味，内半夏著苦酒（米醋）中，以鸡子壳置刀环中（刀钱之环），安火上，令三沸，去滓，少少含咽之（使持续作用于咽部），不差，更作三剂。

[选注] 左季云：本方半夏豁痰，苦酒敛疮，鸡子白清肺发音声，三味相合，半夏减辛烈之猛，苦酒缓收敛之骤，取鸡子白之润以滋其咽喉，不令泥痰饮于胸膈，则咽痛平而语声出矣。

柯韵伯：置刀环中放火上，只三沸即去滓，此略见火气不欲尽出其味，意可知矣。鸡子黄走血分，故心烦不得卧者宜之，其白走气分，故声不出者宜之。鸡子白不宜多煮。

《验方新编》：喉内戳伤，饮食不下，鸡蛋一个，钻一小孔，去黄留白，入生半夏一个，微火煨熟，将蛋白服之。

李东垣：大抵少阴多咽伤、咽痛之证，古方以醋煮鸡子，主咽喉失音，取其酸收，固所宜也。半夏辛燥，何为用之？盖少阴多寒证，取其辛能发散，一发一敛，遂有理咽之功也。

陆渊雷：予尝试用于猩红热咽痛不可忍者，得意外奇效。

半夏散及汤

[原文] 少阴病，咽中痛，半夏散及汤主之。（313）

[提要] 少阴客寒咽痛的证治。

[选注]《医宗金鉴》：少阴病，咽痛者，谓或左、或右，一处痛也。咽中痛者，谓咽中皆痛也，较之咽痛而有甚焉。甚则涎缠于咽中，故主以半夏散，散风邪以逐涎也。

唐容川：此言外感风寒客于会厌，于少阴经而咽痛，此证予见多矣。喉间兼发红色，并有痰涎，声音嘶破，咽喉颇痛，四川此病多有，皆知用人参败毒散即愈。盖即仲景半夏散及汤之意也。

尤在泾：少阴咽痛，甘不能缓者，必以辛散之；寒不能除者，必以温发之。盖少阴客邪，郁聚咽嗌之间，既不得出，复不得入，设以寒治，则聚益甚，投以辛温，则郁反通。《内经》"微者逆之，甚者从之"之意也。半夏散及汤，甘辛合用，而辛胜于甘，其气又温，不特能解客寒之气，亦能劫散咽喉怫郁之热也。此道出本病瘕结，所以不用寒剂而仍用辛温开达，深符《内经》的施治原则。

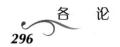

[**方药**] 半夏散及汤

半夏洗　桂枝去皮　甘草炙

上三味，等分，各别捣筛已，合治之。白饮和服方寸匕，日三服。若不能散服者，以水一升，煎七沸，内散两方寸匕，更煮三沸，下火令小冷，少少咽之。半夏有毒，不当散服(此八字为后人所注)。

[**选注**] 徐灵胎：治上之药当小其剂。《本草》：半夏治咽喉肿痛，桂枝治喉痹。此乃咽喉之主药，后人以二味为禁药何也？

左季云：本方为寒闭痰滞于咽而设，若挟相火，则辛温切禁矣。

成无己：甘草汤，主少阴客热咽痛。桔梗汤，主少阴寒热相搏咽痛。半夏散及汤，主少阴客寒咽痛也。此其区别也。

柯韵伯：此必有恶寒欲呕证，故加桂枝以散寒，半夏以除呕，若夹相火，则辛温非所宜矣。

《类方准绳》：半夏桂枝甘草汤，治暴寒中人咽痛，即本方三味，各二钱半，加生姜五片。

[**凡按**] 猪肤汤是润剂；甘草汤是缓剂；桔梗汤是宣剂；苦酒汤是敛剂；半夏散及汤是散剂。

三、少阴病辨证

[**原文**] 病人脉阴阳俱紧，反汗出者，亡阳也，此属少阴，法当咽痛而复吐利。(283)

[**提要**] 辨少阴亡阳的脉证。

[**选注**] 沈明宗：此阴盛亡阳之脉也，阴阳俱紧，乃寒伤营脉，寒入少阴，逼阳上越，不能固护于外。

周禹载：脉至阴阳俱紧，阴寒极矣。寒邪入里，岂能有汗？乃反汗出者，则是真阳素亏，无阳以固其外，遂至腠理疏泄，不发热而汗自出也。此属少阴，正用四逆急温之时，庶几真阳骤回，里证不作。否则阴邪上逆，则为咽痛，为吐；阴寒下泄，而复为利。种种危候，不一而足也。

尤在泾：亡阳，阳不守也，无阳，阳之弱也。阳亡者，藩篱已撤，故汗出不止；阳弱者，施化无权，故不能作汗。

黄竹斋：少阴以水火既济为用者也，水火不交则成病，阳亡于外，则火炎上而咽痛，及欲吐不吐；阴盛于里，则水趋下而下利，故此节为总冒，其义直贯至篇终。

[凡按]咽痛一症,主要在辨别阴阳,阳证多由风热、心火,而咽喉每见红肿,阴证多由风寒痰湿,而咽喉并无红肿。一般阳证多于阴证,阳证易治,阴证难疗。本条根据伤寒咽痛辨证,故不用清咽利膈之药,而宜通脉四逆汤加桔梗,温中有散,得收奇效。柯氏拟用肾气丸治本病,丹波氏认为治杂病则可,此条证决非肾气丸所主也。

《伤寒论译释》:本证咽痛,由于阴寒极盛,虚阳上浮所致,大多不红不肿,和实证咽痛完全不同,切不可治以清热利咽等通套药方,也不需要单独治疗,得姜附回阳以后,火归本位,则咽痛亦自能痊愈。

(一)少阴病治禁

[原文]少阴病,脉细沉数,病为在里,不可发汗。(285)

[提要]少阴里证禁用发汗的脉象。

[选注]尤在泾:少阴与太阳为表里。而少阴亦自有表里,经病为在表,脏病为在里也。脉沉而身发热,为病在表;脉细沉数,身不发热,为病在里。病在表者可发汗,如麻黄附子细辛汤之例是也。病在里而汗之,是竭其阴而动其血也,故曰不可发汗。

沈尧封:脉细属阴虚,沉为在里,数则为热,此阴虚而热邪入里也。

薛慎庵:人知数为热,不知沉细中见数为寒甚。真阴寒证,脉常有一息七八至者,尽概此一数字中,但按之无力而散耳,宜深察也。

任应秋:所谓沉细,与《金匮·五脏风寒积聚》篇所说的"脉来细而附骨"颇具同一意义。凡体力已衰,而病机犹亢奋未已,常见到脉搏在沉细中现数。

程应旄:法当固密肾根为主,其不可发汗。

[凡按]注家虽有属寒属热之争。但病属在里,禁用发汗之旨则同。关键仍在于脉证合参。

[原文]少阴病,脉微,不可发汗,亡①阳故也;阳已虚,尺脉弱涩者,复不可下之。(286)

【注】①亡,《脉经》《千金翼》并作无。

[提要]少阴病阴阳两虚,禁用汗下法。

[选注]钱天来:微者,细小软弱,似有若无之称也。脉微者,阳气大虚,卫阳衰弱,故不可发汗以更竭其阳,因汗虽阴液,为阳气所蒸而为汗,汗泄则阳气亦泄矣。今阳气已虚,而尺脉又弱涩者,知命门之真火衰微,肾家之津液

不足,不惟不可发汗,复不可下之,又竭其阴精阳气也。此条本为少阴禁汗禁下而设,故不言治,然温经补阳之附子汤之类,即其治也。

陆渊雷:少阴本无汗下法,篇中麻黄附子微发汗二方,乃太阳少阴参半之证,急下三条,乃阳明证,皆非纯乎少阴也。今云脉微不可发汗,脉弱涩不可下。乃似脉不微不弱涩有可汗下者,此古文倒装之故也,其意盖云,少阴病,不可发汗,脉微亡阳故也,复不可下之,尺脉弱涩故也。盖脉微为阳虚,尺脉弱涩为阴虚血少,阴阳俱虚,故汗下并禁耳。

周禹载:然则不可汗者,用四逆加人参汤,不可下者,用蜜煎导,不知有合治法否。

程应旄:少阴多自利证,人固无肯轻下者,但拈出尺脉弱涩字,则少阴之有大承气汤证,其尺脉必强而滑,已伏见于此处矣。

（二）少阴病变证

[原文]少阴病,咳而下利,谵语者,被火气劫故也,小便必难,以强责①少阴汗也。(284)

【注】①强责,是过求也。

[提要]少阴病,被火劫伤阴的变证。

[选注]程应旄:少阴病,咳而下利,真武中有此证。

张氏直解引蒋宾候云:少阴下利极多,何曾皆是被火,且被火未必下利。惟谵语乃是被火,经云,被火者必谵语(113条)。故咳而下利,谵语者,当分看为是。

陆渊雷:谓少阴咳而下利之真武证,若谵语小便难,则因火劫强汗所致也。"咳而下利"句,当读断。

《伤寒论译释》:咳而下利应是少阴病的原有证状,谵语小便难始为被火劫的变证,只有分清常变,才能施治得当。

[原文]少阴病八九日,一身手足尽热者,以热在膀胱,必便血也。(293)

[提要]少阴病热移膀胱血分的变证。

[选注]喻嘉言:少阴病难于得热,热则阴病见阳,故前篇谓手足不逆冷反发热者不死。然病至八九日,阴邪内解之时,反一身手足尽热,则少阴必无此候。当是脏邪传腑,肾移热于膀胱之证也。以膀胱主表,一身及手足正躯

壳之表,故尔尽热也。膀胱之血为少阴之热所逼,其出必趋二阴之窍,以阴主降故也。

魏荔彤:八九日而一身手足尽热,似为太阳阳明之热矣,不知少阴证既具,而如此之热者,非阳经为病,乃阴经为病也。肾与膀胱为表里,肾热必旁注于膀胱,膀胱为太阳腑,遂因腑热而散于太阳经之周身,以此知病不在阳经而在阴经,消耗阴精最迫,不可谓阴病得阳而易愈也。明其必便血。此非急泻下焦之热,不足以存少阴之阴也。

柯韵伯:此与太阳热结膀胱,血自下者,证同而来因则异。少阴传阳证者有二:六七日腹胀不大便者,是传阳明;八九日一身手足尽热者,是传太阳。下利便脓血,指大便言;热在膀胱而便血,是指小便言。轻则猪苓汤,重则黄连阿胶汤可治。

[原文] 少阴病,但厥无汗,而强发之,必动其血,未知从何道出,或从口鼻,或从目出者,是名下厥上竭,为难治。(294)

[提要] 少阴病动血的变证。

[选注] 陆渊雷:少阴病汗出肤冷者,为亡阳急证。但厥无汗者,阳亡而津不继,血燥无以作汗也。其势虽较缓,其病则尤重。少阴本无汗法,篇中麻附二汤(301、302),皆兼太阳者,非纯少阴也。今于阴阳两竭之证,强发其汗,必激动血行而出血。出血在内脏者,无由目验,惟口、鼻腔等黏膜脆薄之处出血,乃得见之。"下厥上竭",谓阳厥于下,阴竭于上,盖以真阳出于下焦肾中,故云"下厥"。此亦后人之论,非仲景意也。程氏云:难治者,下厥非温不可,而上竭则不能用温,故为逆中之逆耳。下厥即是亡阳,上竭即是伤津,上下两字,不要看得太机械。

[凡按] 所谓"但厥无汗",意味着阳微至甚则厥,正虚无力蒸发作汗则"无汗",即所谓"阴不得有汗"也。除此以外,还可见恶寒蜷卧,但欲寐,脉沉微,舌苔白滑等证征。若病情继续恶化,出血属危重之候,拯救多较困难。故云"为难治"。在治疗上宜扶阳救阴兼以益气固脱为主。因其属阳衰而致阴脱,故当回阳救逆,然阴液亦已枯竭,单用辛燥必更耗其阴,则又当护阴救液,阴阳两脱,则须益气固脱。丹波元简提出:"惟景岳六味回阳饮(人参、附片、炮姜、炙草、熟地、当归),养阴回阳两全,以为合剂矣。"

在临床上阳厥阴竭之出血证并非少见,如《伤寒九十论》说:"一妇人得伤寒数日、咽干、烦渴、脉弦细，医者汗之，其始衄血，继而脐中出血，医者惊骇而遁。予曰：少阴强汗之所致也。盖少阴不当发汗……仲景云难治。予投以姜附汤，数服血止，后得微汗愈。"本案可证，因阳衰导致阴脱，故以姜附汤回阳救逆而取效。然若阴阳气血两竭，纯投姜附恐嫌过热，应酌加滋阴补血（如芍药、地黄）之品为是。

（三）辨少阴病阴阳消长及预后

[原文] 少阴病，脉紧，至七八日，自下利，脉暴微，手足反温，脉紧反去者，为欲解也，虽烦，下利，必自愈。（287）

[提要] 少阴病，阳回自愈的脉证。

[凡按] "必自愈"并非待其自愈之意，是根据其自然机转来看，有向愈的趋势。

[选注] 柯韵伯：前条（283，病人脉阴阳俱紧，反汗出者，亡阳也……）是亡阳脉证，此条是回阳脉证。前条是反叛之反，此条是反正之反，玩反温，前此已冷可知。微本少阴脉，烦利本少阴证，至七八日，阴尽阳复之时，紧去微见，所谓谷气之来也，徐而和矣。烦则阳已返于中宫，温则阳已敷于四末，阴平阳秘，故烦利自止。

尤在泾：虽烦下利，必自止者，邪气转从下出，与太阴之秽腐当去而下利者同意。设邪气尽，则烦与利，亦必自止耳。

[原文] 少阴病，下利，若利自止，恶寒而蜷①卧，手足温者，可治。（288）

【注】①《类证活人书》"蜷"音"权"，蜷蹐不伸也。

[提要] 少阴虚寒证，手足温者可治。

[选注] 钱天来：大凡热者偃卧而手足弛散，寒则蜷卧而手足敛缩。下文（295条）恶寒蜷卧而手足逆冷者，即为真阳败绝而成不治矣。若手足温，则知阳气未败，尚能温暖四肢，故曰可治。

王宇泰：少阴病，下利恶寒而蜷，四逆汤、真武汤。《素问·通评虚实论》云：从则生，逆则死。所谓从者，手足温也，所谓逆者，手足寒也。假如手足不温，下利不止，便是危证。

[原文] 少阴病，恶寒而蜷，时自烦，欲去衣被者，可治。（289）

[校勘]《千金翼》作不可治。不自觉而去衣被者为阴盛之躁，不可治。

[提要] 少阴病,阳气来复,烦热欲丢衣被者可治。

[选注] 喻嘉言:自烦欲去衣被,真阳扰乱不宁,无大汗出,阳尚未亡,故可治。后面298条云不烦而躁者死,对看便知。总的精神,阳存尚有生机,若纯阴无阳,即为死候。

陆渊雷说,此条不足据以决预后,何则? 恶寒而蜷,为少阴本证,所以决预后者,乃在自烦欲去衣被。欲去衣被,即躁扰见于外者,下文屡言烦躁者死,决其不可治可也。少阴获愈之机,在于阳回,谓自烦欲去衣被,为阳势尚肯力争,决其可治亦可也。征之实验,则少阴病烦躁者,若用药中肯,护理得宜,十亦可救四五。故此条所云,不足以决预后也。

[原文] 少阴病,恶寒身蜷而利,手足逆冷者,不治。(295)

[提要] 纯阴无阳的危候。

[选注] 柯韵伯:伤寒以阳为主,不特阴证见阳脉者生,又阴病见阳证者可治。背为阳,腹为阴,阳盛则作痉,阴盛则蜷卧。若利而手仍温,是阳回故可治。若利不止而手足逆冷,是纯阴无阳,所谓六腑气绝于外者,手足寒,五脏气绝于内者,下利不禁矣。

程应旄:阳气受于四肢,虽主于脾,实肾中生阳之气所奉,故手足之温与逆,关于少阴者最重。

舒驰远:此证尚未至汗出息高,犹为可治,急投四逆汤加人参,或者不死。

[凡按] 以上是判断阳衰下利顺逆之大要。临证时须从整体观出发,脉证合参。全面分析,方合原论精神,切不可执其一端。总之,上述顺象均表明阳气渐复,阴寒邪去,其病情好转,预后较好;若见逆象,则亦阴寒或极,阳气欲亡,其病为进,预后较差。原文谓之"死",但并不意味着是不治之证,而是病情危重,积极抢救,可以转危为安。

[原文] 少阴病,下利止而头眩,时时自冒者,死。(297)

[提要] 阴尽于下,阳脱于上的危候。

[选注] 章虚谷:下利止者,非气固也,是气竭也。阳既下陷,如残灯余焰上腾,则头眩时时自冒而死。自冒者,倏忽瞑眩之状,虚阳上脱也。

喻嘉言:盖人身阴阳相为依附者也,阴亡于下,则诸阳之上聚于头者,纷纷而动,所以头眩,时时自冒(头晕目眩,如物蒙罩),阳脱于上而主死也。可见阳回利止则生，阴尽利止则死矣。

舒驰远：下利止而阳回者，自必精神爽慧，饮食有味，手足温和，病真愈也，所谓阳回利止者生。若利虽止，依然食不下，烦躁不安，四肢厥冷，真阳未回，下利何由自止，势必阴精竭绝，真死证也，故曰阴尽利止者死。

程应旄：下利止而头眩，时时自冒者，肾气通于脑也……阴津竭于下，知髓海枯于上也（脑缺血），前此非无当温其上之法，惜乎用之不预也。

[原文] 少阴病，四逆，恶寒而身蜷，脉不至，不烦而躁者，死。（298）

[提要] 阳绝神亡的危候。

[选注] 陈修园：此言少阴有阴无阳者，死也。少阴病，阳气不行于四肢，故四逆，阳气不布于周身，故恶寒而身蜷，阳气不通于经脉，故脉不至，且不见心烦，而惟见躁扰者，纯阴无阳之中忽呈阴证似阳，为火将绝而暴张之状，主死。

程应旄：诸阴邪具见，而脉又不至，阳先绝矣。不烦而躁，阴无阳附，亦且尽也。《经》曰："阴气者，静则神藏，躁则消亡。"盖躁则阴藏之神外亡也，亡则死矣。使早知复脉而通阳也，宁有此乎。

柯韵伯：阳盛则烦，阴极则躁，烦属气（烦是自觉证），躁属形（为无意识的乱动）。烦发于内，躁见于外，形从气动也。时自烦是阳渐回，不烦而躁是气已先亡（有阴无阳），惟形独存耳，所以为死候。

黄元御：四逆，恶寒而身蜷，阴盛极矣，脉又不至，则阳气已绝，如是则不烦而躁者，亦死。盖阳升则烦，阳脱则躁，阳中之阳已亡，是以不烦。阴中之阳欲脱，是以躁也。

《素问》："阴气者，静则神藏，躁则消亡。"盖神发于阳而根藏于阴。精者神之宅也，水冷精寒，阳根欲脱，神魂失藏，是以反静而为躁也。

楼英：《外台》：阴盛发躁，名曰阴躁，欲坐井中，宜以热药治之。故仲景少阴证面赤者，四逆汤加葱白治之。

[原文] 少阴病，六七日，息高者，死。（299）

【注】息高是呼吸浅表，不能下达胸腹，呈吸少呼多的病状。

[提要] 肾气绝于下的危候。

[选注] 柯韵伯：气息者，乃肾间动气，脏腑之本，经脉之根，呼吸之蒂，

三焦生气之原也。息高者,但出心与肺,不能入肝与肾,生气已绝于内也。六经中独少阴历言死证,他经无死证,甚者但曰难治耳,知少阴病是生死关。

陆渊雷:少阴本心脏衰弱,至六七日而息高,则心脏之陷于极度衰弱矣。所以常为死证。

喻嘉言:"六七日"三字,辨证最细,见六七日经传少阴而息高,与二三日太阳作喘之表证迥殊也。

《伤寒论识》:后世所谓鼻煽,亦息高之类也。

程应旄:死虽成于六七日之后,而机自兆于六七日之前,既值少阴受病,何不预为固护,预为提防,迨今真阳涣散,走而莫追,谁任杀人之咎!

[原文] 少阴病,脉微细沉,但欲卧,汗出不烦,自欲吐,至五六日,自利,复烦躁不得卧寐者,死。(300)

[提要] 阴阳离决的危候。

[选注]《医宗金鉴》删节程应旄说:今时论治者,不至于恶寒蜷卧,四肢逆冷等证叠见,则不敢温,不知证已到此,温之何及?况诸证有至死不一见者,则盍于本论中之要旨,一一申详之,少阴病,脉必沉而微细,论中首揭此,盖已示人以可温之脉矣。少阴病,但欲卧,论中又已示人以可温之证矣。汗出在阳经不可温,在少阴宜急温,论中又切示以人以亡阳之故矣,况复有不烦自欲吐,阴邪上逆之证乎?则真武、四逆,诚不啻三年之艾矣。乃不知预为绸缪,延缓至五、六日,前欲吐,今且利矣,前不烦,今烦且躁矣,前欲卧,今不得卧矣,阳虚扰乱,阴盛转加,焉有不死者乎。

[凡按] 脉微细至自欲吐,已经显示了心脏衰弱的情况,至五六日至不得卧寐,心脏已到了衰竭地步,当然不易治疗了。程氏所述可温之理,尤觉痛快淋漓,可为医林棒喝。

四、辨少阴病脉证并治之小结

凡少阴病,都是里病,但是少阴的精气与热能——即水与火,不但在体内起到作用,而且支援了体表之阳。如《素问·生气通天论》所说:"阴者,藏精而起亟也,阳者,卫外而为固也。"所以少阴水火不虚,则太阳之阳必盛;心肾两虚,则太阳之阳必衰,可见体表和体内,是不可分割的一个整体,少阴实际上是太阳的底面。健康时，热能活动在体表，就是太阳，活动在体内，就是少阴。受邪后，热能充实，反映为表热，就属太阳病；热能不足，反映为里虚，就属少阴病。太阳和少阴，是一个事物的两个方面，所以二经相表里。

少阴病的类型有表证、水火两虚证、火虚证、水虚证四种。

1. 少阴表证　实际上是少阴里证的前驱证，由于没有少阴水火的充分支援，就不但发热的程度较轻，时间较短。同时，脉搏也浮不起来而出现沉脉，这就是少阴表证的特点。"上工治未病"，先安未受邪之地，无热恶寒，脉沉的，急温之，宜四逆汤（323 条）。发热、脉沉的，当发汗兼温经。初得时，可用麻黄细辛附子汤（301 条）；若延至二三日，其热必更轻，但只要还未出现里证，就仍当发汗，可改用麻黄附子甘草汤微发其汗（302 条）。

2. 水火两虚证　就是最典型的少阴病。乃精气和热量不足，"少阴病，脉微细，但欲寐也"，即是这种严重病情的简要描述。

水火两虚尤其明显地表现在"脉微"和"自利而渴"上，脉微自利就是火虚，"而渴"就是精虚。因为这种渴，不是有热，而是精虚引水自救，所以只欲热饮，饮亦不多，而且小便清白不赤。太阴病自利不渴，是寒在中焦。少阴病自利而渴，是寒在下焦。

3. 火虚证　太阴里寒证和少阴火虚证，二者之间，没有本质上的差别，其区别就在于：虚寒还局限在消化道局部时，就属太阴病；当虚寒发展为全身性症状，如手足厥逆，恶寒蜷卧时，就属少阴病。所以这样的少阴病，仍可采用太阴里寒诸方，如四逆汤，方中的炙甘草、干姜温太阴，附子才兼温少阴。如出现全身症状严重的：一是脉微欲绝，二是四肢厥逆及周身汗出，三是格阳外热，身反不恶寒。只要出现其中之一，就表现阳亡在即，必须改用通脉四逆汤，即四逆汤倍干姜，并加大附子用量，以追回将脱之阳。

4. 水虚证　水虚证是少阴病的变型，是水虚火不虚，所以脉象不是微细、沉迟、沉紧，而是沉细而数。由于是水不上承，心火独炽，所以舌赤少苔、心中烦、不得卧，当补水泻火，以黄连阿胶汤主之（303 条）。

少阴病，火虚证又称为少阴寒化证，水虚证又称为少阴热化证。

5. 少阴的经络病及其他　手少阴心的经络上挟咽，足少阴肾的经络循喉咙，所以邪中少阴能出现咽痛，这些咽痛，并不伴有少阴里证，注家称为客邪中于少阴经络。

此外，又有根本不是少阴病，却出现了一些吐、利、厥冷等少阴症状的，应当通过现象看本质，不要滥用回阳补水诸方。譬如，寒浊阻塞胸膈，吐利厥冷，烦躁欲死的吴茱萸汤证；阳被湿郁，四逆、腹痛、泄利下重的四逆散证；燥屎内结，口燥、咽干、自利清水，腹胀不大便的大承气汤证；湿热内扰，下利、咳而呕、渴、心烦不得眠的猪苓汤证，这些都不是真正的少阴病。(参李克绍《伤寒解惑论》)

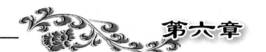

第六章　辨厥阴病脉证并治

　　《伤寒论·辨厥阴病脉证并治》共有五十六条,只有四条(326、327、328、329)简略地明文提厥阴病,其余五十二条大都泛论厥、热、呕、利。但值得注意的是其中论厥的占三十条(330～332、334～345、347～351、353～357、362、366、368、370、377),这显然又非厥阴病独有之证,而是提出应与本病作鉴别的类似证。厥阴病与非厥阴病条文纠缠不清,因而引起后人颇多争议。如近贤陆渊雷在《伤寒论今释》中指出:"伤寒厥阴篇,竟是千古疑案。"

　　厥阴是《伤寒论》中正邪分争,决定转归的关键时期,邪气乘虚欲夺仅存一线的生机,正气穷极思奋,竭全力托邪外出。正邪分争既激烈又频繁,正邪分争的结果,可正胜,也可邪胜;可时而正胜,时而邪胜,可今日正胜,明日邪胜;人体的反应可见寒证,也可见热证,可见时寒时热,寒热交替证。这就是所谓厥阴病常寒热错杂、厥热胜复、虚实并见的病理机制。

　　本篇论述厥的条文中言及厥的种类共十种,分别是:寒厥共13条(330、331、332、334、340、341、342、343、349、353、354、362、368),热厥共3条(335、339、350),脏厥1条(338),蛔厥1条(338),阴盛格阳厥共6条(344、345、348、353、366、370),寒热错杂厥1条(357),痰厥1条(355),水停心下厥1条(356),血虚厥1条(347),血虚寒凝厥1条(351)。厥阴病的病变部位较多,牵涉到心、肝、脾、胃等脏腑,由于这些脏腑本身有不同的属性,邪盛又有寒热之分,正衰又有阴阳之别,邪正双方又都可致极(阴极阳极),则厥阴病为什么寒热错杂,厥热胜复,虚实相兼,厥利呕哕并见,治疗为什么多寒热并用,攻补兼施就容易理解了。

　　上热下寒是厥阴病的第一个特点,厥阴病的临床特征以"厥"为主,所以四肢厥逆是厥阴病的第二个特点。"厥"是邪气胜的表现,"热"是正气复的先兆,因此厥热胜复是厥阴病的第三个特点。

　　《素问·至真要大论》云:"厥阴何也? 岐伯曰:两阴交尽也。"《内经》以阴阳气之多少而分三阴三阳,厥阴为一阴,为阴之尽。高士宗解释三阴为:"由

太而少，则终有厥阴，有太阴之阴，少阴之阴，两阴交尽，故曰厥阴。"说明厥
阴为三阴之终尽。如果从六经辨证来看，则可以说明厥阴为六经的最后阶段。
正邪相争至最后阶段，邪盛正去则亡，正复邪去则生，由于厥阴为阴之尽，阴
尽则阳生，故厥阴的含义既有阴尽之意，也有阳生之意。阴与阳为一对矛盾，
代表了正与邪之间的关系。因此，可以从厥阴病中得到更深的体会。

一、厥阴病提纲

[原文] 厥阴之为病，消渴，气上撞心，心中疼热，饥而不欲食，食则吐蛔，
下之，利不止。(326)

[提要] 厥阴病上热下寒证提纲。

[选注] 沈尧封：此厥阴病之提纲也。然消渴气上撞心，心中疼热，饥不
欲食，食则吐蛔之外，更有厥热往来，或呕，或利等证，犹之阳明病胃家实之
外，更有身热汗出，不恶寒反恶热等证，故阳明病必须内外证合见，乃是真阳
明，厥阴病亦必内外证合见，乃是真厥阴，其余或厥、或利、或呕，而内无气上
撞心、心中疼热等证，皆似厥阴而实非厥阴也。

《医宗金鉴》：故其为病，阴阳错杂，寒热混淆，邪至其经，从化各异。若其
人素偏于热，则邪从阳化，故消渴，气上撞心，心中疼热……等阳证见矣。若
其人素偏于寒，则邪从阴化，故手足厥冷，脉微欲绝……等阴证见矣。

柯韵伯：厥阴热症，皆相火化令耳。并举例说：少阳咽干，即厥阴消渴之
机；胸胁苦满，即气上撞心之兆；心烦即邪热之初；不欲食是饥不欲食之根；
喜呕即吐蛔之渐。

李克绍：326条，这一序列症状，实际包括了肝的所生病，所以是最典型
的厥阴病。

张卿子：尝见厥阴消渴数证，舌尽红赤，厥冷脉微渴甚，服白虎黄连等汤
皆不救，盖厥阴消渴，皆是寒热错杂之邪，非纯阴亢热之证，岂白虎、黄连等药
所能治乎？按：必以错综之药治复杂之病。

任应秋：本条旧注以为是厥阴病的提纲，其实只是厥阴病过程中病理机
转之一，即是胃机能已逐渐开始恢复，而肠机能仍相当衰减的现象，也就称为
上热下寒的由来。惟其肠机能还衰减，所以下之利不止。

[凡按] 除了柯氏例举以外，厥阴病厥热胜复类似于少阳病寒热往来；寒

热往来为欲内欲外,厥热胜复则向阴向阳。

统观厥阴篇举证候主要有两大类型:一以心包、肝为病变中心的概括证候;一以病机为纲的概括证候。而 326 条所述证候正具备《诸病源候论》所说"阳并于上则上热,阴并于下则下冷"的特点。病变部位也是以肝和心包为主。由此可见它虽然不能从证候上、病机上概括全篇,但对厥阴病有一定的代表性。

厥阴提纲证,不但可见于外感病,同样可见于杂病。实践证明,吴坤安"不拘伤寒杂证,但见呕逆吐蛔者,即是肝邪犯胃,宜兼厥阴而治"的论点,是正确的。

[原文] 凡厥者,阴阳气不相顺接,便为厥。厥者,手足逆冷者是也。(337)

[提要] 厥证的病理机制与临床特征。

[选注] 徐灵胎:"阴阳气不相顺接,便为厥。"此致厥之由。"厥者,手足逆冷者是也。"是厥之象。

黄元御:平人阳降而交阴,阴升而交阳,两相顺接,乃不厥冷;阳上而不下,阴下而不上,不相顺接,则生逆冷。不顺而逆,故曰厥逆。足三阳以下行为顺,足三阴以上行为顺,顺行则接,逆行则阴阳离析,两不相接。其所以逆行而不接者,中气之不运也。足之三阳,随阳明而下降,足之三阴,随太阴而上升,中气转运,胃降脾升,则阴阳顺接,中气不运,胃逆脾陷,此阴阳不接之原也。

汪苓友:人之肢体皆属阴,气附则温而生,气离则冷而死……成注云:阳气内陷而厥,乃阴气已微,阳热用事,当是热厥。若寒厥,则阴寒用事,阳气将外脱矣,何由而反内陷耶,学人其试思之。

陈平伯:本条推原所以致厥之故,不专指寒厥言也。看用"凡"字冠首,则知不独言三阴之厥,并该寒热二厥在内矣。盖阳受气于四肢,阴受气于五脏,阴阳之气相贯,如环无端。若寒厥则阳不与阴相顺接,热厥则阴不与阳相顺接也。或曰,阴不与阳相顺接,当四肢烦热,何反逆冷也?而不知热邪深入,阳遏于里,不能外达四肢,亦为厥冷,岂非阴与阳不相顺接之谓乎!仲景立言之妙如此。

王好古:夫厥有阴有阳。初得病身热,三四日后,热气渐深,大便秘结,小便黄赤,或语言谵妄而反发热者,阳厥也。初得病,身不热,三四日后,阳气渐消,大便软利,小便清白,或语言低微而不发热者,阴厥也。二证人多疑之,以脉皆沉故也。然阳厥而沉者,脉当有力,阴厥而沉者,脉当无力也。若阳厥爪指有时而温,若阴厥爪指时时常冷也。

[凡按] 根据经文可见,之所以厥者皆由阴阳气不相顺接。阴阳双方任何一方极造其偏均能致厥,阳衰阴盛则为寒厥,阳盛阴衰则为热厥。厥阴病的现象以"厥"为主,没有"厥"则不是厥阴病。所以从病机而论:"阴阳气不相顺接"是多数厥阴病的一个共同点,故列于提纲中,以补充上条之不足。

姜春华:此系后人释厥之文错杂于此。前人说,厥有寒厥及热厥之别:寒极则阴盛阳衰,不达四肢,谓之寒厥;热厥则阳亢深入,阳气郁结不达四肢,谓之热厥。但《内经》及《伤寒论》中寒厥及热厥之病理与症状均有不同,列表比较如后(表54):

表54 《内经》《伤寒论》中寒厥、热厥病理、症状的比较

$$
\begin{array}{l}
\text{病理}
\begin{cases}
《内经》(正气)
\begin{cases}
\text{寒厥——阳气衰于下治宜益火}\\
\text{热厥——阴气衰于下治宜壮水}
\end{cases}\\
《伤寒论》(邪气)
\begin{cases}
\text{寒厥——寒极阳衰治宜扶阳}\\
\text{热厥——热极阳郁治宜透阳}
\end{cases}
\end{cases}\\[2em]
\text{症状}
\begin{cases}
《内经》——寒厥手足寒,热厥手足热\\
《伤寒论》——寒厥、热厥手足均寒
\end{cases}
\end{array}
$$

二、厥阴病类方辨证

(一)寒热错杂方类

乌 梅 丸

[原文] 伤寒,脉微而厥,至七八日肤冷,其人躁无暂安时者,此为脏厥,非蛔厥也。蛔厥者,其人当吐蛔,今病者静,而复时烦者,此为脏寒,蛔上入其膈,故烦。须臾复止,得食而呕又烦者,蛔闻食臭出,其人常自吐蛔。蛔厥者,乌梅丸主之,又主久利。(338)

【注】"须臾"一词在《伤寒论》中凡四见。桂枝汤方、大黄黄连泻心汤方、附子泻心汤方后及乌梅丸证中,其义为"少顷"(或片刻)。

[提要] 脏厥与蛔厥的辨证要点及蛔厥的主治方剂。

[选注] 陈修园：此借少阴之脏厥，托出厥阴之蛔厥，是明托法。节末补出"又主久利"四字，言外见本经厥、利相因，取乌梅丸为主，分之为蛔厥一证之专方，合之为厥阴各证之总方。以"主久利"而托出厥阴之全体，是暗托法。即作文中借宾定主之诀。

尤在泾：伤寒脉微而厥，寒邪中于阴也。至七八日，身不热而肤冷，则其寒邪未变可知，乃其人躁无暂安时者，此为脏厥发躁，阳气欲绝，非为蛔厥也。蛔厥者，蛔动而厥，其人亦躁，但蛔静则躁亦自止，蛔动则时复自烦，非若脏寒之躁无有暂安时也。然蛔之所以时动而时静者，何也。蛔性喜温，脏寒则蛔不安而上膈。蛔喜得食，脏虚则蛔复上而求食。甚则呕吐，涎液从口中出。按古云：蛔得甘则动，得苦则安，又曰蛔闻酸则静，得辛热则止……故以乌梅之酸，连、柏之苦，姜、辛、归、附、椒、桂之辛，以安蛔温脏而止其厥逆。柯氏云主乌梅丸，可以治蛔，亦可治久利。

喻嘉言：脏厥者，正指肾而言也；蛔厥者，正指胃而言也。曰脉微而厥，则阳气衰微可知，然未定其为脏厥、蛔厥也。惟肤冷而躁无暂安，乃为脏厥。脏厥用四逆及灸法，其厥不回者主死。若蛔厥则时烦时止，未为死候，但因此而驯至胃中无阳则死也。乌梅丸中，酸苦辛温互用，以安蛔、温胃、益虚，久利而便脓血亦主此者，能解阴阳错杂之邪故也。

柯韵伯：伤寒脉微厥冷，烦躁者，在六七日，急灸厥阴以救之。此至七八日而肤冷，不烦而躁，是纯阴无阳，因脏寒而厥，不治之证矣。然蛔厥之证，亦有脉微肤冷者，是内热而外寒，勿遽认为脏厥而不治也。其显证在吐蛔，而细辨在烦躁，脏寒则躁而不烦，内热则烦而不躁，其人静而时烦，与躁而无暂安时者迥殊矣。此与气上撞心，心中疼热，饥不能食，食即吐蛔者，互文见意也。看厥阴诸证，与本方相符，下之利不止，与又主久利句合，则乌梅丸为厥阴主方，非只为蛔厥之剂矣。

[凡按] 柯氏以本条证候与326条厥阴病对勘说明，从而指出乌梅丸不但为治疗蛔厥主方，而且应当为厥阴病的主方，尤有见地。但必须理解，他所说的厥阴病，是专指寒热错杂证而言。如果偏寒偏热，就不是乌梅丸一个方剂所能统治，以乌梅丸作为厥阴病寒热错杂、阴中有阳的主方，因为它具备了清上热、温下寒、养肝体、疏肝用的特点。本条虽指蛔厥，实质上是仲景以厥阴病的本质为出发点，如果仅把乌梅丸作为蛔厥的主方，而不知为治厥阴寒热

错杂之证,则有失辨证论治的意义。

任应秋:本条在辨别脏厥与蛔厥的不同。脏厥是生活机能的衰竭,蛔厥是肠寄生虫病,乌梅丸主治蛔厥,不治脏厥。脏厥是厥阴病,蛔厥不是厥阴病,所以乌梅丸不得为厥阴病的主方。但乌梅丸的蛔厥证,亦属于胃肠功能衰弱的这一类型,所以称"此为脏寒",而乌梅丸亦用干姜附子人参等强壮药。蛔虫的成虫,常寄生在小肠的上段,亦有到胃里吐出的机会。这就是"蛔上入膈"的所以然。

两说并存,供学者进一步研究。两厥证比较见表55。

表55　脏厥、蛔厥比较

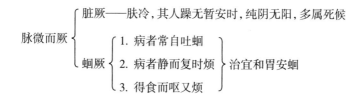

[**方药**] 乌梅丸

乌梅三百枚　　细辛六两　　干姜十两　　黄连十六两　　当归四两　　附子六两,炮,去皮蜀椒四两,出汗　　桂枝六两,去皮　　人参六两　　黄柏六两

上十味,异捣筛,合治之,以苦酒渍乌梅一宿,去核,蒸之五斗米下,饭熟捣成泥,和药令相得。内臼中,与蜜杵二千下,丸如梧桐子大,先食饮服十丸,日三服,稍加至二十丸,禁生冷、滑物、臭食等。

【**注**】《千金》"五斗米"作"五升米","饭熟"下《玉函》有"取"字,"臭食"作"食臭"。

[**选注**] 吕楙村:此主治蛔厥,其妙处全在米饭和蜜。先诱蛔喜,及蛔得之而乌梅及醋之酸,椒姜桂附及细辛之辛,黄柏黄连之苦,则蚘不堪而伏矣。但厥后气血不免扰乱,故加人参当归奠安气血,此方虽寒热错杂,但温脏之力居多,又得乌梅之酸涩以固脱,故又主久利。

程应旄:名曰安蛔,实是安胃,故并主久利。

徐灵胎:此治久痢之圣方也。

祝味菊:前人以本方为厥阴病之主剂,实则非是,盖仲景于本条已有明文。故谓为治蛔厥之主剂则可,若以之为治厥阴病之主剂,则期期以为未可也。

俞长荣：据近代一些学者研究，乌梅丸治疗胆道蛔虫，只能使蛔虫退回十二指肠，而不能起驱蛔作用。据我临证所见，乌梅丸(汤)用于胆道蛔虫症，局部疼痛能得到迅速缓解，但排出蛔虫确不多见，往往于痛止后给服驱蛔药而排出大量成虫。所以，应用乌梅丸(汤)治疗胆道蛔虫，当于痛止后继续用驱蛔剂。(《伤寒论汇要分析》)

袁尊山：本方移治痉病虽无先例，但痉病患者，指、趾不荣，挛急强直，角弓反张等，乃筋脉失养所致。《素问·六节藏象论》："肝者……其华在爪，其充在筋。"是以把痉病纳入厥阴病的范畴来考虑，用乌梅丸补肝养筋，加全蝎、蜈蚣、僵蚕等息风通络。这使乌梅丸跳出了"安蛔止痛"的框框，因而扩大了它的临床应用范围。笔者用以治苦笑面容、抽搐频繁之破伤风，四肢强直的中毒性脑病后遗症及半昏迷状态，颈硬、四肢屈曲强直的乙脑后遗症，均收到良效。一般可去花椒加上述虫类药及钩藤、天麻等；舌质不甚红，苔不黄者酌减连柏；盛夏，或舌不淡胖者，以黄芪易附片；上肢废加桑枝，下肢废加牛膝。乌梅用量一般以 15 ～ 30g 为宜。用乌梅丸治痉病，临床辨证必须是痉挛强直性的，若是弛缓的，如面瘫、小儿麻痹症等则无效。(《上海中医药杂志》1982 年第 5 期)

范佩：不应因乌梅丸着眼于吐蛔而视其为"杀虫剂"或"驱虫剂"，乌梅丸的重点在于寒热错杂，故寒热错杂的吐蛔或下利均为适应证。

郭子光：说明凡寒热错杂之证。无论何病，乌梅丸均可取效。这实际上也是中医治病，一病有多方，多病用一方的原因所在。

[凡按] 本方具有温脏、安蛔、镇痛、解热、解痉、抗菌等作用，常用于肝病及胆道蛔虫症，及蛔虫性肠梗阻、华支睾吸虫病、胃术后综合征、慢性痢疾、慢性结肠炎、神经性呕吐、胃肠功能紊乱等。(《新医学》1976 年第 3 期)

[医案] 乌梅丸治顽固呃逆：一例女，23 岁，与同事争吵，情绪抑郁，后即自觉食道梗阻，呃逆不止。初投橘皮竹茹、旋覆代赭石汤之类无效，以乌梅丸试投，呃逆显见减少而渐止。胃脘隐隐作痛，大便干结，属叠进辛辣之剂，灼伤胃络，改用苦润柔养之剂善后。

按：清末浙江名医胡宝书云："肝郁宜疏，疏之不应则宜柔；柔之无功当用敛。"(《上海中医药杂志》1982 年第 12 期)

乌梅丸治遗精：1 例久病遗精，每月遗四十次之多，骨瘦如柴，形容枯槁，双目红筋缠绕，舌焦唇红，喉痛，上腭烂，口烂，呈一派虚火上炎，上热下寒

（遗精滑泄），上盛下虚之象，黎氏认为此病之病机与厥阴病乌梅丸证之病机相合，故选用乌梅丸施治。乌梅丸的病机是：邪陷厥阴，风火主病，肝阳妄动，肝火上炎，上热下寒，上盛下虚。该方为息风、清火、温阳、扶正、制虫之和剂。该方证之病机与此患者之病机相合，故服乌梅丸汤剂后，病情迅速向愈。黎氏说："余以前方加减，连服二十余剂。上部之虚火，以渐而降；全身之精血，以渐而生。凡一切锁精补气补血之品，从未犯过笔端；然累月遗精之孱弱，竟收效于兼旬之内。吁，此用乌梅丸之变化也。"（《黎庇留医案》）

干姜黄芩黄连人参汤

[**原文**] 伤寒，本自寒下，医复吐下之。寒格，更逆吐下，若食入口即吐，干姜黄芩黄连人参汤主之。（359）

[**提要**] 寒热相格的证治。

[**凡按**] 此属上热下寒证，王太仆谓："内格呕逆，食不得入，是有火也。"其火在胃中故上热而呕，脾阳下陷，故下寒而利，治以寒温并用、辛开苦降为法。成无己说："伤寒邪自传表，为本自寒下（脾阳虚），医反吐下，损伤正气，寒气内为格拒。经（平脉篇）曰：'格则吐逆。'食入口即吐，谓之寒格。"即上热与下寒相格拒，致食入口即吐，故称寒格。

陆渊雷：此条"寒下"字，"寒格更逆"字，皆不可解，必有讹夺，惟"食入口即吐"一句，为本方之证候。凡朝食暮吐者，责其胃寒，食入即吐者，责其胃热。胃热，故用芩连。本方证，胃虽热而肠则寒，故芩连与干姜并用，以其上热下寒，故入之厥阴篇。

丹波元坚：然大旨不过是胃虚膈热，医误吐下，故热搏于上，而冷甚于下也。医复吐下之，复，当为"反"义读。

[**方药**] 干姜黄芩黄连人参汤

干姜　黄芩　黄连　人参各三两

上四味，以水六升，煮取二升，去滓，分温再服。

[**选注**] 徐灵胎：寒格自用干姜，吐下自用芩、连，因误治而虚其正气，则用人参。分途而治，无所不包，又各不相碍，古方之所以入化也。此痢疾之正方也。启发了后世对噤口痢的认识。朱丹溪之黄连人参汤或源于此。

柯韵伯：凡呕家挟热，不利于香砂橘半者，服此而晏如。

陈修园：若汤水不得入口，去干姜，加生姜汁少许，徐徐呷之，此少变古法,屡验。

《方函口诀》: 此方治膈有热,吐逆不受食者,与半夏生姜诸止呕吐药无寸效者,有特效,又治噤口痢。可见海外所见略同。

《医学从众录》: 昔张石顽先生借治脾胃虚寒、肠有积热之泄,甚效。此可见方同而治异。

[医案] 林某,50岁,患胃病已久。近来时常呕吐,胸间痞闷,一见食物便产生恶心感,有时勉强进食少许,有时食下即呕,口微燥,大便溏泻,一日两三次,脉虚数。与干姜芩连人参汤,水煎分四次服。服一剂后呕吐泄泻均止,随以温中健脾而愈。

本案属上热下寒,如单用苦寒,必致下泻更甚;单用辛热,必致口燥,呕吐增剧。因此只宜寒热、苦辛并用,调和其上下阴阳。(俞长荣《伤寒论汇要分析》)

麻黄升麻汤

[原文] 伤寒六七日,大下后,寸脉沉而迟,手足厥逆,下部脉不至,喉咽不利,唾脓血,泄利不止者,为难治,麻黄升麻汤主之。(357)

[提要] 邪陷阳郁,寒热错杂的证治。

[凡按] 本证是由于表邪误下后,所见上热下寒、虚实互见的复杂证候。咽喉不利,唾脓血为上热,泄利不止,手足厥逆,脉见沉迟,下部脉不至等症为下寒所致。本证治热则碍寒,治寒则碍热,泻实则碍虚,补虚则碍实,故难治。

[方药] 麻黄升麻汤

麻黄二两半,去节　升麻一两一分　当归一两一分　知母十八铢　黄芩十八铢　葳蕤十八铢　芍药六铢　天门冬六铢,去心　桂枝六铢,去皮　茯苓六铢　甘草六铢,炙　石膏六铢,碎,绵裹　白术六铢　干姜六铢

上十四味,以水一斗,先煮麻黄一两沸,去上沫,内诸药,煮取三升,去滓,分温三服,相去如炊三斗米顷,令尽,汗出愈。

[凡按] 陆渊雷: 汉晋以二十四铢为两,唐人以四分为两,故唐之一分,即汉晋之六铢。其量本同,然一方之中,有铢有分,掺改之迹显然矣。

山田氏云: 此条论与方,俱后人之所掺,非乎仲景氏之言。故今删之。

本方药味较多,组方较为复杂,各家注解不一。但综合观之,不外方中寓有发越郁阳,调和营卫,清上热,温下寒,及滋养营血等功用。可参表56。

表56　麻黄升麻汤作用分析

麻黄升麻汤
作用分析
{
1. 发越内郁之阳:麻黄、石膏、甘草——越婢汤主药
2. 调和营卫:桂枝、芍药、甘草——桂枝汤主药
3. 升清解毒,清上热——黄芩、知母、天冬、升麻
4. 补脾利水,温下寒——白术、干姜、茯苓
5. 滋养营血,且防发越之弊——当归、葳蕤
}

程门雪:麻黄升麻汤证,即是四逆汤证的一个很好的对照例子。本方的见证是:泄利不止、手足厥冷、脉沉而迟,完全符合四逆汤的主证,但是有一特异点,即咽喉不利、吐脓血、不汗出是也。"咽喉不利"一证,与通脉四逆条之"或咽痛"尤难区别;但本条所述,不仅"咽喉不利",且有"吐脓血",不但吐脓血,而且不出汗,明明是未经发汗而妄用下法,以致上热闭郁,兼虚其中,发生这些上热下寒之证。因此,必须另出一个办法,即,合发表、清上、温中三法于一方,是为麻黄升麻汤的方旨,此方着重在出汗。故方后云:"煮取三升,去滓,分温三服……令尽,汗出愈。"以前诸家,认为本条不足取,其实是没有细玩原文(尤其是方后语,如五苓散之多服暖水,汗出愈,亦然)及时对比所致。复杂的病必须用复方来治。《伤寒论》中,如本方及乌梅丸、柴胡龙牡汤等均是复方,但此条所述,更为突出耳。

钱天来认为此方是仲景不得已而立的,亦"随证治之"之旨。

姜春华:某些外感热病和内伤杂病在发展过程中往往有错综复杂的变化,不仅仅是同一矛盾面的反向病理差异,而且可同时呈现表里、寒热、虚实、阴阳的多层次、多幅度重叠和病理、病性的多向交叉。例如麻黄升麻汤的药物组成即为兼顾表里、寒热、虚实、阴阳、气血、升降的多向调节,以治"大下后,寸脉沉而迟,手足厥逆,下部脉不至,喉咽不利,唾脓血,泄利不止者,为难治"的正虚邪陷,阴阳错杂、寒热兼见、表里不解、清气在下、郁热上浮之证,仲景用多方调节的方法以治此难治之证。

[医案]陈逊斋治李梦如子患寒热病。下利、头痛、腹痛、骨节痛、喉头尽白而腐,吐脓痰夹血、口渴、尿少,六脉浮中两按皆无,重按亦微缓,两足少阴脉似有似无。诊毕不明其理,无法立方,连拟排脓汤、黄连阿胶汤、苦酒汤、干姜黄连黄芩人参汤,都觉未妥,后询知病人迄未得汗,又曾服下药致泻,经过分析,断为麻黄升麻汤证,经用此方而愈。(《伤寒论语释》)

[凡按] 此案指导我们使用经方,惟求证之切当。知其机,审其情,用之必效,更不必一时惑于复杂的症状而多所损益。陈氏在案中指出"经方以不加减为贵",诚有识之言。

(二) 寒证方类

吴茱萸汤

[原文] 干呕,吐涎沫,头痛者,吴茱萸汤主之。(378)

[提要] 肝胃虚寒,浊阴上逆的证治。

[凡按] 陆渊雷:此证之吐涎沫,非从胃中翻出,乃干呕之际,口中自出酸冷之涎,不吐去则不快,故曰干呕吐涎沫也。头痛即由于这种物质的刺激,所引起反射性的头痛。——此乃肝经虚寒,肝寒犯胃,中阳不足,升降失司之证。清阳不升,而致头晕目眩。浊阴不降而致干呕吐涎,兼见舌质淡,苔润白。脉弦细或细弱,用吴茱萸汤温中散寒,下气降逆;人参、大枣补虚益胃,生姜温中宣散止呕。临床上治疗头顶痛及偏头痛、呕吐涎沫以及高血压属于肝胃虚寒者有效。

凡用于止呕,则应遵照《伤寒论》原方的配伍比例,生姜的用量一般为吴茱萸的两倍,否则止呕效果将大大降低。

俞长荣:本方条文,见于阳明篇一,少阴篇一,厥阴篇一。综合三条文的记载,其主要共同证候为呕吐。所以陈修园说:"吴茱萸汤,不论噎膈、反胃皆可用,惟以呕而胸满为据。"很有见地。(按《金匮》有"呕而胸满者,吴茱萸汤主之"的记载)

三条文中,又以第378条为主证;临床所见,亦以本条证居多。因为单根据"呕吐",还不能完全肯定是吴茱萸证;如果干呕、吐涎沫而又头痛,则应用本汤的机会较多。由于本汤证是脾胃虚寒,肝木横逆,所以吐涎沫是吐出清涎冷沫,头痛大多在颠顶部位。

本汤证和四逆汤证同有吐利,但四逆汤证是全身虚寒,本汤证则系脾胃虚寒,且利不是必然见证。

日医矢数道明总结吴茱萸汤临床应用有以下几个方面:①胸腹有膨满感,腹按之软,或者有呕吐、干呕,其脉微缓之症;②胸下部膨满,食欲丧失,无热证,二便正常;③胃部有停滞感,或心烦,或呕吐脉沉之症;④头痛干呕,手足寒冷,小便少,脉细之症;⑤呕逆之症属阴证者;⑥小儿吐乳证,手足寒冷者。这些经验均值得参考。

[医案] 刘某,湖北人,一日至余寓求诊。云患呕吐清汁,兼以头痛而不能举。医者率以风寒发散药服之,益剧,已逾月矣。舌苔白而湿滑,口中和,脉之沉。与吴茱萸汤,一剂知,三剂疾如失。(《遯园医案》)

当归四逆汤、当归四逆加吴茱萸生姜汤

[原文] **手足厥寒,脉细欲绝者,当归四逆汤主之。**(351)

[原文] **若其人内有久寒者,宜当归四逆加吴茱萸生姜汤。**(352)

[提要] 血虚寒凝致厥的辨治,及血虚寒凝兼沉寒痼冷的治法。

[选注] 陆渊雷:手足厥寒,脉细欲绝,则四逆汤为正方。今当归四逆汤虽以四逆名,其方乃桂枝汤去生姜,加当归、细辛、通草,故前贤多疑之。钱氏、柯氏以为四逆汤中加当归,如茯苓四逆汤之例,实误,殊不知此证手足厥冷,主要是血虚寒郁所致,与阴盛阳虚之厥逆完全不同,岂可相提并论。今察本方方意,实为肌表活血之剂,血被外寒凝束,令手足厥寒,脉细欲绝,初非阳虚所致。日本医以本方治冻疮,大得效验,可以见其活血之功焉。

和久田氏:此平素气虚之人,外邪袭入,在于心胸,正气为之抑压,四肢厥逆,脉细欲绝者,以此方排心胸间之寒邪,导下水气,舒畅正气,则厥寒复温,脉带阳气而愈矣。其与三味四逆汤之别,彼既在内,有下利清谷之证,故于四肢称厥冷,冷者属内之词。此云厥寒,寒者外来之气,属外之词。此证在心胸间,而腹内无变,故变文书厥寒,示其异也。渊雷按:邪袭心胸,意盖谓心力不足以抵抗外寒之束血欤。厥冷与厥寒,字例不必尔,然以释本方与三味四逆汤之异,恰甚稳贴。

郑重光:手足厥冷,脉细欲绝,是厥阴伤寒之外证;当归四逆,是厥阴伤寒之表药耳。

[方药]

1. 当归四逆汤

当归三两　桂枝三两,去皮　芍药三两　细辛三两　甘草二两,炙　通草二两大枣二十五枚,擘,一法十二枚

上七味,以水八升,煮取三升,去滓,温服一升,日三服。

2. 当归四逆加吴茱萸生姜汤

当归三两　芍药三两　甘草二两,炙　通草二两　桂枝三两,去皮　细辛三两生姜半斤,切　吴茱萸二升　大枣二十五枚,擘

上九味，以水六升，清酒六升，和煮取五升，去滓，温分五服（一方水酒各四升）。

[选注] 孟承意：四逆之名多矣，此名当归四逆者，因风寒中于血脉而逆，当云血中之邪，故用当归通脉散逆，桂枝、细辛散太阳、少阴血分之风寒，未有营卫不和而脉道能通者，故以甘草、大枣、芍药调和营卫，通草利九窍通关节，合而用之破阻滞、散厥寒，诚为劲剂。前贤云：四逆汤全从回阳起见，四逆散全从和解表里起见，当归四逆全从养血通脉起见。厥阴职司藏血，不养血则脉不起。少阴重在真阳，阳不回则邪不退。

王晋三：本方寓有治肝四法，桂枝之辛，以温肝阳，细辛之辛，以通肝阳。当归之辛以补肝，甘枣之甘以缓肝，白芍之酸以泻肝。复以通草，利阴阳之气，开厥阴之络。若其人内有久寒者，无阳化阴，只加吴茱萸从上达下，生姜从内发表，再以清酒和之，何患阴阳不和，四逆不温也耶。

[凡按] 方中细辛用量的问题，各地医者，向有"辛不过钱"之说。考仲景用细辛三两以配干姜、五味治咳喘，当归四逆汤亦用三两，麻附细辛汤用二两，均取其温寒止痛之功。合今量当为 10 克，而今人却畏如蛇蝎，值得今后深入研究。

[医案] 赵守真治一妇，年四旬余，体素虚弱，某日农作过劳，傍晚归途遇雨，衣服尽湿，归仅更衣，不甚介意。晚间又经房事，而风雨之夜，寒气砭骨，夜半时起入厕，未久，睡感寒甚，数被不温，少腹拘急绞痛，次第加剧，待至天将明时，阴户遽现紧缩，自觉向腹中牵引，冷汗阵出，手足厥冷，头晕神困，不能起立，服药鲜效。脉象微细，舌润不渴，乃一阴寒之证。与当归四逆加吴茱萸生姜汤。一日服完两大剂，并用艾灸气海、关元十余炷，又锡壶盛开水时熨脐下，次日愈。（《治验回忆录》）

[凡按] 近人岳美中、陈源生等老中医，应用本方治血栓闭塞性脉管炎、雷诺综合征、风湿性关节炎、冻疮、慢性荨麻疹、消化性溃疡、痛经等多种慢性疾病，概而言之，是温运血行，散寒通络，对血虚寒凝、脉络痹阻诸证，多获良效。

[原文] 病者手足厥冷，言我不结胸，小腹满，按之痛者，此冷结在膀胱关元也。（340）

[提要] 冷结下焦肢厥辨证。

[凡按] 原文虽未出治法，但根据病机，当不外温阳祛寒，如外灸关元、气

海等穴，内服当归四逆加吴茱萸生姜汤一类方剂。

[选注] 喻嘉言：阳邪必结于阳，阴邪必结于阴，故手足逆冷、腹满、按之痛者，邪不上结于胸，其非阳邪可知，其为阴邪下结可知，则其当用温、用灸，更可知矣。关元在脐下三寸，为极阴之位也。

汪苓友：此条乃厥阴中寒，冷结少腹之证。厥阴之脉抵少腹，病者手足厥冷，乃阴寒之邪，直中于里也。不结胸者，非阳热也。小腹满，按之痛者，成注云：下焦冷结也。膀胱关元，正当小腹之部分。

姜春华：四结辨证要点，血结者，小腹满，按之痛，小便自利；水结者，小便不利；热结者，手足热，小便赤涩；冷结者，手足冷，小便数而白。

[原文] **伤寒脉促，手足厥逆，可灸之。**（349）

[提要] 阳虚厥逆，可用灸法。

[选注] 汪苓友：此条乃厥阴中寒，阴极脉促，宜灸之证。促脉者，脉来数，时一止复来是也。本阳极之脉，殊不知阴寒之极，迫其阳气欲脱，脉亦见促。况外证，又手足厥逆，此时即用汤药，恐亦无济，可急灸之，以助阳气……或问：阴寒之极，脉当迟代，何以反数而促？余答云：王海藏有云，阴毒沉困之候，六脉附骨，取之方有，按之即无，一息八至以上，或不可数。非促而何？愚以真阳之气本动，为寒所迫，则数而促，此理势之必然，人但知阴证之脉微迟，或绝不至，此其常。今特言脉促者，此其变，合常与变而能通之，始可以言医矣。

[原文] **下利，脉沉而迟，其人面少赤，身有微热，下利清谷者，必郁冒汗出而解，病人必微厥。所以然者，其面戴阳，下虚故也。**（366）

[校勘] 《玉函经》"清谷"下无"者"字。

[提要] 阴盛阳虚证，虽虚未甚时，可发生郁冒汗解。

[选注] 汪苓友：下利脉沉而迟，里寒也；所下者清谷，里寒甚也；面少赤，身微热，下焦虚寒，无根失守之火浮于上，越于表也。以少赤微热之故，其人阳气虽虚，犹能与阴寒相争，必作郁冒汗出而解。郁冒者，头目之际郁然昏冒，乃真阳之气能胜寒邪，里阳回而表和顺，故能解也。病人必微厥者，此指未汗出郁冒之时而言。面戴阳系下虚，此申言面少赤之故。又，仲景虽云汗出而解，然于未解之时，当用何药？郭白云曰：不解，宜通脉四逆汤少与之。

《伤寒绪论》：戴阳者，面赤如微醉之状。阴证冷极，发躁面赤，脉沉细，为浮火上冲,水极似火也。凡下元虚惫之人,阳浮于上,与在表之邪相合,则为戴阳。阳已戴于头面,而不知者更行表散,则孤阳飞越,危殆立至矣……大抵阳邪在表之怫郁,必面合赤色,而手足自温;若阴证,虚阳上泛而戴阳,面虽赤,足胫必冷,不可但见面赤便以为热也。

附郁冒辨证表解(表57)。

表57　郁冒辨证

郁冒辨证　{ 实证不作郁冒,能自汗出而解

大虚证不能郁冒,冒为死候

虚而未甚——尚能奋与邪争,正与邪争则郁冒,争而胜邪

则汗出而解

[原文] **伤寒一二日至四五日厥者,必发热,前热者后必厥,厥深者热亦深,厥微者热亦微,厥应下之,而反发汗者,必口伤烂赤。**(335)

[提要] 热厥的辨证要领与治疗原则及误治的辨证。

[选注] 高学山:此条之厥,与他处不同,他处为冷厥,此为热厥故也。盖直中厥阴,则先厥后热,故冷而禁下;传经,则先热后厥,故热而宜下也……若因厥冷而误为太阳恶寒证,反用汤药以发其汗,则辛以济热,而且提热于上,则不特咽痛喉痹,而且口伤烂赤矣。

喻嘉言:前云诸四逆厥者,不可下矣,此云厥应下之者,其辨甚微。盖先四逆而后厥,与先发热而后厥者,其来迥异。故彼云不可下,此云应下之也。以其热深厥深,当用苦寒之药,清解其在里之热,即名为下。如下利谵语,但用小承气汤止耳,从未闻有峻下之法也。若不用苦寒,反用辛甘发汗,宁不引热势上攻?口伤烂赤,与喉痹互意。

柯韵伯:下之清之,谓对汗而言,是胃热而不是胃实,非三承气所宜,厥微者当四逆散……厥深者当白虎汤。

程应旄:伤寒毋论一二日至四五日,而见厥者,必从发热得之。热在前,厥在后。此为热厥。不但此也,他证发热时不复厥,发厥时不复热,盖阴阳互为胜复也。惟此证,孤阳操其胜势,厥自厥,热仍热,厥深则发热亦深,厥微则发热亦微,而发热中兼夹烦渴不下利之里证,总由阳陷于内,菀其阴于外,而不相接也。

[凡按] 吴又可云:阳气内郁,不能外布,即便四逆。实为一语中的。仲

景观察此证属阳明腑热,郁闭于里,阳气不能与阴相接,拒阴于外,以致四肢厥逆。治从釜底抽薪,是理所当然。特别值得注意的是,厥证多属阴寒,仲师排除表象,此乃从本求因论治。指示热邪内郁于里而发厥,应用下法,不当用汗法。

然而,热厥的本质是热,消除热邪就是治疗热厥的原则。因邪所影响的脏腑不同,达到消除热邪这一目的,又需求不同的方法。如上焦心包热闭而厥,法宜凉开;中焦阳明热盛而厥,大便尚不结实者,当从清法;中焦阳明腑实而厥,不大便者,才从下法;下焦肝肾阴亏,热深厥甚,又当从育阴潜阳法,非皆下也。若不辨邪气之浅深,部位之异同,统统"厥应下之"的话,不但达不到消除热邪的目的,反而会变证蜂起而遗人夭殃。且"热深厥深",不仅四肢厥冷,常有神志昏迷,所谓"内陷""内闭"之类。历来注家多数局限于原文"凡厥者,阴阳气不相顺接,便为厥,厥者手足逆冷者是也"的最后几个字,遂偏重了四肢而忽视了全身,甚至连神志、脉象、舌苔都放弃不讲,认识不够全面。柳宝诒《温热逢源》也载有"伏温化热,内陷手足厥阴,发痉厥昏蒙等证"。他说:"伏温由少阴而发,外出于三阳经证,内结于胃腑,则见阳明腑证,其证虽深浅不一,但由阴出阳,于病机为顺,均在可治之例。惟有伏邪已动,而热象郁滞,不达于三阳,亦不归于胃腑,而即窜入厥阴者,在手厥阴则神昏谵语,烦躁不寐,甚则狂言无序,或蒙闭不语,在足厥阴则抽搐蒙痉,昏眩直视,甚则循衣摸床。此等凶证,有兼见者,有独见者,有腑热内结,邪气充斥而溃入者,有阴气先亏,热邪乘虚而陷入者,有挟痰涎而蒙闭者,有挟蓄血而如狂者。凡遇此等重症,第一先为热邪寻出路,如在经者从斑汗解,在腑者从二便出是也。"即不可见厥治厥,而须考虑全身情况。

[原文] **伤寒四五日,腹中痛,若转气下趋少腹者,此欲自利也。**(358)

[提要] 欲作自利的先兆。

[选注] 成无己:伤寒四五日,邪气传里之时,腹中痛,转气下趋少腹者,里虚遇寒,寒气下行,欲作自利也。

尤在泾:伤寒四五日,正邪气传里之时,若腹中痛而满者,热聚而实,将成可下之证。兹腹中痛而不满,但时时转气,下趋少腹者,热不得聚而从下注,将成下利之候也。而下利有阴阳之分,先发热而后下利者,传经之热邪内陷,此为热利,必有内烦脉数等证;不发热而下利者,直中之阴邪下注,此为寒利,必有厥冷脉微等证,要在审问明白也。

魏荔彤：此重在预防下利，而非辨寒热也。玩"若"字"欲"字，可见其辨寒热者自有别法。

（三）厥阴热利

白头翁汤

[原文] 热利，下重者，白头翁汤主之。（371）

[提要] 厥阴热利的主证和治法。

[选注] 柯韵伯：暴注下迫属于热。热利下重，乃湿热之秽气郁遏广肠，故魄门重滞而难出也。

陈修园：上节（370条）言里寒下利而为清谷；此节言里热下利而为下重也。

陆渊雷：凡热利下重之病，今世科学分为两种：一为传染性赤痢，一为肠炎。赤痢之病灶常在大肠，而直肠为甚。直肠有病灶，肛门之括约肌挛缩，则令下重。肠炎症侵及直肠者，亦令下重。赤痢又分两种：一为细菌性，一为阿米巴性……此外又有小儿之疫痢。中医之治疗，不惟其因而惟其证。故不论肠炎赤痢，苟有热象而下重者，白头翁汤悉主之。

[方药] 白头翁汤

白头翁二两　黄柏三两　黄连三两　秦皮三两

上四味，以水七升，煮取二升，去滓，温服一升，不愈，更服一升。

[校勘] 白头翁"二两"，《金匮》《玉函》并作"三两"。

[凡按] 本病的主证是下痢脓血，里急后重，腹痛，发热，口渴，舌红苔黄，脉数等。近代文献指出，下重一症为本病辨证要点。徐灵胎曰："凡下重皆属于热。"程应旄曰："下重者，厥阴经邪热下入于大肠之间，肝性急速，邪热甚则气滞壅塞，其恶浊之物急欲出而不得，故下重也。"由于下重在热痢的辨证中至关重要，故本病的病位虽在肠，病机实与肝热有关。鉴于肝热湿阻，疏泄失职，治疗必须求本。即采取凉肝法，配合燥湿解毒。方中白头翁苦寒清热，尤能凉肝，性从下而上达；黄连、黄柏清热燥湿，坚阴厚肠；秦皮清肝凉血。三药之性能导火热下行，一升一降，则热利解而下重除矣。实验证明，本方是治疗急性菌痢、阿米巴痢疾的有效方剂。

[原文] 下利，欲饮水者，以有热故也，白头翁汤主之。（373）

[提要] 补充出热利辨证的另一依据。

[选注] 钱天来：夫渴与不渴，乃有热无热之大分别也。里无热邪，口必不渴，设或口干，乃下焦无火，气液不得蒸腾，致口无津液耳，然虽渴亦不能多饮。若胃果热燥，自当渴欲饮水，此必然之理也。宁有里无热邪而能饮水者乎？仲景恐人之不能辨也，故又设此条以晓之。

陈修园：此申明白头翁汤能清火热以下降，而引阴液以上升也。

成无己：自利不渴为脏寒，与四逆汤以温脏；下利饮水为有热，与白头翁汤以凉中。

罗谦甫：少阴自利而渴，乃下焦虚寒而用四逆汤，恐不可以渴、不渴分寒热也，正当以小便黄白别之耳。

《类聚方广义》：热利下重，渴欲饮水，心悸腹痛者，此方之主治也。又云：治眼目郁热，赤肿阵痛，风泪不止者。又为洗蒸剂，亦效。凡按：其作用在于清肝凉血，所谓"异病同治"。

俞长荣：古人所称之利，包括腹泻及痢疾两种。腹泻有急性腹泻和慢性腹泻。本论所称的利，多属急性发作的腹泻。痢疾有细菌痢和原虫痢二种，古代为条件限制，只能统称为利。

姜春华：此方治痢（细菌痢、原虫痢）特效，亦治崩漏，目赤眩痛，并治热淋，下部湿疮。

[凡按] 前360条"下利，有微热而渴，脉弱者，今自愈"，367条"下利，脉数而渴者，今自愈"，两条都以下利口渴为欲愈。本证亦下利口渴，何以用白头翁汤治疗？要知该二条都属阴证转阳，阳气来复，所以下利见到口渴为欲愈。本条是热利辨证的补充说明，除了下利口渴外，还有里急后重、大便脓血等情况，所以用白头翁汤治疗。

[医案] 余尚忆曾治一杨左白头翁汤证，其脉案曰："利下，色鲜红，日二十行，无表证，渴欲饮水，脉洪大。"论曰："热利下重者。"又曰："下利欲饮水者，以有热故也，白头翁汤主之。"其药味为白头翁三钱，秦皮三钱，枳实二钱，黄连五分，生甘草钱半，黄芩钱半，黄柏三钱，复诊大效。（《经方实验录》）

[原文] **伤寒热少厥微，指头寒，嘿嘿不欲食，烦躁。数日，小便利，色白者，此热除也。欲得食，其病为愈。若厥而呕，胸胁烦满者，其后必便血。**（339）

[提要] 热厥轻证的两种转归。

[选注] 柯韵伯：身无大热，手足不冷，但指头寒，此热微厥亦微也。凡能

食不呕,是三阴不受邪。(病势的发展有两种可能)若其人不呕,但嘿嘿不欲饮食,此内寒亦微,烦躁是内热反盛。数日来,小便之难者已利,色赤者仍白,是阴阳自和,热除可知。不欲食者,今欲得食,不厥可知矣(这是热微厥微,阴阳起了自然调节的作用)。若其人外虽热少厥微,而呕不能食,内寒稍深矣,胸胁逆满,内热亦深矣。热深厥深,不早治之,致热伤阴络,其后必便血也。此少阳半表半里证,微者小柴胡和之,深者大柴胡下之(但不如四逆散宣郁清热为妥帖)。

程应旄:此条下半截曰"数日小便利色白",则上半截小便短赤可知,是题中之二眼目;嘿嘿不欲食,欲得食,是二眼目;胸胁满烦躁,与热除,是二眼目。热字包括有烦躁等证,非专指发热之热也。凡按:程氏通过对比分析,指出本条辨证的眼目,切当可从。

（四）气郁方类

四 逆 散

[原文]少阴病,四逆,其人或咳,或悸,或小便不利,或腹中痛,或泄利下重者,四逆散主之。(318)

[校勘]据康平本"四逆"二字作旁注。

[提要]肝胃气滞,阳郁致厥的证治。

[凡按]陆渊雷:其病盖少阳之类证……本方实治后世所谓肝郁之病。《伤寒论选讲》:"四逆散属厥阴,肝气郁滞所致。"六淫证候的产生,是脏腑经络病理变化的反应。厥阴病包括手厥阴心包和足厥阴肝,肝主藏血,主疏泄,性喜条达。若肝气郁滞,失去条达疏泄之功,气血郁而不行,不能达于四末,出现手足不温,此即以四逆为主要症状的四逆散证。当肝郁得伸,而厥逆自复。然热厥、寒厥则非此方所能取效。诚然,本条原文虽出自少阴病篇,究其病机是:阳为阴郁在里,不得宣达于四肢而致的厥逆,以及因之而造成的气机不宣,气血郁滞所引起的诸症状,应采用具有宣达郁滞功效的四逆散治疗。

柯韵伯认为"泄利下重"四字,应该列在"四逆"句之后,不应当列入或然证中。理由很正确,因本证之下重,由于气郁不舒。

李中梓说:此证虽四逆,必不甚冷,或指头微温,或脉不沉微,乃阴中涵阳之证。惟气不宣通,是以逆冷。

《医宗金鉴》:凡少阴四逆,虽阴盛不能外温,然亦有阳为阴郁,不得宣达,而令四肢逆冷者。但四逆无诸寒热证,是既无可温之寒,又无可下之热,惟宜疏畅其阳,故用四逆散主之。

[**方药**] 四逆散

甘草炙　枳实破,水渍,炙干　柴胡　芍药

上四味各十分,捣筛,白饮和服方寸匕,日三服。咳者加五味子、干姜各五分,并主下利。悸者,加桂枝五分。小便不利者,加茯苓五分。腹中痛者,加附子一枚(炮令坼)。泄利下重者,先以水五升,煮薤白三升,去滓,以散三方寸匕,内汤中,煮取一升半,分温再服。

[**凡按**] 四逆散的临床指征为:四肢逆冷,腹中痛,泄利下重,脉弦等。方中柴胡疏肝之郁,升脾之阳,升清外达;枳实平肝之逆,降胃之浊,降浊泄里,以上二者一升一降。白芍敛肝之阴,通脾之络,柔肝舒挛;甘草缓肝之急,补脾之气,和中调味,以上二者合用能调和肝脾。四药配合,具有散泻郁热,和解表里,理气开滞,活血通络,疏肝利胆,健脾和胃,舒挛止痛的效能。本方是调和肝脾(胃)的祖方。

后世疏肝调脾诸方多从此演变而来。此方多用于肝胃不和之脘腹疼痛。胃肠神经官能症,肝郁气滞之胸胁痛,或泻痢、疝气、急腹症、肝炎、肝硬化、妇女月经不调、痛经、盆腔炎、淋巴结肿大等均有应用,但方有加减。例如治淋巴结肿大,即以本方加玄参、贝母、牡蛎;如胁痛、胃痛,本方加一味生大麦芽(本品虽为脾胃药而实善疏肝气);加乌梅、川楝治胆道蛔虫;加大黄、甘草治肠梗阻。(参张锡纯)

《医宗金鉴》:或咳或下利者,饮邪上下为病,加五味子、干姜,温中以散饮也。或悸者,饮停侮心,加桂枝通阳以益心也。或小便不利者,饮蓄膀胱,加茯苓利水以导饮也。或腹中痛者,寒凝于里,加附子温中以定痛也。

[**医案**] 圆通和尚,腹痛下利,里急后重,痢下赤白,湿热痢疾也。清浊淆乱,升降失常故尔。柴胡二钱、白芍二钱、甘草二钱、枳实二钱、薤白一两。二诊:痢下见瘥,续原方,而获全愈。(《上海中医药杂志》1983年第7期)

三、厥证治禁

[**原文**] 诸四逆厥者,不可下之,虚家亦然。(330)

[**提要**] 虚寒诸厥,禁用下法。

[**选注**] 尤在泾:此条盖言阴寒厥逆,法当温散温养之,故云不可下之。前条云厥应下之者,则言邪热内陷之厥逆也,学者辨之。虚家,体虚不足之

人也,虽非四逆与厥,亦不可下之。经云,毋实实,毋虚虚,而遗人夭殃,此之谓也。

附诸四逆厥证小结(表58)。

表58　诸四逆厥症状、病因病机与治疗

<table>
<tr><td rowspan="8">诸四逆厥</td><td>脏厥:其人肤冷,躁无暂安时。四逆汤、附子理中汤及灸法</td></tr>
<tr><td>蛔厥:静而复时烦,其人当自吐蛔,乌梅丸</td></tr>
<tr><td>寒厥:干呕吐涎沫,吴茱萸汤</td></tr>
<tr><td>热厥:脉滑而厥,白虎汤</td></tr>
<tr><td>水厥(水饮渍胃):茯苓甘草汤</td></tr>
<tr><td>血虚寒厥:当归四逆汤</td></tr>
<tr><td>痰食厥:瓜蒂散</td></tr>
<tr><td>气郁厥:四逆散</td></tr>
</table>

陆渊雷:四逆厥是外证,论治当揣其病情。所谓病情者,亦参合他种证候以决之耳。有四肢厥逆证者,多属虚寒,虚寒固不可下,然白虎承气证亦有四逆厥者,不可执一而论。故曰当揣其病情也。虚家有下证者,不可迳用承气汤,然如河间之当归承气汤(小承气汤加当归姜枣),又可之承气养营汤(小承气汤加知归芍地),节庵之黄龙汤(大承气汤加参草归桔姜枣)等,不妨择用。盖不下,则毒害物质不去,固非甘寒滋补所能济也。

[原文]伤寒五六日,不结胸,腹濡,脉虚复厥者,不可下,此亡血,下之,死。(347)

[提要]血虚致厥的辨证及其治禁。

[选注]尤在泾:伤寒五六日,邪气传里,在上则为结胸,在下则为腹满而实。若不结胸,腹软而脉复虚,则表里上下都无结聚,其邪为已解矣。解则其人不当复厥,而反厥者,非阳热深入也,乃血不足而不营于四末也,是宜补而不可下,下之是虚其虚也。《玉函》云:虚者重泻,真气乃绝,故死。

方中行:亡音无,古字通用。此肝虚则不能生血,故曰无血,非谓失血之亡血也。

轩村宁熙:照前病者手足厥冷条(340条,有小腹满之文),"濡"当作"满",字之误也。果是腹濡,则其不可下,诚不俟言,此证使人疑误处,正在虚燥腹满,所以致禁也。

陆渊雷:程氏亦改"濡"作"满",是也。此指血燥津伤,便秘且厥者。

《医垒元戎》:宜当归四逆汤。凡按:近人用本方治肠功能失调而造成的习惯性便秘(《新中医》1977 年第 1 期)。

四、辨厥热胜复证

[原文] **伤寒先厥,后发热而利者,必自止,见厥复利。**(331)

[提要] 辨下利与厥热的关系。

[选注] 成无己:阴气胜则厥逆而利;阳气复则发热,利必自止,见厥则阴气还胜而复利也。

章虚谷:邪入阴则厥,出阳则热。阳主升,其利必自止;阴主降,故见厥复利也。

王肯堂:宜四逆散。

钱天来:言寒邪入厥阴,先见四肢厥冷,则寒邪在里,非惟阳气不能充于四肢而厥。且胃寒而津液不守,阴寒下注,则为下利矣。至厥后发热,则阳回气暖,脾胃运行,其利必自止。若热后复见厥冷,则又复利矣。所以阴经受邪,必以阳回为主,故下文有云,虽发热不死也。

张兼善:三阴伤寒,太阴为始则手足温,少阴则手足清,厥阴则手足厥逆。然病至厥阴,乃阴之极也,故反有发热之理。盖阳极则阴生,阴极则阳生,此阴阳推荡必然之理也。《易》云"穷则变",穷者,至极之谓也。阳至极而生阴,故阳病有厥冷之证;阴至极而生阳,则厥逆者有发热之条。凡言厥深热亦深者,乃事之极而变之常,《经》曰"亢则害,承乃制"也。此对阴阳胜复的机转,深有阐发。

任应秋:阴气代表机能的衰减,阳气代表机能的亢奋,生温机能衰减而厥逆,吸收机能衰减而下利,生温机能亢奋而发热,吸收机能亢奋而利止。这是一般生理与病理两种机能的变化。

[原文] **伤寒先厥后发热,下利必自止,而反汗出,咽中痛者,其喉为痹。发热无汗,而利必自止;若不止,必便脓血;便脓血者,其喉不痹。**(334)

[提要] 阳复太过的两种变证。

[选注] 张令韶:夫既得热也,下利必自止,而反汗出、咽中痛者,阴液泄

于外,而火炎于上也。《经》云:"一阴一阳结,谓之喉痹。"一阴者厥阴也,一阳者少阳也。病厥阴而热化太过,故其喉为痹。夫发热无汗,既得热化,津液不泄,利亦必自止。若不止,则火热下行,必便脓血。夫既下行而便脓血,不复上升而为喉痹,上下经气之相通,有如此也。

汪琥:先厥后发热,下利必自止。阳回变热,热邪太过而反汗出、咽中痛者,此热伤上焦气分也。其喉为痹,痹者闭也……以厥阴经循喉咙之后,上入颃颡故也。又热邪太过,无汗而利不止,便脓血者,此热伤下焦血分也。热邪泄于下,则不干于上,故云"其喉不痹"。

任应秋:本条旨在说明先厥后发热,可能有两种不同的病变,热盛于上,便会汗出喉痹;热盛于下,便会无汗便脓血。

常器之:喉痹用桔梗汤。

张璐:便脓血者,宜白头翁汤。

汪琥又说:余疑此条证,或于发厥之时,过服热药而至于此,学者临证,宜细辨之。盖热归于肺,其喉为痹;热入于肠,必便脓血。

时振声:后世医家指此为厥与热的胜复,并认为厥逆是阴寒内盛,发热为阳气来复。阳复太过则可喉痹、便脓血,这是没有认识到厥与热并见是热厥的缘故。所谓厥与热的胜复,不过是说明正邪相争之剧烈而已。古代医家惟陆九芝能够真正认识热厥,陆九芝在《世补斋医书》中说:厥阴篇中凡有厥复有热者,其厥也定为热厥。惟有厥无热,甚则一厥不复热者,其厥也方是寒厥,以此为辨。

魏甫贤:伤寒厥热胜复的问题,首先要弄清它的类型是寒邪直中的寒厥,还是阳传入阴的热厥。仲景所以反复强调先厥后热,或先热后厥,原因就在于此。凡寒邪直中于里,起病即见厥者,寒厥也。寒厥证阳复则厥回而发热。阳复适度,厥热相应(阴阳平衡)则愈。凡伤寒发热,而后见厥者,阳病传阴之热厥也。热厥之厥乃由热郁所致,热扬则热,热郁则厥。无论见热还是见厥,实质皆是内热,不得谓其厥为寒,谓其热为阳复也。热厥证只有厥热胜复之表现(确切地说,应称为热、厥交见),并无厥热胜复之病机。因此,不能用厥热胜复、厥热平调之法则去指导热厥证的辨证及预测其病情的发展与转归。

[原文]伤寒发热四日,厥反三日,复热四日,厥少热多者,其病当愈;四日至七日,热不除者,必便脓血。(341)

[提要] 厥阴病阳复与阳复太过的病理推断。

[选注] 吴人驹：《内经》言："人之伤于寒也，则为病热。热虽盛不死。"是伤寒以热为贵也，然热不及者病，太过者亦病，故此二节（本条及后 342 条）论寒热之多少，以明不可太过与不及也。

万密斋：凡阳厥热不除，在表必发痈脓，在里者必便脓血。

柯韵伯：伤寒以阳为主。热多当愈，热不除为太过，热深厥微，必伤阴络。医者当于阳盛时预滋其阴，以善其后也。

钱天来：此条较前热多于厥，为阳胜于阴，乃寒邪退而阳气已回，故其病当愈。自复热四日之后，至七日而热犹不除，是阳气太过，亢而为害，热蓄于里，必伤阴血，腐变而便脓血矣。

[原文] **伤寒厥四日，热反三日，复厥五日，其病为进，寒多热少，阳气退，故为进也。**（342）

[提要] 厥多于热，为阳虚病进。

[凡按] 本条阐明了阴阳进退之理，揭示厥阴病的预后。即阳胜阴退则病退，阴胜阳退则病进。有的学者认为，这是针对寒厥而言，热厥则不在此例，厥阴为阴极阳生之藏，阳胜则阴从阳解，则病愈。阴胜则重阴，正气日耗，则病进。如果说热厥亦在此例，试问"阳胜"于热厥何益？"病退"之理又何在？然而，传经为热，直中为寒，不可绝对，要在掌握热邪致厥，厥为热邪深入，热为热邪外达，所以说以阳气之出入言。寒邪致厥，厥为寒胜，热为阳复，所以说以阴阳胜复言也。

[选注] 陆渊雷：此与前条相对为说，明阳缩而阴渐胜者为病进。故喻氏、程氏、魏氏、《医宗金鉴》，皆接前条为一条矣。世固未必有此等病，然可见阳气之消长，疾病之进退系焉，死生之本根别焉。若不识病之寒热，专用寒凉攻伐，惟恐阳气之不消，诚不知其可也。

张璐：太阳以恶寒发热为病进，恐其邪气传里也。厥阴以厥少热多为病退，喜其阴尽阳复也。

尤在泾：热已而厥者……传经之证，虑其阳邪递深也；厥已而热者，直中之证，虑其阳气不振。故传经之厥热，以邪气之出入言；直中之厥热，以阴阳之胜负言。病证则同，而其故有不同如此。

陈修园：上节（341 条）言热胜于厥而伤阴，此节（342 条）言厥胜于热而伤阳也。

[原文]　下利，脉数而渴者，今自愈，设不差，必清脓血，以有热故也。（367）

[提要]　阳复利止，阳复太过则便脓血。

[选注]　周扬俊：下利脉数而渴，邪虽未尽，而数为热征，则亦阳气自复之候，而无利久入阴之虞。而不愈者，必热势向盛，此不但利不止，而必至清脓血也。以此推之，则其脉必数而有力者也。

任应秋：本条为热利候，所以常器之用黄芩汤，王宇泰用黄连汤。

陆渊雷：旧注以寒利为解，谓脉数而渴者，寒去而利当止，设不止，则为热气有余，故便脓血，盖与334条发痈脓同意。

《伤寒论译释》：366条的下利，脉沉而迟，是为阴寒盛。本条的下利，脉数口渴，是为阳气复，所以有自愈的趋势。而本证又与334条"伤寒先厥后发热，下利必自止……若不止，必便脓血"的病情相同。下利而阳气恢复，固然是向愈佳兆，但阳复太过，又往往因阳亢而致伤阴，酿成便下脓血的变证……不难看出阴证下利的自愈证候，都是阳复，但又不能太过。如果阳复太过，不但不会痊愈，而且必生他变。

[原文]　伤寒病，厥五日，热亦五日，设六日，当复厥，不厥者自愈，厥终不过五日，以热五日，故知自愈。（336）

[提要]　厥与热相等，为病自愈之候。

[选注]　魏荔彤：厥热各五日，皆设以为验之辞，俱不可以日数拘，如算法设为问答，以明其数，使人得较量其盈亏也。所见极是，但五日为一候，故证候以五日为期，应进一步研究。

《医宗金鉴》：伤寒邪传厥阴，阴阳错杂为病。若阳交于阴，是阴中有阳，则不厥冷；阴交于阳，是阳中有阴，则不发热。惟阴盛不交于阳，阴自为阴，则厥冷也。阳亢不交于阴，阳自为阳，则发热也。盖厥热相胜则逆，逆则病进，厥热相平则顺，顺则病愈。今厥与热日相等，气自平，故知阴阳和而病自愈也。

任应秋：总的意义在说明病机好转，务求热和厥的平衡，热代表亢奋，厥代表衰减。过于亢奋，便成热证实证，过于衰减，便成寒证虚证。既不亢奋，亦不衰减，恢复了调节机能的本态，也就是恢复了它的正常作用，所以主病愈。

[凡按]　阴阳偏亢则病作，一切疾病大都如此，厥阴病势进退生死之机，

亦不外此理。

丹波元坚：厥阴病者，里虚而寒热相错证是也。其类有二：曰上热下寒，曰寒热胜复……寒热二证一时并见者，故治法以温凉兼施为主，如乌梅丸实为其对方，干姜黄连黄芩人参汤亦宜适用矣；寒热胜复者，其来路大约与前证相均，而所以有胜复者，在人身阴阳之消长，与邪气之弛张耳……此厥阴病要领也。要之上热下寒，与寒热胜复，均无所传。其惟阴阳和平，病当快瘳焉。

关于热厥过程中，有关厥几日、热几日的问题，陆九芝云："……此其热固是热，而其厥则更是热，非当其热时则为热，而当其厥时即为寒。""自有不明此语者，妄谓在热则为热，在厥即为寒，是一气也。而五日能寒，五日能热，则当此五日厥时用热药，彼五日热时用寒药，而知厥后复热，则前五日之热药必为祸，热后复厥，则前五日之寒药必为灾，天下岂有此等病情，此等治法乎？"

时振声说，陆氏能认识到厥阴中有热厥是可贵的，但是陆氏不理解热厥可以向寒厥转化，不认识与热、厥密切有关的下利，反将下利条文，归于阳明病中，是所未及见到之处。

楼英《医学纲目》：热厥者，初中病，必身热头痛外，别有阳证，至二三日乃至四五日方发厥……其脉虽伏，按之而滑者，为里热，其人或畏热，或饮水，或扬手掷足，烦躁不得眠，大便秘，小便赤，外症多昏愦者，知其热厥也，白虎、承气汤随证用之。

[凡按] 汪琥曰："厥阴所难治者，惟发厥一证。据仲景论中，真寒之厥，十居其七，郁热之厥，十止二三，以故今医治厥，每以热证作寒治者，其误良多。殊不知寒厥证，仲景治法虽多，而病者十不得一；热厥证，仲景治法虽少，而病者十居其九。"汪氏摘录庞氏《伤寒总病论》、朱肱《类证活人书》、刘完素《伤寒直格》、王好古《此事难知》、楼英《医学纲目》等五家有关热厥之认识，其中楼氏所言，更符合厥阴热厥的病机，似将现代医学所称之"乙脑""流脑""恶性疟疾""肠伤寒"后期化燥等病皆已点出，理论结合实际，充分发挥对厥阴病之认识，有益后辈匪浅。

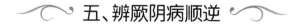

五、辨厥阴病顺逆

[原文] 厥阴中风，脉微浮为欲愈，不浮为未愈。（327）

[提要] 从脉浮推断预后。

[选注] 《医宗金鉴》：厥阴中风，该伤寒而言也。脉微，厥阴脉也；浮，表

阳脉也。厥阴之病,既得阳浮之脉,是其邪已还于表,故为欲愈也。不浮则沉,沉,里阴脉也,是其邪仍在于里,故为未愈也。

尤在泾:此厥阴经自受风邪之证,脉微为邪气少,浮为病在经,经病而邪少,故为欲愈。或始先脉不微浮,继乃转而为浮者,为自阴之阳之候,亦为欲愈,所谓阴病得阳脉者生是也。然必兼有发热微汗等候,仲景不言者,以脉该证也。若不浮则邪著阴中,漫无出路,其愈正未可期,故曰不浮为未愈。

[原文] **厥阴病,渴欲饮水者,少少与之愈。(329)**

[提要] 厥阴病,阳复口渴的调护。

[选注] 张路玉:阳气将复,故欲饮水,然须少少与之,是谓以法救之。盖阴邪将欲解散,阳气尚未归复。若恣饮不消,反致停蓄酿祸耳。

黄元御:阳复而欲饮水,有内热也。少少与之,滋其燥渴,必当自愈。阳气初复,未可过与,以伤胃气也。

《医宗金鉴》:厥阴病,渴欲饮水者,乃阳回欲和,求水自滋,作解之兆。当少少与之,以和其胃,胃和汗出,自可愈也。若多与之,则水反停渍入胃,必致厥利矣。

[原文] **伤寒六七日,脉微,手足厥冷,烦躁,灸厥阴,厥不还者死。(343)**

[提要] 寒厥用灸法,厥不回者死。

[选注] 汪苓友:此条乃寒厥之死证,寒中厥阴,所忌者厥,所喜者热。伤寒脉微,手足厥冷,至四五日,阳回当热。今者六七日而阳不回,反加烦躁。成注云"阳虚而争",乃脏中之真阳欲脱,而神气为之浮越,故作烦躁,是皆为厥冷之兼证也。此时药力不足恃,宜急灸厥阴以回其阳。如灸之而终厥,阳气不还者死。

尤在泾:伤寒六七日,阳气当复,阴邪当解之时,乃脉不浮而微,手足不烦而厥冷,是阴气反进,而阳气反退也。烦躁者,阳与阴争,而阳不能胜之也。灸厥阴,所以散阴邪而复阳气,阳复则厥自还。设不还,则阳有绝而死耳。是故传经之邪至厥阴者,阴气不绝则不死。直中之邪入厥阴者,阳气不复则不生也。

[原文] **伤寒发热,下利厥逆,躁不得卧者,死。(344)**

[提要] 虚寒内盛,躁不得卧者,死。

[选注] 喻嘉言：厥证，但发热则不死，以发热则邪出于表，而里证自除，下利自止也。若反下利、厥逆，烦躁有加，则其发热又为阳气外散之候。阴阳两绝，亦主死也。

张璐：大抵下利而手足厥冷者，皆为危候，以四肢为诸阳之本故也。加以发热，躁不得卧，不但虚阳发露，而真阴亦烁尽无余，安得不死。

山田氏：此即阴证之极，里寒外热之证。

陆渊雷按：谓身面热，手足冷，下利而躁者，是所谓阳离于上，阴决于下，故不可生也。

[原文] 伤寒发热，下利至甚，厥不止者死。（345）

[提要] 阴竭阳绝者，死。

[选注] 钱天来：发热则阳气已回，利当自止，而反下利至甚，厥冷不止者，是阴盛极于里，逼阳外出，乃虚阳浮越于外之热。非阳回之发热，故必死矣。

陆渊雷：此与前条同，但下利更甚而不言躁耳。以意测之，此等病殆无有不躁者。

成无己：《金匮要略》曰："六腑气绝于外者，手足寒。五脏气绝于内者，利下不禁。"伤寒发热，为邪气独甚，下利至甚，厥不止为脏腑气绝，故死。

[原文] 伤寒六七日不利，便发热而利，其人汗出不止者，死，有阴无阳故也。（346）

[提要] 有阴无阳者，死。

[选注] 魏荔彤：伤寒六七日不下利，此必见阳微之证于他端也。而人反不觉，遂延误其扶阳之方。

尤在泾：寒伤于阴，至六七日发热者，阳复而阴解，虽下利犹当自止，所谓伤寒先厥后发热而利者，必自止也。乃伤寒六七日本不利，而忽热与利俱见，此非阳复而热也，阴内盛而阳外亡也。若其人汗出不止，则不特不能内守，亦并无为外护矣，是谓有阴无阳，其死必矣。

方中行：发热而利，里虚邪入也，故曰有阴；汗出不止，表阳外绝也，故曰无阳。

王肯堂：厥阴病有发热不死，此三条发热亦死者，首节在躁不得卧；次节在厥不止；三节在汗出不止。

山田氏：此三条皆阴证之极，至深至急者矣。

[原文] 下利,手足厥冷,无脉者,灸之。不温,若脉不还,反微喘者,死;少阴负趺阳①者为顺也。(362)

【注】①少阴负趺阳:少阴指太溪脉,趺阳指冲阳脉。少阴负趺阳,即太溪脉小于冲阳脉。

[提要] 厥阴无脉之救治及预后。

[选注] 汪苓友:此条乃阴盛阳绝之证。下利手足厥冷,此厥阴中寒之常,至无脉,则真阳之气脱矣。其时汤药已无及,惟赖灸以补接之。若灸之,手足不温,脉不还,反加微喘,为上下俱脱,不死何待。又说:按趺阳脉,《图经》原名冲阳,脉在足跗中指端,上行五寸,去陷谷穴三寸,足阳明脉之所过也。为原,故一名会原。诊法,病重者,切此以决死生。伤寒以胃气为本,趺阳之脉不衰,知胃气尚在,病虽危,犹可治也。

[原文] 下利后脉绝,手足厥冷,晬时脉还,手足温者生,脉不还者死。(368)

[校勘] 成无己说,晬时,周时也。

[提要] 下利后脉绝肢冷,决生死于晬时之后。

[选注] 钱天来:寒邪下利而六脉已绝,手足厥冷,万无更生之理,而仲景犹云周时脉还,手足温者生,何也?夫利有新久,若久利脉绝而至手足厥冷,则阳气以渐而虚,直至水穷山尽,阳气磨灭殆尽,脉气方绝,岂有复还之时。惟暴注下泄,忽得之骤利而厥冷脉绝者,则真阳未至陡绝,一时为暴寒所中,致厥利脉伏,故阳气尚有还期。此条乃寒中厥阴,非久利也,故云"晬时脉还手足温者生",若脉不见还,是孤阳已绝而死也。

任应秋:本条为暴泄利,钱说固是,如急性肠炎、霍乱等,多有这类脉证。

喻嘉言:脉绝不惟无其阳,亦无其阴,阳气破散,岂得阴气不消亡乎?晬时脉还,乃脉之伏者复出耳,脉岂有一息之不续耶?仲景用灸法,正所以通阳气,而观其脉之绝与伏耳。故其方即名通脉四逆汤,服后利止脉不出,则加人参以补其亡血,斯脉自出矣。若服药晬时脉仍不出,是药已不应,其为脉绝可知。

[原文] 伤寒下利,日十余行,脉反实者,死。(369)

[提要] 虚证脉实者,预后不良。

[选注] 成无己:下利者,里虚也,脉当微弱,反实者,病胜脏也,故死。

钱天来：所谓实者，乃阴寒下利，真阳已败，中气已伤。胃阳绝而真脏脉现也。

陆渊雷：凡病，脉证不相应者，难治，事实上诚有之。旧说谓阴证见阳脉者生，阳证见阴脉者死。则迷信脉法之言，殊非事实。即如此条，下利脉实，非阴证见阳脉乎，何以主死？暑病人参白虎证，其脉弦细芤迟（《金匮》痉湿暍篇），非阳证见阴脉乎，何以可治？其不足信明矣，下利脉实，乃心脏起虚性兴奋，以图背城借一，卒之心脏愈益疲惫以死……所谓真脏脉见者，盖亦不外此理。凡按：此下元虚脱，脉无胃气也。

[原文] 伤寒始发热六日，厥反九日而利。凡厥利者，当不能食，今反能食者，恐为除中①。食以索饼②，不发热者，知胃气尚在，必愈。恐暴热来出而复去也。后日脉之，其热续在者，期之旦日夜半愈。所以然者，本发热六日，厥反九日，复发热三日，并前六日，亦为九日，与厥相应，故期之旦日夜半愈。后三日脉之而脉数，其热不罢者，此为热气有余，必发痈脓也。（332）

【注】①除中：柯韵伯云除中，则中（胃）空无阳，反见善食之状。俗云食禄将尽者是也。

②索饼：钱潢云索饼疑即今之条子面及馓子之类，取其易化也。

[提要] 疑似除中的辨别方法，与厥热胜复可能发生几种不同情况的预断。

[校勘]《玉函经》无"所以然"至"夜半愈"三十八字。

[选注] 陆渊雷：此条大旨，谓热与厥利互发之病，其热与厥利之日数相当者，必自愈。若热多于厥，必发痈脓，条文自"凡厥利者"至"胃气尚在，必愈"，为插入之笔。自"所以然者"至"夜半愈"，盖后人之旁注，传钞者混入正文也……此病当厥利时，多不能食，今反能食，恐是除中。次条云"除中必死"。欲知之法，可试食以索饼，若除中者，食饼当发热，今不发热，则是胃气尚在而能食，非除中，知其可愈也。

魏荔彤：食索饼以试之，若发热者，何以知其胃气亡？则此热乃暴来出而复去之热也。即如脉暴出者，知其必死之义也。阴已盛极于内，孤阳外走，出而离阴，忽得暴热，此顷刻而不救之证也。凡仲景言日，皆约略之辞。如此九日之说，亦未可拘，总以热与厥较其均平耳。

尤在泾：伤寒始发热六日，厥反九日而又下利者，邪气从阳之阴，而盛于阴也，阴盛则当不能食，而反能食者，恐为除中。中者，胃中之阳气也。除者，去而尽之也。言胃气为邪气所迫，尽情发露，不留余蕴也。不发热，不字当作若，谓试以索饼食之，若果胃气无余，必不能蒸郁成热。今反热者，知胃气尚在，非除中之谓矣。而又恐暴热暂来而复去，仍是胃阳发露之凶征也。后三日脉之，而其热仍在，则其能食者，乃为胃阳复振无疑。故期至旦日夜半，其病当愈。所以然者，本发热六日，厥反九日，热少厥多，其病当进。兹复发热三日，并前六日，亦为九日，适与厥日相应，故知其旦日夜半，其病当愈。旦日犹明日也。然厥与热者，阴阳胜负之机，不可偏也。偏于厥则阴盛而碍阳矣，偏于热则阳胜而碍阴矣。后三日脉之，而脉反加数，热复不止，则阳气偏胜，必致伤及营血，而发为痈脓也。

柯韵伯：发痈脓，是阳邪外溢于形身，俗所云伤寒留毒者是也。

黄竹斋：此节当作三段看。首段言厥有余则阴盛而下利，食以索饼，验其是否为除中；中段言厥热相应，为阴阳平均而自愈；末段言热有余，则阳盛而发痈脓。三段接承相衔若索，所以历来注家未曾看出。

王孟英：热病后之证，非另一病。

本条分析见表59。

表 59 《伤寒论》第 332 条分析

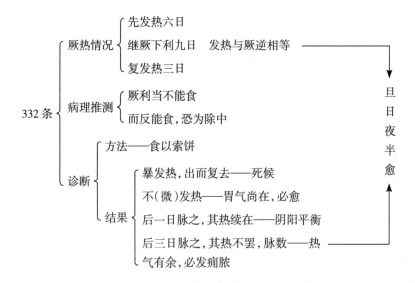

［原文］伤寒脉迟六七日，而反与黄芩汤彻其热，脉迟为寒，今与黄芩汤复除其热，腹中应冷，当不能食，今反能食，此名除中，必死。（333）

[提要] 寒证误用寒药,致成除中证。

[选注] 程应旄:上条脉数,此条脉迟,是题中二眼目。

山田氏:"伤寒脉迟"句下,当有"发热"二字。应下文"反与黄芩汤彻其热"之语。盖黄芩汤,本治太阳少阳合病之方,岂用之于无发热者乎。

刘守真:脉迟为寒,胃中真阳已薄,不可更与凉药。盖胃暖乃能纳食,今胃冷而反能食,则是胃之真气发露无余,而胃阳亦必渐去而不能久存,故必死。盖除中者,胃气将绝,引食以自救也。

汪琥:脉迟为寒。不待智者而后知也。六七日反与黄芩汤者,必其病初起,便发厥而利,至六七日,阳气回复,乃乍发热而利未止之时,粗工不知,但见其发热下利,误认以为太少合病,因与黄芩汤彻其热。彻即除也。又脉迟云云者,是申明除其热之误也。

任应秋:本条旨在说明里寒证,不用温中药,而用清里剂,以致发生"除中"的坏证。而"除中"是胃机能衰减至极的证候,所以多死。此证发生在一些长期慢性消耗性疾病中。病者一向进食很少,有时病情并未好转,或反而加重,但病者突然食欲亢进,大量求食,往往是病将垂危的先兆,不可不慎。

吴粤昌:此两条在伤寒全书所用词语中,可说是已达高标准的程度。前后共用四个"反"字(厥反利、反能食、反与黄芩汤、反能食),两用除中,一曰恐为,一曰此名;两个判语,前曰必愈,后曰必死,从而充分体现辩证法的精神。

以常理而论,不管病之新久,应以能食为佳,一加"反"字,便令人生畏。食索饼不发热,断为必愈,犹属可喜;但一经定名除中,当即决其必死,何等果断! 从实践检验也的确如此。反与黄芩汤之"反"字,真如死神所幻化。曾目击发热泄泻病儿,本属七味白术散证,而反与黄芩汤,有晨服而夕死者,有引日而终不获救者。数十年来,每读此条,仍然耿耿于怀,此提诊脉之重要。

六、辨厥阴病脉证并治之小结

《素问·阴阳类论》:"一阴至绝,作朔晦。"由晦到朔,这很形象地刻画出厥阴是阴阳的转折点,寓有阴尽阳生、阴中有阳的含义。转折点也就是顺接点,因为在逝者为转折,在来者就是顺接。阴阳的顺接,系指其不断地消、长、出、入而言。譬如两阴交尽,接着一阳又生;或者阳入于里,接着又能出于外。消而又长,能内能外,便是阴阳气顺接,就不厥。反之,若寒邪深重,阳气消而不长,或者热邪内结,阳气内而不外,便是阴阳气不相顺接,阴阳气不相顺接,就要手足厥冷,就叫作"厥"。

厥的病理,既有热结于里,阳气内而不外的;又有寒邪深重,阳气消而不长的。所以就有热厥和寒厥之分。

热厥的特点是:手足虽冷,而体温却高,即使热深厥深时,心窝部也比较正常为热。并且常有舌绛、苔燥,小便赤涩,大便秘结等里热的症状,热厥的治则是或清或下,忌发汗。

寒厥多与下利并见。寒盛时,厥而下利,不能食;阳回时,厥退,利止,能食。寒厥的体温必低于正常,不渴,小便清,常恶寒蜷卧。治疗原则与热厥相反,忌清忌下,治同虚家。

厥阴病有其自身的特点,其厥热交替的病情,近似少阳病往来寒热,但少阳病的往来寒热,只标示着正邪分争,而厥阴病的厥热交替,则标示着阴阳胜复,须根据厥热时间的长短,以推断病势的进展与预后的良否。如:

从第 326 条至 381 条,其中第 326 条至 337 条,可谓厥阴病篇的总论,阐述了厥阴病的本质,即阴中有阳,寒热错杂;随着机体正气的盛衰,邪正消长的转化,产生寒厥和热厥;同时示以施治大法,以及治疗禁忌、生死预后的判断等。

第 330 条至 337 条阐述了寒厥和热厥的形成及治疗大法与禁忌。而寒厥与热厥的形成,是在厥阴病寒热错杂特点的基础上,随着体质的强弱和阴阳消长,即通过厥利与发热的孰多孰少,了解阴阳消长的具体变化,而辨其为寒厥或热厥。而这里的厥与热,正如成无己氏所言:"厥为阴气至也,热为阳气复也。"即厥为真寒,热为真热,概而言之:厥多于热,是阳气以衰,无力以复,轻则下利,重则"除中";热多于厥,是阳气以复,阴邪始退,而胜于厥,应为自愈。阳复太过则咽痛,喉痹,便血,痈脓。但无论是寒厥或热厥,而四肢逆冷为必具之症;否则便不成为厥阴病。然而寒厥与热厥的机制,仲景一言以蔽之曰:"凡厥者阴阳气不相顺接,便为厥。厥者,手足逆冷者是也。"

第 341 条至 342 条,再次提出辨别厥热胜复的重要性。以"厥少热多者,其病当愈""寒多热少,阳气退,故为进也",更进一步说明,在厥阴病发生发展过程中,阳复和阴盛的阴阳消长关系贯穿于厥阴病的始终。因为病至厥阴,而有阳复则生、阴盛则死的问题,故第 343 条至 349 条,论述了阴盛阳衰,阴阳离决的危证,并以灸法急温,以应仓卒之需。

《伤寒论》中阳气进退,指的是正气。当人体正气尚存,有力抗邪,则为发热；倘邪正斗争到了极点，则出现厥逆。这时的厥逆是热厥，长时间的热厥，正气不支，则转化为寒厥而渐趋于死亡（参时振声说）。如果正气来复，在邪正斗争的厥阴阶段，战胜了病邪，则厥逆可以渐还，成为一般的发热，脱离凶险的危重阶段，而渐趋病愈。厥阴为阴之尽，由阴出阳，阴尽而阳生，阳气来复，其病当愈；阳气不复，其病危殆。所以病至厥阴，是为最后关头。有人否认阴阳气化出入，这是不妥的。古今医家对"厥几日、热几日"问题之所以搞不清楚，关键就在这里。这些厥热日数的条文，往往是某些热性病自身规律的表现，加剧时，热高肢厥，经过几次反复，厥的情况逐渐缓和的为向愈；厥逆越发严重者，则病情加重，预后不良。

凡伤寒病至最后的严重阶段，观察其厥热进退，在没有现代化诊断仪器的情况下，是有重要意义的。临床经验证明：厥热平者必自愈，厥少热多者，当愈。但也有热太过而化痈脓、便脓血的可能。厥多热少者是病情加重，但厥无热者病危。

厥阴病死证原因有二：一是寒邪深锢，以致阴盛阳衰而死，临床表现多为脱证，一是热邪深陷以致阳亢阴涸而亡，临床表现多为闭证。详察厥阴篇，曾列死证 9 条（333、343、344、345、346、347、362、368、369）。厥阴死证，虽处于入死的境地，然临床如能及时抢救，也可能有部分病人转危为安。

然而厥阴病，除上述热厥、寒厥和具有本身特点的阴阳胜复之厥外，其中很大部分都是对诸厥证的类证辨治。如脏厥、蛔厥、水厥、痰食厥之类，均不是厥阴本身的病证。因《伤寒论》源出于《伤寒杂病论》，故厥阴篇中有杂病的条文，致内容复杂，这是厥阴篇历来多歧义的因素之一。

本篇诸厥，虽然并不都是厥阴病，但病已到了最后阶段，又到了伤阴伤阳的程度，均有两阴交尽之义，所以收在厥阴篇里较为合适。

 体　　会

一、怎样学习《伤寒论》

（一）读法

在文字上，《内经》是古代的韵文，例如"曰阴曰阳，曰柔曰刚，幽显既位，寒暑弛张，生生化化，品物咸章"等。《伤寒论》则是古代的散文，譬如"啬啬恶寒，淅淅恶风，翕翕发热"等句，可能是当时的俗语、形容词，都给保留下来了。可见作者的本意，就是要使人易于了解，而不是故意使人费解。当然其中也有一部分韵文，那是另一回事。因此，我们主张读原文，不为注家之言所拘，则更能发挥独立思考的能力。

如承认《伤寒论》的六经是从《内经》经络学说、热论的基础上发展起来的话，则可知《伤寒论》决非仲景个人所创作，也决非个人经验。因为，短时间的个人经验，不可能如此丰富而准确。是"勤求古训，博采众方"的结晶，是一个划时代的产物。

从《伤寒论》的结构看，其中有三种文字，应分别对待。第一种，是已经总结成为规律性的文字。譬如太阳病之脉浮、头项强痛而恶寒；阳明病之胃家实；少阳病之口苦、咽干、目眩；太阴病之自利不渴、腹满时痛；少阴病之脉微细，但欲寐；厥阴病之气上撞心、心中疼热、饥而不欲食、食则吐蛔、下之利不止等。都是提纲挈领的规律性文字，必须记熟。六经的主要方剂，如太阳的麻、桂、大、小青龙；阳明的白虎、承气；少阳的大、小柴胡；太阴的理中；少阴的白通、四逆；厥阴的乌梅丸、当归四逆等，是主要的规律性方剂，也是必须记熟的。第二种，是个别经验，其中可能掺杂后来诸师记录用方经验之语在内。譬如宋本《伤寒论》29条、30条，证象阳旦、四逆、脚挛急、谵语等同时并见，治法以先复阳，后复阴，最后用下法治其谵语。证治复杂而曲折，诚如杨杏园

所谓"从未见过，古人亦少此例"，是言之有理的。这一类经验，固然还应重视，但与第一种条文相比，不能等同看待，否则就会钻牛角尖了。第三种，是四言韵文，这与《伤寒论》正文朴实无华，字字着实的文法，迥然不同，不可能是一个人的手笔。例如 116 条："微数之脉，慎不可灸，因火为邪，则为烦逆，追虚逐实，血散脉中，火气虽微，内攻有力，焦骨伤筋，血难复也。"就是四言韵文一类的文字，当然我们也要重视，但非原作，就不能与规律性文字等量齐观了。（参程门雪说）

在读法中，要注意的是，原文的前后联系，对比分析，条与条互参，篇与篇互参，《伤寒论》与《金匮要略》互参。重点原文，应在理解的基础上，用"循环记忆法"。

（二）考证

条文有传抄之误者，如 141 条的"寒实结胸，无热证者，与三物小陷胸汤，白散亦可服"，又应当以方证症，来矫正条文的错误。三物小陷胸（黄连、半夏、栝楼实）为辛开苦泄润滑之剂，是治热实结胸的轻方，不能治寒实。条文既明言寒实，又明言无热证，断非所宜。三物白散（桔梗、贝母、巴豆）乃是破寒结的主要方剂，二方一比，其误立明，且《千金翼方》第九卷说"寒实结胸无热证者，与三物小白散"，即本方，可证。然则本书非一人之手笔，固可断言了。

《伤寒论》毕竟文词简奥，且有错漏脱讹，这给学习者带来一定的困难。在学习过程中必须做些考校工夫。如"项背强几几"，《伤寒明理论》："几，音殊。几，引颈之貌，几，短羽鸟也，短羽之鸟不能飞腾。动则先伸引其头尔。项背强者动亦如之。"陆渊雷说："毛传云，几几，绚貌，释文不出音，则当读如几案之几，绚者，履头饰。"郑注《士冠礼》云"绚之言拘也"……伤寒论之几几，亦所以状项背之强。（钱超尘同此说，见《北京中医学院学报》1980 年第 2 期）但以履饰比项强，不伦不类，宜从成说为是。

"成本辗转翻刻，已非聊摄之旧，如明理论所引论文，与正文或异，《本草纲目》谓人参、柴胡，惟仲景《伤寒论》作人蓡茈胡，今所见《伤寒论》本，未有作蓡作茈者，惟成本释音，有蓡音参，茈音柴之文（按：两字均见卷三释音）。则知成本多存古字……，今……人改易尽矣"（《伤寒论今释》叙例）。改难为易，无可非议，如详于考证，则谓古之疑难字义，不至于茫无所知。

（三）鉴别

《伤寒论》条文着重六经之间的相互比较、相互鉴别和反复辨析疑似之证。因此，学习《伤寒论》必须从本书的全局着眼，不可以六经分篇割裂来看。

这里要首先说明一个问题，即对条文冠首三字的认识。如 82 条："太阳病，发汗，汗出不解，其人仍发热，心下悸，头眩，身瞤动，振振欲擗地者，真武汤主之。"194 条："阳明病，不能食，攻其热必哕。所以然者，胃中虚冷故也。"322 条："少阴病，六七日，腹胀，不大便者，急下之，宜大承气汤。"等等，高学山《伤寒尚论辨似》："其曰某经病某经病者，间有注意不在此者也，勿以冠首三字所误。"说明冠首三字仅是写作的一种体例、格式，如果认为太阳篇的条文都是讲表证的，阳明篇的条文都是讲胃家实的，少阴篇的条文都是讲阳虚、阴虚证的，那就难以了解仲景辨证论治的实质。因此，学习《伤寒论》应着重领会证候的辨识，六经各篇通盘考虑，互相印证，方能融会贯通。

（四）隅反

《伤寒论》原文，词朴实而义精深，如"发热恶寒者，发于阳也；无热恶寒者，发于阴也"。未发以前，实难以预测，既发以后，是可以的。如麻黄汤证是发于太阳，附子汤证是发于少阴，扩而充之，葛根芩连汤证是发自阳明；太阳少阳合病的黄芩汤证是发自少阳；三阳合病的白虎汤证，更是阳明自发，钱潢谓之"因发知受"。

学习《伤寒论》重点在于学习其严谨的辨证论治精神，努力钻研，掌握药物间的配伍规律，始能举一反三。书中条文，仅是举例，如死执条文，将活泼泼的临证，变成死板板的对应条文，不敢逾越"雷池"一步，那无疑是"刻舟求剑"，终将至方无用日、药无用时矣！

《伤寒论》一书，除六经本证外，均为变证。除六经本证治法外，均为变法。故尤在泾在《伤寒贯珠集》中，设权变法、斡旋法、救逆法、类病法……证情复杂而方法多变。掌握其法度，自可触类旁通。

（五）辨证

辨证必须以整体观为前提，六经辨证的"证"，不是孤立的一种症状，乃是一群证候与体征的组合，而这个组合又不同于甲症加乙症的一般堆砌。它包含了临床症状、体征、病理改变性质和病变部位，同时也提示了治疗大法。例如太阳证,它必定包含下列意义:①病属初期,邪尚在表;②有恶寒发热、头项强痛、脉浮等症状;③治宜解表;④正气尚盛,预后较好。其他阳明、少阳、太阴、少阴、厥阴同样如此。

可见,证的成立是具有高度的概括性的,不用整体观去认识它,就难以理解。因此在治疗上就必须从全局出发,而不是一个症一个症去处理。例如阳明腑实证,严重时可表现谵语、神昏、循衣摸床、心惕不安、微喘、直视、潮热、汗出等症,病变部位累及胃肠、心、肺、肝等脏腑,这时如果想一个症一个症去解决,显然是缓不济急。只有从整体观念着眼,分析所有症状的出现都是由于邪热结于胃肠,热毒上攻所致,只要下其胃肠实热,则诸证均得以缓解。(参俞长荣说)

我们读《伤寒论》,若把有关条文相互联系而作比较,更能体现它的辨证论治精神,例如:

317 条:"下利清谷,里寒外热,手足厥逆……通脉四逆汤主之。"371 条:"热利,下重者,白头翁汤主之。"372 条:"下利腹胀满,身体疼痛者,先温其里,乃攻其表,温里宜四逆汤,攻表宜桂枝汤。"374 条:"下利,谵语者,有燥屎也,宜小承气汤。"

合观此四条,即知下利既有虚寒证,亦有实热证。虚寒以四逆汤为主,热利当以白头翁汤为主,热实即以小承气汤为主矣。下利为里证,如兼夹表寒者,仍当先温其里,后攻其表,先分寒热,后分虚实,再分表里,层层深入,辨证之法,条理井然。因此,学习《伤寒论》辨证论治条文,应注意前后对照。分清上述四种下利之差别后,进一步即知 364 条的"下利清谷,不可攻表,汗出必胀满"正为 370 条作注脚;365 条云"下利,脉沉弦者,下重也。脉大者,为未止"正为 369 条作了补充;321 条云"少阴病,自利清水,色纯青,心下必痛,口干燥者,急下之,宜大承气汤"又为 374 条作了印证,宜于无字处下功夫,以证测方,以方测证。证略者,可以从方药考究;方缺者,可按证候推测,以便完整地掌握辨证和用药规律。

(六)察机

《伤寒论》的精髓,不是在于几个方剂上,而更重要的是在它的辨证察机,具有无限的生命力。如《伤寒论》第 7 条:"发热恶寒者,发于阳也;无热恶寒者,发于阴也。"第 90 条:"本发汗,而复下之,此为逆也;若先发汗,治不为逆。本先下之,而反汗之,为逆;若先下之,治不为逆。"又第 16 条:"观其脉证,知犯何逆,随证治之。"前条说明诊断疾病首先必须辨明是阳证还是阴证;中条启发人们,治疗疾病,应分先后步骤;后条指出,治疗原则,必须以脉证为根据。如第 25 条:"服桂枝汤,大汗出,脉洪大者,与桂枝汤,如前法。"26 条:"服桂枝汤,大汗出后,大烦渴不解,脉洪大者,白虎加人参汤主之。"以上下对比的方法,提出了在同服桂枝汤的情况下,由于渴与不渴证的改变,病机进展变化的不同,临证察机采取了"同中求异"的辨证论治。

（七）标本

《伤寒论》在《内经》"治病必求于本"和"急则治标,缓则治本"的理论指导下,总结了现象与本质,主次先后的诊治规律。标本一致,表现为真寒真热的病状者易辨;标本不一致,表现为假寒假热的病状者难识。《伤寒论》11 条:"病人身大热,反欲得近衣者,热在皮肤,寒在骨髓也;身大寒,反不欲近衣者,寒在皮肤,热在骨髓也。"程应旄释之说:"病人身大热,反欲得近衣者,沉阴内锢而阳外浮,此曰表热里寒;身大寒反不欲近衣者,阳邪内郁而阴外凝,此曰表寒里热。寒热之在皮肤者属标属假;寒热之在骨髓者属本属真。本真不可得而见,而标假易惑我以形,故直从欲与不欲处断之……情则无假。不言表里,言皮肤骨髓者,极其浅深,分言之也。"识别虚实真假,"至虚有盛候,大实有羸状",临证不慎,往往造成误治。

在发病过程中,常遇到许多矛盾构成一个矛盾的综合体,在治疗时,必须找出它的主要矛盾。例如合病主次:32 条、36 条"太阳与阳明合病……"重在表证,宜汗;172 条"太阳与少阳合病……"重在半表半里,宜和解;256 条"阳明少阳合病,必下利……脉滑而数者,有宿食也",重在里证,宜下;219 条"三阳合病……"重在阳明经证,宜清。

此标本主次,不可不讲。"相对斯须,便处汤药"是仲景最反对的,认为"夫欲视死别生,实为难矣"。（参金寿山、俞长荣说）

（八）析疑

"疑义相与析"。在《伤寒论》中多与反证法配合使用,即先分析病人的主要表现,确定"证"的主要方面,然后用否定的方法,除外其他可能的证候,从而反证求出证的准确性。例如,原文 61 条:"下之后,复发汗,昼日烦躁不得眠,夜而安静,不呕,不渴,无表证,脉沉微,身无大热者,干姜附子汤主之。"太阳病外寒内热的烦躁,则用大青龙;阳明病口渴壮热的烦躁,则用白虎。此证烦躁而用姜附,怎样才能区别? 必须用反证法逐一排疑。根据误用下法及汗法之后,病人的阴阳平衡发生了紊乱,出现昼日烦躁不得眠,夜而安静和脉沉微,深恐"独处藏奸"。但此条有"昼烦夜静"四字,已揭明是阳虚而非阴虚,阴虚当昼静夜烦。不呕,指无少阳病; 不渴,指无阳明病; 无表证,指无太阳病。烦躁一般专属阳证,今无少阳主证之呕,阳明主证之渴,太阳主证之发热,而其脉不浮而沉,不洪而微,其非阳证之烦躁明矣。再点出"脉沉微,身无大热",故可辨明证属阳虚阴盛之烦躁——常为脱厥的前兆,宜用姜附以急救回阳,不可作其他选择。又如 350 条"伤寒脉滑而厥者,里有热,白虎汤主之"。厥有寒厥、热厥之分。寒厥宜四逆汤,热厥宜白虎汤。仲景用"脉滑""里有热"五字,指出类证鉴别的要点。四逆汤证之厥,脉当微细,今脉滑,且曰里有热,则显属热厥已无疑问。

(九)立法

古今注家研究《伤寒论》,均着眼于"大方大法"。方以法立,法以方传。法是指导组方的必要前提。一般认为《伤寒论》在治法上有汗、吐、下、和、温、清、消、补。这就是从方药的作用功效归纳出来的传统八法。

但是如从病机病势的角度去认识,则《伤寒论》的治法又不仅如此,而是法中有法:

1. 治中之防　如 8 条"欲作再经者,针足阳明,使经不传则愈",这是典型的预治法。柯韵伯对这点很有认识,说仲景于太阳经中用石膏以清胃火,是预治阳明之先着; 加枣、姜以培中,又虑其转太阴矣。故仲景特别重视太阳病的治疗,列汤证 76 个,其中有关其他各经主方的运用,目的就在于预防其传变。

2. 因势　如 90 条:"本发汗,而复下之,此为逆也; 若先发汗,治不为逆。本先下之,而反汗之,为逆; 若先下之,治不为逆。"意思是病位在表,其病势向上向外,应因势利导,从表而解,若反其病势趋向,误用通里攻下治疗,则为"逆"; 同样,如病位在里,病势向下向内,就应顺其病势,因势利导,一下而解,若反其病势趋向,用发汗法治疗,也是"逆"。这是顺从病势趋向的治法。

3. 反治　如 74 条"中风发热,六七日不解而烦",是病势向外;"水入则吐,名曰水逆"是病势向上,此时不和胃从上治,不发汗从表解,而用五苓散化气行水,使水气下行,自不上逆,这是上病下取的治法。32 条:"太阳与阳明合病者,必自下利,葛根汤主之。"病势下趋,不用芩连清下治利,而用葛根汤发汗解表,使其表解里自和,这是下病上取的治法。都属于反其病势趋向的反治法。

4. 先后 如 164 条"当先解表,表解乃可攻痞",属于"从外之内而盛于内,先治其外,后调其内"的治法。91 条"续得下利清谷不止,身疼痛者,急当救里;后身疼痛,清便自调者,急当救表",属于"从内之外,而盛于外者,先治其内,后调其外"的治法。这是对《内经》原则的发挥。所以,成无己深有体会地说:"医人不依次第而治之,则不中病。"

5. 探测 如 209 条:"若不大便六七日,恐有燥屎,欲知之法,少与小承气汤,汤入腹中,转矢气者,此有燥屎也,乃可攻之。若不转矢气……不可攻之。"这就是用试探法探测病势的典型。《伤寒论》全书共遣方 227 次,其用语提某汤"主之"者 131 次,提"宜"某汤者 55 次;提"与"(包括却与、复与、更与、先与、今与、与之等)某汤者 41 次。这些不同的遣方用语包含着不同的意义。某汤"主之",表明是最适当的主方,即首选方。"宜"某方,是说较为适宜可用,但非最理想的方剂。"与"某汤,是说无适当方剂,可试与治疗,实际上是一种探测治法。仲景之书,用词严谨,含义深刻,只有在比较和联系中才能领会法度。

6. 自愈

(1)病邪已除,正气未复,不药而待期自愈。如 10 条:"风家,表解而不了了者,十二日愈。"59 条:"大下之后,复发汗,小便不利者,亡津液故也,勿治之,得小便利,必自愈。"前者是外邪已解,正气暂时未复;后者是汗下之后,邪气已去,津液损伤,都可以等待正复津回而自然痊愈。

(2)病虽未除,但出现自愈征象,可不药自愈,如 47 条:"太阳病……自衄者愈。"是热盛致衄,邪随衄解之征;如 287 条:"少阴病……手足反温,脉紧反去者,为欲解也,虽烦,下利,必自愈。"出现阳气复,邪气退的征象,故可作出自愈判断。

(3)病邪已去,尚须饮食调理自愈。如 329 条:"厥阴病,渴欲饮水者,少少与之愈。"是津不上承,须缓缓补充水液则愈。398 条:"病人脉已解……损谷则愈。"是病已解,脾胃弱,只需调理饮食自愈。

徐灵胎说:"病之在人,有不治自愈者,有不治难愈者。"素禀壮实之人,病后不服任何药物而自愈的现象是屡见不鲜的。因为人体有自然调节功能,如 58 条:"凡病,若发汗,若吐,若下,若亡血,亡津液,阴阳自和者,必自愈。"《伤寒论》三阳篇中,自愈的证候是并不少见的。相反,在三阴篇中,却出现了不少死候。可见,伤寒的预后和机体本身抗病能力的强弱,是有很大关系的。

所以"治病必须治人"，这是《伤寒论》恒动的整体观。

能不药自愈总比用药治愈的好。仲景立待期自愈一法，正是其卓有见识，妙手高人之处。

（十）气化

六经传变中气化关系是体现在病程的表里、寒热、虚实这些矛盾运动之中，而不是体现在以六气配合六经机械的、静止的观点上。人体内在气化都是脏腑经络、营卫气血变化的总体，在病程中由于邪正力量的消长和气血的盛衰，而有矛盾运动的连续性和阶段性。但"气化"必须建立在脏腑经络的物质基础上。"气化"如离开了脏腑经络就失去了物质基础，而脏腑经络离开了"气化"就反映不出其功能活动。故服桂枝汤大汗出后，从阳化热，则主白虎加人参汤；发汗后，从阴化寒，则主芍药甘草附子汤，可见"气化"之阴阳寒热，是以机体的虚实强弱为转移的，而辨证的方法，则以六经为依据。

由于脏腑经络，阴阳会通的机制，六经之病可以分阴阳两类，如"强则太阳，弱则少阴；实则阳明，虚则太阴；轻则少阳，重则厥阴"；每经之病，也可以分为阴阳两类，如太阳有表实、表虚，少阴有寒化、热化……从而，在六经辨证的基础上，产生了由阴阳划分的表里、寒热、虚实等八纲辨证。可见六经与气化是紧密结合在一起的。（参章太炎氏说）

（十一）素质

六经病与体质的关系。《医宗金鉴》说："六气之邪，感人虽同，人之受而生病各异者，何也？盖以人之形有厚薄，气有盛衰，脏有寒热，所受之邪每从其人之脏气而化，故生病各异也。"所以《伤寒论》的精髓，首先是六经辨证，而伤寒、中风的病名是次要的。其立法论治要旨，一是扶阳气，二是存津液。而"保胃气，存津液"这句话，是陈修园从《伤寒论》中总结出来的。它的精神实质是：治病必须治人，要把人、病、治三方面的关系摆正，其中"人"是主要的。治疗服药，无非为的是"人"，故提出"保胃气""存津液"的理论。因为正气不伤，则能抗邪御病，而立于不败之地。若忽视这一原则，用药伤了正气，则抗邪之力下降，导致邪气的滋长，使治疗处于被动地位。如 111 条："太阳病中风，以火劫发汗，邪风被火热，血气流溢，失其常度。两阳相熏灼，其身发黄，阳盛则欲衄，阴虚小便难，阴阳俱虚竭，身体则枯燥。但头汗出，剂颈而还，腹满微喘，口干咽烂。"柯氏对此条的解释是："若其人阳素盛者，因熏灼而伤血，其鼻必衄,其人阴素虚者,因熏灼而伤津,小便必难;若其人阴阳之气俱虚竭者,胸满而喘,口干咽烂而死者有矣。"扩而言之,凡咽喉干燥者、淋家、疮家、亡血家、衄家、汗家,皆在禁汗之列。因为这些病人,或为阴虚,或为阳虚,或为气血俱虚,皆属正气不足,故大论列为发汗的禁忌证。如治病不治人而妄汗之,则引起变证。如 85 条:"疮家,虽身疼痛,不可发汗,汗出则痉。"即其明征。

总之,《伤寒论》包含着若干辩证法思想,尽管是朴素的、自发的,然而内容是丰富的、具体的,它体现于六经辨证、八法论治之中,而构成了祖国医学特有的一套理、法、方、药完整体系,但由于历史条件限制,它也不可能尽善尽美,所以我们应当以历史的观点,实事求是的态度,去对待这份宝贵遗产。古人说"学而不思则罔,思而不学则殆",即要求善于独立思考,不要被众说所迷惑。读原文要反复玩味,读各家注释,宜从正反两方面猎取心得。更重要的一种方法,即在"常用,用中学",只有学用一致,才能真正有所发现。"奇书不厌千回读,熟读深思子自知""非学无以广才,非用无以广识"。前人治学的经验,是可以借鉴的。

二、学习《伤寒论》太阳篇的体会

《伤寒杂病论》为后汉张仲景著,因兵火之余已残缺不全,后经晋太医令王叔和整理,至宋(治平)中,校正医书时,分为《伤寒论》和《金匮要略》。《伤寒论》中太阳篇,几占全书的一半。"太阳主表,为一身之外藩,总六经而统营卫。凡外因百病之袭人,必先于表。表气壮,则卫固营守,邪何由入!经曰'虽有大风苛毒,弗之能害',若表气虚,则营卫之气不能御外,故邪得而乘之",故外感六淫诸病,一般都要经过太阳经,中风、伤寒(狭义)无论矣,凡"发热而渴,不恶寒者为温病""太阳中热者,暍是也,汗出恶寒,身热而渴""太阳病,关节疼痛而烦,脉沉而细者,此名湿痹",上述者,都有发热、头痛的现象,故统称太阳病。

在太阳篇中,虽有白虎汤治暑,承气汤治热,五苓散治湿,炙甘草汤治燥,但全书大法是为伤寒所设,仲景治伤寒之方,既可以移治温暑,亦可以治其他杂病。仲景自序:"为《伤寒杂病论》合十六卷,虽未能尽愈诸病,庶可以见病知源。"可见仲景论病以明伤寒,并未专为伤寒立法。太阳篇中,麻桂、青龙——汗法;瓜蒂散——吐法;陷胸、承气——下法;泻心、黄连——和法;理中、四逆——温法；栀豉、白虎——清法；十枣、抵当——消法；建中、复脉——补法。八法中而众法俱备。辨证中亦有表、里、寒、热、虚、实、阴、阳八纲。其中又以阴阳为总纲。"阴阳"两字实贯串于《伤寒论》全书，而在太阳篇又最为突出。正如仲景原序："经络府俞，阴阳会通，玄冥幽微，变化难极。"这是古代一阴一阳之谓道的两点论，亦即朴素的辩证法。

在《伤寒论》太阳篇中，每一症状的出现，都是机体与疾病作斗争的病理生理反应，从现象到本质，从偶然到必然，充分体现了唯物论的反映论，阴阳二字则代表了事物本身矛盾的正反两个方面。学习《伤寒论》太阳篇后谈谈点滴体会，供同志们参考。

（一）整体观与阴阳平衡

柯韵伯《伤寒来苏集》，在总论中首列仲景原文"病有发热恶寒者，发于阳也，无热恶寒者，发于阴也"是有深意的。说明了治病必须治人，治人必须注意机体对外界致病因子的反应，根据反应敏感与迟钝而判断整个机体的强弱。人体调整阴阳有诸内必形诸外，如仲景论脉"寸口、关上、尺中三处，大小浮沉迟数等等，虽有寒热不解者，此脉阴阳为和平（即不大不小不浮不沉不迟不数），虽剧当愈"。机体内在平衡已达到协调，是疾病向愈的征兆。但脉诊"阴阳为和平"，它的物质基础是以胃气为根据的。如"伤寒三日三阳为尽，三阴当受邪，其人反能食而不呕，此三阴不受邪也"，可见阴阳的转化与胃的关系至密，故柯氏说"胃阳盛则寒邪自解，胃阳虚则寒邪深入阴经而为患"，此病邪的进退之机，不可不注意与内脏相关的整体观。

仲景在太阳篇中，往往从正反两个方面分析病位、病情、病势、病变、治法等一系列问题，以有汗无汗辨风寒；以"或已发热，或未发热，必恶寒"和"发热而渴，不恶寒者，为温病"辨寒温；以汗后寒热辨虚实，如"汗后恶寒者虚故也，芍药甘草附子汤主之""不恶寒但热者，实也，当和胃气与调胃承气汤"。前者汗后正夺而阳虚，后者汗后邪实而阳盛，虚则能受，实则能传，泻实补虚，以协助机体的自然调整。"阴病见阳，病必无害"，故云芍药甘草附子汤"主之"。"阳病见阴，病必危殆"，故云与调胃承气汤，以示斟酌之忌。又如"太阳病发汗，遂漏不止，其人恶风，小便难，四肢微急，难以屈伸者，桂枝加附子汤主之"。但必须注意到"服桂枝汤大汗出后，大烦渴不解，脉洪大者，白虎加人参汤主之"。此二条亦同是发汗后病变，前者是误服麻黄汤阳亡于外，"小便难，四肢微急"是失水之候，在救阴救阳的选择中，先回其卫外之阳，则津自守而阴自固。后者是误服桂枝汤而"阳陷于内",热增液耗,必加人参以益其气。阴阳虚实不同,用药则因人而异。这是在整体观的基础上,调整阴阳的辨证手段。

仲景又说,"凡病,若发汗,若吐,若下,若亡血,亡津液,阴阳自和者,必自愈。"这个"和"字是通过机体与疾病作斗争而获致的。一般来说,急下存阴,急温存阳,利用药物的补偏救弊,无非是要达到"阴阳自和"的目的。如果人体阴阳平衡遇到病邪破坏后,能自动调整达到"不偏于阴,不偏于阳,邪气既微,正气得复"、饮食、溲、便自如,就不必用药,充分发挥精神上的能动作用,以增强人体抗力,这就是整体观与平衡阴阳的明显体现。

（二）辨证论治中的辩证法

怎样理解仲景在辨证论治中寓有两分法? 因为疾病的反映,有表亦有里,有热亦有寒,有实亦有虚,这是不以人们意志为转移的客观规律在起作用。如"太阳中风,(伤寒)脉浮紧,发热恶寒,身疼痛,不汗出而烦躁者,大青龙汤主之",此寒束于外,热郁于内,故用麻桂发汗以泄表实,加石膏除里热以止烦躁,汗法之中寓有清法;又如"伤寒表不解,心下有水气,干呕发热而咳,或渴,或利,或噎,或小便不利,少腹满,或喘者,小青龙汤主之",此外寒搏内饮之证,单纯蠲饮或单纯解表是达不到治疗目的的,必须内外兼治,而重在解表,此汗法之中寓有温法。"夫热闭于经,而不用石膏,汗为热隔,宁有能发之者乎;饮伏于内,而不用姜夏,寒与饮抟,宁有能散之者乎"(《伤寒贯珠集》)。但辨证要注意假象,如少阴证之烦躁而误用大青龙,必致厥逆筋惕肉瞤,汗多亡阳,急宜真武汤以救其逆。也要注意相互关系,如"发热不渴,服小青龙汤已,渴者此寒去欲解也",提示不可过剂以致变。必须从正反两方面看问题,论治是以辨证为依据的。又如同是膀胱腑证,热与水结而用五苓散,热与血结而用桃核承气甚则抵当汤(丸),前者辨证的重点在于"脉浮、小便不利""渴欲饮水,水入则吐者名曰水逆"。后者在于"脉微而沉,反不结胸,其人发狂""少腹急结或硬满而小便自利"。五苓散证之小便不利,可以影响到中焦水蓄;抵当汤证之发狂,其根源在于下焦血结,故利小便而水逆自止,攻血结而狂证自愈。可见辨证论治又是以整体观为前提的。

仲景在辨证中处处贯穿了辩证法。又例如"病有结胸有脏结""脏结无阳证,不往来寒热,其人反静,舌上苔滑者不可攻也",此用对比法说明结胸与脏结的区别,"脏结无阳证"提示:①水热结胸,有阳证,有寒热,其人不静……显然不同于"邪气伏而不发，正气弱而不振"的脏结证；②寒实结胸虽无热证，但又不同于脏结舌上白苔滑者的虚寒证。此处辨证的重点是突出结胸，运用两分法借宾定主，才不为疾病的表面现象所惑。

在诊疗的过程中，要注意人为因素的干扰。例如"病发于阳，而反下之，热入因作结胸；病发于阴，而反下之，因作痞也。所以成结胸者，以下之太早故也。"可见当汗反下，破坏了人体的阴阳平衡，使新陈代谢受到阻碍，形成结胸痞满，从而进行治疗，是谓之"救逆"。因此，有人认为"伤寒下不厌迟"。后来温病学家，对于伏气温病又提出了"下不嫌早"的说法。观仲景原意，用下法的迟早，应以客观证候为依据，误下后的"救逆"也不是千篇一律的。同属下后的结胸，治法不同。如"结胸热实，脉沉而紧""从心下至少腹硬满而痛不可近者，大陷胸汤（大黄、芒硝、甘遂）主之""小结胸病，正在心下，按之则痛。脉浮滑者小陷胸汤（黄连、半夏、栝楼）主之"。两组证群的比较：结胸的部位有大小，疼痛的程度有缓急，脉象的应指有轻重。"是以黄连之下热轻于大黄，半夏之破饮缓于甘遂，栝楼之润滑缓于芒硝，而其蠲除胸中结邪之意，则又无不同也。"（《伤寒贯珠集》）

再说，同属下后痞证。如"心下痞，按之濡，其脉关上浮者，大黄黄连泻心汤主之"。方用大黄、黄连（应有黄芩），以麻沸汤二升渍之，须臾，绞去渣，分温再服，取其轻清上浮，泻痞热而不损胃气，用法已奇；如"心下痞而复恶寒汗出者，附子泻心汤主之"。三黄用渍，针对痞热，固已知之，附子别煮取汁以针对恶寒汗出，和药分温再服。"则寒热异其气，生熟异其性，药虽同行而功效则各奏"（《伤寒贯珠集》），既着眼于证候，更注意于病机。准确地反映治病必须治人的辩证法则。

寒热错杂是如此，表里交织也是如此。如"太阳病桂枝证，医反下之，利遂不止，脉促者表未解也，喘而汗出者葛根黄连黄芩汤主之"。表热与里热，喘而汗出与下利，是内外上下的矛盾的集中表现。要在病机中抓住"邪陷于里"这一主要矛盾，采取"表里两解"这一主要方法，芩连清里坚阴，葛根解肌透表，甘草缓急和中，而重用葛根，表出则里和，此法中法也。又如"太阳病，外证未除而数下之，遂协热而利，利下不止，心下痞鞕，表里不解者桂枝人参汤主之"，此里寒夹表热而下利，与上条同样是表里交织而"下利不止"，为什么得出两种完全不同的治法？前条医反下之，热盛于里，脉促为病邪向上之机，故用葛根芩连，清里以解外；此条为数下之，寒动于中，心下痞硬，属正虚失运，功能衰减于内，故用理中加桂枝，温中以解外，下利虽同，导致下利的内

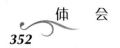

在根据不同，治法即因之而异。

仲景之方与仲景之法，既有区别又有联系。方者必有一定之法，如麻黄之汗，白虎之清，五苓之利，承气之通是也。法者可有不定之方，如：汗、吐、下、和、温、清、消、补，错综为用，方虽不定，法不离宗是也。但仲景之方，离开了辨证法则，除幸中偶合外，必无成效可言，仲景犹亲身见到的，例如"伤寒服汤药（泻剂），下利不止，心下痞鞕，服泻心汤已，复以他药下之，利不止，医以理中与之，利益甚（理中者理中焦，此利在下焦），赤石脂禹余粮汤主之，复利不止者当利其小便"，这条医疗实录，泻心、理中，仲景方也，用之不当"利不止"或"利益甚"，非方之罪，乃用方者离开了整体观，忽视了阴阳消长，辨证不准确之故。同是"下利不止"，仲景用葛根芩连汤，桂枝人参汤，令人按法用之，常药到病除，说明了这个问题。可见仲景的辨证论治，是以治病必须治人为中心思想的，重视人体的阴阳平衡；并在辨证论治中，十分重视辨证法。

此外，在太阳篇还有许多著名方剂，近人进行了研究，如真武汤治慢性肾炎；厚朴生姜半夏甘草人参汤治肠肌麻痹而产生的腹胀；麻杏甘石汤治麻疹并发肺炎；旋覆代赭石汤治食管癌；苓桂术甘汤治冠心病、慢性支气管炎；炙甘草汤治脉结代而心动悸；三物白散治白喉窒息吐伪膜；生姜、半夏、甘草三泻心汤治寒热不调的胃肠病；柴胡加龙骨牡蛎汤治癫痫发作……随证施方，许多是属于杂病范围，仲景云："若能寻余所集，思过半矣。"这些理法方药，可供进一步深入研究。

三、《伤寒论》"反"字浅析

据明代赵开美复刻本，《伤寒论》13404 字 397 条中，作为辨证论治的鉴别者有 70 个"反"字。此出自历代祖述，至仲景识用精微。作者以其医疗实践经验积累，在大论中，画龙点睛，这一个"反"字成为指导辨证的关键词。来如容易却艰辛，它不仅鉴别其表里、寒热、虚实、阴阳，而同时提示了逆反治法，不仅是宜熟读深思的典范文字，而且举隅反三，更在于启发无数的辨证法门。兹从《伤寒论》中摘出部分有关"反"字的条文，予以断层分析。

（一）内外察机

"从内之外，从外之内"是《伤寒论》常用的诊察方法。如《伤寒论》中第 11 条（条码据宋本，下同）以两个"反"字，辨"真寒假热证"和"真热假寒证"。其要在于诊其外形以析其内情,谨察病机,见微知著,其辨证原则是以整体观为前提的。

察机之要,在于辨证方法,仲师重视"有者求之,无者求之"。如 14 条"太阳病,项背强几几",无汗是其常,宜用含麻黄的葛根汤;有汗是其变,故云"反"乃用不含麻黄的桂枝加葛根汤,此即"有无求责"的体现。察机在于持重,效不更方是其常,不效亦不更方是其变,如 24 条"太阳病,初服桂枝汤,反烦不解者"认为量不变则质亦不变,故加针刺以决壅,促其疏泄而烦自解。

医不执方,执方则无权,如 29 条"伤寒,脉浮,自汗出(似桂枝证),小便数,心烦(似阴虚有热),微恶寒,脚挛急(似阳虚有寒)",此条病情复杂,应按"随证治之"的原则,多方向、多角度、多层次组方用药。如执其惯例,"反与桂枝(汤),欲攻其表"是错误的。故仲景下一"反"字以唤醒执方不悟者。不然扰乱了人体的自然疗能,必引起一连串的病理变化。然而病变药亦变,故观其脉证,予甘草干姜汤以温其阳,芍药甘草汤以复其阴,即"谨察阴阳所在而调之"之旨;或以承气汤责其实,或以四逆汤责其虚,此即太阳篇第 16 条"知犯何逆,随证治之"的补充。虽然先表后里是仲景的一个重要原则,如 34 条"太阳病,桂枝证,医反下之,利遂不止"。按表证规律,不下而汗是其正,不汗而下是其反,反者违反抗病功能及生理之常也。误下之后,脉促者,知正气上冲,尚能托邪外出,如桂枝证不在,绝不能刻舟求剑而用桂枝,应针对"利不止""喘而汗出"。里热协表热而下利的证治用葛根芩连汤,是药随病变的规律性体现,才是恰到好处。

医无定方而有定法,如 45 条"太阳病,先发汗不解,而复下之,脉浮者不愈",为什么?"浮为在外,而反下之"。违反抗病的生理功能,"故令不愈"。怎么办?"今脉浮(不因下而内陷),故在外,当须解外则愈,宜桂枝汤"。为什么都是反而误下,前条不用桂枝而用葛根芩连汤,此条不用葛根芩连而用桂枝?因前条病势下趋而肠热,上冲脉促而喘汗,此条脉但浮无余证,"脉浮而数者,可发汗,宜麻黄汤"(52 条)。此条不用麻黄而用桂枝者,证必有汗意在言外,且误下后用桂枝有建中和胃之效,亦即无定方而有定法的方证对应,是着眼于内外察机的。

必须理解正常责同,反常责异,如 68 条"发汗,病不解(外证发汗,应解而不解),反恶寒者,虚故也"。以其素体阳虚,发汗以伤其阳,则发热恶寒之表证,成为无热恶寒之虚证,恶寒的现象同而本质不同,故曰"反",所以用芍药甘草附子汤者以敛其阴而温其阳,则内外之机皆协调矣。

有原文中用"反复"一词以强化其证型者。如 76 条"发汗吐下后，虚烦不得眠，若剧者，必反复颠倒，心中懊憹"。

因汗吐下失当，扰乱了机体的阴阳平衡，在症状上提出了"虚烦"二字，既不同于白虎、承气的实烦，也不同于酸枣仁汤的"虚劳虚烦不得眠"。而是胸膈间自觉有一种烧灼样的嘈杂证，所以仲师在"心中懊憹"的见证上强调"必反复颠倒"，以别于经腑热炽的"实烦"和劳累焦灼的"虚烦"，由于本已虚而标未实，故只用一寒一温，一升一降的栀豉汤，宣通郁热而病自解，此"反复"二字连用，不啻为栀豉汤之主治传神写意，亦为虚实察机以立于不败之地着眼。

（二）活用原则

先汗后下，是治伤寒的常例，先下后汗，是治伤寒的变例。如 90 条"本发汗（病在表本应先用汗法），而复下之（挫伤了人体抗病功能），此为逆也；若先发汗（顺其自然疗能），治不为逆。本先下之（里邪急迫，表邪轻微，通其里而表自解），而反汗之，为逆；若先下之，治不为逆"。只知矛盾的普遍性，忽视了矛盾的特殊性，因而也是错误的。说明"反下"与"反汗"，均违反了治疗规律，宜有定见而无成见，要在原则中体现其通权达变的灵活性。

发现了"脉""证"不符的病例，是从证还是从脉？如 92 条"病发热头痛（表证），脉反沉（阳证而见阴脉），若不差（瘥）"（即从表治无效），"身体疼痛"（实属阴寒内盛），"当救其里，宜四逆汤"，此脉反沉的"反"字，即发阴发阳的鉴别诊断，诫人勿为发热头痛的现象所惑，要灵活地抓住"脉反沉"这一本质用药，其旨深矣。更重要的是，治宜辨证为主，勿拘守病程的时间，如 103 条"太阳病，过经（转入少阳）十余日，反二三下之"，此一误再误；"后四五日，柴胡证仍在者，先与小柴胡"，因方中有参草姜枣，以抚绥屡下致伤之胃气，此仲师治病必须保胃气的心法，小柴胡汤是能够治呕的，若服之"呕不止，心下急，郁郁微烦者（里邪复结），为未解也，与大柴胡汤下之则愈"（此疏下而非攻下）。仲师于本条"二三下之"用一"反"字领先，是针对时弊拘守《素问·热论》"其未满三日者，可汗而已，其满三日者，可泄而已"的模式而立言的，活用原则才不致生搬硬套。

当既有治病的"水法"，又有治病的"火法"。如 115 条"脉浮热甚（是温病的见证），而反灸之，此为实，实以虚治（以治虚寒之法误治温热实证），因火而动，必咽燥吐血"。说明温病脉浮热甚，治宜辛凉解表，灸之是误治，或只见"脉浮发热"，不从"甚"字考虑其热量之多少，而轻用麻桂发汗解表也是错误的,灸与辛温之药,必导致血因热动而吐衄,仲师着一"反"字,言灸未言药者,因太阳篇第 6 条已言之,意在言外也。大论已言寒温之辨,且备清解之方,如能灵活运用,必无此失。可知仲景撰用《素问》《九卷》其活用原则,是信而有征的。

经云"凡治病必察其下"(指二便)。如原文 126 条"伤寒有热,少腹满(常见的是指膀胱气化不行),应小便不利(属五苓散证),今反利者(知病不在气分而在血分),为有血也(即血蓄下焦之证),当下之,不可余药,宜抵当丸"。今从小便之利与不利,以辨少腹满是蓄水还是蓄血,此治病察下在《伤寒论》中是屡见不鲜的。这一"反"字提示,可以扩充到大便的通秘,汗腺的开合……活用原则,以达到诊疗目的,仲景非无师之智也。

然而,《伤寒论》的诊察方法是变化多端的,如 130 条"脏结无阳证,不往来寒热,其人反静,舌上苔滑者,不可攻也"。为什么提出"攻"字?虽然有"脏结"(大便不通等证)。切不可用治阳结的方法去攻下,其理由是掌握原则,善于排疑。"无阳证,不往来寒热,其人反静",排除三阳热证。"反静"二字与"舌上苔滑"结合判断,更排除了深藏的内热,然后得出难治的结论,非不治也,言外之意此属脏有寒宜四逆理中辈以"开冰解冻"为对应。如果因脏结(便秘)而用攻下,则失去了灵活的辨证原则。

(三) 对比互勘

《伤寒论》的学者认为"辨阳明病脉证并治"提纲,仅"胃家实"三字虽嫌不够,但仲景在"反"字中做了补充,如 182 条"问曰:阳明病,外证云何? 答曰:身热,汗自出,不恶寒,反恶热也"。提示了风寒郁而为热,由太阳病的恶寒无汗转变到阳明病的不恶寒反恶热的身热自汗,这一"反"字,既是太阳—阳明量变到质变的标志,又如陈修园说,此节亦是阳明提纲证"胃家实"的外证补充,不论外证内证,证是可变的。而证变常与机体密切相关,如 214 条"阳明病,谵语,发潮热,脉滑而疾者,小承气汤主之(此证谵语,潮热仅试用小承气而不用大承气者,以脉仅滑疾而不沉实)……明日又不大便(此非热结而属功能减退),脉反微涩者,里虚也,为难治,不可更与承气汤也"。这一"反"字,提示昨日脉滑疾的邪气实,经过下之后变为今日脉微涩的正气虚,而大便又秘,对比互勘,此非腑实,由于阳气不充,阴气不润,不能再用攻下的方法以求通便,必须是"气内复而机自行",难治之中有可治之意,其辨别处在于治病必须治人。此辨虚实凭之以脉,说明切诊是不可忽视的。

亦有辨寒热凭之以证者，如243条"食谷欲（而）呕，属阳明也，吴茱萸汤主之"（温胃散寒，吐酸冷涎沫者必愈），若"得汤（吴茱萸汤）反剧者，属上焦也"（必呕苦水成喷射状），此属"上焦有热而呕吐"之黄连汤证，不能误用纯温剂，所以加一"反"字，为寒热辨证之鉴别，可见同属阳明，证有虚实寒热之辨，医者应注意前沿症状的变化征兆。

从另一角度说，仲景虽沿《素问·热论》有传经之论，但在临床上是以证候为主的。如270条"伤寒三日，三阳为尽，三阴当受邪（即传里之同义词），其人反能食而不呕，此为三阴不受邪也"，这一"反"字，是借"传经"的形式，充实辨证的内容，三阴受邪不受邪，不在时间的长短，而在于胃气的强弱，胃阳盛则寒邪自解，胃阳虚则寒邪深入阴经而为病。能食不呕则胃为三阴之屏障，故下一"反"字，以示传经之义在此不在彼。仲师更进一步说明人为造成三阴证候，如279条"本太阳病，医反下之（损其胃气），因尔腹满时痛者，属太阴也（'腹满时痛'四字是太阴见证特点），桂枝加芍药汤主之"，以桂枝汤"内证得之化气调阴阳"，倍芍药者解痉挛之腹痛，亦小建中汤之未用饴糖者，以其体非素虚也。本条误下之失，正说明邪入三阴之途径与胃是有密切关系的，这一"反"字就是从对比互勘出来的。

（四）有无求责

更可见治病必须注重素质的反应。如301条"少阴病，始得之，反发热，脉沉者，麻黄细辛附子汤主之"。始得病即发热，属太阳，脉应浮，今脉沉属少阴当不发热，仲景以"不问其虚，安问其余"的观点，故不责脉沉而责反发热，则治疗的原则已跃然纸上。虽用麻黄启皮毛以发汗解热，细辛以解内在凝寒，必用附子温少阴之里，鼓舞血行，以脉资始于肾也。但本条之"反"字既不同于11条之热在皮肤寒在骨髓之"反"，也不同于317条"脉微欲绝，身反不恶寒"之"反"。如317条"少阴病，下利清谷，里寒外热（内真寒而外假热），手足厥逆，脉微欲绝（真寒），身反不恶寒，其人面色赤"（假热）。这里用一"反"字，是身不恶寒，属阴盛格阳的假象，下利清谷，脉微欲绝，才是真寒在内的本质。要抓住本质，勿为现象所惑。为现象所惑者常以失败而告终。如333条："伤寒脉迟六七日，而反与黄芩汤彻其热。脉迟为寒。今与黄芩汤复除其热，腹中应冷，当不能食，今反能食，此名除中，必死。"黄芩汤是桂枝汤以黄芩易桂枝去生姜者，乃治太阳少阳合病自下利之方。今忽视了脏寒脉迟的本质，把阴证下利当作阳证下利，误用黄芩汤以清热，此雪上加霜，故中阳立败而功能熄灭,当不能食,今胃冷而反能食者,是胃中虚阳发露,"除中"必死者以中气除去,胃阳将绝,乃引食以自救也。这条两个"反"字如老吏断狱,何等严厉,以为实实虚虚之诫。

然而,求责之中,更有甚者,厥热进退之机,阴阳胜复之理,在厥阴病中尤为多见,如何持重察机,仲师予人以规矩,如335条"伤寒一二日至四五日厥者,必发热,前热者后必厥,厥深者热亦深,厥微者热亦微,厥应下之,而反发汗者,必口伤烂赤"。厥证多属阴寒,此条是阳气内郁,不能外布,即便出现四逆,前人经验"伤寒一二日至四五日,而见热厥",厥者手足逆冷是也,由阳郁于内,菀其阴于外,致阴阳气不相顺接,与寒厥的现象同而本质不同,热必兼有烦渴舌赤,胸腹灼热之里证。此种"阳证似阴"之厥,只宜用下法(刘河间主凉膈散),不宜用汗法,只宜用清法(柯韵伯主轻则四逆散,重则白虎汤),不宜用温法。无论寒厥、热厥都不能用汗法,本条"反发汗者"无异火上添油,应下而反汗,其全身见证,重则为斑黄狂越矣。医之失在于未能持重察机以深于求责也。

仲景重视脉诊,在他的原序中,是十分强调的。在阳明篇中"明日又不大便,脉微涩者"不可再下。少阴篇中"反发热,脉沉者",不可独汗。证实脉虚,即舍证从脉,亦有与此相反者,如369条"伤寒下利,日十余行,脉反实者,死"。为什么不从"阴证见阳脉,虽困无害"来判断,而从《内经》"泄而脱血脉实……皆难治"来判断? 正如陆渊雷说:此下元虚脱,脉无胃气,真脏脉见,此种脉实的假象多见于虚性兴奋的临危病人,即残灯焰发之理。本条对实脉提出一个"反"字,即"盛者责之"之义也。

拈出阴阳辨证临界线的"反"字,以试析其精义所在,如"内外察机"的物质基础是整体观;"活用原则"的指导思想是辩证观;"对比互勘",是"一分为二与合二为一"的临证体现;"有无求责"是《内经》病机的高度概括。

四、保胃气、存津液与阳明素质的关系

阳明病的特点"不恶寒反恶热"是已经从太阳病的"恶寒"向其相反的方向转化,这种转化,标明机体内部发生了从"阳虚则外寒"到"阳盛则外热"的变化。阳虚变为阳盛,一般说它象征着正气充分发动起来,抵抗邪气达到高潮,但若过度的热,能够灼伤津液,耗损正气,以致发展到"邪气盛则实""腹满身重,难以转侧,口不仁而面垢,谵语遗尿"或"目中不了了,睛不和"等严重

情况，甚至"大实有羸状""若剧者，发则不识人，循衣摸床，惕而不安，微喘直视……"。每可危及生命。因为阳明为传化之府，食入则胃实而肠虚，食下则肠实而胃虚，若但实不虚，则为阳明之病根矣，柯韵伯说："胃实不是阳明病，而阳明之为病，悉从胃实上得来，故以'胃家实'为阳明一经之总纲。"胃家实的症征是：腹满、便秘、潮热、转矢气、手足濈然汗出等。"有实于未病之先者；有实于得病之后者；有风寒外束热不得越而实者；有妄用汗吐下重亡津液而实者；有从本经热盛而实者；有从他经热盛转属而实者。"(《伤寒论翼》)有诸内，必形于外，故"身热，汗自出，不恶寒，反恶热"是阳明外证。论曰"伤寒三日，阳明脉大""大则病进"。太阳篇云"伤寒二三日，阳明少阳证不见者，为不传也"，与此节互相印证。阳明的形成与机体强弱的关系至为密切。它的病因病机，是从阳化热，关键在一个"汗"字，在太阳，无汗为表实，有汗为表虚，在阳明无汗为里虚，有汗为里实，如"自汗出而恶热""汗出不彻""汗出濈濈然"津液越出，大便为难""不更衣内实"等，柯韵伯说："多汗是胃燥之因，便硬是谵语之根。"虽然"阳明居中土也，万物所归，无所复传"。陆九芝说："阳明无死证。"正以其无所复传也。然而，亦有死证如："脉弦者生，涩者死。"是以正气强弱为前提。陈修园研究《伤寒论》数十年，最后得出结论"存津液"三字是阳明救死之法，阳明为津液之府，存津液，与机体的关系很大。治病必须治人，治人必须注意素质，治病必求于本，治本必须谨察阴阳。太阳篇有发阳发阴之殊。少阴篇有从阳化热，从阴化寒之异。柯韵伯说："阳明为三阴之屏蔽。"探本求源，病情转化皆决定于脾胃，同一部位，"实则阳明，虚则太阴"。在本篇79条中，极尽寒热虚实，错综复杂的变化，而"察机知要""保胃气、存津液"，又体现了整体观和辨证论治。

"人之伤于寒也，必为病热"。此阳明病之前兆，故《伤寒论》太阳篇服桂枝汤必热粥助汗以养胃气，即先安未受邪之地。

在阳明篇反复提到胃气的问题，并以能食不能食来判断胃气的强弱。如"阳明病，若能食，名中风；不能食，名中寒"。(第190条)从阳化热则能食，从阴化寒则不能食。柯氏所谓"风寒本一体，随人胃气而别"。吴又可说："能食者自然虚回，不能食则正气愈夺。""此不可不察。"又云："脉浮发热，口干鼻燥，能食者则衄。"(第227条)为什么把"能食"与"衄"联系在一起？无非是注意胃气，能食标志着胃气强。"食入于阴，长气于阳"。阳盛则衄，由于能食，虽衄无妨。从热扰胸膈心中懊恼的栀豉汤证治，更可看出对胃气的维护，在栀豉汤的应用过程中，呕加生姜以和胃，少气加甘草以益中，"病人旧微溏者，不可与"，这都是强调顾护胃气，而注意素质，柯韵伯说"阳明以心胸为表"，栀豉汤为阳明表剂，取轻清之剂，宣解郁热而不损胃，可见此时擅用栀豉则避免了他日屡用承气，而栀子厚朴汤就是向小承气汤过渡的方剂，此说，不为无见。再看白虎汤的组成对胃气的保护，如"服桂枝汤，大汗出后，大烦渴不解，脉洪大者，白虎加人参汤主之"（第 26 条）。此邪不在太阳，已转入阳明，温热学家认为："温证邪从里发，误用桂枝适足以助邪而耗液，液去则热愈炽，在辛凉重剂中，用甘草、粳米非但和胃且以增液，加人参则气液兼顾。是为了'保胃气，存津液'。"吴又可用白虎汤指出要加生姜煎服，以调节石膏、知母之寒凉，也是为了存津液，保胃气。散漫之热用清法既是如此，聚集之热（与糟粕相结）用下法，亦不例外，试观三承气汤中的调胃承气，配伍甘草以缓急和中，使软坚通便而不伤胃，本方不用气药，柯韵伯说"调胃即所以承气"。仲景之旨深矣。承气证谵语由于便硬，便硬由于胃燥，胃燥由于汗出津液少，"鞕则谵语，小承气汤主之。若一服谵语止者，更莫复服"（第 213 条）。大便虽未行，但治疗目的已达到，再服将会损胃气，此不治之治也。"下利，谵语者，有燥屎也，宜小承气汤"（第 374 条）。下其结热，即可达保胃气、存津液之目的，真是妙义入神。大承气汤是攻下的峻剂。《伤寒例》云"承气入胃，阴盛以亡"固无论矣。然而阳盛胃实，仲景用之，犹持戒甚严，"若汗多，微发热恶寒者，外未解也。其热不潮，未可与承气汤；若腹大满不通者，可与小承气汤，微和胃气，勿令至大泄下"（第 208 条）。曰"微和胃气"，曰"勿令至大泄下"云者，以大承气汤为攻剂，小承气汤为和剂是也。能用和剂解决的就不用攻剂，如大承气汤证备须用攻剂者，可先"少与小承气汤，汤入腹中，转矢气者，此有燥屎也，乃可攻之。若不转矢气者，此但初头鞕，后必溏，不可攻之，攻之必胀满不能食也"（第 209 条）。这种审慎的态度，则可免不当攻而攻之，才不致损伤胃气，否则胀满不食，因而对整个病机造成不利。故本论重申之曰："伤寒呕多，虽有阳明证，不可攻之。"（第 204 条）。高士宗说："太阳篇多从升降出入上体认；阳明篇多从邪正虚实上体认，若胃气虚者，虽有实热不可妄攻，盖人以胃气为本。是乃阳明之大关也。"然而"伤寒哕而腹满，视其前后，知何部不利，利之即愈"（第 381 条）。按呕吐哕在《金匮要略》中是同类证候，呕不宜下，为什么又可以利其前后？其中存在着寒热虚实之辨，辨法不在哕的现象，而在致哕的本质，所以提出"腹满"二字的指征。《金鉴》云："伤寒哕而不腹满者，为正气虚，吴茱萸汤证也；哕而腹满者为邪气实，视其二便，何部不利，利之则愈。"可见至虚至寒之哕证，亦有实者，反之，实热之证亦有虚者。呕，忌下，常也；

哕,宜利,变也。治法不同,保护胃气则一。

摸之阳明三急下证,为何又不提出试探法,却不为时限所拘,给予急下?因为这是"救焚拯溺"迫在眉睫,把"下多亡阴"之峻剂,转为"急下存阴"之重剂。决非孟浪从事,而是有一定客观依据的。从急下证的现象观之,"伤寒六七日,目中不了了,睛不和"(第252条),"阳明病,发热汗多者"(第253条),"发汗不解,腹满痛者"(第254条),似乎病轻药重,若具见微知著的眼光,则机可察。上述证征伏有"神去则机息(目中不了了,睛不和),气止则化灭(汗多,腹满痛)"的潜在危机,故三急下证是有"一定的,必要的"内部之联系,这就是要谨察"应下之机"(腑气不通,内有燥结)和"热已伤阴"(口渴,尿短赤,舌质红,苔黄干等)之势。失下则热更炽而"亢则害",下之则釜底抽薪而"承乃制"。使谷神存,化源不绝,此所谓"制则生化"是也。急下是手段,"保胃气,存津液"是目的,从而教人在经常中要通权达变而当机立断。

柯韵伯说过,看问题要从正面,看到它的底板。这种"由表及里,由此及彼"的认识过程,是符合辩证法思想的。阳明病之恶热,汗出胃家实,后人陆九芝亦认为"阳明为成温之薮"。所以本病主方的白虎清之、承气泻之以符合"热者寒之""实者泻之"之经义,然而"重阴则阳""重阳则阴""始传热中,末传寒中"在临床上亦屡见不鲜。所以有"实则阳明,虚则太阴"的说法。丹波元坚云"太阴篇不过仅仅数条,而阳明篇中反多本病证候,故恐人错认,对举以明之也。曰'不能食,名中寒'(第190条);曰'此欲作固瘕'(第191条);曰'攻其热必哕'(第194条);曰'此欲作谷瘅'(第195条);曰'饮水则哕'(第226条);曰'食谷欲呕'(第243条);曰'寒湿在里'(第259条)皆是胃阳虚弱的表现。阳明太阴部位则同,以实则热、虚则寒为辨证要点"。实则热故用白虎、承气清、泻以存阴;虚则寒故用吴茱萸汤温中以救阳。陈古愚说:"吴茱萸降浊阴之气,温中散寒,佐以人参姜枣,又为胃阳衰败之神方,昔贤所以论方不论药也。"归根结蒂,泻热存阴是保胃气,扶阳化阴也是保胃气。从功能亢奋到功能衰退,"谨察阴阳而调之,以平为期"。调阴阳不能抽象地离开人的素质,治病必须治人,治病必求于本。也说明"保胃气,存津液"的深意所在。

五、经方妙用发微

物理学家杨振宁博士说:"今天的中医,不只是在中国社会,在西方也有重要的地位了。中医对于人的身体的了解,总结出几个字'阴阳、表里、寒热、虚实', 阴阳……是中国文化传统最典型的思想方法。"无疑这是指汉代经方医学家张仲景在其所著《伤寒杂病论》中总结出的"八纲辨证", 而在其太阳篇提出"发热恶寒者发于阳也, 无热恶寒者发于阴也"(《宋本》第七条), 这显然是感受外邪, 以人的不同素质反应为判断依据的。清·柯韵伯在其所著《伤寒来苏集》根据《玉函经》将本条列为全书总纲, 是得到后之学者认同的。《难经》伤寒有五, 属于广义的, 仲景伤寒学亦属于这个范畴。语云"百病皆从'伤寒起'"("寒"字意味是"邪"字)。四时百病无论是感冒或感染, 都有一个恶寒发热的前驱症状, 即有"发热恶寒"或"无热恶寒", 但发热恶寒是机体强的反应, 无热恶寒是机体弱的反应, 辨病必须辨人, 清·徐灵胎说:"天下有同此一病, 而治此则效, 治彼则不效, 且不惟无效, 反而有大害者何也? 则以病同而人异也。"辨病常为现代医学所重, 辨人常为传统医学所重,"此原子论与元气论的思想体系不同也"。因而西医学着眼在病因治疗和对症治疗, 中医学着眼在整体调节和辨证论治。

然而, 辨证论治是有机的。仲景经方的理法方药与此是相适应的。故华佗见之曰:"此真活人书也。"晋·太医令王叔和曰:"对病真方有神验者, 拟防世急也。"唐·孙思邈在其所著《千金翼方》录其条文曰:"此江南师秘而不传者。"我们要从马克思主义哲学的整体性、综合性、系统性去研究仲景《伤寒论》《金匮要略》中的经方证治, 以体现其治病治人"阴阳平衡""整体调节"的特色。

由于疾病是一个邪正抗争的辩证过程, 它绝不是静止孤立的, 而是以运动和发展为主要特征。《伤寒论》辨病辨证特点是形式逻辑与辩证逻辑熔于一炉的一部医学实践论之楷模, 它首开中医辨病辨证论治方法的先河, 并为临床医学研究与发展奠定了病证统一论的"同病异治, 异病同治"的以辨证论治为主要特色的理论基础。我们应该努力还它本来面目, 重视按自身规律发展中医, 使逻辑思维的辩证法向着学术研究与临床医疗的深度和广度开拓。例如, 西医辨病利用现代科学仪器对人体的局部病变明察秋毫, 而其治疗针对病因, 使用不分寒性热性的化学药物, 投于阳性体质的患者则消炎抗菌的疗效可达 100%, 若投于阴性体质的患者, 则其无效可达 90% 以上, 问题在于治病不治人, 辨病不辨证。

但病、证、症、药的有机联系是相关的。著名西医学家张孝骞说"病是全过程, 证是病的阶段分析, 证是症表现的综合""中医的临床特点是辨证论治, 疾病的变化无穷, 粗略地用病名来分类, 是不易穷其变的。但祖国医学的辨证，就是从错综复杂的疾病现象，寻找关键，审察病因，通过分析归纳，使之条理化、系统化，从而得出治疗依据"。如伤寒太阳病，"头痛、恶寒、发热、脉浮紧"，辨证属风寒外束，郁而为热，辐辏于上部而头痛，根据《内经》"体若燔炭，汗出而散"的治法，用发表药则恶寒去，汗出热解而头痛除，如果不按上述辨证方法用药，但见其壮热神烦，而用物理退热法，"以冷水灌之若潠之"（以冷水喷于面部）或者用冷罨法，使皮肤被遏，汗腺收缩，"则弥更益烦"，违反了"顺势疗法"的原则，此治病不治人，整体疗法与只见树木、不见森林的局部疗法之所以不同也。

中医宏观辨证，从整体调节，其组方必四气五味、升降浮沉与机体素质相适应，抓住有机辨证的核心则"药随病变，病随药愈"矣。观于此，则历代医家莫不以经方为典范。兹举其既辨病又辨证的临床治验以示隅反。

163 医院老药工有冠心病史，因劳累突然发生心悸痛，其人"叉手自冒心"，口呼肉桂，该院陈奉觞老医师会其意，诊其脉微缓，舌质淡红、苔白滑，以其痛时喜按，断为心阳虚脉络失煦之虚痛，用桂枝甘草汤（桂枝 10g，炙甘草 5g），一剂而缓解。此从偶然的口呼肉桂，到必然使用经方而效如桴鼓，此桂枝之强心通脉，甘草之缓和急迫，所谓"礼失求诸野"是也。

清·徐灵胎说："桂枝汤外证得之解肌和营卫，内证得之化气调阴阳。"近人总结为"调营卫，建中气"六个字。金树武治一例女孩 12 岁，近两个月来排尿时经常昏倒，医院检查无癫痫等阳性体征，诊断为：排尿性晕厥（这是以症状为病名）。就诊中医，神志清楚，舌质淡红，苔薄白，脉弦缓，诊为厥证。辨证属《伤寒论》所云"阴阳气不相顺接便为厥"，用桂枝汤三剂而愈未复发。此桂枝汤调和阴阳，顺接上下，通达内外，又在于建立中气，故能治厥。

桂枝加芍药汤治疗一例中年男性患者阑尾炎手术后遗留腹痛 33 年。因术后发生肠粘连，腹痛不止，又做第二次手术，术后仍不见好转，伴肠内积气，腹鸣。体查可见其腹部因手术而绷紧，有压痛，因积气而稍胀满。患者服桂枝加芍药汤（桂枝 9g，白芍 18g，炙甘草 6g，大枣 5 枚，生姜 9g），一周后，长期遗留的腹痛开始减轻。共服药一个月，后腹鸣、腹痛均消失。此桂枝化气调阴阳，加重芍药，《药征》言"芍药主治结实而拘挛"，所以能解除顽固的久痛。又一例青年女性患者，每次经期下腹及腰部均感疼痛，第 1 天最重，必须卧床休息。其面色不佳，脉弱，手足冷，全身怠倦，呈起立性头昏，腹部脐下两侧有抵抗压痛，舌无苔而润。患者例假期用桂枝加芍药汤三个月后，始终未发生痛经。此与上条病异而证同，故异病同治而俱效。（《中国中医药报》2000 年

2月23日）

柯韵伯云：麻黄汤治"冷风哮喘"。姜春华治一例，女性46岁。咳喘已7年，近受风寒侵袭，胸闷窒塞，呼吸不利，喘咳多痰，喉间作水鸡声，苔白，脉软，以麻黄汤（麻黄6g，桂枝9g，杏仁9g，炙甘草6g）加厚朴9g，服2剂咳喘减轻，原方去厚朴，加陈皮，又2剂咳止喘平，呼吸通畅而愈。仲景《伤寒论》太阳篇云：麻黄汤亦重"无汗而喘"。李时珍云"麻黄汤亦肺家专药"，冉雪峰说，"麻黄含麻黄碱，难溶于水，杏仁含氰酸，二者合用氰酸有溶解麻黄碱的功能，古人二者每合用，何以体会到此。这与现代科学实验暗合，足证古人经验，未可忽视。"近日《参考消息》广告"反反复复咳喘病"，问题在治标不治本，治病不治人。清·尤在泾总结一条经验："哮喘病发时治肺，平时治肾。治肺宜用麻黄汤，治肾宜用金匮肾气丸。标本兼治，治病治人，则疗效巩固。"笔者遵而用之，信然。

语云："无汗不得用桂枝，有汗不得用麻黄。"而《伤寒论》云："发汗后，不可更行桂枝汤，汗出而喘，无大热者，可与麻杏甘石汤（麻黄5~12g，杏仁10g，炙甘草6g，生石膏24~30g）。"汗出而用麻黄，无大热而用石膏。后世多用本方于麻疹、白喉所并发之肺炎屡拯危笃而每收良效，其理由何在？此辨证用药之微妙也。本证为表邪已解，热壅于肺，肺气闭郁所致，其特征既不属于太阳表证，又不属于阳明里证，唯肺热气壅为急，喘息为主要见证。故用麻黄散肺邪，杏仁降肺气，甘草缓肺急，石膏清肺热（喻嘉言语）。临床凡肺热气壅之证，不拘麻疹、白喉……放胆用之，皆收舍病从证之效。

这样违反常规用药是偶然命中，还是有必然因素？答复是有必然因素。如《伤寒论》云："伤寒，瘀热在里，身必黄，麻黄连轺赤小豆汤主之。"此《内经》"必伏其所主，而先其所因"之治也。近贤刘渡舟治一例，男性20岁，周身泛起皮疹，色红成片，奇痒难忍，用手搔之而画线成痕高出皮面。服疏风清热药不效，微恶风寒，小便短赤不利，舌苔白而略腻，脉浮弦，辨为风湿客表，阳气怫郁而有郁热发为黄疸之机。用麻黄连翘赤小豆汤：麻黄6g，连翘6g，杏仁6g，以桑白皮易梓白皮15g，赤小豆15g，大枣5枚，生姜6g，炙甘草6g。仅服2剂，微见汗而瘥。按：此"瘀热在里，身必发黄"的前瞻性用药，此例身奇痒者因胆汁逆流入血，发黄疸之先兆也。刘氏识其证，故用麻黄连翘赤小豆汤的阻截疗法，使汗尿利，湿热化，消黄疸之患于无形也。

近人张东军用此方治疗全无黄疸表现的"疮毒内攻"性的急性肾炎，其特征是先有皮肤疮毒，用药涂洗，一夕疮毒消而全身浮肿，尿检蛋白（+++），有红白细胞、脓球等。单用激素和利尿药，肿消而复起。中医辨证颜面、下肢浮肿，小便量少色如茶褐，舌边尖红，苔黄而腻，脉濡滑。尿化验：尿蛋白（＋＋＋），白细胞3~5个/HP，红细胞1~2个/HP，颗粒管型0~1个/HP。证属湿热瘀阻，治以清热利湿解毒的麻黄连翘赤小豆汤：麻黄10g，连翘15g，赤小豆30g，桑白皮12g，杏仁10g，生姜改用姜皮5g。连服5剂，尿量大增，肿消大半，尿化验：蛋白（＋＋），余正常。易方善后，肿消，而疗效巩固。或问，仲景治黄疸之方用来治肾炎，病异而证不同，收到如此速效何以解释？曰，仲景经方，辨证论治，不仅需注意临床症征，更应深入分析发病的机因，如黄疸与肾炎虽临证表现不同，但湿热瘀阻的机因相同。这就是《内经》"必伏其所主，而先其所因"的最好解释。

或问，此方治急性肾炎效捷，可不可以治慢性肾炎？曰：否。肾炎的病名虽同，急、慢的时间概念不同，因而应变的机体是不同的。其化验检查，肾炎同，而临床表现不同，此以"始传热中（急性），末传寒中（慢性）"，应变的机体则因人而异。"急则治标，缓则治本"，处方用药是不同的。

吾乡老中医彭国俊治一例慢性肾炎，男性，60岁，在外地反复治疗无效而归梓里。彭老诊之，全身浮肿，目不能睁，幸喜日食三餐，便溏而尿少，但形寒肢冷，无汗畏冷，口喜热饮而不能多，喘咳端坐而不能卧。舌质淡白，苔滑腻，脉弦细而沉。断为阳虚水泛而夹外寒，拟方用《金匮要略》的桂甘姜枣麻辛附子汤。方中麻黄60g，桂枝30g，生姜60g，细辛15g，附片30g，大枣12枚。水煎代茶饮。一医见之曰：此年高体弱万不可服。彭老说，前医病重药轻，不足以开鬼门，洁净府，更不能调阴阳，转大气，所以成了胶着状态。我今留此以观其效。乃坐患者于围椅，并护以棉被，前置火炉，用砂锅煎药，患者口干以小盅时时取饮，旁人认为，汤含姜附，服之口干必甚，谁知附子蒸腾阳气，生姜刺激唾液，饮之反能止渴，此经方之妙也。日夜小量进药，三餐助以热粥，连服三剂后，其人发热汗出，大小便均利，病人感到眼可睁开，心下如盘之气渐消，喘咳止，如上法每服三剂，汗尿继续，浮肿全消，只足背仍肿，能起居自如。人问病重速效之故，彭老说，《金匮》不云乎"阴阳相得，其气乃行，大气一转，其气乃散"，通过用药调动本身"开门、洁府"的自然疗能，剩余足背微肿，乃以温阳利水的真武汤加黄芪30剂善后。此例即"对病真方以防世急"的解说，还在于灵活的使方，而不是机械的使于方。方外之法在于用围椅以避风，用棉絮以保温，少饮多餐以急药缓投（刘河间法），利用热粥以促进新陈代谢，此医者独具匠心，立于不败之地也。

如急慢性肾炎临床症状消失,而尿蛋白迁延不除,成为愈而未愈的症结,因而存在着尿蛋白增高与血红蛋白降低的矛盾,怎么办?已故名医岳美中氏采用黄芪建中汤的黄芪,以大剂量30~60g,消除尿蛋白,近人研究黄芪配当归以补充肝脏的血红蛋白,从而解决尿蛋白损失问题,即培后天以养先天之建中法也。

或问,经方真顶用,能不能抢救更急之危证?笔者20世纪50年代初在家乡行医,夜诊一小儿喉闭,视之乃咽白喉(当地有白喉流行),距城市远不能行气管切开术,因忆著《皇汉医学》的日医汤本求真云:"白喉性呼吸困难,乃《伤寒论》三物白散之适应证也。"幸病家即是药店,迅取桔梗、贝母各一钱(3g),巴豆肉三分(1g)研细米饮调一黄豆大,用竹管,装药,压舌根缓缓送下,患儿摇头努目,手足乱动,其父母惊叫,余曰无妨,顷刻间哇的一声,呕出痰涎浊水半盂,额上汗出而啼哭有声,又顷刻大便排出臭水半盂,全身汗出而热降,口呼要喝粥水。余曰此《内经》所谓"浆粥入胃,泄注止,则虚者活;身汗得后利,则实者活。"之断语也,诊之,咽腔白膜已随呕吐而消失,但心尖搏动应手,脉细数,舌红口干,继用《金匮要略》百合地黄汤(百合20g,生地20g),以养心肾肺胃之阴,坚持10剂,预防已见苗头之白喉后期并发的心肌炎,一个月后走访,疗效巩固。

用药如用兵,兵贵神速。笔者治一例,男性,46岁,患大便秘结七日,屡服硝黄,大便不通而腹胀如鼓,渐至食入则吐,呈大粪气味,体温38.5℃,当时在场的省防疫大队长说,按西医的临床诊断,属低位肠梗阻,要速送长沙手术,患者哭拒,转求中医设法。据证征分析属中医的"关格证",关则不得大小便,格则呕吐逆。"关"是病之本,"格"是病之标,乃用《金匮要略》之备急丸(干姜、大黄各14g,巴豆肉7g。制成丸如梧桐子大小),取20粒研细,化于加温的植物油中,用30ml灌入大号注射器中,患者取侧卧位,露出肛门,将注射器头套上橡皮导尿管,涂以凡士林,送入直肠深处,嘱病人尽量忍便,约20分钟腹中雷鸣,急索便桶,先粪后尿倾盆而出,汗出热退,腹胀消失,酣然入眠。半日醒后,呼口干心烦,此巴豆之副作用也,给以参连汤解之。次日食进人安。此由宿食滞留不化,结于肠间,气道不舒,阴阳反乱是也。《本草纲目》载:巴豆辛热有大毒,生猛熟稍缓,可升可降,能止能行,开窍宣滞,去脏腑之沉寒,为斩关夺门之将。以上二例急症用之,乃拨乱反正之法也。但必须详审病机,注意药量。

20世纪60年代初我在湘潭专区人民医院中医病房工作时,一日傍晚有两个腹痛病人来就诊，分别检查为急、慢性阑尾炎，急者送外科，慢者送中医病室，送时弄错了，将本应送外科做手术的急性阑尾炎病人送进了我的中医诊室，我说"既来之则安之"，证见患者向左侧卧，缩其右足，以手护马氏点（即麦氏点），呈急重病容，压痛及反跳痛剧烈，按之出现惊异状。发热汗出（痛甚），微恶寒，已五日未大便，舌红苔黄，脉沉紧。中医诊断为"缩足肠痈"，血象检查尚未送来，迫不及待，即书大黄牡丹皮汤（大黄 10g，冬瓜子仁 30g，牡丹皮 8g，桃仁 8g，芒硝 10g）加红藤 30g，上半晚服一煎，凌晨一点排下大便，痛即减轻，再进第二煎，天明又大便甚多，痛渐缓解，热已退尽。化验报告单从外科转来，证明急性阑尾炎与临床诊断相符，观察一天，血象、体温正常出院。外科护士将此方抄去，次日来报，慢性阑尾炎服之无效，因此将病人转来。余诊之，腹皮急，马氏点隐痛，按之软，无剧痛，肠无积聚，身无热，面黄白，四肢末稍冷，舌质淡红，苔白滑，脉弦带驶，此属"肠痹"，乃用金匮薏苡附子败酱散（薏苡仁 30g，附片 5g，败酱草 10g）加红藤 30g 治之，3 剂而肢温痛止。或问《金匮要略》"胸痹，缓急者，薏苡附子散主之"，今慢性阑尾炎亦用苡附何以解释？曰痹者闭也，彼治胸痹而喘息不宁，此治肠痹而二便失调，苡附治整体，此加败酱草以治局部，可见经方上下可用变化如龙。

经方复方的运用。一例肺脓疡（即肺脓肿），男性，21 岁，因受寒饮冷患咳嗽胸满。曾用千金苇茎汤等久治不愈，时出浊唾腥臭，吐脓如米粥，吐出脓痰量多，沉于水底，臭气溢于户外，咳逆上气，但坐不得卧，低热不渴，形寒喜热饮，大便微溏，小便清长，舌质淡，苔白滑，脉弦细，诊属冷性脓疡，治宜温肺宣痹、排脓化浊。方药用《金匮》的甘草干姜汤、薏苡附子散、皂荚丸复方共六味：炮干姜 5g，炙甘草 5g，薏苡仁 20g，附片 5g，皂荚 3g，大枣 5 枚。组成温肺、排脓、去浊、促进新陈代谢之经方复剂，此方连服五剂，吐出大量脓痰，形寒减，低热退，精神振，食纳增。原方去皂荚，加白豆蔻 4g、杏仁 10g、藿香 10g、佩兰 10g，继进 5 剂，形寒消失，痰渐少，臭渐除，改用香砂六君子汤善后而愈。按：此方皂荚之用似非常例，然而《金匮要略》有云："咳逆上气，时时吐浊，但坐不得眠，皂荚丸主之。"此脓疡与痰饮病名虽不同，而证候的表现相类似，亦正如尤在泾说，"时时吐浊者……则其本有固而不拔之势，不迅而扫之，不去也。皂荚味辛入肺，除痰之力最猛（排脓之力亦猛），饮以枣膏，安其正也。"此主以甘草干姜汤、薏苡附子散，一以温肺，一以缓其胸痹。经方活用，辨证而施，所以良药建功。

寒热无定时者往来寒热也，寒热有定时者疟疾也。前者乃邪在半表半里以小柴胡汤主之,后者属疟原虫为患,在抗疟西药应用以来固然疗效显著,但穷乡僻壤仍靠中医治疗,其传统经验是用经方小柴胡汤(柴胡 15g,半夏 10g,黄芩 5g,西党 12g,炙甘草 5g,生姜 6g,大枣 5 枚)加常山 10g(酒炒)、草果(面裹煨)6g,喻嘉言称屡效。余治一妇,年 32,来自疟区,寒热有定时,血检疟原虫阳性。每日下午先寒后热约 4 小时,汗出而解,胃脘痞闷而头晕恶心,舌质淡红,苔白滑,脉弦滑,此王孟英所谓"正疟"。与小柴胡加酒炒常山 10g、面煨草果 10g,于疟发前 2 小时服之,服后片刻呕出痰涎约 500ml,疟发减轻,时间缩短。次日发前给第二剂,又呕出痰涎约 200ml,胃痞恶心已消失,发作更轻,服药 3 剂,不再呕涎而疟疾未发。乃给鸦胆子去壳,用桂圆肉每包 4 粒,于三次饭后一刻钟每服 3 包(日服 36 粒),连服一星期,疟愈查疟原虫转阴,以香砂六君子汤善后而疗效巩固。语云:无痰不作疟。又称"疟为脾寒",前者不是病因而是病果,后者是受病机体的功能减退。本方小柴胡和表里寒热以调整机体,加常山吐出痰涎清除病理产物,草果温脾寒以恢复消化功能,鸦胆子极苦,治痢治疟都属原因疗法,显示了"异病同治"的中药特色。

《金匮要略》云:"血痹,脉阴阳俱微……外证身体不仁如风痹状,黄芪桂枝五物汤主之。"尤在泾曰:"不仁者肌体顽痹,痛痒不觉如风痹状,实非风痹也。"鉴别在于"风痹则痛,血痹则麻"。

一例小学教师,因语言过多而伤气,加之外被微风,双下肢麻木而不痛,足履地如踩棉絮,摇摇欲坠。西医院检查为肌皮神经炎,用维生素治之,时效而反复发作。因请用中药,余诊其少气懒言,双足有冷感,麻木如隔靴搔痒,眠食尚可,舌质淡红,脉尺寸俱微弱,宜和营之滞,助卫之行。主《金匮要略》的黄芪桂枝五物汤加附片、薏苡仁:黄芪 24g、桂枝 10g、白芍 12g、生姜 12g、大枣 5 枚、附片 5g、薏苡仁 15g。每日 1 剂。外用:杉树皮 60g,艾叶 40g,附片 10g。煎汤晚上洗足。内外兼治,7 日后足冷和麻木减轻,行走落到实处,原方继服,20 剂后精神充沛,语言有力,双足麻痹冷感全愈。此方和营卫升阳气主逐水湿之痹,通过整体疗法以改善局部,不拘于神经炎这一诊断也。

张某某,女性,55 岁,因劳累患冠心病,病程已 2 年,近来加剧,西医院诊为心肌劳损,心电图检查 ST 段下移。发作时胸闷气短,胸闷如石压,提气不上,出气不匀,甚则头晕旋转,夜间平卧则心怀恐惧,心慌心忡常须迅速坐起,且夜间尿多憋不住。舌质淡红、苔薄白,脉弦,心律不齐。此属冠脉流量不畅,心肌缺血(心悸),因此引起脑部缺血(头晕)。形寒肢冷属脾肾阳虚,夜尿多即其明证。治宜附子理中汤,予红参 10g、白术 10g、附片 6g、炮姜 6g、炙甘草5g，加黄芪30g、远志4g、酸枣仁15g、怀山药15g、杜仲15g、补骨脂4g、肉桂2g、益智仁4g、鸡内金6g。服14剂后，上述诸症均缓解，惟头晕、夜尿不舒，效不更方，原方加明天麻、枸杞，又14剂，全愈。即以本方制成丸剂续服以巩固疗效。此温脾肾之阳，重用黄芪以畅通冠脉流量，以解决心脑供血不足的问题，乃围魏救赵之整体调节也。

　　风湿热导致的精神失常，伴多动证，患者王某，女性，9岁，屡患扁桃体发炎充血。出现长期发热，小关节肿痛，皮肤红斑，经西医院检查：抗链"O"阳性，血沉增快，诊断为风湿热，给予抗感染及激素治疗，热退而反复发作，迁延不愈已一年余。就诊时，面虚浮，巩膜青紫，脉络充血，潮红，盗汗，心烦不安，夜梦惊叫，手足并舞蹈状，日间也有伴无意识动作，关节游走作痛，皮肤间常出现红斑，爪甲淡紫，食欲差，大便干结，3~4天1次，小便黄，舌质红，舌尖有赤刺，苔薄黄，脉细数，112次/分，属阴虚内热，其病在络，徒用刚剂治风湿无益反害，宜养阴息风，清润通络，用《金匮要略》的百合地黄汤合防己地黄汤加减：生地24g，百合15g，防己12g，甘草3g，牛角60g（先煎4小时），丹参12g，赤芍10g，薏苡仁12g，晚蚕沙15g，夜交藤15g，桑枝15g。连服10剂，发热止，红斑消失，关节痛缓解。复诊夜仍惊叫，但已减轻，原方去薏苡仁、晚蚕沙，加重夜交藤至30g，加酸枣仁15g，再服10剂，夜眠安静，盗汗止，多动不明显，大便仍两天一次，舌红不干，脉弦细80次/分，原方去防己、夜交藤加制首乌，又服20剂，愈后复学，疗效巩固。《金匮》防己地黄汤治"病如狂状，妄行独语不休"，用于风湿热，夜惊舞蹈亦收到满意的疗效，真匪夷所思。

　　如《伤寒论》五苓散，原只用于利小便、解伤寒、利暑湿，而衡阳曾世荣著《活幼新书》，用此方于惊风痰搐，胡省斋因其子惊风得愈，问之曰："五苓散何以愈此疾乎？"世荣曰："此方内有茯苓可以安心之神，泽泻导泻小便，小肠利而心气通，木得桂而枯，足能抑肝之气，而风自止，所以能疗惊风。"省斋深然之。此治病治人，调整机体法也。中南大学湘雅医院教授虞佩兰，治儿童脑水肿而脑压高，致昏迷者亦用五苓散，利尿，而醒迷则同属此理也。

　　近世伤寒专家李克绍治一患儿多饮多尿，在当地医院检查尿比重为1.007，诊断为"尿崩症"，治疗无效。诊见神色脉象无异常，惟舌色淡有白滑苔，像刷一层薄薄不匀的浆糊，因思此症可能是水饮内结，阻碍津液的输布，所以才欲饮水，饮不解渴，其多尿只是多饮所致。能使不渴少饮，尿量自然减少，乃与五苓散（白术12g，茯苓9g，泽泻6g，桂枝6g，猪苓6g）3剂而愈。按：舌苔白滑是辨识水气内停的一个特征。若消渴舌红少苔，脉细数者，为阴亏液少，本方是禁用之列。消渴，舌红少津多见，苔白水停少见，所以辨病必须辨证。

《金匮要略》的下瘀血丸由䗪虫 30g、大黄 20g、桃仁 10g 组成，研细炼蜜为 4 丸，每服 1 丸，黄酒煎顿服。原治"产后腹痛，干血着脐下者"。日医稻叶克礼氏著《腹证奇览》云："有瘀血着脐下，则小腹急痛不可忍，甚则手不可近者，本方之所主也。"《巳戌丹方》云："狂犬咬伤后，即以此方丸剂黄酒煎，连渣服之，每日 2~3 丸，服后大便下如鱼肠瘀物者为验，连服数日，直至大便下微溏色黄者，为一监视巡诊期，暂停六七日，再服再验，看所下物，以无瘀物如鱼肠杂者为止，若非狂犬咬，则服药后决无瘀物，若有瘀物者是狂犬毒之证也。"余与肖梓荣老中医会诊一例狂犬咬伤，证见十指螺纹有充血点，舌质青紫，结膜黯红，已出现恐水症状，同主上方，数剂下如鱼肠瘀物，至大便转黄稀无瘀物，止药，愈后未复发。吴兴叶橘泉云："此方曾试用多例果验。"是信而有征的。

《金匮要略》黄芪建中汤即小建中汤加黄芪（黄芪 20g，桂枝 6g，白芍 12g，炙草 5g，生姜 6g，大枣 5 枚，饴糖 60g）"治虚劳里急诸不足"。日医和田氏曰："诸不足者，气血均不足也。"虚劳里急者里虚拘急也。《苏沈良方》云：小建中汤治腹痛如神，然腹痛按之便痛，重按之却不甚痛，此是气痛，重按则愈痛而坚者，当自有积也。但喜按为虚，拒按为实，近世秦伯未用黄芪建中汤治慢性胃溃疡及十二指肠溃疡，根据"诸不足""腹痛喜按"而用黄芪建中汤。方中既有饴糖缓痛，芍药甘草解痉挛，整体调节在于黄芪补中益气，促进新陈代谢以托毒生肌，愈合其溃疡。余加灵脂炭、蒲黄炭、槟榔，效果更明显，以其有抑制幽门螺杆菌之作用也。

"伤寒，脉结代，心动悸，炙甘草汤主之。"日医方舆輗本方条曰："此为仲景治伤寒脉结代，心动悸之圣方，孙真人用以治虚劳，王刺史用以治肺痿，凡仲景诸方无不变通如此。虽云变通，但此方之妙，在治结代脉，故一名复脉汤也。"谢映庐曰："脉得缓中一止，直以结代之脉而取法焉。"日医《勿误药室方函口诀》云："时而间歇，故致脉结代也，此方滋养心脏之血，流通脉络，不仅治动悸，即人迎脉凝滞，气急促者亦有效。"方中地黄、阿胶、麦冬滋肾之阴以保全根本，人参、桂枝、姜枣、清酒益心之阳以复脉。余治心律不齐，脉有间歇，心慌心忡者，屡用之良效，如出现胸闷气短者加黄芪；大便不结者以枣仁易麻仁。曾治几例小儿白喉后患心肌炎者症见心悸、气促、脉细数。本方去姜桂清酒加丹参良效。

[结语] 上述经方，是古代医学家千锤百炼实践升华之经验积累，而成为

颠扑不破的经典方剂。

《汉书·艺文志·方技略》载：有医经（即《素问》《灵枢》等）、经方（姚明辉注云：经方者乃上古相传之医方，后世莫能出其范围，故冠以经名也），张仲景勤求博采成为当时的经方家，后世公认《伤寒论》113 方（缺一方）、《金匮要略》262 方，即经方之典型也。兹文就其"八纲"辨证，"八法"（汗、吐、下、和、温、清、消、补）用药，"尝鼎一脔"以体现其神龙变化、妙用无穷。正如仲景自序所云："寻余所集，思过半矣。"学者宜极深研几，深造自得也。

六、白虎汤类方临证运用小识

《伤寒论》白虎汤共 8 条。原文条码据宋本（26、168、169、170、176、219、222、350），下同。此外，虽有白虎证的现象而不用白虎汤者 1 条（25）。此条"服桂枝汤大汗出，脉洪大者（《玉函经》作'若脉但洪大者'可从），与桂枝汤如前法"。陆渊雷云：大汗而脉洪大，疑似阳明白虎汤证……盖汗出是桂枝、白虎共有之证。脉但洪大而无烦渴之白虎汤之主要证，则非白虎证明矣（参《伤寒论今释》）。故撇开现象抓住本质，仍与桂枝汤，解肌和营卫而汗自止，化气调阴阳而脉自敛，此与下一条同样"服桂枝汤，大汗出后，大烦渴不解，脉洪大者，白虎加人参汤主之"（26）作鉴别，因为"四大"是白虎加人参汤主证，上条从临界线排疑是借宾定主之法。示人要注意病的本质，不要为现象所惑；临证察机，要善于在临界线上排疑。然而白虎汤的组成是符合辛凉重剂解热原理的，石膏辛甘大寒以解肌清胃，知母苦润，以泻火滋燥，甘草、粳米和胃缓中，此有制之师也。刘完素加生姜三片以济其寒，张锡纯以西党代人参、以怀山代粳米，亦甚恰当。如 168、169 两条白虎加人参汤证，前条有"时时恶风"，类似桂枝汤证，后条有"背微恶寒"，类似附子汤证。但这都是病的现象，而"大渴，舌上干燥心烦，欲饮水数升者"，乃白虎加人参汤证的本质。为什么出现不协调的症状？汪苓友说："时时恶风者，乃热极汗多，不能收摄，腠理疏，以故时时恶风也。"钱天来说："背恶寒，口燥渴而心烦者，乃内热生外寒也，非口中和之背恶寒可比拟而论也。"提示应与少阴证口中和而其背恶寒者相鉴别，临证时注意寒热二字，若高热之时，不应寒而恶寒者极须深思（此热高心弱的表现）。"时时恶风""背微恶寒"等类似阳虚表证，但只要抓住舌上干燥与大烦渴饮水多的主证，就不难确诊。

读书识证要注意本校，如"伤寒，脉浮滑，此表有热，里有寒，白虎汤主之"

（176），宋臣林亿云："此云脉浮滑，表有热，里有寒者，必表里字差（误）矣，又阳明一证云：'脉浮迟，表热里寒，四逆汤主之。'（225）又少阴一证云'里寒外热，通脉四逆汤主之'。以此表里差并明矣。"通过林氏本校可见里有寒当作里有热，即表里俱热之意。也可以从反证说明这一问题。如"伤寒脉滑而厥者，里有热，白虎汤主之"（350），程知说：滑则里热，云脉浮滑则表里俱热矣……厥阴条中"脉滑而厥，里有热也"可证此条非里有寒明矣。此种表里俱热，将导致郁热之邪在里，阻绝阳气不得畅达于四肢而厥，所谓"热深厥亦深"。当知有口燥舌干之证，与"口伤烂赤"相照应。刘完素云此证："或失下热极，以致身冷脉微，而昏冒将死者……当以凉膈散，或黄连解毒汤，养阴退阳，蓄热渐以消散，则心胸复暖，脉渐以生。"（《校正素问精要宣明论方·主疗》）正体现"脉滑而厥""热深厥深"之旨。也应与下一条"手足厥寒，脉细欲绝者，当归四逆汤主之"（351）作鲜明对照。

审证求因要在错综复杂中抓住主要矛盾，如"三阳合病"既有"身重"的太阳证，又有"难于转侧"的少阳证，更有"腹满谵语"的阳明腑证，应怎样处治？要抓住"口不仁面垢"，气热熏蒸的表现和"若自汗出者"这一白虎证的特征而以"白虎汤主之"（219）。金飙骤至，散漫之热顿除而汗自止。

有适应证必有禁忌证，白虎汤也不例外，如"伤寒，脉浮，发热无汗，其表不解，不可与白虎汤；渴欲饮水无表证者，白虎加人参汤主之"（170），这条非常重要，特别是针对时弊而言，有许多外感热病，风寒暑湿之邪郁而为热，应该是"体若燔炭，汗出而散"（《素问·生气通天论》）。若忽视此理，以为是"炎症""病毒"，开手即用苦寒杀菌，清凉解毒以求退热，反复使用，结果顿挫了人体的自然疗能，病不愈而反剧。仲景此条之示禁与"病在阳，应以汗解之，反以冷水潠之，若灌之，其热被劫不得去，弥更益烦，肉上粟起……服文蛤散"（141），不啻为此等殊途同归的疗法，作一生动的写照。可知这种冷水疗法，对于邪尚在表须从汗解的太阳表热阶段，是不适宜的。以此推之，现代的物理降温法如冷敷头身等也只宜暂用于阳明里热的高热阶段，如恶寒无汗的表热阶段也是不适宜的。灌变症的救逆法，原文用一味文蛤散，柯韵伯说："此等轻剂，恐难散湿热之重邪。《金匮要略》云：'渴欲饮水不止者，文蛤汤主之。'审证用方，则此汤而彼散。"柯说诚是。"肉上粟起"为水寒外束，非麻黄不解，"弥更益烦"为郁热内伏，非石膏不除，与大青龙汤外寒内热证，同一机制而小其制，且为麻杏甘石汤证——白虎汤证指出了演变规律，即麻黄证失治则发展为大青龙证，大青龙证失治则发展为白虎证，如汗下误用，则可出现"汗出而喘，无大热"邪热壅肺的麻杏甘石汤证。这些方治，清里以达表，石膏是首选。即使在"其表不解，不可与白虎汤"的同时，仲景还明确指出"渴欲饮水无表证者，白虎加人参汤主之"（170）。谁说仲景只能治伤寒不长于治热病？热病属于广义的伤寒，观白虎汤的加减是能泛应曲当的，如《金匮要略》云："太阳中热者，暍是也，汗出恶寒身热而渴，白虎加人参汤主之。"（《金匮·痉湿暍病脉证治》）没有比较就没有鉴别，如"发汗病不解，反恶寒者，虚故也，芍药甘草附子汤主之"（68），"汗出恶寒，身热而渴者，白虎加人参汤主之"。可见辨证不是孤立进行的，白虎证之恶寒，正如尤在泾说："热气入则皮肤缓，腠理开，开则洒然寒。"其实质是表里热炽，与伤寒恶寒者不同，与168、169条之"时时恶风""背微恶寒"的病机是相同的。

　　仲景用白虎汤可谓已尽察机应变之能事。在劳复篇提出"伤寒解后，虚羸少气，气逆欲吐，竹叶石膏汤主之"（397），此即白虎加人参汤去知母之苦润，加竹叶、麦冬之甘寒，半夏之和胃降逆，为热病后"保胃气，存津液"之良方，其配伍之妙，石膏配人参，气阴兼顾，麦冬得半夏则滋而不腻，叶氏养胃汤从此悟出。前于叶天士的许叔微，治一人，季夏时，病胸项多汗两足逆冷，医者不晓，杂进药，已经旬日，叔微诊之，其脉关前濡（湿遏），关后数（热伏）（注：《难经·五十八难》"湿温之脉，阳濡而弱，阴小而急"），此暑湿相搏，是名湿温，先以白虎加人参汤（治暑未治湿），次以白虎加苍术汤（暑湿同治），头痛渐退，足见温，汗渐止，三日愈（《普济本事方》），可见伤于风者，上先受之，伤于湿者，下先受之，"两足逆冷"是白虎苍术证的特点，所谓"独处藏奸"是也。后于许叔微而善用白虎汤者，其吴鞠通乎，他治"太阴温病，不可发汗，发汗而汗不出者，必发斑疹，汗出过多者，必神昏谵语，发斑者，化斑汤主之"（《温病条辨·上焦篇》）。发斑属血热，此证气血两燔，故以白虎汤加玄参、犀角，清营解毒以化斑。可见白虎汤之加味，从湿遏热伏之治，到卫气营血之辨，此非方之灵，实善用白虎汤者得仲景之心法也。

　　但传形者多，传神者少。如1995年石家庄乙脑流行，诊为暑温之偏于热者，用白虎汤治之良效，次年长沙乙脑流行，按石家庄用白虎汤治之不效，察其原因，时在六七月间，当地雨水多，导致本病暑温之偏于湿者，李星鹄老医师，用藿香正气散加减以治湿遏，他的秘诀是"不关门"，用卧地泥疗以治其高热，其理由是吸热而不冰伏。36例按法治之，2~3星期全部先后治愈出院，无一例死亡及后遗症。此非方不灵，实用之者不审证求因也。

　　然而，白虎汤之主药在石膏，故后人有专门研究用石膏而名著者。

清·陆定圃《冷庐医话》载：顾松园治热深厥深；王孟英《温热经纬》载：余师愚治热疫均能独树一帜；近代孔伯华亦善用石膏，是从燥、渴、喘、呕四证着眼，在他的著作《时斋医话》中讲述很详：谓石膏之疗能，其体重能泻胃火，其气轻能解表肌（解表清热），生津液，除烦渴，退热疗斑，宣散外感温邪之实热，使从毛窍透出。按：邹润安云："石膏随击即解，纷纷星散而丝丝纵裂，无一缕横陈，故其性主解横溢之热邪也。"（《本经疏证》）其性之凉并不寒于其他凉药，但其解热之效，远较其他凉药而过之，治伤寒头痛如裂，壮热如火，尤为特效，并能缓中益气，邪热去中得缓而元气回，治肺热、胃热之发斑或热痰凝结更是要药。无怪乎徐亚枝谓"伤寒脉浮滑，此表有热，里有寒"之白虎汤证，"里有寒，寒字当痰字解，与滑脉相应，于义较协"。王孟英谓："徐君此解可称千古眼。"（《温热经纬·余师愚疫病篇》）与孔说"热痰凝结"之病理产物，亦无不合。民间治"火伤风"目赤心烦，用灶心土烧红置钵内，加入栀子、石膏淬水澄清，服之良效。可见读书之要，博采之多，在于活学活用，用石膏如此，用麻桂、硝黄、附子干姜亦莫不如此。南齐·褚澄说："博涉知病，多诊识脉，屡用达药。"（《褚氏遗书》）这种可贵的治学经验，对我们今天发掘、整理、提高祖国医学，仍是大有裨益的。

七、从《伤寒论》探讨临床科研思路方法

国内外许多学者认为，中医理论属于一种哲学性理论，就科学的方法而言，中医把人体视为一个动态地相互作用的开放的巨系统，而不是各个解剖单位的综合体。中医的研究对象是人，"人体科学一定要有系统，而这就是中医的观点"。认为人体的健康，是个科学工程系统协调和谐的表现。这与西医方法论完全不同。它非常注意自然环境、社会环境对人体健康与疾病影响的研究。"中医的理论和实践，我们真正理解了、总结了以后，要影响整个现代科学技术，要引起科学革命。"这些提法实际上是对中医学寄予极大的希望。国内外科学界有识之士的见解是一致的。我国第一部临床实践医学——汉代张仲景的《伤寒杂病论》，经过了1700多年的中外验证，为我们奠定了临床医学的理论基础，清代医学家徐灵胎说："医者之学问，全在明伤寒之理，则万病皆通"。所谓"伤寒之理"，也就是指该书研究疾病的方式方法而言。它处处贯串着普遍联系的天人相应观、恒动的整体观、对立统一观等等，这就是古代朴素的系统思想。

《伤寒论》就是始终着重从整体与局部、人体内外环境之间的相互联系、相互作用、相互制约的关系中,综合地、精确地考察对象,以达到最佳地处理问题的一种方法。《伤寒论》不仅论述了外感病的辨证论治,而且能指导很多内科病的临床实践,所以陈修园说:"书虽论伤寒,而百病在其中。"柯韵伯说:"仲景伤寒兼六气、六经主病,已赅杂证,非专指伤寒立言。"但它并不是诊疗一切外感疾病的唯一书籍,而是其所运用的恒动整体观与辨证论治的典范,具有普通的指导意义。

鲁迅《离骚》集句有一联名言:"望崦嵫而勿迫,恐鹈鴂之先鸣",是表示要抓紧时间,争分抢秒去学习,以完成自己的战斗任务。因此,我在学习《伤寒论》的同时,从学习的角度,谈谈自己对内科临床科研思路的几点体会。

(一)究整体

祖国医学,是一个以阴阳五行为理论基础,以脏腑经络为核心,以六经、八纲、脏腑、经络、卫气营血、三焦等为辨证纲领,以四气、五味、归经等为用药原则的独特的理论体系。这些理论体系也无不是建立在整体研究方法之上的。从而,建立了治疗上的整体原则。例如《内经》"病在上,取之下,病在下,取之上,病在中,旁取之"等。"下既不通,必反上逆……上游阻塞,下必不通;中结者不四布,过泄者必中虚",上下内外,既然互为消长,彼此牵引,因此在治疗上就必须全面考虑,而不能局限在病灶部位了。《伤寒论》继《内经》传统而广泛地实践于临床。如伤寒,下利清谷"急当救里",后身疼痛"急当救表"(91条,宋本《伤寒论》条文,下同)。先后缓急,必从整体考虑。"水入则吐者,名曰水逆"(74),"哕而腹满,视其前后,知何部不利,利之即愈"(381)。此皆上病下取的治疗原则。仲景既重视整体,又不忽略局部,如"喘家,作桂枝汤,加厚朴杏子佳"(18),"汗出而喘,无大热者,可与麻黄杏仁甘草石膏汤"(63),等等,则是整体和局部结合起来辨证治疗的范例,并反复强调"外证未解,当先解外"。这一普遍性原则,常可收到"表解里自和"的效果。但仲景又说:"本发汗,而复下之,此为逆也;若先发汗,治不为逆。本先下之,而反汗之,为逆;若先下之,治不为逆。"(90)这就是辨证的整体观在治则中恒动的反映。仲景还注意到局部症状可以影响整个病理变化,如桂枝加葛根汤用于桂枝证兼见项背强几几(14)。考虑太阳之邪将传入阳明,经脉失濡,加葛根不但濡润经脉,而且可以截断邪入阳明之路。又如"伤寒,脉浮紧,不发汗,因致衄者,麻黄汤主之"(55)。此寒束于表(脉浮),热郁于经(鼻衄),用汗法,使热越而衄自止，乃从整体以改善局部的证治。

在疾病的传变中强调机体的免疫因素，如"太阳病，头痛至七日以上自愈者，以行其经尽故也。若欲作再经者，针足阳明，使经不传则愈"（8）。不少人认为这里的"自愈"是自然疗能的作用，所针的穴位应是"足三里"，已有不少实验均证明针刺"足三里"穴可提高机体的免疫功能，发挥"治未病""防传变"的免疫祛邪作用。

可见《伤寒论》在前人研究机体和疾病的漫长历史中，产生了这些整体观的丰富内容，实为中医特色形成的基础。

（二）重素质

"风雨寒热，不得虚，邪不能独伤人"。仲景继承《内经》的理论体系，强调"若五脏元真通畅，人即安和"。承认内因为发病的根据，外因必须通过内因而起作用。如伤寒初起，虽多始于太阳，有的却"直中三阴"；伤寒邪入少阴，有从寒化，表现为四逆汤证，有从热化，表现为黄连阿胶汤证，在疾病传变上，虽然决定因素有三，但其中正气的强弱是起主导作用的。在辨证治疗上，《伤寒论》强调维护正气。正气，即人体抵抗病邪的基本物质，亦即扶阳气、保津液、护胃气、调和营卫等等。只有正气存内，邪气才能祛除，人体也才能康复。如太阳篇之"脉浮紧者，法当身疼痛，宜以汗解之。假令尺中迟者，不可发汗"（50）。"凡用栀子汤，病人旧微溏者，不可与服之"（81）。前条为荣气不足而血虚，就不能轻率发汗，许学士先予黄芪建中汤以培养汗源；后条是脾胃素有虚寒而大便微溏，不可用苦寒之剂以损脾胃，这就是治病必须治人，治人必须注重素质的范例。因为正气不伤，则能抗邪御病，而立于不败之地。若忽视这一原则，用药伤了正气，则抗邪之力下降，导致邪气的滋长，使治疗处于被动地位，如"太阳病中风，以火劫发汗，邪风被火热，血气流溢，失其常度，两阳相熏灼"（111），导致发黄，欲衄，小便难，身体枯燥，腹满，微喘，口干，咽烂，一系列阴阳俱枯竭的症状，因而致死者有矣。近世虽很少以火劫发汗，但以治伤寒之法治温病，以辛温发汗，其害相等，扩而言之，凡咽喉干燥者，淋家，疮家，亡血家，衄家，汗家，皆在禁汗之列。因为这些病人，或为阴虚，或为气血俱虚，皆属正气不足。"要知易风为病者，表气素虚；易寒为病者，阳气素弱；易热为病者，阴气素衰；易伤食者，脾胃素亏；易劳伤者，中气必损。"如不顾素质，治病不治人而妄汗之，则引起变证。如"疮家，虽身疼痛，不可发汗，发汗则痉"（85），即其明证。又如"阳明病，不能食，攻其热必哕……胃中虚冷故也"(194)。谓其人平素胃中虚冷，虽有热象，亦不可下，下之则胃败气逆而哕。清代医学家叶天士说："平素体质不可不论。"可见体质与辨证论治的关系是非常密切的。

（三）察阴阳

"一阴一阳之谓道""偏阴偏阳之谓疾""既有阴阳之患""室大则多阴，台高则多阳，多阴则蹶，多阳则痿，此阴阳不适之患也"。可见阴阳学说多见于诸子百家，祖国医学不仅受其影响，而且把它吸收过来，作为自己的理论基础，整个阴阳学说贯串于《内经》之中。而仲景撰用《素问》《九卷》《八十一难》《阴阳大论》而继业传统，因之阴阳学说亦贯串于《伤寒论》中更实践于临床。仲景吸收《素问·热论》三阴三阳这一形式，将有热无寒、有实无虚的证治内容发展成为有表有里、有热有寒、有实有虚的辨证内容。"经络府俞，阴阳会通"。将阴阳发挥得更为明确、具体、实有所指。与临床实践结合得更为紧密了，将复杂万变的证候和脉象，按其对立、互根、消长、转化的趋势，分析归纳为阴性和阳性两个基本类型，以决定施治方针，这便是《伤寒论》中之阴阳。例如：太阳篇"病有发热恶寒者，发于阳也，无热恶寒者，发于阴也"，此以体质的虚实与病因的关系来判别阴阳。《玉函经》以此节为太阳病开卷第一章，柯韵伯的《伤寒来苏集》将本条作为总纲列于卷首，丹波元简氏亦认为"发阴发阳"这两句所含奥义，是"全经之大旨"。治病必须注意人的素质，不为无见。病有阴阳，脉亦有阴阳，辨脉篇以"凡脉大、浮、数、动、滑，此名阳也；脉沉、涩、弱、弦、微，此名阴也"来判别阴阳。十脉辨表里寒热虚实以阴阳为总纲，从体温之高低和心力之强弱来判别阴阳。"阴阳之在人，均则宁，偏则病……盛则过矣，虚则不用矣"，盛则能传，虚则能受，如"伤寒三日，三阳为尽，三阴当受邪，其人反能食而不呕，此为三阴不受邪也"(270)。从能食不呕来分析，可见致邪在于先天之本，所谓肾为"守邪之神"；御邪在于后天之本，所谓"四时百病，胃气为本"，能食则胃强，不呕则胃和，阳之不传，阴之不受，关键在于脾胃的健运，柯韵伯说："借胃为之蔽其外也。"所以阳明是三阴之屏障。又可见仲景的阴阳学说不是徒托空言，而是以人的素质为依据。在全部《伤寒论》中，仲景谈阴阳学说虽极端注意了动态平衡，但从《内经》阳生阴长之义而阳是特别被重视的。如"脏结无阳证，不往来寒热，其人反静，舌上苔滑者，不可攻也"(130)，"反"字是大眼目，即正气衰不能与邪争，"舌上苔滑"，消化功能减退，用药无凭借之地，故曰"不可攻"，"无阳"故也。"心下痞，而复恶寒汗出者,附子泻心汤主之"(155),用麻沸汤渍三黄以泻痞热,别煮附子以温经回阳,两句话为后人树立热甚心衰的治疗原则。"少阴病,下利,若利自止,恶寒而蜷卧,手足温者,可治"(288),本条精神"若利自止"并不足贵,如阴尽利止还是死证,必须是"手足温"证明阳回利止,才是生机。"伤寒六七日不利,便发热而利,其人汗出不止者,死,有阴无阳故也"(346)。方中行说:"发热而利,里阴内盛也,故曰有阴;汗出不止,表阳外绝也,故曰无阳。"无阳则阴独,所以成为死候。然而"阴平阳秘,精神乃治",仲景是非常重视这个方面的,如在辨脉法中说:"寸口、关上、尺中三处,大小、浮沉、迟数同等,虽有寒热不解者,此脉阴阳为和平,虽剧当愈。"此识在机先,成无己说:"三部脉均等,则正气已和,虽有余邪,何害之有。"亦即《难经·二十一难》"人形病,脉不病曰生,脉病,形不病曰死"的理论实践,扩而充之,"凡病,若发汗,若吐,若下,若亡血,亡津液,阴阳自和者,必自愈"(58)。此指诸治失当,亡血亡津液尚未至超限的程度,机体起自然调节作用,以达到"正胜邪却"的目的。从阴阳协调的趋势,提出两个"自"字,不要用药物扰乱其自然疗能。

以上例举,仅窥一斑,可见《伤寒论》的六经辨证是通过大量临床实践验证的。以阴阳的互相消长来说明急性热病的发展过程,它反映了病邪的性质及其变化,人体正气的变化以及邪正双方力量的对比,用阴阳胜复来解释伤寒六经辨证,是从整体出发,从动态变化看问题的。"伤寒纲领,惟阴阳为最,此而有误,必致杀人",说明了辨别阴阳在诊断治疗上的重要性。

（四）明表里

表里,就人体来说是指内外,《素问·阴阳应象大论》:"外内之应,皆有表里。"用以表示病邪所在的部位,病势的出入,疾病的浅深轻重,表为阳,里为阴,由阳入阴,为疾病发展之势,从阴出阳,为疾病向愈之机。"善治者治皮毛,其次治肌肤……"仲景明表里之辨,即御敌于国门之外之意也。所以极端重视病邪在表之治,故太阳篇几占全书的一半,如"太阳病,下之后,其气上冲者,可与桂枝汤,方用前法"(15),一般下之后,其气下陷而为腹痛下利等证,若其气不下陷而上冲,则是正气抗邪的反映,以桂枝汤因势利导。啜以热粥,益胃以助药力,则表解里和而愈。又"太阳病,下之后,脉促,胸满者,桂枝去芍药汤主之"(21)。"脉促,胸满"是从另一方面发现下后其气上冲,桂枝汤不变而药变,去芍药以显示桂枝甘草的强心复脉作用,以阳盛脉促,阳衰脉亦促也。挽失误于既下之后,重在表也。"太阳与阳明合病者,必自下利,葛根汤主之"（32）。太阳属表，阳明属里，下利是里证，为什么要用桂枝汤加葛根麻黄治？此即《内经》"从外之内者，治其外"之旨，汗出表和而下利自止，后人演为"逆流挽舟"法，亦"下病上取"之理，此法能否用之于一切表里证？曰："否。"如表寒内热而烦躁，则用大青龙汤，表寒内饮而喘咳，则用小青龙汤，表热里寒而下利，则用桂枝人参汤，此外因同而内因不同也。然则"恶寒者，表未解也"，宜成定例乎？曰：不可。如："必恶寒"与无汗脉浮紧联系，当然是麻黄证；如"少阴病，得之一二日，口中和，其背恶寒者，当灸之，附子汤主之"（304）。同样是"恶寒"为什么这条不属表证？此无热恶寒，发于阴也，灸之助阳消阴，与附子温经散寒，说明在里不在表；"伤寒，无大热，口燥渴，心烦，背微恶寒者，白虎加人参汤主之"（169），此种恶寒既非表实，又非阳虚，乃属阳明内热熏蒸，汗出肌疏，故微恶风寒，它的鉴别诊断在于"口燥渴，心烦"。同一恶寒，仲景是如何严表里之辨的。更有病在里而治表，病在表而治里者，如"伤寒，不大便六七日，头痛有热者，与承气汤；其小便清者，知不在里，仍在表也，当须发汗……宜桂枝汤"（56）。"不大便六七日"乃腑邪成实之证，可用承气，为什么不用承气而反用桂枝汤？辨证的关键在于"小便清者，知不在里仍在表也"。"服桂枝汤，或下之，仍头项强痛，翕翕发热，无汗，心下满微痛，小便不利者，桂枝去桂加茯苓白术汤主之"（28）。"头项强痛，翕翕发热"，表证也。为什么有桂枝证不用桂枝汤而要去主药加茯苓白术？从"仍"字上看，说明不能原封不动地再用桂枝汤；与上条对勘，桂枝证的小便必清，才是仍在表的确处。本条的加减是在"小便不利者"的前提下进行的。陈修园说："因变其解肌之法而为利水，水利则满减热除，而头项强痛亦愈矣。"观方后注"小便利则愈"即知，可见里病治表，表病治里，辨治的准确性在于审证求因。

（五）辨寒热

寒热，用以表示机体功能衰退或亢进，虽是两种相反的病情，但它们之间，常常是相互转化的。正如《素问·热论》"人之伤于寒也，则为病热"、李东垣之"始病热中，末传寒中。"《素问·调经论》："阳虚则外寒，阴虚则内热，阳盛则外热，阴盛则内寒。"仲景寒热之辨，基本上是渊源于《内经》理论的。但必断之以情，断之以证，断之以脉。如"病人身大热，反欲得衣者，热在皮肤，寒在骨髓也；身大寒，反不欲近衣者，寒在皮肤，热在骨髓也"（11）。前者是沉阴内锢而阳外浮，后者是阳邪内郁而阴外凝，寒热之在皮肤者属标属假，寒热之在骨髓者属本属真，本真难见，标假易知，故直从欲与不欲之病情断，情则无假也。更有寒热之惑人者，如"少阴病，下利清谷，里寒外热，手足厥逆，脉微欲绝，身反不恶寒，其人面色赤"（317）。身热面赤是现象，下利厥逆是本质。"身反不恶寒"使人产生对阴证似阳的疑惑，关键在于脉微欲绝，所以主通脉四逆汤。又如"伤寒脉滑而厥者，里有热，白虎汤主之"（350），此阳热在里，阴气被格，所谓"阳证似阴"，何以证之？《活人书》云："大抵热厥须脉沉伏而滑。"与上条对照，"伤寒，脉微而厥，阴邪所中，寒在里；脉滑而厥，阳邪所伤，热在里也"，可见脉证合参，何等重要。在寒热辨证中有上热下寒，有下热上寒，如"伤寒，胸中有热，胃中有邪气，腹中痛，欲呕吐者，黄连汤主之"（173）。此证胃中有热，所以欲呕，肠中有寒，所以腹中痛，此属阴阳升降失调，导致上热下寒见证，小柴胡汤加减变通，改和表里为和上下，可见经方的灵活性。反之，"湿家下后，舌上如胎者，以丹田有热，胸上有寒"。尤在泾认为"下后阳气反陷于下，而寒湿仍聚于上，于是丹田有热而渴欲得水，胸上有寒而复不能饮"，从常规论，火性炎上，水性润下，病冷热不调，则热必浮于上，寒必沉于下。如厥阴提纲证，干姜黄芩黄连人参汤证均是，此条阴阳反作，可具辨证的一格。仲景从寒热进退之量，以判断疾病的预后。如"伤寒发热四日，厥反三日，复热四日，厥少热多者，其病当愈；四日至七日，热不除者，必便脓血"（341）。"伤寒厥四日，热反三日，复厥五日，其病为进，寒多热少，阳气退，故为进也"（342）。此阴阳胜复之机，表现为寒热进退之象。上条说明阳复胜阴为愈候，而阳复太过，虽热胜于厥而伤阴，仍为病愈；下条说明阳复不用，阴寒气胜，厥胜于热而伤阳，故为病进。调停二者治法，须合乎阴阳进退之机，阳胜宜下（清），阴胜宜温，若图之不早，坐令阴竭阳亡，其死必矣。的确，临床上遇到这种寒热错杂、阴阳疑似的证候，必须下一番见表知里、去伪存真的功夫，勿为现象所惑。

（六）审虚实

虚实，表示机体抵抗力与病因刺激的消长状态。《内经》"邪气盛则实，精气夺则虚"，"脉盛、皮热、腹胀、前后不通、闷瞀"列为五实；"脉细、皮寒、气少、泻利前后、饮食不入"列为五虚，并提出了治疗原则：浆粥入胃，泄注止，则虚者活；身汗得后利，则实者活。这些原则都融会在《伤寒论》中，并根据人的素质把虚实贯穿于整个治疗过程，如"脉微而恶寒者，此阴阳俱虚，不可更发汗、更下、更吐也"（23），"下之后，复发汗，必振寒，脉微细，所以然者，以内外俱虚故也"（60）。语云"不治其虚，安问其余"，即此意。而"伤寒二三日，心中悸而烦者，小建中汤主之"（102），"伤寒脉结代，心动悸，炙甘草汤主之"（177）。此皆阴阳俱虚，前者侧重在阳，后者侧重在阴，都未提虚字，互文见义也。但仲景虚实辨证是非常明确的，如"发汗，病不解，反恶寒者，虚故也。芍药甘草附子汤主之"（68），"不恶寒，但热者，实也。当和胃气，与调胃承气汤"（70）。同是汗后，恶寒者，气泄而阳虚，故用附子芍药；不恶寒反恶热者，津伤而阳实，故用芒硝大黄。然而，都用甘草取和胃之气，可见治虚治实都必须注意保护人的脾胃之气。但是"实则阳明，虚则太阴"，实则注意胃阴，虚则注意脾阳，同属消化器官而虚实之治不同如此。至于"大实有羸状，误补益疾；至虚有盛候，反泻含冤"，仲景是明辨是非，当机立断的，如"少阴病，自利清水，色纯青，心下必痛，口干燥者，急下之，宜大承气汤"（321），此从"脉微细，但欲寐"的形羸现象中，察出"心下必痛，口干燥"为内实本质，所以急下以存阴，又如"下之后，复发汗，昼日烦躁不得眠，夜而安静，不呕，不渴，无表证，脉沉微，身无大热者，干姜附子汤主之"（61）。此从发热"烦躁"的表面现象中，抓住"不呕，不渴，脉沉微"的内虚本质，所以急温以复阳，寒热有真假，虚实亦然，都不能逾越仲景的辨证法则。

《伤寒论》虽未明言八纲辨证，八法论治，而阴阳表里寒热虚实用汗吐下和温清消补，交织互见，错综为用。如前人评说："仲景书犹神龙也，见首不见尾，鳞甲森然。"诚然，能得书中之精义要诀，则"对病真方，有神验者"。虽历代注家对条文布以己意，但任其颠倒错乱，而纵的研究，横的研究，综合与分析的研究，亦其内在联系，据经以察病机，验方而悟经验，铃治伤寒杂病，自然融会贯通，所以朱丹溪云："仲景诸方，实万世医门之规矩准绳也。后之欲为方圆平直者，必于是而取则焉。"《伤寒论》实祖国医学方法论的嚆矢，宜取精用宏，予以继承发扬。

方 剂 索 引

①条文与方剂组成同在页码，下同。

②括号内为方剂组成所在页码，下同。

参 考 文 献

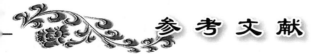

一、刘炳凡先生参考文献

[1] 南京中医学院. 诸病源候论校释 [M]. 北京：人民卫生出版社，1980.

[2] 陶弘景. 名医别录 [M]. 尚志钧，辑校. 北京：人民卫生出版社，1986.

[3] 许叔微. 伤寒九十论 [M]. 北京：商务印书馆，1955.

[4] 成无己. 伤寒明理论 [M]. 北京：商务印书馆，1955.

[5] 严用和. 严氏济生方（影印）[M]. 北京：人民卫生出版社，1956.

[6] 周扬俊. 伤寒论三注 [M]. 南京：世德堂，1900.

[7] 柯琴. 伤寒论翼 [M]. 北京：中华书局. 1985.

[8] 汪琥. 伤寒论辩证广注 [M]. 上海：上海科学技术出版社，1959.

[9] 张璐. 张氏医通 [M]. 上海：上海科学技术出版社，1963.

[10] 柯琴. 伤寒来苏集 [M]. 上海：上海科学技术出版社，1959.

[11] 张隐庵. 伤寒论集注 [M]. 北京：学苑出版社，2009.

[12] 吴谦. 医宗金鉴 [M]. 北京：人民卫生出版社，1963.

[13] 叶天士. 临证指南医案 [M]. 上海：上海人民出版社，1959.

[14] 徐灵胎. 伤寒论类方 [M]. 南京：江苏科学技术出版社，1984.

[15] 山田宗俊. 伤寒论集成 [M]. 北京：人民卫生出版社，1957.

[16] 丹波元坚. 伤寒论述义 [M]. 北京：人民卫生出版社，1955.

[17] 邹澍. 本经疏证 [M]. 上海：上海卫生出版社，1957.

[18] 高学山. 伤寒尚论辨似 [M]. 上海：上海卫生出版社，1956.

[19] 陈念祖. 医学从众录 [M]. 上海：上海科学技术出版社，1958.

[20] 汤本求真. 皇汉医学 [M]. 周子叙，译. 北京：人民卫生出版社，1956.

[21] 陆渊雷. 伤寒论今释 [M]. 北京：人民卫生出版社，1955.

[22] 黄竹斋. 伤寒论集注 [M]. 北京：人民卫生出版社，1957.

[23] 南京中医学院伤寒教研组. 伤寒论译释 [M]. 南京：江苏人民出版社，1958.

[24] 上海中医学院. 近代中医流派经验选集 [M]. 上海：上海科学技术出版社，1962.

[25] 俞长荣. 伤寒论汇要分析 [M]. 福州：福建人民出版社，1964.

[26] 中国中医研究院. 岳美中论医集 [M]. 北京：人民卫生出版社，1978.

[27] 冉雪峰. 冉注伤寒论 [M]. 北京：科学技术文献出版社，1982.

[28] 李克绍. 伤寒论语释 [M]. 济南：山东科学技术出版社，1982.

[29] 浙江医科大学第一期西学中提高班. 伤寒论方古今临床 [M]. 杭州：浙江科学技术出版社，1983.

[30] 郭子光，冯显逊. 伤寒论汤证新编 [M]. 上海：上海科学技术出版社，1983.

[31] 阎洪臣. 伤寒论析要 [M]. 长春：吉林人民出版社，1984.

[32] 姜春华. 伤寒论识义 [M]. 上海：上海科学技术出版社，1985.

二、整理者参考文献

[1] 佚名. 素问 [M]. 穆俊霞，王平，校注. 北京：中国医药科技出版社，2011.

[2] 王好古. 阴证略例 [M]. 王英，主校. 北京：中国中医药出版社，2008.

[3] 方有执. 伤寒论条辨 [M]. 陈居伟，校注. 北京：学苑出版社，2009.

[4] 龚廷贤. 寿世保元 [M]. 鲁兆麟，主校. 北京：人民卫生出版社，2014.

[5] 张介宾. 类经 [M]. 北京：中国中医药出版社，1997.

[6] 喻嘉言. 尚论篇 [M]. 张海鹏，陈润花，校注. 北京：学苑出版社，2009.

[7] 汪昂. 医方集解 [M]. 于華蕓，点校. 北京：学苑出版社，2013.

[8] 张璐. 伤寒绪论 [M]. 许敬生，校注. 北京：中国中医药出版社，2015.

[9] 程应旄. 伤寒论后条辨 [M]. 北京：中国医药科技出版社，2011.

[10] 沈明宗. 伤寒六经辨证治法 [M]. 太原：山西科学技术出版社，2011.

[11] 钱潢. 伤寒溯源集 [M]. 北京：学苑出版社，2009.

[12] 柯琴. 伤寒附翼 [M]. 李顺保，程卫东，校注. 北京：学苑出版社，2013.

[13] 柯琴. 伤寒来苏集 [M]. 王晨，校注. 北京：中国中医药出版社，2008.

[14] 魏荔彤. 伤寒论本义 [M]. 刘从明，点校. 北京：中医古籍出版社，2008.

[15] 黄元御. 伤寒悬解 [M]. 北京：人民军医出版社，2010.

[16] 沈尧封. 伤寒论读 [M]. 北京：中国中医药出版社，1998.

[17] 徐灵胎. 徐灵胎医学全书 [M]. 太原：山西科学技术出版社，2014.

[18] 丹波元简. 伤寒论辑义 [M]. 林军，点校. 北京：学苑出版社，2011.

[19] 尤怡. 伤寒贯珠集 [M]. 李玉清, 校注. 北京: 中国医药科技出版社, 2011.

[20] 王孟英. 随息居重订霍乱论 [M]. 北京: 中国中医药出版社, 2008.

[21] 鲍相璈. 验方新编 [M]. 北京: 中国医药科技出版社, 2011.

[22] 王泰林. 王旭高医书六种 [M]. 王宏利, 校注. 北京: 中国医药科技出版社, 2012.

[23] 周岩. 本草思辨录 [M]. 陆拯, 校点. 北京: 中国中医药出版社, 2013.

[24] 左季云. 伤寒论类方法案汇参 [M]. 天津: 天津科学技术出版社, 2000.

[25] 王延章. 重审十八反 [M]. 北京: 中国中医药出版社, 1998.

[26] 张民庆. 张璐医学全书 [M]. 北京: 中国中医药出版社, 1998.

[27] 林慧光. 陈修园医学全书 [M]. 北京: 中国中医药出版社, 1999.

[28] 傅沛藩. 万密斋医学全书 [M]. 北京: 中国中医药出版社, 1999.

[29] 王咪咪, 李林. 唐容川医学全书 [M]. 北京: 中国中医药出版社, 2015.